Kinderallergologie in Klinik und Praxis

Hagen Ott

Matthias V. Kopp

Lars Lange

Kinderallergologie in Klinik und Praxis

Mit 103 Abbildungen und 88 Tabellen

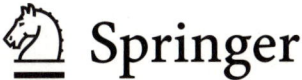 Springer

Priv.-Doz. Dr. med. Hagen Ott
Abteilung Pädiatrische Dermatologie und
Allergologie
Epidermolysis bullosa-Zentrum Hamburg (ELBA)
Katholisches Kinderkrankenhaus Wilhelmstift
Hamburg

Dr. med. Lars Lange
Pneumologie und Allergologie
St.-Marien-Hospital
Bonn
Nordrhein-Westfalen

Univ.-Prof. Dr. med. Matthias V. Kopp
Schwerpunkt Kinderpneumologie & Allergologie
Klinik für Kinder- und Jugendmedizin
Universitätsklinikum Schleswig-Holstein, Universität
zu Lübeck
Airway Research Center North (ARCN), Mitglied des
Deutschen Zentrums für Lungenforschung (DZL)

Ergänzendes Material zu diesem Buch finden Sie auf http://extras.springer.com

ISBN 978-3-642-36998-8   ISBN 978-3-642-36999-5 (eBook)
DOI 10.1007/978-3-642-36999-5

Die Deutsche Nationalbibliothek verzeichnet diese Publikation in der Deutschen Nationalbibliografie;
detaillierte bibliografische Daten sind im Internet über http://dnb.d-nb.de abrufbar.

SpringerMedizin
© Springer-Verlag Berlin Heidelberg 2014

Planung: Dr. Christine Lerche, Heidelberg
Projektmanagement: Claudia Bauer, Heidelberg
Lektorat: Volker Drüke, Münster
Zeichnungen: Wolfgang Herzig, Essen
Projektkoordination: Cécile Schütze-Gaukel, Heidelberg
Umschlaggestaltung: deblik Berlin
Fotonachweis Umschlag: © Dron – Fotolia
Herstellung: Crest Premedia Solutions (P) Ltd., Pune, India

Gedruckt auf säurefreiem und chlorfrei gebleichtem Papier

Springer Medizin ist Teil der Fachverlagsgruppe Springer Science+Business Media
www.springer.com

Vorwort

Als »Epidemie des 21. Jahrhunderts« betreffen allergische Erkrankungen besonders häufig und in stetig zunehmendem Ausmaß Säuglinge, Klein- und Schulkinder sowie Jugendliche. Gerade in diesen Altersgruppen sind Allergien als Systemerkrankungen zu verstehen, die regelhaft mit somatischen und psychosozialen Störungen einhergehen. Es ist daher eine ärztliche Versorgung zu fordern, die nicht an organspezifischen Fachgebietsgrenzen Halt macht. Vielmehr müssen Diagnostik und Therapie allergischer Erkrankungen bei Kindern und Jugendlichen unter Berücksichtigung der zahlreichen alters- und entwicklungsspezifischen Besonderheiten umgesetzt werden. Diese ganzheitliche Betreuung wird im klinischen Alltag in erster Linie durch allergologisch qualifizierte Kinderärztinnen und Kinderärzte sichergestellt. Selbstverständlich tragen auch Kolleginnen und Kollegen anderer Disziplinen (v. a. Dermatologie, HNO-Heilkunde, Augenheilkunde, Allgemeinmedizin) mit ihrer Expertise zu einer optimalen, multiprofessionellen Behandlung betroffener Patienten bei.

Dieses Buch möchte allen Ärztinnen und Ärzten, die Kinder mit allergischen Erkrankungen betreuen, als praktischer Leitfaden dienen. Nach einer kurzen Einführung in immunologische und epidemiologische Grundlagen der Kinderallergologie werden in kompakter Form die pädiatrisch relevanten Inhalations-, Nahrungsmittel- und Kontaktallergene dargestellt. Zusätzlich werden Planung, Durchführung und Interpretation der in Klinik und Praxis unverzichtbaren Labor-, Haut- und Provokationstestungen erläutert. Präventive Maßnahmen werden ebenso diskutiert wie symptomatische (pharmakologische), kausale (immuntherapeutische) und komplementäre Therapieprinzipien. Hierauf aufbauend wird das breite Spektrum kinderallergologischer Krankheitsbilder detailliert besprochen, einschließlich der wichtigsten Differenzialdiagnosen. Praxisbezogen werden jeweils konkrete Vorschläge zum weiteren diagnostischen und therapeutischen Vorgehen gemacht.

Wir möchten uns bei den Mitarbeitern des Springer-Verlags, insbesondere Frau Dr. C. Lerche, Frau C. Bauer und bei Herrn V. Drüke bedanken, die uns auf dem Weg zur ersten Auflage sehr freundlich und stets hilfsbereit begleitet haben.

Unser besonderer Dank gilt unseren (geduldigen) Familien: Katharina, Philine und Jasper (H. Ott), Annette, Pauline, Michel und Bastian (M. V. Kopp), Heike, Tim und Anna (L. Lange).

Hagen Ott, Matthias V. Kopp und Lars Lange

Inhaltsverzeichnis

Die Autoren

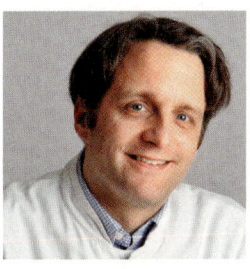

Hagen Ott
- Facharzt für Kinder- und Jugendmedizin
- Facharzt für Haut- und Geschlechtskrankheiten
- Zusatzbezeichnung Allergologie
- Leitender Oberarzt der Abteilung für Pädiatrische Dermatologie und Allergologie, KKH Wilhelmstift, Hamburg

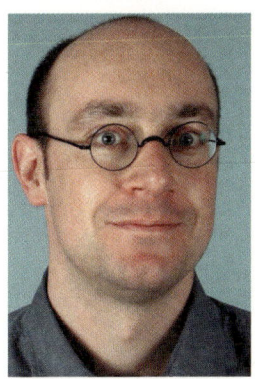

Matthias V. Kopp
- Facharzt für Kinder- und Jugendmedizin
- Zusatzbezeichnung Allergologie, Kinderpneumologie, Labormedizin
- Professur für Kinderpneumologie Universität zu Lübeck, Leiter des Schwerpunktes Kinderpneumologie und Allergologie, Klinik für Kinder- und Jugendmedizin, UKSH, Universität zu Lübeck

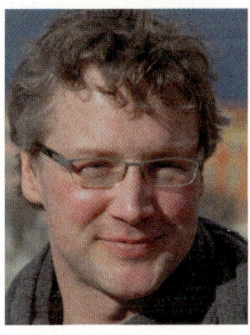

Lars Lange
- Facharzt für Kinder- und Jugendmedizin
- Zusatzbezeichnung Allergologie, Kinderpneumologie
- Oberarzt der Abteilung für Pädiatrie, St. Marien-Hospital, Bonn

Grundlagen der Allergie im Kindes- und Jugendalter

Immunologische Grundlagen allergischer Erkrankungen

M. V. Kopp

1

Allergische Erkrankungen sind durch eine überschießende Reaktion auf in der Regel harmlose »Umweltfaktoren« charakterisiert. Bei diesen »Umweltfaktoren« kann es sich um Nahrungsmittelbestandteile, Pollen, Insektengifte oder Kontaktstoffe handeln, die als »Antigene« bzw. »Allergene« eine Immunantwort hervorrufen. Um die Pathogenese allergischer Erkrankungen verstehen zu können, ist damit ein Basiswissen über das Immunsystem notwendig. Dabei ist es hilfreich, die allergische Reaktion oder die Effektorphase der allergischen Entzündung bei bereits allergischen Patienten getrennt von der Sensibilisierungsphase zu betrachten. Hierunter werden die immunologischen Veränderungen zusammengefasst, die sich vom ersten Allergenkontakt bis hin zu der Entwicklung einer spezifischen IgE-Antwort abspielen. Bevor hier auf die allergische Immunantwort eingegangen wird, sollen einige allgemeine Bemerkungen über Funktion und Aufbau des Immunsystems vorangestellt werden.

Das Immunsystem ist ein komplexes Netzwerk, dessen Funktion die Abwehr von Mikroorganismen, Fremdstoffen sowie von neoplastisch veränderten körpereigenen Zellen ist. Hierfür muss das Immunsystem in der Lage sein, adäquat zwischen »körpereigenen« und »körperfremden« Molekülen zu unterscheiden und rasch und möglichst spezifisch auf Gefahren zu reagieren. Das Immunsystem besteht aus antigenpräsentierenden Zellen (»antigen presenting cells«, APC), T- und B-Lymphozyten, Antikörpern und Effektorzellen, wie z. B. Mastzellen, Makrophagen, den (neutrophilen, eosinophilen, basophilen) Granulozyten. Wichtige Organe des Immunsystems sind das Knochenmark, der Thymus, Lmyphknoten und Milz. Funktionell kann es in ein angeborenes, unspezifisches und in ein erworbenes Immunsystem unterteilt werden.

1.1   Überempfindlichkeitsreaktionen Typ I–IV

Eine Stimulation des Immunsystems mit Antigenen führt zu einer Immunantwort. Bei dieser Reaktion sind Lymphozyten und Immunglobuline beteiligt. Coombs und Gell haben die unterschiedlichen Typen der Immunantwort in vier Klassen eingeteilt.

Diese Einteilung wird, trotz der Vereinfachung, sinnvollerweise auch heute noch verwendet. Die wichtigsten Charakteristika der Typ-I- bis Typ-IV-Reaktionen sind im Folgenden dargestellt.

▪ Typ I – IgE-vermittelte Reaktion
Allergene binden an spezifische IgE-Moleküle. Wenn ein Allergen mit zellgebundenen IgE-Molekülen reagiert, degranulieren diese Zellen und setzen Mediatoren frei. IgE-Moleküle binden an den hochaffinen IgE-Rezeptor (FcεR1), der u. a. auf Mastzellen und basophilen Granulozyten zu finden ist. Bei den freigesetzten Mediatoren sind Histamin und Leukotriene wichtige Botenstoffe, die die allergische Entzündungsreaktion hervorrufen. Auf die Funktion einzelner wichtiger Mediatoren der IgE-vermittelten Typ-1-Immunatwort wird in ▶ Kap. 2 genauer eingegangen. Die ersten Symptome einer IgE-vermittelten Reaktion treten schon nach wenigen Minuten auf. Von dieser Frühphase der IgE-vermittelten Reaktion ist die Spätphase abzugrenzen, die durch Zytokine von T-Lymphozyten und eosinophile Granulozyten vermittelt wird.

Die meisten Formen des allergischen Schocks, die allergische Rhinitis, das allergische Asthma bronchiale, die Insektengiftallergie und verschiedene Formen der Nahrungsmittelallergie sind klinische Beispiele für eine Typ-I-Reaktion.

▪ Typ II – Zytotoxische Reaktion
Bei der zytotoxischen Reaktion ist das Antigen auf einer Zellmembran lokalisiert. Ein Beispiel für ein solches Antigen sind die Blutgruppenantigene. Durch eine Interaktion von zellgebundenen Antigenen und zirkulierenden IgG- oder IgM-Antikörpern kommt es zu einer Schädigung der Zellmembran. Durch die Aktivierung der Komplementkaskade kommt es zur Lyse der Zelle. Beispiele für eine zytotoxische Immunantwort sind Transfusionsreaktionen oder die idiopathische thrombozytopenische Purpura (ITP).

▪ Typ III – Immunkomplexreaktion
Bei der Typ-III-Immunantwort (Arthus-Reaktion) kommt es zur Komplexbildung zwischen zirkulierenden Antigenen und spezifischen Antikörpern. Dabei handelt es sich überwiegend um IgG-Antikörper. Diese Interaktion führt zu einer

◘ Tab. 1.1   Einteilung der Überempfindlichkeitsreaktionen und klinische Beispiele

Einteilung nach Coombs und Gell	Zeitintervall zwischen Antigen-Exposition und Reaktion	Pathogenese	Klinische Beispiele
I	Sofort	Soforttypreaktion: IgE-Bildung und IgE-vermittelte Mediatorfreisetzung (Histamin, Leukotriene u.v.a.)	Anaphylaxie, allergische Rhinitis, allergisches Asthma etc.
II	In Minuten	Zytotoxische Antikörper (IgG, IgM)	Transfusionsreaktion
III	3–8 Stunden	Zirkulierende Immunkomplexe	Exogen allergische Alveolitis, Lupus erythematodes, Purpura Schönlein-Henoch
IV	24–48–72 Stunden	Sensibilisierte Lymphozyten	Allergisches Kontaktekzem, Arzneimittelexanthem

Aktivierung der Komplementkaskade mit lokaler Infiltration von neutrophilen Granulozyten. Durch die Freisetzung von lysosomalen Enzymen kommt es zu einer Gewebsschädigung. Typ-III-Reaktionen spielen sich oft perivaskulär ab. Es sind Spätreaktionen, die etwa 4–6 Stunden nach Antigenkontakt auftreten. Klinische Beispiele sind Immunkomplexvaskulitiden, z. B. bei Autoimmunkrankheiten wie dem systemischen Lupus erythematodes oder die Purpura Schönlein-Henoch.

▪ **Typ IV – Zelluläre Immunreaktion**
Die Typ-IV-Immunantwort ist eine verzögerte Überempfindlichkeitsreaktion, die etwa 24–48 Stunden nach dem Allergenkontakt auftritt. Dabei stehen T-Zellen im Mittelpunkt, die mit ihren spezifischen T-Zellrezeptoren Antigene erkennen können.

Bei der Typ-IV-Allergie kommt es wie bei der Soforttypallergie zunächst bei einem Erstkontakt zu einer Sensibilisierung. Dabei bilden sich Allergen-spezifische T-Lymphozyten, die das Allergen über ihren T-Zellrezeptor erkennen können. Diese Zellen persistieren als T-memory-Lymphozyten oder Gedächtniszellen in der Milz und den Lymphknoten. Bei einem erneuten Allergenkontakt kommt es zu einer raschen Aktivierung und klonalen Vermehrung der spezifischen Lymphozyten. Die Immunreaktion mit T-Helferzellen

führt zur Freisetzung von pro-inflammatorischen Zytokinen und die Interaktion mit einer zytotoxischen T-Zelle zur Lyse der Zielzelle. Bei der Typ-IV-Reaktion dominieren neben Lymphozyten auch Monozyten und Makrophagen die Entzündungsreaktion (◘ Tab. 1.1). Ein typisches Beispiel für eine Typ-IV-Reaktion sind die Tuberkulinreaktion, das allergische Kontaktekzem oder das Arzneimittelexanthem (◘ Abb. 1.1).

1.2   Die Sensibilisierungsphase der allergischen Immunantwort

Der erste Schritt einer immunologischen Reaktion besteht darin, dass Antigene oder Allergene nach Kontakt mit der Haut bzw. Schleimhaut des Respirationstraktes bzw. des Gastrointestinaltraktes von spezialisierten Antigen-präsentierenden Zellen (APC = »antigen presenting cells«) erkannt, aufgenommen und in einem nächsten Schritt weiteren Immunzellen wie z. B. T-Lymphozyten »präsentiert« werden (◘ Abb. 1.2). Im weiteren Verlauf sind diese T-Lymphozyten der Schlüssel für die spezifische Immunantwort. Um eine T-Zell-Antwort hervorzurufen, muss das Antigen bzw. Allergen zuvor von den Antigen-präsentierenden Zellen in kleine Bestandteile aufgespalten werden.

1

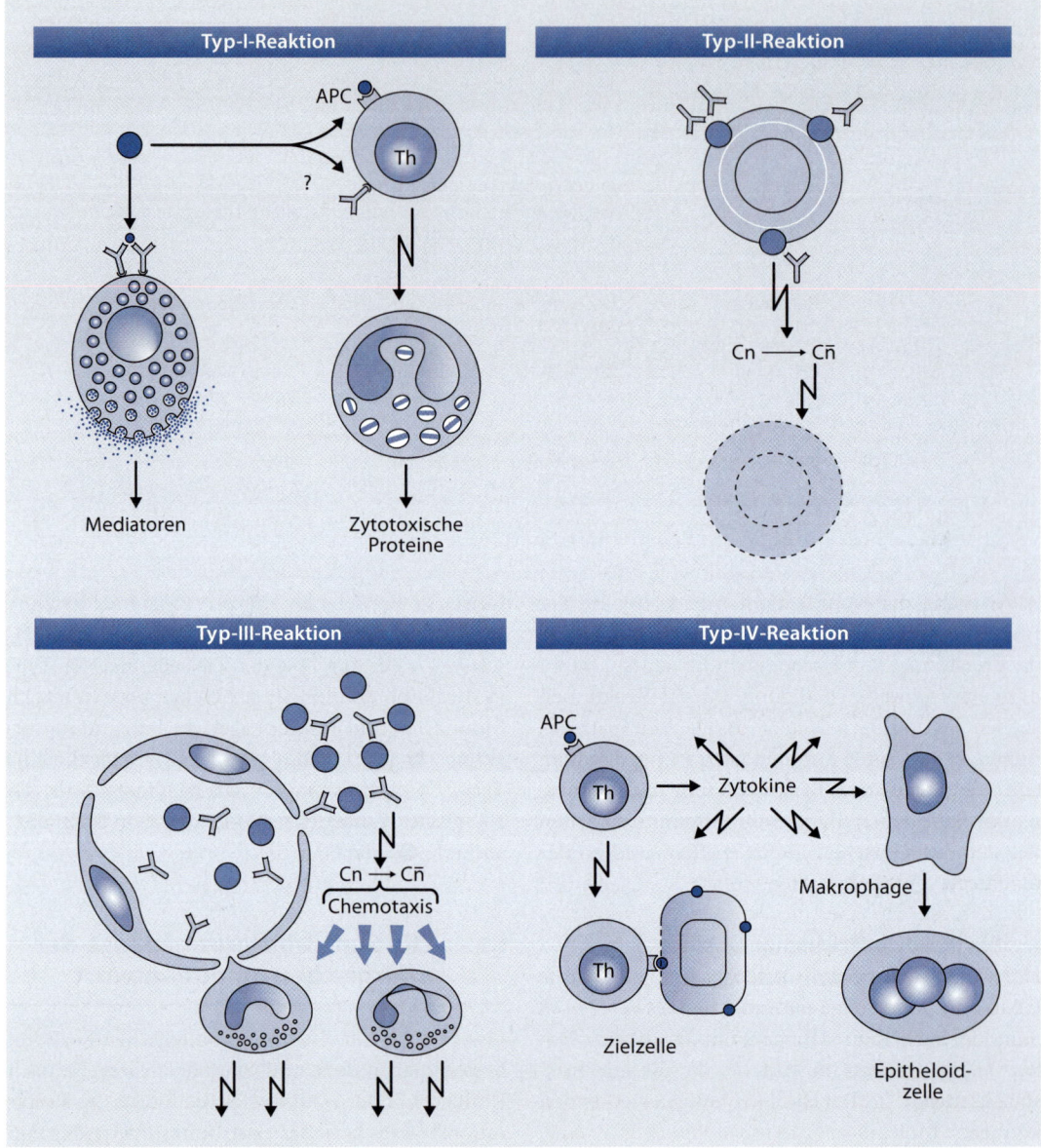

◘ Abb. 1.1   Schematische Darstellung der Immunreaktionen vom Typ I–IV mod. n. Mygind und Dahl (Erläuterungen: siehe Text)

> **Die Erkennung von Antigenen ist der erste Schritt zur spezifischen IgE-Bildung.**

■ **Antigen-präsentierende Zellen und T-Zellen**

Zu den Antigen-präsentierenden Zellen gehören dendritische Zellen sowie Monozyten und Ma-

krophagen. Für die allergische Immunantwort sind insbesondere die dendritischen Zellen als »gate-keeper« des Immunsystems von Bedeutung, die Allergene aufnehmen und sie in die regionalen Lymphknoten transportieren, um sie dort naiven T-Zellen zu präsentieren. Dendritische Zellen

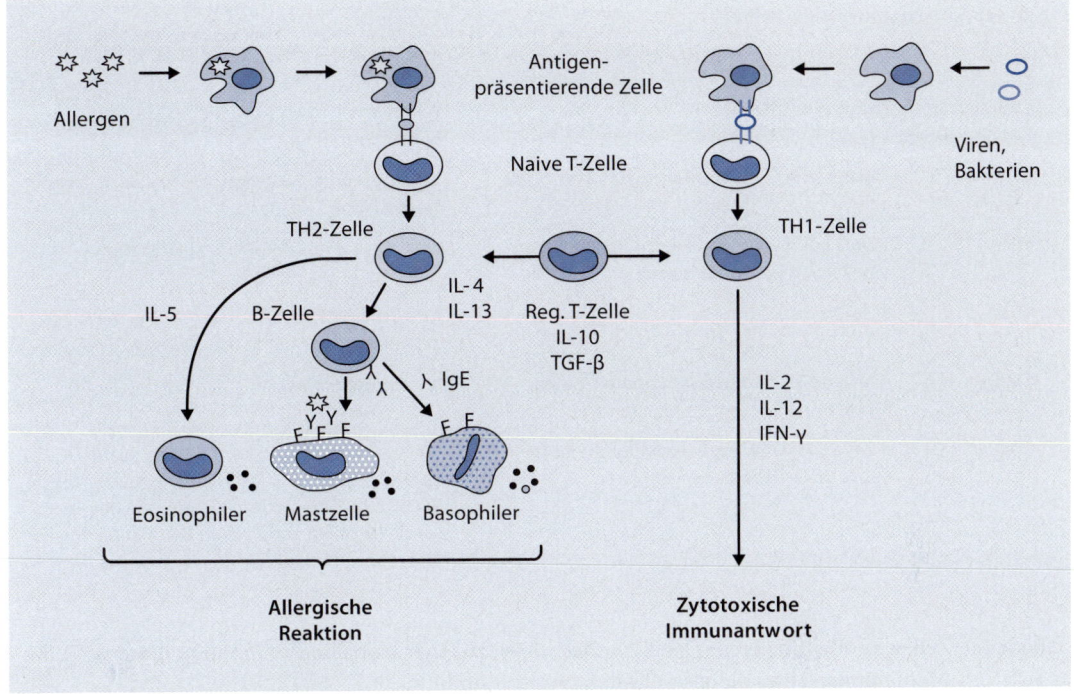

Abb. 1.2 Modell der IgE-vermittelten Sensibilisierung und Effektorphase

(DC) nehmen eine Sonderstellung unter den Antigen-präsentierenden Zellen ein, da nur sie in der Lage sind, naive T-Zellen zu stimulieren. Als potenteste Antigen-präsentierende Zellen erfüllen sie diese Aufgabe mithilfe von Molekülen des Histokompatibilitätskomplexes, der sogenannten MHC-Moleküle. Dabei handelt es sich um Moleküle, die Peptide binden und präsentieren können. MHC-Moleküle der Klasse I werden auf allen kernhaltigen Zellen exprimiert, hierzu zählen die HLA-Antigene A, B und C. Mit ihrer Hilfe werden zelleigene Moleküle, sogenannte endogene Peptide präsentiert, z. B. Viruspeptide. Die MHC-Moleküle der Klasse II, zu denen HLA DR, DP und DQ zählen, präsentieren sogenannte exogene Peptide, z. B. Allergenfragmente im Rahmen der allergischen Immunantwort, die nach lysosomaler Degradation entstanden sind.

Die dabei in den Antigen-präsentierenden Zellen entstandenen Peptidsequenzen werden gemeinsam mit dem MHC-Komplex den naiven T-Zellen angeboten. Diese Peptide werden daher auch als T-Zell-Epitope bezeichnet und als die Aminosäureabschnitte eines Allergens definiert, die eine T-Zell-Antwort hervorrufen können. Für jedes Allergen gibt es also zahlreiche Peptidsequenzen oder T-Zellepitope, die eine unterschiedliche T-Zell-Antwort hervorrufen können. Man unterscheidet daher Major- und Minorepitope. Majorepitope sind Allergenabschnitte oder, genauer gesagt, Peptidsequenzen, auf die viele Patienten eine T-Zell-Antwort ausbilden. MHC-II-Moleküle finden sich nicht nur auf dendritischen Zellen, sondern auch auf Makrophagen, B-Lymphozyten und eosinophilen Granulozyten. Makrophagen sind sehr effiziente Antigen-präsentierende Zellen für bereits voraktivierte T-Zellen. Sie sind in erster Linie für die Antigenpräsentation bei Entzündungsprozessen im peripheren Gewebe zuständig und phagozytieren dort effizient Bakterien.

Nachdem zunächst T- und B-Zellen beschrieben wurden ist es in den letzten Jahrzehnten gelungen, zahlreiche Oberflächenmarker auf ver-

◘ Tab. 1.2   Beispiele für CD-Marker

CD	Zelluläre Expression	Funktion
CD3	Thymozyten, T-Zellen	Assoziiert mit dem T-Zellantigenrezeptor; Signaltransduktion
CD4	Thymozyten, T-Zellen, Monozyten, Makrophagen	Ko-Rezeptor für MHC-Klasse-II-Moleküle; Signaltransduktion
CD8	Thymozyten -Subpopulation, CTL, regulatorische T-Zellen in der Peripherie	Ko-Rezeptor für MHC-Klasse-I-Moleküle
CD20	B-Zellen	Mögliche Funktion in der Regulation der B-Zellaktivierung, Ko-Stimulation, Differenzierung
CD25	Aktivierte T-Zellen, regulatorische T-Zellen, B-Zellen	IL-2-Rezeptor α-Kette
CD40	B-Zellen, Makrophagen, dendritische Zellen, basale Epithelzellen	Bindet CD154 (CD40L); Rezeptor für kostimulatorisches Signal für B-Zellen, Anregung von Wachstum, Differenzierung, und Isotypenwechsel von B-Zellen und Zytokin-Produktion durch Makrophagen und DZ

schiedenen Zellen zu identifizieren. Dabei handelt es sich um Membranproteine, die als »Cluster of Differentiation« oder CD-Marker bezeichnet werden. CD-Marker können für die phänotypische Charakterisierung von zahlreichen Zellen und deren Subpopulationen herangezogen werden. In ◘ Tab. 1.2 sind nur einige wichtige Beispiele für CD-Marker aufgeführt.

T-Zellen finden sich in Lymphknoten und in Blut- sowie in Lymphgefäßen. Gemeinsam mit den B-Zellen sind sie für das »immunologische Gedächtnis« verantwortlich. Anders als B-Zellen können T-Zellen aber nicht direkt ein Antigen, z. B. ein Virus, erkennen. Hierzu benötigen sie die Unterstützung von Antigen-präsentierenden Zellen, die Antigene aufnehmen und prozessieren, um sie dann mit MHC-Molekülen der Klasse II als kleine Peptide den T-Zellen anzubieten. Allerdings reicht dieses Signal nicht aus, um T-Zellen zu aktivieren. Vielmehr sind hier weitere Signale notwendig – sogenannte ko-stimulatorische Signale.

Hierzu zählen Oberflächenmarker auf dendritischen Zellen wie z. B. CD80 (Synonym B7.1) und CD86 (Synonym B7.2), die mit CD28 auf T-Zellen als Interaktionspartner binden. Allergene aktivieren überwiegend sogenannte CD4+ T-Helferzellen. Wenn eine naive T-Zelle über den T-Zell-Rezeptor (TCR) aktiviert wird, kommt es

— zu einer klonalen Proliferation dieser T-Zelle und
— in Abhängigkeit von den immunologischen Rahmenbedingungen zu einer Freisetzung von Zytokinen.

T-Zellen werden auf der Basis ihres Zytokinprofils in unterschiedliche Subtypen eingeteilt. Sogenannte TH1-Zellen sind durch die Freisetzung von Interferon-γ gekennzeichnet. TH2-Zellen sezernieren überwiegend IL-4, IL-5 und IL-13. Sie spielen bei der Differenzierung von IgE-produzierenden B-Zellen eine wichtige Rolle. IL-5 und IL-13 aktivieren zusätzlich eosinophile Granulozyten. Regulatorische T-Zellen (Treg) können die Funktionen von TH1- und TH2-Zellen »blockieren« und haben eine wichtige Funktion in der Toleranzentwicklung.

Regulatorischen T-Zellen kommt eine besondere Bedeutung bei der Entwicklung von Toleranz zu. Sie regulieren über supprimierende Eigenschaften die Funktion anderer Zellen. Die Toleranzentwicklung ist in der Neugeborenenphase besonders wichtig, in der das Immunsystem den Unterschied zwischen »fremd« und »eigen«, »potentiell bedrohlich« und »harmlos« lernen muss. Wahrscheinlich spielt die Induktion regulatorischer T-Zellen auch eine wichtige Rolle in der Therapie der spezifischen

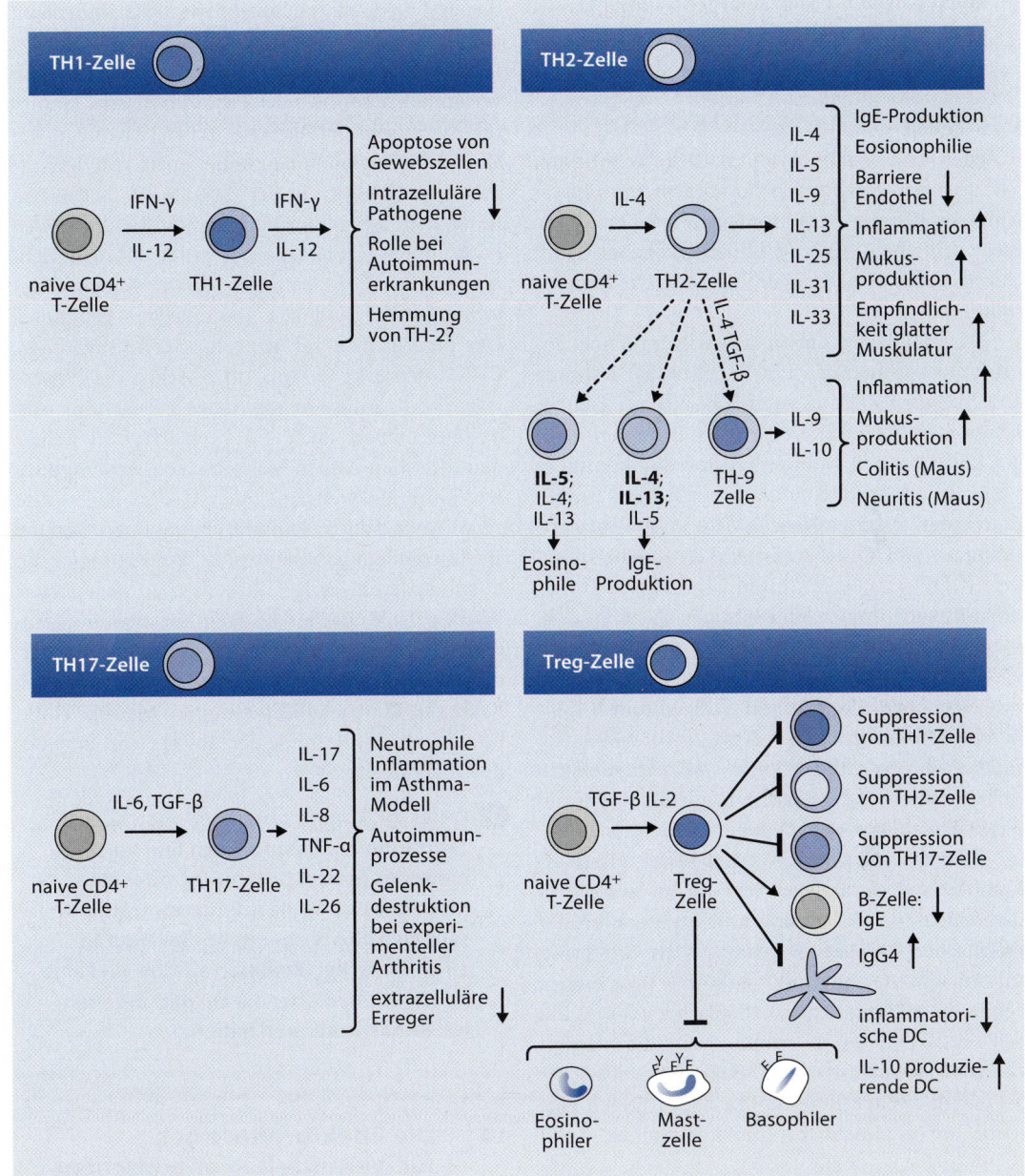

Abb. 1.3 Naive T-Zellen differenzieren sich in unterschiedliche T-Zell-Subsets, die sich durch unterschiedliche Zytokinmuster unterscheiden

Immuntherapie. Eine Übersicht über verschiedene T-Zell-Subsets gibt ◫ Abb. 1.3.

> In der Sensibilisierungsphase sind dendritische Zellen, die mithilfe von MHC-II-Molekülen und ko-stimulatorischen Mole-

1

külen naiven T-Zellen Allergenfragmente anbieten, die wichtigsten Initiatoren der allergischen Immunantwort.

■ **B-Zellen**

B-Zellen sind Lymphozyten und die wichtigsten Vertreter des spezifischen humoralen Immunsystems. Sie können nach Kontakt mit einem Antigen spezifische Antikörper bilden und haben damit eine wichtige Funktion für die adaptive Immunreaktion.

B-Lymphozyten entwickeln sich im Knochenmark aus sogenannten Prä-B-Zellen. Im Rahmen ihrer weiteren Reifung werden bestimmte Genabschnitte, die für die Expression von Immunglobulinen kodieren, neu arrangiert. Daraufhin kommt es zunächst zur Ausbildung von spezifischen B-Zell-Rezeptoren, hierzu zählen IgM- und IgD-Immunglobuline und Oberflächenmarker, wie beispielsweise CD19, CD20, CD21 und CD40. Diese B-Zellen sind noch immer ohne Antigen-Kontakt, d. h. »Antigen-naiv«, und finden sich so im peripheren Blut und den lymphatischen Organen.

Nach einem Kontakt von Antigen und B-Zell-Rezeptor startet der Prozess der B-Zell-Aktivierung. Hierbei wird das Antigen von dem B-Lymphozyten aufgenommen und gemeinsam mit MHC-Klasse-II-Molekülen auf der Zelloberfläche exprimiert. Im Kontakt zwischen Antigen-MHC-Klasse-II-Komplex mit voraktivierten T-Zellen kommt es schließlich zur Aktivierung und Proliferation der spezifischen B-Zellen. B-Lymphozyten, die terminal differenziert sind und Antikörper sezernieren, nennt man Plasmazellen (»B plasma cells«). Ein Teil der aktivierten B-Lymphozyten differenziert sich zu B-Gedächtniszellen (»B memory cells«), die bei einem zweiten Kontakt mit dem Antigen eine schnellere Immunantwort initiieren können.

■ **IgE und IgE-Rezeptoren**

Allergenspezifische IgE-Moleküle spielen in der allergischen Entzündungskaskade eine Schlüsselrolle. Die Vernetzung von IgE-Molekülen, die an der Oberfläche über den IgE-Rezeptor eines basophilen Granulozyten oder einer Mastzelle gebunden sind, führen zur Freisetzung und/oder Neusynthese einer Reihe von Effektorsubstanzen wie Leukotrienen, Histamin, Tryptase sowie verschie-

denen Zytokinen. IgE besteht wie die Grundeinheit aller Immunglobuline aus zwei schweren und zwei leichten Ketten, die über Disulfidbrücken kovalent verbunden sind. In freier Form im Plasma kommt IgE nur in sehr geringen Konzentrationen vor, von allen Immunglobulinen findet man von IgE die geringsten Mengen in der Zirkulation. Stattdessen findet man IgE-Moleküle membranständig an den hochaffinen IgE-Rezeptor (FcεR1) auf den Zellmembranen von Mastzellen, eosinophilen Granulozyten und basophilen Granulozyten gebunden. Der niedrigaffine IgE-Rezeptor FcεR2 (Synonym: CD23) verstärkt in vitro auf B-Zellen die Präsentation von Antigenen gegenüber T-Zellen. Er wird darüber hinaus auch auf Monozyten, T-Zellen, dendritischen Zellen, Makrophagen, Eosinophilen und Thrombozyten exprimiert.

Während die biologische Halbwertszeit von frei zirkulierendem IgE nur etwa 2,5 Tage beträgt, kann membranständiges IgE über Wochen persistieren. Wenn ein spezifisches Antigen mit membranständigem IgE interagiert, kommt es zu einer Ausschüttung von Mediatoren und einer anaphylaktischen Reaktion (◘ Abb. 1.4). Eine weitere wichtige Funktion hat IgE im Rahmen der Abwehr von Infektionen mit Parasiten.

❯ Freies IgE kommt nur in geringen Konzentrationen im peripheren Blut vor. Ein niedriges (freies) Gesamt-IgE oder eine niedrige spezifische IgE-Konzentration sagt also nichts über den Schweregrad einer klinischen Reaktion aus, da wir keine Informationen über die zellgebundenen IgE-Konzentrationen haben.

1.3   Die Effektorphase der IgE-vermittelten allergischen Immunantwort

Wenn ein sensibilisiertes Individuum einen erneuten Kontakt mit den auslösenden Allergenen hat, binden diese Allergene an membranständige IgE-Moleküle auf Mastzellen und Basophilen. Bei einer Kreuzvernetzung zweier IgE-Moleküle kommt es zu einer Degranulation der Zielzellen bzw. zu einer de-novo-Synthese von Entzündungsmediatoren,

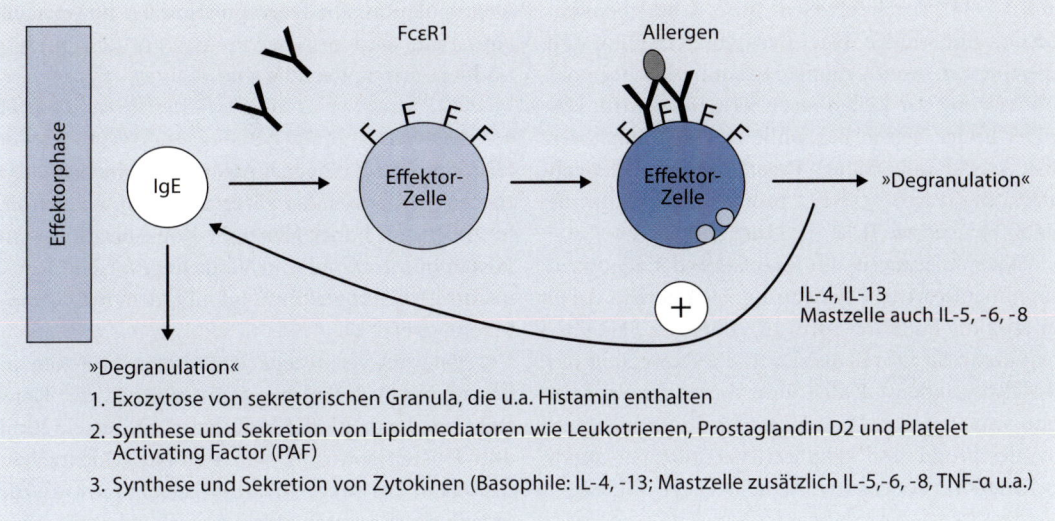

Effektorphase

FcεR1

Allergen

IgE → Effektor-Zelle → Effektor-Zelle → »Degranulation«

+

IL-4, IL-13
Mastzelle auch IL-5, -6, -8

»Degranulation«
1. Exozytose von sekretorischen Granula, die u.a. Histamin enthalten
2. Synthese und Sekretion von Lipidmediatoren wie Leukotrienen, Prostaglandin D2 und Platelet Activating Factor (PAF)
3. Synthese und Sekretion von Zytokinen (Basophile: IL-4, -13; Mastzelle zusätzlich IL-5,-6, -8, TNF-α u.a.)

Abb. 1.4 Interaktion von IgE mit dem IgE-Rezeptor auf Effektorzellen

die dann zu einer Verengung der Atemwege, zu einem Ödem, einer Dyskrinie und lokaler Inflammation führen. Im Folgenden werden die wichtigsten Zellen und Mediatoren der Effektorphase vorgestellt.

■ **Eosinophile Granulozyten**
Eosinophile Granulozyten färben sich nach Zugabe des Farbstoffes Eosin hellrot an. Lichtmikroskopisch lassen sie sich neben ihrem Färbeverhalten anhand des bipolaren Zellkerns und der hellroten Granula im Zytoplasma erkennen. Diese Granula enthalten spezifische Proteine. Hierzu zählen u. a.
— das Major Basic Protein (MBP),
— das eosinophile kationische Protein (ECP),
— das eosinophile Protein X (EPX) und
— die eosinophile Peroxidase (EPO).

All diese Proteine haben zytotoxische Eigenschaften. Die toxischen Effekte eosinophiler Proteine gegenüber Helminthen hat die These begründet, dass eosinophile Granulozyten bei der Abwehr von Wurminfektionen eine entscheidende Rolle spielen. Neben den Proteinen aus den Granula bilden Eosinophile auch vasoaktive Substanzen wie Leukotriene und Prostaglandine, Wachstumsfaktoren sowie zahlreiche Zytokine und Chemoki-

ne. Eosinophile können auch Neurotrophine und Neuropeptide freisetzen, die das Auswachsen von peripheren Nervenfasern begünstigen. Eosinophile Granulozyten entwickeln sich unter dem Einfluss von IL-5, GM-CSF und IL-3 aus CD34$^+$-Stammzellen des Knochenmarks. Reife Eosinophile migrieren unter dem Einfluss von IL-5 und Eotaxin in die Blutbahn. Im peripheren Gewebe (Lunge, Haut, Magen-Darm-Trakt) können Eosinophile mehrere Wochen überleben. Bei Patienten mit allergischen Erkrankungen werden längere Überlebenszeiten beobachtet. Eosinophile Granulozyten sind damit wichtige Effektorzellen der allergischen Reaktion, die über die Freisetzung von pro-inflammatorischen Mediatoren eine Entzündungsreaktion hervorrufen.

■ **Basophile Granulozyten**
Basophile Granulozyten machen mit etwa 0,5–1% nur einen geringen Anteil der peripheren Leukozyten aus. Trotzdem sind sie für die allergische Immunantwort wichtige Effektorzellen. Der Aktivierungszustand von Basophilen kann über die Expression bestimmter Oberflächenmarker, wie z. B. CD 63, direkt gemessen werden. Diese Eigenschaft von Basophilen macht sich der sogenannte Basophilen-Stimulationstest diagnostisch zu Nutze (▶ Kap. 4). Basophile Granulozyten entwickeln sich

aus CD34$^+$-Vorläuferzellen, ihre Überlebenszeit beträgt nur wenige Tage. Basophile Granulozyten speichern in ihren Granula Histamin, das bei einer Aktivierung der Zellen rasch freigesetzt wird. Darüber hinaus setzen Basophile weitere Mediatoren frei, z. B. Leukotriene, Prostaglandine, Platelet-activating Factor (PAF), proteolytische Enzyme und Zytokine wie IL-4, IL-6 und IL-13.

Basophile sind in der Regulation der adaptiven Immunantwort von Bedeutung. Sie nehmen dabei in etwa die Funktion von »angeborenen TH2-Zellen« wahr. So führen sie durch die Expression des B-Zell-Liganden CD40-L und durch die Produktion von IL-4 und IL-13 zu einem Klassenwechsel bei der Produktion spezifischer Antikörper durch B-Zellen mit konsekutiv vermehrter IgE-Bildung.

■ Mastzellen

Mastzellen finden sich in fast allen Organsystemen im Bindegewebe – mit Ausnahme des Gehirns. Sie haben in ihrem Zytoplasma eine große Zahl an sekretorischen Granula, aus denen pro-inflammatorische Mediatoren freigesetzt werden können. Mastzellen exprimieren an ihrer Oberfläche den hochaffinen IgE-Rezeptor FcεR1, der IgE bindet und konsekutiv bei einem Allergenkontakt die Degranulation der Mastzelle einleitet. Dabei werden u. a. Histamin und Leukotriene freigesetzt.

Andere enzymatische Entzündungsmediatoren sind inflammatorische Proteasen, wie z. B. das Kallikrein. Mithilfe von Kallikrein wird u. a. Bradykinin aus den inaktiven Vorläuferproteinen freigesetzt. Bradykinin wiederum führt zu einer Kontraktion der glatten Bonchialmuskulatur, verstärkten vaskulären Permeabilität, Rötung, Ödembildung und Schmerzen. Damit hat es eine ähnliche Wirkung wie das Histamin.

> ❯ In der Effektorphase sind eosinophile und basophile Granulozyten sowie Mastzellen die wichtigsten Entzündungszellen.

1.4 Mediatoren der allergischen Sofortreaktion

Im Rahmen der allergischen Sofortreaktion kommt es durch Interaktion der Allergene mit dem IgE-gebundenen hochaffinen IgE-Rezeptor (FcεR1) zur Degranulation. Die Degranulation der Effektorzellen ist ein sekretorischer Prozess, für den Energie und Kalzium notwendig sind.

■ Histamin

Histamin ist ein biogenes Amin und einer der wichtigsten Mediatoren der allergischen Sofortreaktion. In Zellen mit hoher Histamin-Konzentration wird Histamin intrazellulär in Vesikeln gespeichert und nach Allergenkontakt mit IgE und dem IgE-Rezeptor freigesetzt.

Histamin-vermittelte Reaktionen bestehen in der erhöhten vaskulären Permeabilität, der Kontraktion der glatten Muskulatur, Hypersekretion und Husten sowie in dem typischen Juckreiz in der Haut. Im Magen-Darm-Trakt kommt es zur Hypersekretion von Magensäure, zu Krämpfen und Diarrhoe. Histamin wird aus Histidin gebildet und im Blut in wenigen Minuten zu Methylhistamin metabolisiert. Daher ist die Bestimmung von Methylhistamin im Urin besser geeignet als die Histamin-Bestimmung im Blut, um die Histamin-Belastung zu evaluieren. Die Histamin- bzw. Methylhistamin-Bestimmung hat im klinischen Alltag nur in Einzelfällen noch eine diagnostische Bedeutung. Vor einer solchen Diagnostik müssen histaminhaltige Nahrungsmittel gemieden werden.

■ Arachidonsäure-Metaboliten

Die Kreuzvernetzung der hochaffinen IgE-Rezeptoren und der konsekutive Kalziumeinstrom aktivieren die Phospholipase A2 in der Zellmembran. Die Phospholipase katalysiert die Umwandlung von Phospholipid in Arachidonsäure. Arachidonsäure wiederum wird über die Cyclooxygenasen und Prostaglandine umgewandelt bzw. über Lipoxygenasen in Leukotriene (◻ Abb. 1.5). Die Freisetzung neu synthetisierter Mediatoren verläuft – vereinfacht dargestellt – in folgenden Schritten:

> **Schritte bei der Freisetzung neu synthetisierter Mediatoren**
> 1. Das Allergen bindet an das zellständige IgE-Molekül.

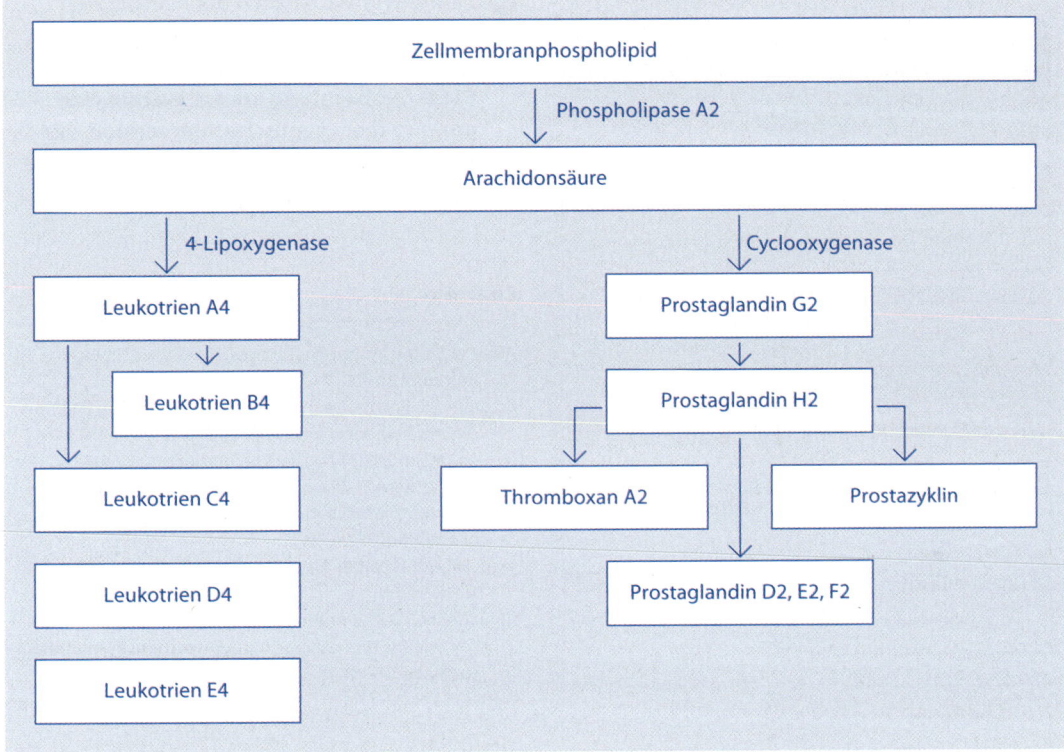

```
┌─────────────────────────────────────────────────────────────────────────┐
│                        Zellmembranphospholipid                            │
└─────────────────────────────────────────────────────────────────────────┘
                              │ Phospholipase A2
                              ↓
┌─────────────────────────────────────────────────────────────────────────┐
│                           Arachidonsäure                                  │
└─────────────────────────────────────────────────────────────────────────┘
        │ 4-Lipoxygenase                          │ Cyclooxygenase
        ↓                                         ↓
┌──────────────────────┐              ┌──────────────────────────┐
│    Leukotrien A4      │              │     Prostaglandin G2      │
└──────────────────────┘              └──────────────────────────┘
        │                                         │
        ↓                                         ↓
     ┌──────────────────────┐          ┌──────────────────────────┐
     │    Leukotrien B4      │          │     Prostaglandin H2      │
     └──────────────────────┘          └──────────────────────────┘
        │                              │                          │
        ↓                              ↓                          ↓
┌──────────────────────┐    ┌──────────────────────┐   ┌──────────────────┐
│    Leukotrien C4      │    │   Thromboxan A2       │   │   Prostazyklin   │
└──────────────────────┘    └──────────────────────┘   └──────────────────┘
                                              │
                                              ↓
┌──────────────────────┐          ┌──────────────────────────┐
│    Leukotrien D4      │          │  Prostaglandin D2, E2, F2 │
└──────────────────────┘          └──────────────────────────┘

┌──────────────────────┐
│    Leukotrien E4      │
└──────────────────────┘
```

Abb. 1.5 Arachidonsäure-Metaboliten

2. Es kommt zur Kreuzvernetzung zweier IgE-Moleküle.
3. Membranständige Enzyme (Methyltransferasen) werden aktiviert.
4. Die Neustrukturierung der Membranphospholipide führt zu einer Öffnung der Kalziumkanäle und dem Einstrom extrazellulären Kalziums.
5. Phospholipase A2 wird durch Kalzium aktiviert.
6. Es erfolgen die Metabolisierung des Phospholipids zu Arachidonsäure und die Metabolisierung der Arachidonsäure mittels Cyclooxygenase bzw. Lipoxygenase.

Produkte der Cyclooxygenase sind das Thromboxan A2 und die Prostaglandine PGD2 und PGE2. Thromboxan aktiviert Thrombozyten und führt gemeinsam mit PGD2 zu einer Kontraktion der glatten Muskulatur.

Produkte der Lipoxygenase sind die Sulphidoleukotriene LTC4, LTD4 und LTE4. Leukotriene sind sehr potente Mediatoren, sie führen zu einer ausgeprägten Kontraktion der glatten Muskulatur und zur Hypersekretion. Weitere Mediatoren der Effektorzellen sind Plättchenaktivierender Faktor PAF, der zur Thrombozytenaggregation und Freisetzung von Serotonin führt.

Sulfidoleukotriene haben neben einer direkt bronchokonstriktorischen Wirkung auch einen gefäßpermeabilitätssteigernden und sekretionsfördernden Effekt. Die Wirkung der Cysteinylleukotriene wird über Rezeptoren vermittelt. Bisher sind zwei Rezeptoren ($CysLT_1$ bzw. $CysLT_2$) beschrieben, die vornehmlich in der glatten Muskulatur der Atemwege und in den Gefäßmuskelzellen des Pulmonalkreislaufs exprimiert werden. LTB_4, ein Leukotrienderivat ohne Cysteinylrest, ist für den

1

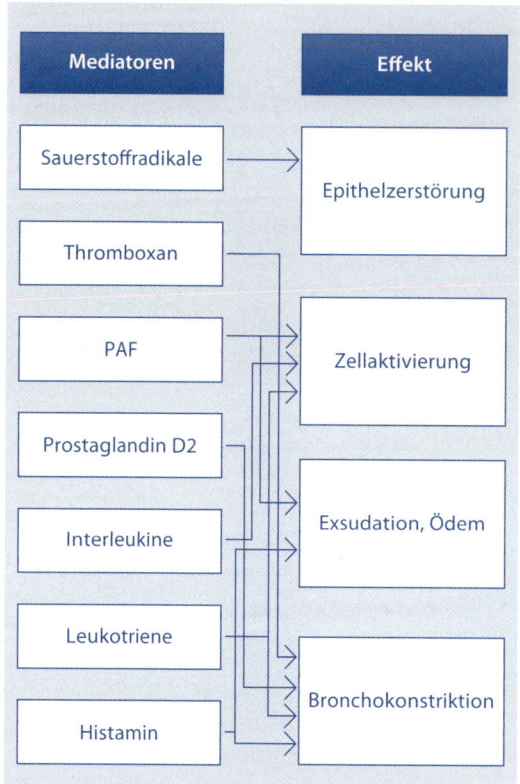

Mediatoren		Effekt
Sauerstoffradikale		Epithelzerstörung
Thromboxan		
PAF		Zellaktivierung
Prostaglandin D2		
Interleukine		Exsudation, Ödem
Leukotriene		
Histamin		Bronchokonstriktion

◘ Abb. 1.6 Schematische Darstellung der Mediatoren der allergischen Immunantwort und ihre Funktion

> **Zahlreiche Mediatoren der allergischen Entzündungsreaktion haben ähnliche, z. T. überlappende Funktionen (◘ Abb. 1.6). Diese Beobachtung erklärt, warum eine gezielte therapeutische Intervention, wie z. B. der Einsatz von Antihistaminika, keine Symptomfreiheit mit sich bringen kann.**

Literatur

Akdis M (2009) Immune tolerance in allergy. Curr Opin Immunol 21: 700–7

Bochner BS, Rothenberg ME, Boyce JA, Finkelman F (2013) Advances in mechanisms of allergy and clinical immunology in 2012. J Allergy Clin Immunol 131: 661–7

Conrad ML, Renz H, Blaser K (2011) Immunological approaches for tolerance induction in allergy. Curr Top Microbiol Immunol 352: 1–26

Merk HF, Ott H (2008) Allergologie-Taschenbuch. ABW-Verlag, Berlin

Romagnani S (1992) Induction of TH1 and TH2 responses: a key role for the "natural" immune response? Immunol Today 13: 379–81

Weitere Literatur finden Sie unter ► http://extras.springer.com.

chemotaktischen Effekt auf die eosinophilen und neutrophile Granulozyten verantwortlich.

▪ Plättchenaktivierender Faktor (PAF)

Plättchenaktivierender Faktor (PAF) führt zu einer Aggregation von Thrombozyten mit konsekutiver Freisetzung von Serotonin. Serotonin erhöht wie auch PAF selbst die vaskuläre Permeabilität. PAF führt darüber hinaus zu einer Kontraktion der glatten Bronchialmuskulatur und verstärkt die bronchiale Hyperreagibilität.

▪ Bradykinin

Bradykinin ist ein Oligopeptid mit ähnlicher Wirkungsweise wie Histamin: Bradykinin führt zu einer Kontraktion der glatten Bronchialmuskulatur, verstärkt die vaskuläre Permeabilität und führt zur Rötung, Ödembildung und Schmerzen.

Genetik, Epidemiologie und Prävention

M. V. Kopp, H. Ott

2

2.1 Genetische Grundlagen allergischer Erkrankungen

M. V. Kopp, H. Ott

In der Pathogenese allergischer Erkrankungen kommt es zu einer komplexen Interaktion zwischen genetischer Veranlagung und Umweltfaktoren. So ist die familiäre Prädisposition zu Erkrankungen wie Asthma bronchiale, allergischer Rhinitis oder dem atopischen Ekzem gut belegt. Beispielsweise steigt das Asthmarisiko eines Kindes auf ca. 30–50%, wenn ein Familienmitglied ersten Grades an Asthma bronchiale erkrankt ist. In gleichem Sinne tritt ein atopisches Ekzem bei eineiigen Zwillingen mit einer Konkordanz von ca. 75% auf, während dizygote Zwillinge nur in ca. 20% der Fälle gemeinsam erkranken.

In den vergangenen Jahren ist die Entschlüsselung des humanen Genoms rasch vorangeschritten, gleichzeitig haben sich die molekulargenetischen Technologien und Methoden schnell entwickelt. Sie erleichtern bereits heute das Verständnis pathophysiologischer Zusammenhänge und werden zukünftig mit hoher Wahrscheinlichkeit zu einer optimierten Betreuung allergischer Kinder und Jugendlicher in unterschiedlichen Bereichen beitragen (◻ Tab. 2.1).

In diesem Kapitel werden die Grundbegriffe der Genetik allergischer Erkrankungen kurz erläutert. Schon an dieser Stelle sei jedoch darauf hingewiesen, dass der Begriff »allergische Erkrankungen« noch immer nicht ausreichend präzise definiert ist. Er umfasst neben der allergischen Rhinitis und den allergischen Kontaktekzemen zusätzlich einige Formen des Asthma bronchiale und des atopischen Ekzems sowie Nahrungsmittel-, Arzneimittel- und Insektengiftallergien. Im Gegensatz hierzu beschreibt der Begriff »Atopie« die persönliche oder familiäre Prädisposition, bei Exposition gegenüber geringen Allergenmengen eine Soforttypsensibilisierung und spezifische IgE-Antikörper zu entwickeln.

Um einen Zusammenhang zwischen genetischen Veränderungen in einer Population und dem Auftreten einer Erkrankung beschreiben zu können, ist es jedoch notwendig, die zu untersuchende Krankheit, d. h. den klinischen Phänotyp, möglichst exakt zu definieren. Somit sind genetische Untersuchungen in erster Linie bei Krankheiten erfolgreich, deren Entstehungsmechanismus

klar und das klinische Bild eindeutig ist. Allergische bzw. atopische Erkrankungen entsprechen allerdings komplexen Erkrankungen mit multifaktoriellen Ursachen (◻ Abb. 2.1). Hier ist nicht ein einzelnes Gen für die jeweilige Erkrankung verantwortlich, sondern es sind mehrere Veränderungen in unterschiedlichen Genen an der Pathogenese und klinischen Ausprägung beteiligt.

> ❯ **Atopische Erkrankungen wie das Asthma bronchiale, die allergische Rhinitis oder das atopische Ekzem entsprechen polygenen Erkrankungen mit komplexem Vererbungsmuster.**

Bisher wurden einige Genmutationen beschrieben, die zur Asthmaentstehung bzw. zur Manifestation eines atopischen Ekzems beitragen. In den vergangenen Jahren sind dabei zunächst sogenannte Kopplungsanalysen oder Kandidatengenstudien durchgeführt worden.

Kandidatengene Kandidatengene entsprechen einer Gruppe von Genen, die einen Beitrag zu einem bestimmten Phänotyp leisten. Zur Identifizierung solcher Gene arbeitet man mit dem Kandidatengenansatz. Diese Herangehensweise, für die große Studienpopulationen rekrutiert werden müssen, umfasst eine systematische Suche nach genetischen Varianten in diesen Kandidatengenen sowie die Assoziation der einzelnen Varianten mit klinischen Phänotypen.

Kopplungsanalyse Kopplung bedeutet, dass eine Krankheit zusammen mit einem genetischen Marker überzufällig häufig vererbt wird. Bei der Kopplungsanalyse wird mittels definierter Marker die Vererbung eines chromosomalen Bereichs innerhalb einer Familie verfolgt. Selbst wenn innerhalb dieses Bereichs die genaue Lokalisation des die Krankheit verursachenden Gens unbekannt ist, kann durch die Kenntnis der Vererbung des Chromosomenbereichs indirekt auf die Vererbung einer unbekannten Mutation geschlossen werden.

Genomweite Assoziationsstudien In den letzten Jahren sind auch Daten aus genomweiten Assoziationsstudien (GWAS) publiziert. Dabei werden mithilfe von DNA-Microarrays (»Biochips«) pro

◘ Tab. 2.1 Zukünftige, klinische Anwendungsmöglichkeiten molekulargenetischer Methoden in der Allergologie

Anwendungsbereich	Anwendungsmöglichkeit	Klinisches Beispiel
Früherkennung	Identifikation von Säuglingen und Kleinkindern mit erhöhtem Atopie-/Allergierisiko	Filaggrin-Nullmutationen: Erhöhtes Risiko für atopisches Ekzem, Asthma bronchiale, Erdnussallergie u. a.
Risikoscreening	Detektion einer genetischen Suszeptibilität gegenüber vermeidbaren Umweltfaktoren	Polymorphismen auf Chromosom 17q12: Erhöhtes Asthmarisiko durch Zigarettenrauchexposition
Arzneimittelentwicklung	Charakterisierung neuartiger pharmakologischer Zielstrukturen	Polymorphismen im IL4RA-Gen: Wirksamkeit des Interleukin-4-Rezeptorantagonisten Pitrakinra bei Asthma
Pharmakogenetik	Individualisierung pharmakologischer Therapiestrategien	Polymorphismen im GLCCI1-Gen: Erhöhtes Risiko eines Glukokortikoidresistenten Asthma bronchiale
Phänotypisierung	Subklassifikation atopischer Erkrankungen (z. B. intrinsisches vs. extrinsisches atopisches Ekzem)	Polymorphismen im FcεRI-Gen: Höhere Serumspiegel für Gesamt-IgE und spezifische IgE-Antikörper

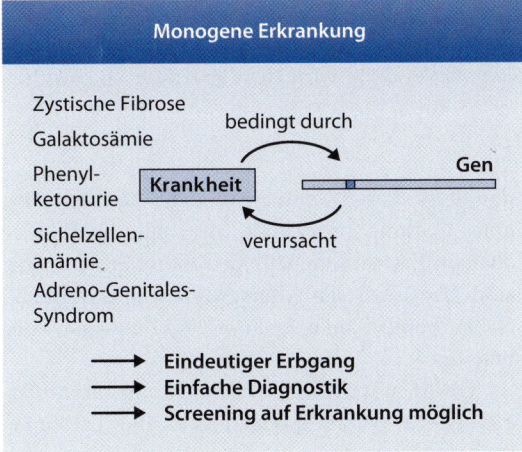
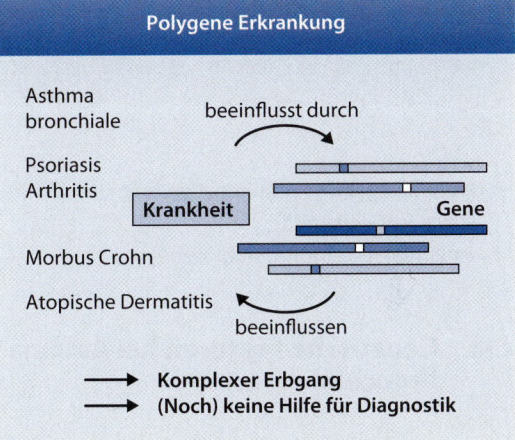

◘ Abb. 2.1 Schematische Darstellung der Unterschiede zwischen monogenen und polygenen Erkrankungen

Person mehrere 100.000 Genveränderungen über das gesamte Genom untersucht und auf eine Assoziation zu der jeweiligen atopischen Erkrankung überprüft. So konnten neue Genregionen beschrieben werden, die zuvor nicht mit atopischen Erkrankungen in Zusammenhang gebracht worden waren.

> **Mit atopischen Erkrankungen assoziierte Genveränderungen können durch Kandidatengenstudien, Kopplungsanalysen und genomweite Assoziationsstudien identifiziert werden.**

Lassen sich derart charakterisierte Kandidatengene bzw. Genloci nicht in allen oder zumindest der Mehrzahl weiterer Untersuchungen reproduzieren, kann dies u. a. folgende Ursachen haben:

- genetische Heterogenität der untersuchten Erkrankung,
- unterschiedliche Definition und Klassifikation des untersuchten Phänotyps,
- nicht ausreichende Größe der Studienpopulation,

2

◘ Tab. 2.2 In unabhängigen Studien replizierte Kandidatengene, die eine Assoziation mit Asthma bronchiale zeigen (Auswahl). (Mod. nach March et al. 2013)

Gen	Genlocus	Funktion/Genprodukt
CTLA4	2q33	Kontrolle/Inhibition von T-Zell-Antworten
IL13	5q31	Induktion von Th2-Effektorfunktionen
IL4	5q31.1	Th2-Differenzierung
TNF	6p21.3	Entzündungsmediator
STAT6	12q13	Interleukin-Signaltransduktion (IL-4, IL-13)
FLG	1q21.3	Epidermale Barrierefunktion
SPINK5	5q32	Epithelialer Serinprotease-Inhibitor
IL4RA	16p12.1	Alphakette des Rezeptors für IL-4 und IL-13
ADAM33	20p13	Zell-Zell- und Zell-Matrix-Interaktionen
LTC4S	5q35	Leukotrien-Synthase
CCL11	17q21.1	Eotaxin
CCL5	17q11.2	Chemokin (RANTES)
FCεRIB	11q13	Hochaffiner IgE-Rezeptor

IgE = Immunglobulin E; RANTES = regulated and normal T cell expressed and secreted; Th = T-Helferzelle

— Unterschiede in Studiendesign und statistischer Auswertung,
— epigenetische Einflussfaktoren.

2.1.1 Genetische Faktoren bei Asthma bronchiale

Eine Auswahl von Kandidatengenen, die in unabhängigen Studien eine replizierbare Assoziation mit Asthma bronchiale gezeigt haben, ist in ◘ Tab. 2.2 dargestellt.

Zusätzlich wurde in der ersten genomweiten Assoziationsstudie an Kindern mit Asthma bronchiale eine Assoziation mit einem Genlocus auf dem langen Arm des Chromosoms 17 gefunden (17q21). Diese Assoziation war bis dahin nicht bekannt, konnte aber in zahlreichen weiteren Kohorten reproduziert werden. Vermutlich sind für diese Assoziation Veränderungen im sogenannten ORMDL3-Gen verantwortlich, die bei nahezu 50% der europäischen Bevölkerung vorliegen. Mittlerweile ist in mehreren Studien gezeigt wor-

den, dass dieser Genlocus mit der Manifestation eines Asthma bronchiale im Kindesalter, nicht aber im Erwachsenenalter assoziiert ist. Offenbar sind also in diesen Altersgruppen unterschiedliche Pathomechanismen an der Asthmaentstehung beteiligt.

GWAS waren bisher hilfreich, um molekularbiologische Veränderungen und die Pathophysiologie bestimmter Asthmaphänotypen besser zu verstehen. Sie zeigen ebenfalls, dass Asthma bronchiale nicht eine einzelne Erkrankung, sondern vielmehr ein Syndrom mit zahlreichen unterschiedlichen Phänotypen repräsentiert. Aktuell ist die Asthmagenetik aber (noch) nicht in der Lage, im klinischen Alltag konkrete Hilfestellungen bei der Prädiktion oder bei der Diagnostik dieser Erkrankung zu geben.

> **Molekulargenetische Untersuchungen haben gezeigt, dass Asthma bronchiale als genetisch heterogenes Syndrom mit unterschiedlichen klinischen Phänotypen betrachtet werden sollte.**

□ Tab. 2.3 In mindestens zwei Studien replizierte Kandidatengene, die eine Assoziation mit einem atopischen Ekzem zeigen (Auswahl). (Mod. nach Weidinger u. Irvine 2011)

Gen	Genlocus	Funktion/Genprodukt
FLG	1q21.3	Filaggrin/epidermale Barrierefunktion
SPINK5	5q32	Epithelialer Serinprotease-Inhibitor
IL4RA	16p12.1	Alphakette des Rezeptors für IL-4 und IL-13
CCL5	17q11.2	Chemokin (RANTES)
CMA1	14q11	Mastzell-Chymase
IL13	5q31	Proinflammatorisches Zytokin
NOD1	7p15-14	Immunrezeptor (pattern recognition receptor)
TLR9	3p21.3	Immunrezeptor (toll-like receptor)

RANTES = regulated and normal T cell expressed and secreted

Neben der Erkennung genetischer Faktoren in der Asthmaentstehung ist für die Therapie asthmakranker Patienten auch die Pharmakogenetik von großer Bedeutung. So können genetische Varianten in Rezeptoren pharmakologischer Therapeutika – wie z. B. der β2-Rezeptoren – erklären, warum Patienten besonders gut oder besonders schlecht auf eine therapeutische Substanz ansprechen. Beispielsweise wurden für den β2-Rezeptor mehrere genetische Polymorphismen identifiziert, die z. T. zu einer Veränderung der Aminosäuresequenz und Rezeptorstruktur führen. So wurde eine Mutation im Gen für den β2-Rezeptor gefunden, bei der es zu einem Aminosäureaustausch von Glyzin zu Arginin an Position 16 kommt. Patienten mit dieser Mutation sprechen offenbar schlecht auf eine tägliche Inhalation mit β2-Agonisten an und zeigen hierunter eine höhere Rate an Asthmaexazerbationen.

In ähnlicher Weise wurde im sogenannten GLCCI1-Gen, das für das »glucocorticoid-induced transcript 1 protein« kodiert, ein Polymorphismus beschrieben (rs37972), der mit schlechterem Ansprechen auf eine inhalative Steroidtherapie assoziiert war. Zwar wurde dieser Polymorphismus bei 16% der Patienten in der untersuchten Kohorte gefunden, die klinischen Effekte waren jedoch moderat: Homozygote Patienten zeigten in der Lungenfunktionstestung einen Anstieg der Einsekundenkapazität (FEV1) von lediglich ca. 3% –

verglichen mit ca. 9% bei Patienten ohne diesen Polymorphismus. Trotzdem lassen diese Untersuchungen erkennen, dass die Pharmakogenetik in naher Zukunft hilfreich sein könnte, um Patienten mit schwerem Asthma und schlechtem Therapieansprechen besser zu charakterisieren und damit auch effektiver behandeln zu können.

2.1.2 Genetische Faktoren bei atopischem Ekzem

□ Tab. 2.3 fasst Genloci zusammen, die in mindestens zwei unabhängigen Studien mit der Manifestation eines atopischen Ekzems assoziiert waren. Allerdings ließen sich diese durch Kopplungs- und/oder Kandidatengenanalysen identifizierten Zusammenhänge in genomweiten Assoziationsstudien nicht sicher reproduzieren. Einzig Mutationen im Filaggrin-Gen (FLG) zeigten unabhängig von der eingesetzten Analysemethode einen konsistenten Zusammenhang mit einem erhöhten Ekzemrisiko.

Zunächst als inaktive Vorstufe in Keratohyalingranula des Stratum granulosum gespeichert, wird Filaggrin unter dem Einfluss von Proteasen in den äußeren Schichten der Epidermis gebildet. Dort übernimmt es eine zentrale Rolle in der Ausbildung der epidermalen Barrierefunktion, die in ▶ Kap. 9 ausführlich dargestellt wird.

2

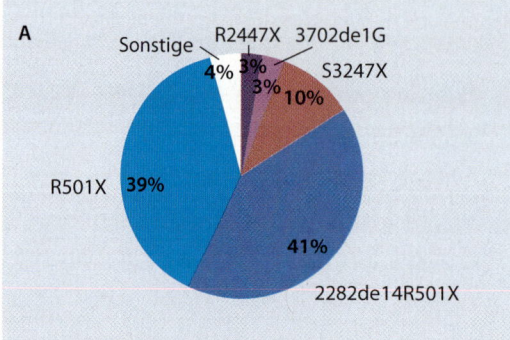 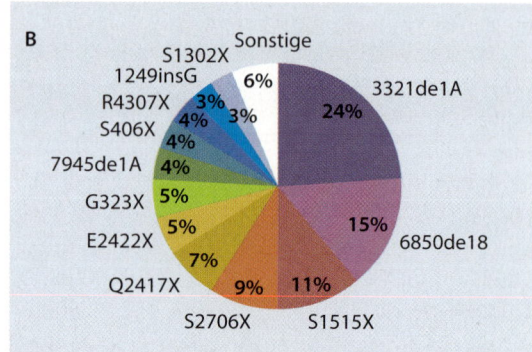

🔲 **Abb. 2.2**   Populationsabhängige Unterschiede der Filaggrin-Mutationen bei Patienten mit atopischem Ekzem: A) Irland: schmales Spektrum mit 5 besonders häufig auftretenden Mutationen; B) Singapur: breites Spektrum mit zahlreichen, unterschiedlichen Filaggrin-Mutationen

FLG-Nullmutationen gehen mit einem charakteristischen Phänotyp einher (z. B. Hauttrockenheit, Hyperlinearität an Handinnenflächen und Fußsohlen), der autosomal-semidominant vererbt wird. Dies bedeutet, dass Patienten mit nur einer Mutation gar keine oder leichte Symptome zeigen, während Individuen mit zwei Mutationen schwerer betroffen sind.

Als monogene Erkrankung und häufigste Verhornungsstörung wird die Ichthyosis vulgaris durch Mutationen im FLG-Gen verursacht. Aber auch bei genetisch komplexen Erkrankungen des atopischen Formenkreises spielen FLG-Mutationen eine wichtige Rolle. So weisen in Abhängigkeit von der untersuchten Population ca. 20% bis fast 50% der Patienten mit atopischem Ekzem FLG-Nullmutationen auf, die mit einem frühen Beschwerdebeginn und einem protrahierten Krankheitsverlauf assoziiert sind. Zusätzlich lassen sich in verschiedenen geographischen Regionen ganz unterschiedliche FLG-Mutationen detektieren, die mit einem erhöhten Ekzemrisiko assoziiert sind (🔲 Abb. 2.2).

Interessanterweise ist auch das Asthmarisiko von Patienten mit atopischem Ekzem und FLG-Mutation im Vergleich zu Individuen ohne FLG-Mutation ca. 3-fach erhöht. Das Risiko einer Erdnussallergie steigt bei Patienten mit FLG-Mutation sogar um das 5-Fache, auch wenn zuvor kein atopisches Ekzem bestanden hat.

> **Mutationen im Filaggrin-Gen stellen einen wichtigen Risikofaktor für das frühe Auftreten, eine schwere Ausprägung und die Persistenz atopischer Ekzeme dar.**

2.1.3   Epigenetische Faktoren bei atopischen Erkrankungen

Mit dem Begriff Epigenetik werden diejenigen Mechanismen umschrieben, die unabhängig von Varianten in der DNA-Sequenz zu einer Weitergabe von Eigenschaften an die Nachkommen führen. Hierbei besteht eine vererbbare Änderung der Genregulation und Genexpression bestimmter Körperzellen, die auch bei atopischen Erkrankungen von Bedeutung sein kann. Die epigenetischen Regulationsmeachnismen erfolgen u. a. durch DNA-Methylierung, Histon-Modifikation oder Aktivierung von MicroRNA (miRNA).

Die Methylierung stellt bei Vertebraten den stärksten und am weitesten verbreiteten epigenetischen Effekt dar. Eine Methylierung eukaryontischer DNA erfolgt ausschließlich an einem Cytosin (C), das von Guanin (G) gefolgt wird. Diese Abfolge wird als CpG bezeichnet. Bereiche, in denen CpG-Motive überrepräsentiert sind, werden »CpG island« genannt; sie sind typischerweise hypomethyliert. CpG-Inseln lassen sich in etwa 40% der Gen-Promotoren nachweisen. Üblicherweise ist eine Methylierung des Promotors mit einer Inaktivierung der Gentranskription verbunden (○ Abb. 2.3). Durch diese epigenetische Modifikation können Gene also gezielt »an- und ausgeschaltet« werden.

Ein zweiter Regulationsmechanismus stellt die Histonmodifikation dar. Histone sind große Proteine innerhalb des Zellkerns. Durch Wicklung der DNA um die Histone bildet sich das Chromatin. Durch eine Modifikation der räumlichen Struktur der Histone, beispielsweise durch eine Acetylierung, Methylierung oder Phosphorylierung am Stickstoffende des Proteins, wird die Bindungsstärke zwischen DNA und Histonen beeinflusst. So wird durch eine Acetylierung die Bindung gelockert, die DNA kann aufgewickelt werden, Transkriptionsfaktoren können effektiver an die DNA binden und die entsprechenden Gene werden verstärkt transkribiert.

Für das Asthma bronchiale werden epigenetische Effekte in der Krankheitsentstehung seit langem postuliert. So sprechen folgende epidemiologische und genetische Beobachtungen dafür:

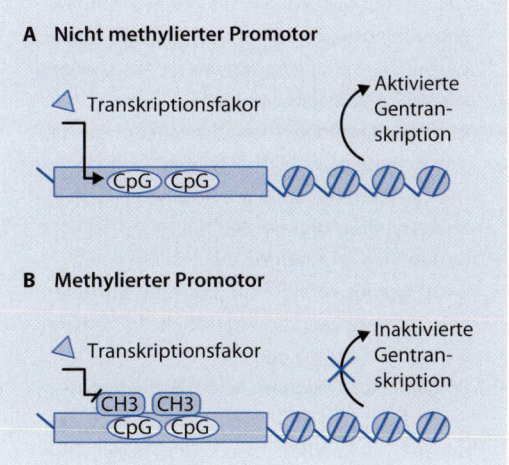

○ **Abb. 2.3** Methylierung an einem CpG-Motiv der Promotorregion eukaryontischer DNA: Inaktivierung der Gentranskription

---

Hinweise auf epigenetische Einflussfaktoren bei der Asthmaentstehung
- Die Asthma-Prävalenz hat in den Industrieländern während der letzten Jahrzehnte stark zugenommen. Dies kann nicht durch neue genetische Polymorphismen erklärt werden, da sich der genetische Hintergrund einer Population nur über einen deutlich längeren Zeitraum verändert. Viel plausibler ist es, eine Interaktion »alter« Gene/Genvarianten mit »neuen« Umwelteinflüssen anzunehmen.
- Rauchen während der Schwangerschaft erhöht das Asthmarisiko des Kindes auch noch in der 2. Generation, d. h. wenn die Großmutter rauchte.
- Im Mausmodell konnte gezeigt werden, dass eine mütterliche Exposition gegenüber Luftschadstoffen während der Schwangerschaft das Risiko der Nachkommen für Asthma bronchiale erhöht.
- Es ist gezeigt worden, dass derselbe genetische Polymorphismus abhängig von

Umgebungsfaktoren vor allergischen Erkrankungen schützen oder ihre Entstehung begünstigen kann. Auch dieses Phänomen wäre durch die postulierten epigenetischen Regulationsmechanismen gut zu erklären.

Dabei scheint der Einfluss der Umweltfaktoren umso stärker ausgeprägt zu sein, je früher der Organismus (d. h. bereits intrauterin, als Säugling usw.) damit in Kontakt tritt.

Durch die Epigenetik wird der Asthmagenetik eine neue Dimension hinzugefügt. Sie kann Erklärungsansätze geben, warum Polymorphismen in der einen Population mit Asthma verknüpft sind, in der anderen jedoch nicht; hier können möglicherweise unterschiedliche Umweltfaktoren und damit eine veränderte epigenetische Regulation zugrunde liegen. Dies mag auch erklären, warum sich bei Einwanderern das Asthmarisiko an die lokale Inzidenz (die vorherrschenden Umweltfaktoren) anpasst.

Fazit für die Praxis
- Atopische Erkrankungen wie das Asthma bronchiale oder das atopische Ekzem entsprechen polygenen Erkrankungen mit komplexem Vererbungsmuster.

2

- Genveränderungen, die mit einem erhöhten Erkrankungsrisiko verbunden sind, können insbesondere mithilfe genomweiter Assoziationsstudien identifiziert werden.
- In molekulargenetischen Untersuchungen ließ sich Asthma bronchiale als genetisch heterogenes Syndrom mit unterschiedlichen klinischen Phänotypen charakterisieren.
- Mutationen im Filaggrin-Gen stellen einen wichtigen Risikofaktor für das frühe Auftreten, eine schwere Ausprägung und die Persistenz atopischer Ekzeme dar.
- Epigenetische Faktoren, wie z. B. die Methylierung von Gen-Promoterregionen, können erklären, warum Betroffene mit gleicher »Risikomutation« nicht stets denselben Phänotyp entwickeln.

2.2   Epidemiologie allergischer Erkrankungen bei Kindern und Jugendlichen

M. V. Kopp, H. Ott

Epidemiologische Grundkenntnisse sind im kinderallergologischen Alltag hilfreich, da sie die Interpretation von Studienergebnissen zu diagnostischen, therapeutischen oder präventiven Fragestellungen erleichtern. Ebenso wichtig ist ein solides Wissen im Eltern- und Patientengespräch, wenn es darum geht, epidemiologische Zusammenhänge oder Präventionsmaßnahmen fundiert und verständlich zu vermitteln.

2.2.1   Grundlagen

Die Epidemiologie ist jene wissenschaftliche Disziplin, die sich mit den Ursachen und der Verbreitung von Krankheiten und gesundheitsbezogenen Zuständen in bestimmten Bevölkerungsgruppen beschäftigt. Sie kann die Erkrankungshäufigkeiten als Inzidenz oder Prävalenz messen (◻ Tab. 2.4). Unter Inzidenz versteht man das Auftreten von Neuerkrankungen in einem bestimmten Beobachtungszeitraum. Die Prävalenz ist definiert als

prozentualer Anteil der Bevölkerung, die zu einem bestimmten Zeitpunkt erkrankt ist. Die Epidemiologie untersucht jedoch nicht nur das Auftreten einer Erkrankung in einer bestimmten Population. Sie beschäftigt sich auch mit der Messung der Exposition gegenüber definierten Umwelteinflüssen, denen Individuen ausgesetzt sind und die möglicherweise eine kausale Rolle in der Pathogenese der untersuchten Erkrankung spielen.

Unter den Erkrankungen im Kindes- und Jugendalter nehmen allergische Erkrankungen eine besondere Rolle ein. Sie gehören zu den häufigsten Gesundheitsproblemen in dieser Altersgruppe und stellen insbesondere in den westlichen Industrienationen sowohl eine medizinische als auch eine gesundheitsökonomische Herausforderung dar. Wissenschaftliche Untersuchungen weisen übereinstimmend darauf hin, dass allergische Erkrankungen in Deutschland in den vergangenen Jahrzehnten kontinuierlich zugenommen haben.

Um Aussagen über die Häufigkeit allergischer Erkrankungen treffen zu können, muss zunächst Klarheit über die Definition der untersuchten Endpunkte bestehen. Oft werden dabei Symptome einer Erkrankung von den Patienten oder den Eltern erfragt. Typische Fragen zum Asthma bronchiale sind z. B.: »Hatte ihr Kind jemals pfeifende Atemgeräusche?« oder »Hatte ihr Kind jemals Husten nach körperlicher Anstrengung?«. Diese Fragen nach einer Symptomprävalenz werden andere Ergebnisse hervorbringen als die Frage: »Wurde bei ihrem Kind jemals die Diagnose Asthma bronchiale gestellt?«. Gelegentlich werden neben ärztlichen Diagnosen auch Daten von Behandlern oder Krankenkassen erfasst. Auch hier stellt sich immer wieder die Frage, wie genau die Realität mit der jeweils verwendeten Methode abgebildet wird.

> »Die Realität ist anders als die Wirklichkeit« (Berti Vogts) – übertragen auf die Epidemiologie bedeutet dies: In Abhängigkeit von den eingesetzten Erhebungsinstrumenten werden sich auch die erhobenen Ergebnisse unterscheiden.

◘ Tab. 2.4 Kurzdefinitionen epidemiologischer Grundbegriffe

Grundbegriff	Erläuterung
Inzidenz	Epidemiologisches Maß zur Charakterisierung des Krankheitsgeschehens in einer Population; es benennt die Häufigkeit des Neuauftretens einer Krankheit innerhalb eines bestimmten Zeitraums
Prävalenz	Prozentualer Anteil erkrankter Personen im Verhältnis zur Gesamtbevölkerung
Periodenprävalenz	Prozentualer Anteil der Personen, die innerhalb einer festgelegten Zeitperiode an einer bestimmten Erkrankung leiden Beispiel: Bei 20% der untersuchten Säuglinge wurde innerhalb der ersten zwei Lebensjahre die Diagnose »atopisches Ekzem« gestellt
Punktprävalenz	Prozentualer Anteil der Erkrankten in einer Population zu einem bestimmten Zeitpunkt Beispiel: 10% der untersuchten Säuglinge wiesen zum Zeitpunkt des zweiten Geburtstages Symptome eines atopischen Ekzems auf
Querschnittstudie	Deskriptive Untersuchung, die Exposition und Erkrankung zu einem festgelegten Zeitpunkt oder in kurzen Zeiträumen misst Beispiel: Nationale Gesundheits-Surveys
Kohortenstudie	Deskriptive Untersuchung, die eine definierte Patientengruppe über einen festgelegten Zeitraum beobachtet Beispiel: Prospektive Geburtskohortenstudien

2.2.2 Epidemiologische Kennzahlen allergischer Erkrankungen in Deutschland

Als bislang umfangreichste und bedeutsamste epidemiologische Untersuchung in Deutschland führte das Robert Koch-Institut zwischen 2003 und 2006 das sog. Kinder- und Jugendgesundheitssurvey (KiGGS) durch, in dem zahlreiche Daten zur Kindergesundheit erhoben wurden. Ziel dieses nationalen Befragungs- und Untersuchungssurveys war es, bundesweit Daten zum Gesundheitszustand von Kindern und Jugendlichen im Alter von 0–17 Jahren zu erhalten. Insgesamt nahmen an der KiGGS-Studie mehr als 17.000 Kinder aus 167 ausgewählten Städten und Gemeinden teil. Zur Allergiediagnostik wurden in dieser repräsentativen Stichprobe spezifische IgE-Antikörper gegen Innenraumallergene (Tierepithelien, Hausstaubmilben, Schimmelpilze), Gräser- und Baumpollen sowie gegen Nahrungsmittel bestimmt.

Insgesamt war bei mindestens jedem fünften der in Deutschland lebenden Kinder und Jugendlichen zwischen 0 und 17 Jahren die ärztliche Diagnose mindestens einer atopischen Erkrankung gestellt worden (atopisches Ekzem, allergische Rhinitis, Asthma bronchiale).

Die Lebenszeitprävalenz von Asthma bronchiale betrug nach den Daten der KiGGS-Studie fast 5%, dabei waren signifikant häufiger Jungen (5,5%) als Mädchen (3,9%) betroffen. Allerdings ist methodenbedingt von einer Untererfassung asthmatischer Patienten in der KIGGS-Studie auszugehen, da sich im internationalen Vergleich und in Studien mit anderer Methodik höhere Lebenszeitprävalenzen zeigten.

Für die allergische Rhinokonjunktivitis (»Heuschnupfen«) wurde eine Lebenszeitprävalenz von ca. 11% ermittelt, auch hier zeigte sich eine höhere Prävalenz bei Jungen (12,5%) als bei Mädchen (8,9%).

Etwa 13% der in Deutschland lebenden 0- bis 17-Jährigen hatte zum Untersuchungszeitpunkt die Arztdiagnose »atopisches Ekzem« erhalten. Sowohl Kinder mit Migrationshintergrund als auch Kinder aus Familien mit niedrigem Sozialstatus wiesen signifikant seltener ein atopisches Ekzem auf als Kinder ohne Migrationshintergrund oder aus Familien mit höherem sozialen Status. Es wurde beim atopischen Ekzem aber keine signifikante Geschlechtspräferenz gefunden.

2

☐ **Tab. 2.5** Lebenszeitprävalenz (%) atopischer Erkrankungen und allergischer Kontaktekzeme in Deutschland gemäß KiGGS-Survey. (Mod. nach Schlaud et al. 2007)			
	Asthma bron- chiale	Aller- gische Rhino- konjunk- tivitis	Atopi- sches Ekzem
Gesamt	4,7	10,7	13,2
Geschlecht			
Mädchen	3,9	8,9	13,4
Jungen	5,5	12,5	13,0
Migration			
Ja	4,4	9,6	8,0
Nein	4,8	11,0	14,3
Wohnort			
Ostdeutsch- land	5,0	11,3	11,1
Westdeutsch- land	4,7	10,6	13,1
Sozialstatus			
Niedrig	4,9	9,3	11,1
Mittel	4,6	11,7	14,1
Hoch	4,3	11,7	17,4

Nach den vorliegenden Elternangaben aus der KiGGS-Studie trat bei etwa 10% aller Kinder und Jugendlichen in Deutschland schon einmal ein allergisches Kontaktekzem auf. Interessanterweise wurde das Kontaktekzem bei Mädchen (13,8%) etwa doppelt so häufig beobachtet wie bei Jungen (6,2%). Die Häufigkeit allergischer Erkrankungen kann außerdem regionalen Schwankungen unterliegen. Allerdings belegte ein Vergleich der Allergiehäufigkeit in den neuen und alten Bundesländern keine signifikanten Unterschiede mehr. Lediglich das Kontaktekzem war gemäß der aktuellen Untersuchung in den alten Bundesländern noch häufiger vorhanden als in den neuen Bundesländern. Eine Übersicht der wichtigsten Daten aus der KIGGS-Studie ist in ☐ Tab. 2.5 dargestellt.

> ⟩ **Bei in Deutschland lebenden Kindern und Jugendlichen beträgt die Lebenszeitprävalenz des Asthma bronchiale mindestens 5%, die der allergischen Rhinokonjunktivitis ca. 11% und die des atopischen Ekzems ca. 13%.**

2.2.3 Epidemiologische Kennzahlen allergischer Erkrankungen im internationalen Vergleich

Um im internationalen Vergleich valide Zahlen über die Prävalenz allergischer Erkrankungen zu erhalten, sind Untersuchungen mit identischen Erhebungsinstrumenten notwendig. Als epidemiologischer Meilenstein gilt in diesem Zusammenhang die »International Study of Asthma and Allergies in Childhood« (ISAAC). Diese erfasste Anfang der 1990-er Jahre weltweit die 1-Jahres-Prävalenz charakteristischer Symptome einer allergischen Rhinokonjunktivitis, eines Asthma bronchiale sowie eines atopischen Ekzems. Es wurden fast 258.000 Kinder zwischen 6 und 7 Jahren sowie fast 464.000 Kinder zwischen 13 und 14 Jahren für die Phase I der ISAAC-Studie rekrutiert. Die Symptomhäufigkeit variierte in der Altersgruppe der 13- bis 14-Jährigen um den Faktor 20 (Asthma bronchiale), 30 (allergische Rhinokonjunktivitis) bzw. 60 (atopisches Ekzem) zwischen den Zentren mit der jeweils niedrigsten bzw. höchsten Prävalenz (☐ Abb. 2.4).

Hierbei bestätigte sich innerhalb Europas ein Ost-West-Gefälle mit sehr niedrigen Symptomprävalenzen in Ländern wie Albanien oder Georgien, während die drei untersuchten Symptomkomplexe z. B. in Großbritannien und Irland sehr hohe 1-Jahres-Prävalenzen aufwiesen. In den beiden deutschen Studienorten Münster und Greifswald lag die 1-Jahres-Prävalenz asthmatischer, rhinokonjunktivaler und ekzematöser Beschwerden jeweils im »Mittelfeld« aller Studienzentren. Signifikante Unterschiede zwischen beiden Studienorten waren nicht zu verzeichnen.

Im weltweiten Vergleich traten atopische Erkrankungen zwar in Industrieländern insgesamt häufiger auf. Eine konsistent höhere 1-Jahres-Prävalenz in westlichen Industrienationen – verglichen mit Ländern anderer Lebensstandards – ließ sich

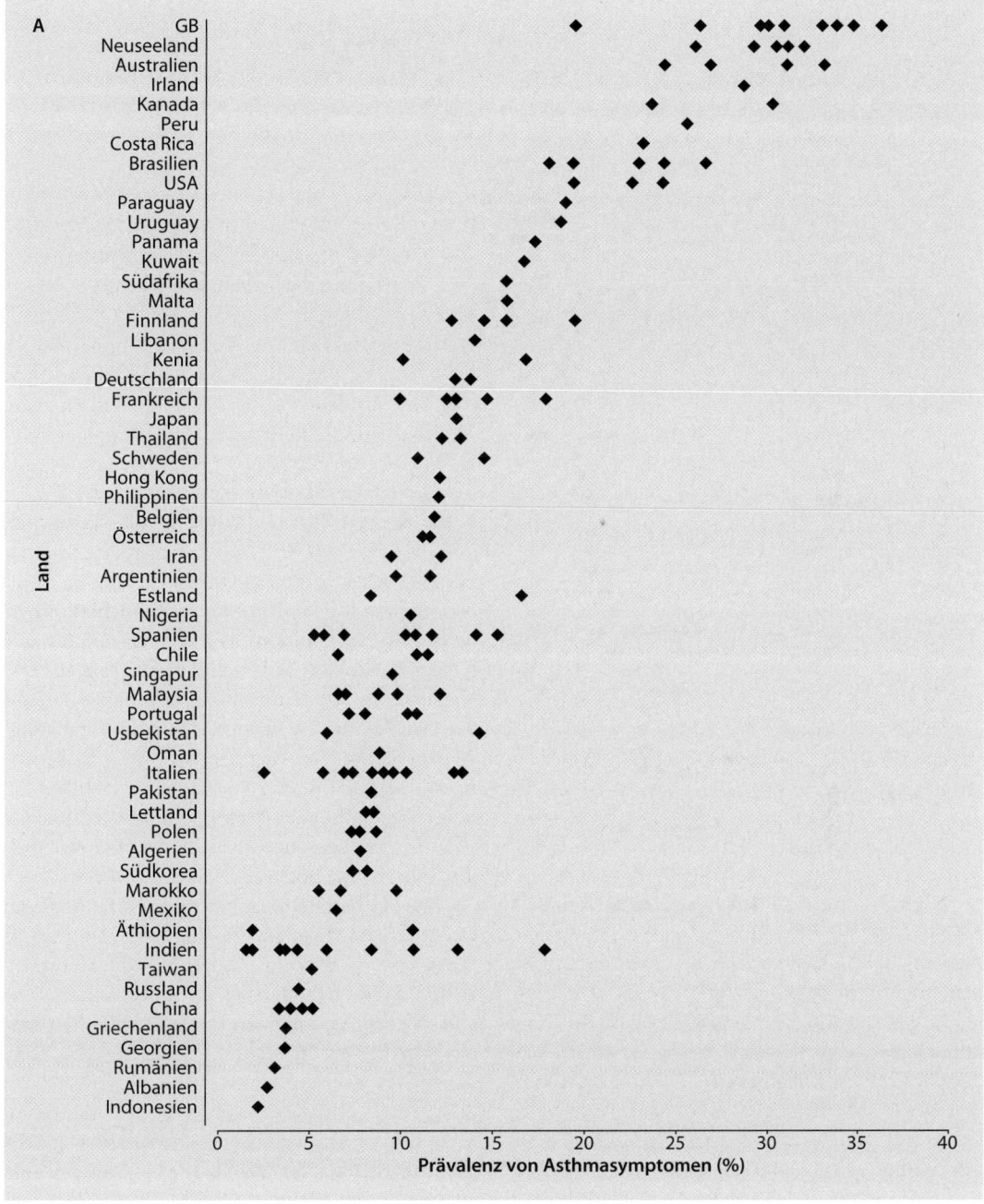

■ **Abb. 2.4 a, b** 1-Jahres-Prävalenz für Asthma bronchiale (**a**) und atopisches Ekzem (**b**) aus der ISAAC-Studie. (Quelle: Worldwide variation in prevalence of symptoms of asthma, allergic rhinoconjunctivitis, and atopic eczema: ISAAC 1998)

2

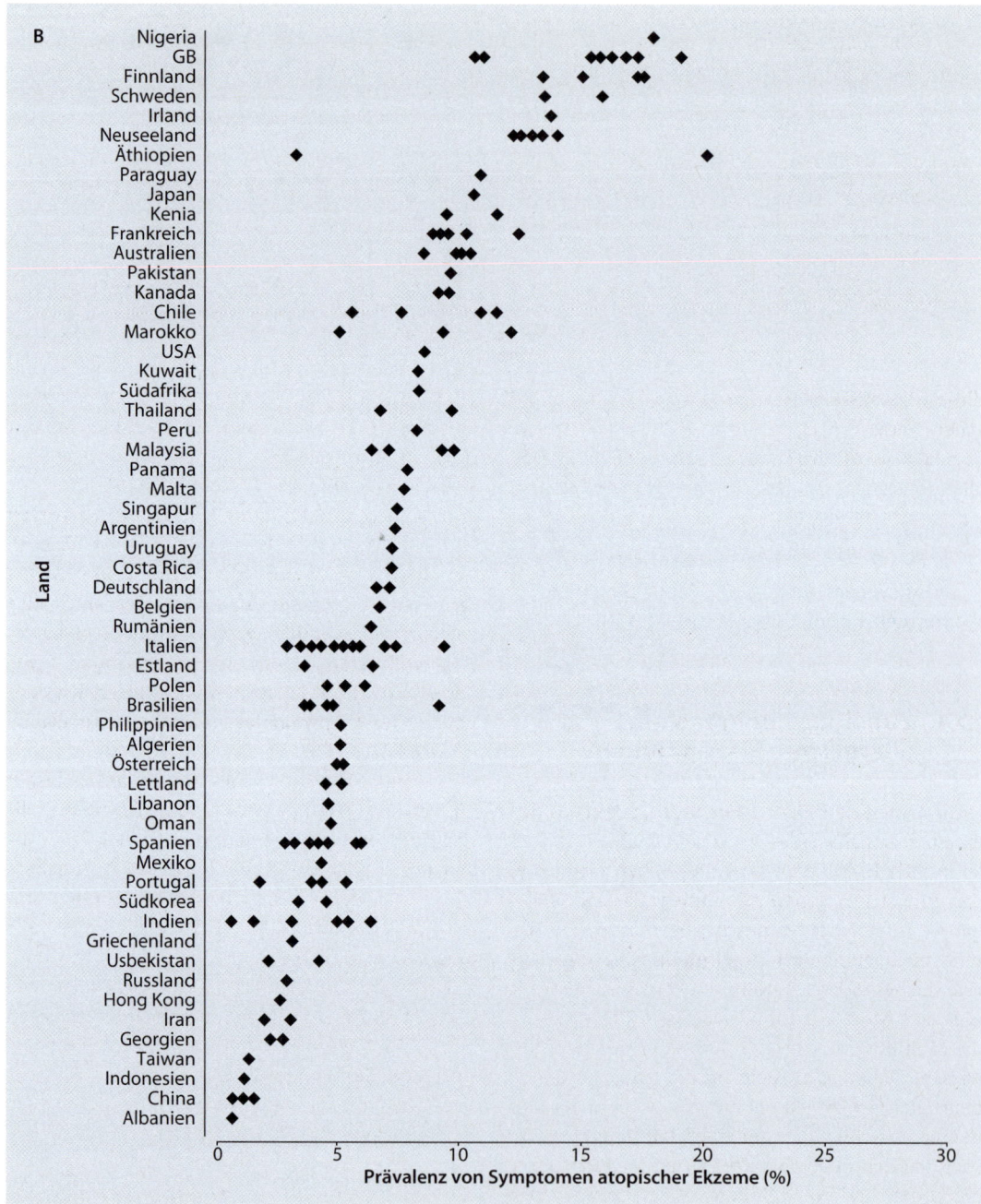

☐ **Abb. 2.4**   Fortsetzung

jedoch in der ISAAC-Studie nicht belegen. Vielmehr ergaben sich hohe 1-Jahres-Prävalenzen auch in Ländern wie z. B. Nigeria, Paraguay oder Pakistan. Zusätzlich zeigten sich innerhalb einiger Länder

(z. B. Italien, Spanien, Indien) zwischen einzelnen Studienorten ausgeprägte Schwankungen der Symptomprävalenz für Asthma bronchiale, allergische Rhinokonjunktivitis und atopisches Ekzem. Obwohl

◨ **Tab. 2.6** Vergleich der Häufigkeit atopischer Symptome in Phase I und III der International Study of Asthma and Allergy in Childhood (ISAAC). Dargestellt ist jeweils die Anzahl der Zentren einer Region, die einen Anstieg, eine Abnahme oder keine relevante Änderung der Symptomprävalenz verzeichneten. (Mod. nach Asher et al. 2006)

	Gruppe der 6- bis 7-Jährigen			Gruppe der 13- bis 14-Jährigen		
	Anstieg	Abnahme	Keine Änderung	Anstieg	Abnahme	Keine Änderung
Asthma-Symptome	25	14	27	42	40	24
Rhinokonjunktivitis-Symptome	44	9	13	48	26	32
Ekzem-Symptome	44	8	12	47	32	26

diese Ergebnisse zumindest teilweise auf methodischen Verzerrungen beruhen dürften, können sie ebenfalls als Ausdruck der komplexen Pathogenese allergischer Erkrankungen verstanden werden.

❯ **Allergische Erkrankungen treten in westlichen Industrienationen sehr häufig auf, können aber auch in sog. Schwellenländern eine hohe Prävalenz erreichen.**

2.2.4 Zunahme der Prävalenz allergischer Erkrankungen

Unbestritten ist es in den vergangenen Jahrzehnten zu einer Zunahme des Asthma bronchiale, der allergischen Rhinitis und des atopischen Ekzems in den Industrienationen gekommen. Parallel hierzu haben Infektionen deutlich abgenommen, während auch andere »non-communicable diseases« und insbesondere Autoimmunerkrankungen wie z. B. der Morbus Crohn, der Typ-1-Diabetes und die Multiple Sklerose eine steigende Prävalenz aufwiesen. Dabei ist es nicht immer ganz einfach zu beurteilen, ob es sich bei dieser verzeichneten Zunahme ausschließlich um einen tatsächlichen Anstieg handelt oder ob verbesserte Untersuchungsmethoden und eine stärkere Wahrnehmung bzw. mediale Präsenz allergischer Erkrankungen zu diesem Effekt beitragen.

Im internationalen Vergleich ergibt sich allerdings ein differenziertes Bild der epidemiologischen Dynamik allergischer Erkrankungen. Besonders hilfreich ist in diesem Zusammenhang die Betrachtung der ISAAC-Folgestudie (Phase III), in

der im mittleren Abstand von sieben Jahren erneut eine weltweite Querschnittuntersuchung in den gleichen Altersgruppen durchgeführt wurde (6–7 Jahre: n=193.404; 13–14 Jahre: n=304.679). So konnte in der jüngeren Altersgruppe demonstriert werden, dass sowohl das atopische Ekzem als auch die allergische Rhinokonjunktivitis in der Mehrzahl der Studienzentren einen Prävalenzanstieg zeigten. Im Gegensatz hierzu war die Prävalenz des Asthma bronchiale in beiden Altersstufen sowie des Ekzems und der Rhinitis bei älteren Kindern überwiegend unverändert oder sogar rückläufig (◨ Tab. 2.6).

Vergleichsweise wenige Daten wurden bisher hinsichtlich der Zunahme allergischer Sensibilisierungen publiziert. Allerdings weisen die vorliegenden Studienergebnisse auf eine Zunahme hin. So wurde in einer kürzlich publizierten Studie zur Sensibilisierung bei Erwachsenen für alle untersuchten Allergene ein Anstieg der Sensibilisierungsrate über die letzten 15 Jahre beobachtet. Dies galt insbesondere für Sensibilisierungen gegen
- Katzen (16% versus 26%),
- Hunde (13% versus 25%),
- Birkenpollen (13% versus 18%) und
- Gräserpollen (12% versus 21%).

Zusätzlich wurde in einem großen Kollektiv von Schulkindern zwischen 13 und 14 Jahren in Japan ein Anstieg spezifischer IgE-Nachweise gegen Inhalationsallergene von 21% im Jahr 1978 auf 39% im Jahr 1991 beobachtet. Aktuell scheint die Prävalenz allergischer Sensibilisierungen auf hohem Niveau stabil zu bleiben, ohne weiter anzusteigen.

2

❯ **Aktuelle Untersuchungen deuten darauf hin, dass besonders in westlichen Industrienationen ein Plateau der Prävalenz allergischer Sensibilisierungen und Erkrankungen erreicht sein könnte.**

2.2.5 Charakteristischer Verlauf atopischer Erkrankungen

Zahlreiche Säuglinge und Kleinkinder erkranken innerhalb der ersten zwei Lebensjahre zunächst an einem atopischen Ekzem und/oder einer Nahrungsmittelallergie, um dann im weiteren Kindesalter eine allergische Rhinokonjunktivitis und/oder ein Asthma bronchiale zu entwickeln. Dieser charakteristische Verlauf atopischer Erkrankungen wurde als »allergischer Marsch« bezeichnet. Mittlerweile ist dieser Terminus jedoch umstritten, da offenbar sehr unterschiedliche »Phänotypen« existieren, die durch eine genetische Prädisposition (z. B. Filaggrin-Mutationen, ▶ Abschn. 2.1.2) und Umweltfaktoren beeinflusst werden. So sind neben Kindern, die den dargestellten »allergischen Marsch« durchlaufen, zahlreiche Patienten zu beobachten, die erst im späteren Leben eine allergische Atemwegserkrankung entwickeln, ohne zuvor jemals an einem atopischen Ekzem oder einer Nahrungsmittelallergie erkrankt zu sein. Umgekehrt leiden selbstverständlich nicht alle Säuglinge mit atopischem Ekzem im späteren Kindesalter unter einem Asthma bronchiale oder einer allergischen Rhinokonjunktivitis.

In gleichem Sinne wurde in der prospektiven Multizentrischen Allergie-Studie (MAS) an einer großen Patientenkohorte (n=1314) gezeigt, dass Säuglinge mit rezidivierenden obstruktiven Bronchitiden sehr variable Krankheitsverläufe entwickeln können. So ließ sich feststellen, dass etwa ein Drittel der Kinder unter 3 Jahren mindestens eine Episode mit Giemen (»wheezing«) durchmachte. In dieser Gruppe wiederum zeigte etwa ein Drittel intermittierendes Giemen, nur etwa 3% litten unter persistierenden Beschwerden. Umgekehrt gab es eine große Gruppe von Kindern, die in den ersten drei Lebensjahren keinerlei giemende Atembeschwerden aufwiesen. Von diesen Kindern entwickelte dennoch etwa jedes zehnte spät, d. h.

zwischen dem 3. und 6. Lebensjahr, bzw. sehr spät, d. h. ab dem 6. Lebensjahr, obstruktive Atembeschwerden. Ein Risiko für persistierende Symptome stellten insbesondere eine positive Familienanamnese (atopische Erkrankung bei Verwandten ersten Grades) und eine frühe Sensibilisierung gegenüber Nahrungsmittel- oder Inhalationsallergenen dar (◨ Abb. 2.5).

Auch das allergenspezifische Sensibilisierungsmuster ist altersabhängig. So ließ sich in der bereits beschriebenen KiGGS-Studie bei Schulkindern und Jugendlichen eine signifikant höhere Punktprävalenz von Soforttypsensibilisierungen feststellen als bei Kleinkindern (◨ Abb. 2.6). Auch in umfangreichen prospektiven Untersuchungen wie z. B. der Isle of Wight-Studie oder der DARC-Geburtskohortenstudie zeigte sich konsistent eine altersabhängige Zunahme der Sensibilisierungsrate. In diesen und anderen Untersuchungen ließ sich ebenfalls demonstrieren, dass Säuglinge und Kleinkinder zunächst hauptsächlich gegen Nahrungsmittelallergene sensibilisiert sind (insbesondere gegen Kuhmilch, Hühnerei, Haselnuss oder Erdnuss). Erst bei älteren Kindern finden sich dann auch zunehmend Sensibilisierungen gegen Innenraum-Inhalationsallergene wie Hausstaubmilben oder Tierhaare. Die Prävalenz der allergischen Rhinitis mit Sensibilisierungen gegen Gräser- und Baumpollen erreicht erst in der Pubertät ihren Höhepunkt.

❯ **Nahrungsmittelallergien und das atopische Ekzem treten typischerweise erstmalig im Säuglings- und frühen Kleinkindalter auf, während sich das Asthma bronchiale und die allergische Rhinokonjunktivitis häufig erst im späteren Kleinkind- bzw. im Schulalter manifestieren.**

2.2.6 Umweltfaktoren und Allergierisiko

Bisher konnte nur für wenige Umweltfaktoren sicher belegt werden, dass sie das Risiko für die Manifestation atopischer Erkrankungen erhöhen oder für einen schweren bzw. protrahierten Verlauf bereits bestehender atopischer Erkrankungen verantwortlich sind.

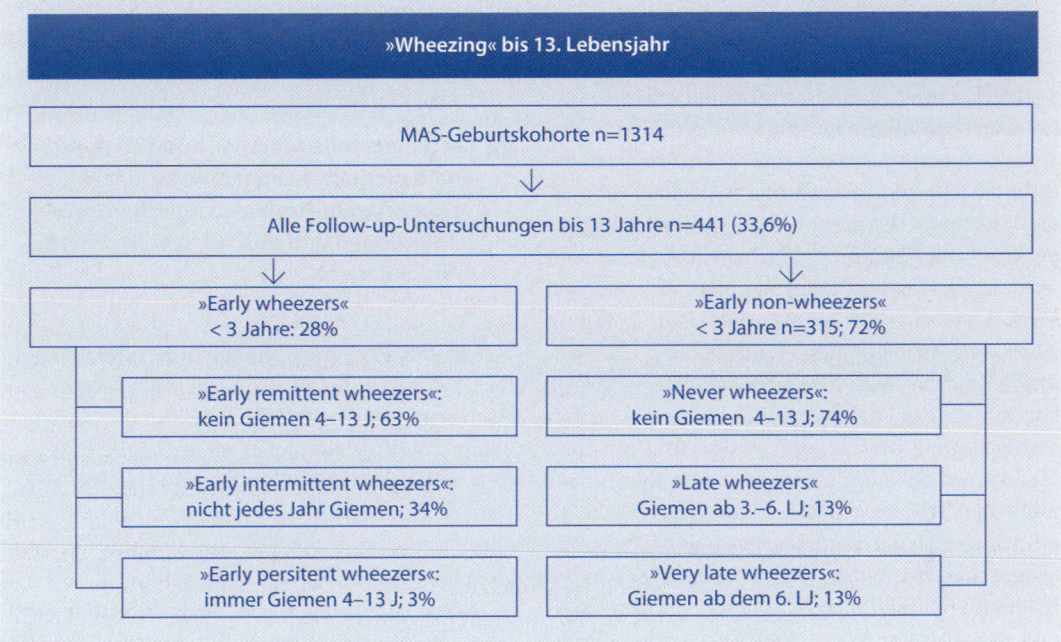

Abb. 2.5 Krankheitsverlauf obstruktiver Bronchitiden im Säuglings-, Kleinkind- und Schulkindalter. Darstellung der Daten aus einer großen (n=1314), prospektiven Kohortenstudie (Multizentrische-Allergie-Studie)

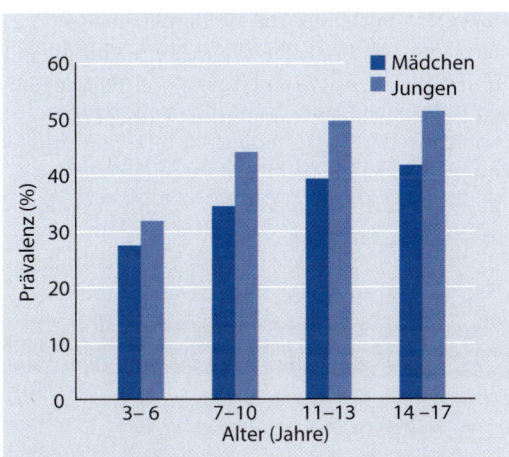

Abb. 2.6 Punktprävalenz einer allergischen Soforttypsensibilisierung bei in Deutschland lebenden Mädchen und Jungen (n=13.016); Darstellung in vier Altersklassen (Datenquelle: Schlaud et al. 2007)

Am besten untersucht ist der Einfluss aktiven Rauchens sowie der Passivrauchexposition, und es kann als gesichert gelten, dass eine Nikotinexposi-

tion das Risiko sowohl für ein Asthma bronchiale als auch für allergische Sensibilisierungen erhöht. Dies trifft in besonderem Maße auf solche Kinder zu, die bereits aufgrund einer positiven Atopie-Familienanamnese (Elternteil/e mit atopischer Erkrankung) ein höheres Erkrankungsrisiko aufweisen. Zusätzlich ist die Passivrauchexposition im Kleinkindesalter kausal mit einem höheren Risiko für Bronchitis und Pneumonie, aber auch mit einer dosisabhängigen Einschränkung von Lungenfunktionsparametern verbunden. In gleicher Weise ist mütterlicher und/oder väterlicher Nikotinkonsum mit einem erhöhten Ekzemrisiko insbesondere bei Kleinkindern assoziiert. Erste klinische Untersuchungen deuten darauf hin, dass dieser Effekt durch Tabakrauch-assoziierte Veränderungen der DNA-Methylierung begünstigt werden könnte (► Abschn. 2.1).

> Nikotin konsumierende Eltern sollten in aller Deutlichkeit darauf hingewiesen werden, dass Tabakrauchexposition das Risiko ihrer Kinder für die Entwicklung atopischer Erkrankungen signifikant erhöht.

2

Unter den Luftschadstoffen wurde der Einfluss von Schwefeldioxid, Stickoxid, Feinstaub und Ozon auf die kindlichen Atemwege untersucht. Oft ist es dabei schwierig, die individuelle Schadstoffexposition abzuschätzen und aus epidemiologischen Studien direkte Rückschlüsse auf pathogene Effekte einzelner Luftschadstoffe zu ziehen, da z. B. die Verkehrsbelastung sehr häufig einer Mischexposition gleichkommt. Allerdings konnte gezeigt werden, dass es bei einem Abstand von 300–500 Metern zwischen Wohnung und Hauptstraße zu einer verkehrsbedingten Luftbelastung mit gesundheitlichen Auswirkungen auf die Atemwege kommt, die mit Atemwegsbeschwerden, einer Beeinträchtigung der Lungenfunktion und mit dem Medikamentenbedarf korrelieren. Darüber hinaus führt die Belastung durch Schwerlastverkehr zu bronchialer Hyperreagibilität und einer Zunahme allergischer Sensibilisierungen exponierter Kinder. Inwieweit Interaktionen zwischen Luftschadstoffen und Aeroallergenen (z. B. Pollen) zu einem erhöhten Allergierisiko beitragen, ist weiterhin nicht eindeutig geklärt.

❯ **Für den Luftschadstoff Ozon konnten kurzfristige Einflüsse auf die Lungenfunktion bei Kindern nachgewiesen werden. Bei anhaltend hoher Ozon-Exposition wurde jedoch häufig eine rasche Adaptation mit Normalisierung der Lungenfunktionswerte beobachtet.**

Die hohe Varianz der beobachteten Befunde lässt den Rückschluss zu, dass eine große interindividuelle Variabilität der Ozon-Antwort angenommen werden muss.

Zusätzlich könnten in Zukunft globale Erwärmung, Klimawandel und erhöhte Kohlendioxid-Konzentrationen in der Atmosphäre zu einer Zunahme atopischer Erkrankungen führen. So ist es z. B. nicht unwahrscheinlich, dass es aufgrund einer verlängerten Pollensaison in der nördlichen Hemisphäre und des Auftretens invasiver Neophyten (z. B. Ambrosia artemisiifolia) zu einem Anstieg saisonaler Allergien kommen wird. Auch die Exposition gegenüber Inhalationsallergenen in Innenräumen könnte aufgrund veränderter Bauweisen (z. B. Zunahme der Wärmedämmung, ver-

stärkte Dachisolation) steigen. In der Folge ist mit einer Zunahme von Sensibilisierungen auch gegen ganzjährige (perenniale) Allergene zu rechnen (z. B. Hausstaubmilben, Schimmelpilze, Tierhaare).

❯ **Luftschadstoffe führen v. a. bei starker und dauerhafter Exposition zu einem vermehrten Auftreten allergischer Sensibilisierungen und obstruktiver Atemwegserkrankungen.**

Neben der Zunahme allergiefördernder Umweltfaktoren ist mit hoher Wahrscheinlichkeit auch die Abnahme protektiver Einflüsse für die Zunahme allergischer Erkrankungen verantwortlich. So wurde bereits vor ca. 25 Jahren die sog. Hygiene-Hypothese aufgestellt, nach der atopische Erkrankungen sowie verbesserte Hygiene- und Wohnbedingungen eng miteinander verknüpft sind.

Diesen ursprünglichen Beobachtungen zufolge waren enge Wohnverhältnisse, eine hohe Geschwisterzahl und häufige Infektionen mit einer Abnahme atopischer Erkrankungen assoziiert. Daraufhin wurde z. T. plakativ und medienwirksam der Atopie-protektive Einfluss einer frühzeitigen Exposition gegenüber Mikroorganismen propagiert (»dirt prevents allergy«). Tatsächlich finden sich zahlreiche wissenschaftliche Hinweise dafür, dass mikrobielle Stimuli für die frühkindliche Toleranzentwicklung gegenüber harmlosen Umwelt-Antigenen wichtig sind. So zeigte sich die Prävalenz atopischer Erkrankungen vermindert durch verschiedene Einflüsse:

»Atopie-protektive« Umweltfaktoren
- Besuch einer Kindertagesstätte ab dem Säuglingsalter
- Hohe Anzahl älterer Geschwister
- Verstärkte Exposition gegenüber bakteriellen Endotoxinen (z. B. auf Bauernhöfen)
- Helminthen-Infektionen (z. B. Schistosoma mansonii)
- Virale Infektionen (z. B. Hepatitis A)
- Bakterielle Infektionen (z. B. Helicobacter pylori)

Allerdings muss vor vereinfachenden Verallgemeinerungen gewarnt werden. Die publizierten Untersuchungen kommen z. T. auch zu widersprüchlichen Ergebnissen. Zahlreiche epidemiologische Phänomene sind durch eine starre, simplifizierende Betrachtung der Hygiene-Hypothese nicht erklärbar. Beispielsweise kommt es – wie bereits erwähnt – in einigen Regionen der Erde zu einem Rückgang atopischer Erkrankungen, ohne dass in diesen eine Reduktion der Hygienestandards oder eine Zunahme der Familiengröße anzunehmen ist. Andererseits weisen Länder ohne »westlichen Lebensstandard« wie z. B. Nigeria und Paraguay teils sehr hohe Prävalenzen atopischer Erkrankungen auf. Zusätzlich können sich in ein und derselben Region (gleicher Genpool, gleicher Lebensstandard) gegenläufige epidemiologische Trends einzelner atopischer Erkrankungen zeigen. Daher müssen neben Einflüssen, die in der Hygiene-Hypothese berücksichtigt sind, weitere krankheitsspezifische Einflussfaktoren vorliegen.

> **Hygiene-Hypothese: Durch eine verminderte, frühkindliche Exposition gegenüber mikrobiellen Stimuli kommt es zu einer gestörten Toleranzentwicklung, die das Auftreten atopischer Erkrankungen fördert.**

Fazit für die Praxis
- Atopische Erkrankungen gehören in westlichen Industrienationen zu den häufigsten Erkrankungen des Kindes- und Jugendalters, können aber auch in sog. Schwellenländern mit hoher Prävalenz auftreten.
- Zu kinderallergologischen Erkrankungen wurden zahlreiche Ergebnisse publiziert, v. a. aus Kohortenstudien sowie sehr großen, nationalen und internationalen Querschnittstudien.
- Bei in Deutschland lebenden Kindern und Jugendlichen beträgt die Lebenszeitprävalenz des Asthma bronchiale mindestens 5%, der allergischen Rhinokonjunktivitis ca. 11% und des atopischen Ekzems ca. 13%.
- Besonders in westlichen Industrienationen könnte in den vergangenen Jahren ein Plateau der Prävalenz allergischer Sensibilisierungen und Erkrankungen erreicht worden sein.

- Nahrungsmittelallergien und das atopische Ekzem manifestieren sich überwiegend im Säuglings- und Kleinkindalter, während das Asthma bronchiale und die allergische Rhinokonjunktivitis häufig erst im späteren Kleinkind- bzw. im Schulalter auftreten.
- Als wichtigster vermeidbarer Umweltfaktor ist aktive und passive Tabakrauchexposition mit einem signifikant erhöhten Risiko für das Auftreten atopischer Erkrankungen assoziiert.
- Die Hygiene-Hypothese beschreibt die Annahme, dass es durch eine verminderte, frühkindliche Exposition gegenüber mikrobiellen Stimuli zu einer gestörten Toleranzinduktion kommt, die das Auftreten atopischer Erkrankungen fördert.

2.3   Allergieprävention

M. V. Kopp

2.3.1   Grundlagen

Empfehlungen zu einer gesunden Lebensweise, z. B. zu Themen wie Nikotinkonsum, Sport oder gesunde Ernährung, werden im Alltag oft nicht umgesetzt, obwohl sie allgemein bekannt sind. Zeitfenster, in denen Menschen bereit sind, ihre Lebensform und Lebensgewohnheiten grundsätzlich zu überdenken, sind selten. Sicher gehören aber die Gründung einer eigenen Familie und die Vorbereitung auf die Geburt eines Kindes zu den Lebensphasen, in denen die werdenden Eltern in besonderem Maße zugänglich für Veränderungen im Alltag sind. Dieser Besonderheit sollte sich jeder bewusst sein, der in der Beratung junger Familien aktiv ist. Wenn in diesen Familien bereits atopische Erkrankungen aufgetreten sind, wird besonders intensiv nach Möglichkeiten der Prävention gefragt: »Was kann ich tun, damit mein Kind kein Asthma, keinen Heuschnupfen und kein Ekzem bekommt?« Diese Frage stellt sich umso dringlicher, als diese Erkrankungen nur in begrenztem Umfang kausal therapiert werden können. Vor dem Hintergrund der in den vergangenen Jahrzehnten stark angestiegenen Prävalenz atopischer Erkrankungen kommt

2

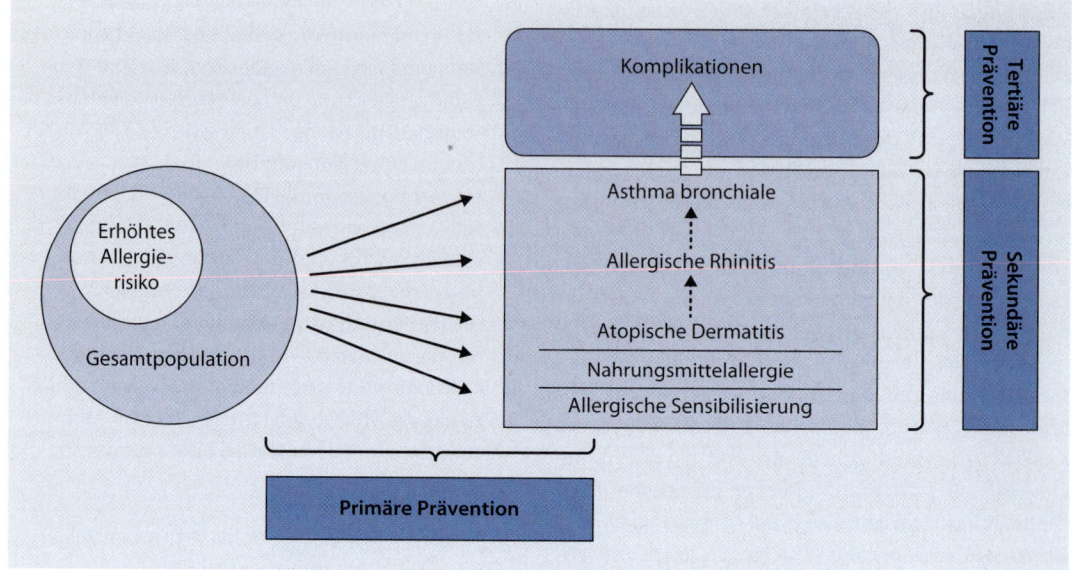

der primären Prävention somit eine herausragende Bedeutung zu.

Empfehlungen und Maßnahmen zur primären Prävention haben zum Ziel, die Manifestation einer allergischen Sensibilisierung und/oder einer allergischen Erkrankung zu verhindern (◨ Abb. 2.7). Empfehlungen, die zur primären Prävention ausgesprochen werden, sind nicht automatisch auch für die Sekundär- oder Tertiärprävention gültig. Dies kann man an den Empfehlungen zur Hausstaubmilbensanierung deutlich machen: Eine Hausstaubmilbensanierung als Maßnahme zur Vermeidung einer Sensibilisierung hat sich nicht bewährt und wird nicht empfohlen (primäre Prävention). Allerdings stellt die Hausstaubmilbensanierung bei Kindern, die bereits eine Sensibilisierung gegen andere Inhalationsallergene aufweisen, eine wirksame Maßnahme dar, um das Risiko einer zusätzlichen Hausstaubmilbensensibilisierung zu reduzieren (sekundäre Prävention). Auch bei Kindern mit bereits nachgewiesener Hausstaubmilbenallergie ist die Sanierung eine wirksame Maßnahme zur Reduktion von Beschwerden und Medikamentenverbrauch (tertiäre Prävention). In diesem Kapitel werden in erster Linie Empfehlungen und Maßnahmen zur primären Allergieprävention dargestellt und diskutiert.

❯ **In der pädiatrischen Allergologie nimmt die primäre Allergieprävention, d. h. die Verhinderung der Allergie-Entstehung, eine zentrale Rolle ein.**

Vor jeder Präventionsberatung ist es sinnvoll, die familiäre Belastung zu erfassen. Oft liegen der Beratung Ergebnisse aus Studien zugrunde, die Kinder aus Familien mit erhöhter Allergiebelastung (»Risikokollektiv«) untersucht haben. Dabei wird »familiäre Allergiebelastung« z. T. unterschiedlich definiert. Die deutschen Fachgesellschaften haben sich jedoch der Definition der European Society for Pediatric Gastroenterology, Hepatology and Nutrition (ESPGHAN) angeschlossen, nach der dann von einem erhöhten Allergierisiko auszugehen ist, wenn mindestens ein Familienmitglied ersten Grades (Vater oder Mutter oder Geschwisterkind) von einer atopischen Erkrankung betroffen ist.

Auch das Ziel der Interventionsmaßnahmen sollte klar definiert sein. Es sollte den Eltern von Risikokindern ausführlich erläutert werden, dass Schritte zur Primärprävention einer allergischen Sensibilisierung, eines atopischen Ekzems, einer Nahrungsmittelallergie, eines Asthma bronchiale oder einer allergischen Rhinokonjunktivitis voneinander abweichen und unterschiedlich effektiv sein können.

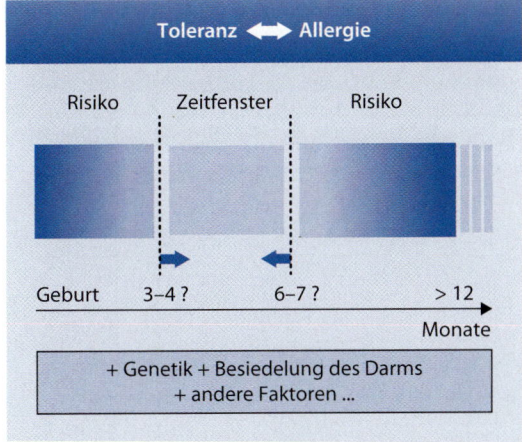

Abb. 2.8 »Window of tolerance«: schematische Darstellung der kurzen, frühkindlichen Phase, in der eine Toleranzinduktion nach aktuellem Kenntnisstand möglich ist. (Mod. nach Prescott et al. 2008)

> ❯ Ein Kind gilt gemäß aktueller Definition als Atopie-Risikopatient, wenn mindestens ein Verwandter ersten Grades von einer atopischen Erkrankung betroffen ist.

Die Voraussetzungen für eine Entwicklung allergischer Erkrankungen werden oft schon im Säuglings- und frühen Kleinkindesalter gelegt. Möglicherweise bestimmen auch pränatale Einflüsse das Sensibilisierungsrisiko. Nach wie vor besteht ein erheblicher Forschungsbedarf, um die Faktoren, welche die Entwicklung einer allergischen Sensibilisierung und den Krankheitsverlauf bestimmen, besser identifizieren zu können.

In der Entstehung allergischer Erkrankungen werden neben Umwelteinflüssen und genetischen Faktoren zunehmend auch epigenetische Effekte postuliert (▶ Abschn. 2.1). Unter Epigenetik versteht man die Vererbung von Eigenschaften an die Nachkommen, die nicht auf einer Abweichung in der DNA-Sequenz beruht. Ein wichtiger epigenetischer Mechanismus stellt die Methylierung chromosomaler Regionen dar. Üblicherweise ist die Methylierung des Gen-Promotors mit einer Inaktivierung der Gentranskription verknüpft. Durch diese epigenetische Modifikation lassen sich also gezielt Gene »an- und ausschalten«. Insbesondere pränatale Faktoren scheinen die Epigenetik zu prägen und damit möglicherweise die Weichen für die

spätere Entwicklung einer atopischen Erkrankung zu stellen. So werden z. B. beim Asthma bronchiale aufgrund folgender Beobachtungen epigenetische Effekte postuliert: Kinder haben dann häufiger Asthma, wenn die Mutter selbst (und nicht der Vater) von einem Asthma betroffen ist oder wenn die Mutter während der Schwangerschaft geraucht hat; dagegen entwickeln sie seltener Asthma, wenn die Mutter in der Schwangerschaft auf einem Bauernhof gearbeitet hat und Kontakt zu Stalltieren hatte. Die Ursachen für diese bislang rein epidemiologischen Beobachtungen sind noch nicht aufgeklärt, ihre Kenntnis könnte jedoch zukünftig in der Prävention und der spezifischen Therapie allergischer Erkrankungen bedeutsam sein.

2.3.2 Von der Allergenvermeidung zum Konzept der Toleranzinduktion

Im Jahre 2004 wurde erstmalig eine interdisziplinäre Leitlinie »Allergieprävention« publiziert, die 2009 und 2014 von den führenden allergologischen und pädiatrischen Fachgesellschaften als Leitlinie mit hoher methodischer Qualität (S3) aktualisiert wurde (▶ Hilfreiche Websites).

In diesen aktuellen Empfehlungen zur primären Prävention allergischer Erkrankungen wird die bislang vorherrschende Vorstellung, dass strikte Allergenmeidung das beste Konzept zur Allergieprävention sei, auf den Kopf gestellt. Das Prinzip der Allergenmeidung wird dabei zunehmend von einem Konzept der Toleranzinduktion abgelöst. Es basiert auf der Erkenntnis, dass die Entwicklung einer Toleranz gegenüber Umweltallergenen mit hoher Wahrscheinlichkeit nur in kurzen Phasen der frühkindlichen Entwicklung (»window of tolerance«) möglich ist (❑ Abb. 2.8).

Eine zentrale Bedeutung kommt in diesem Zusammenhang der oralen Toleranzinduktion mit Nahrungsmittelallergenen sowie der Entwicklung einer Toleranz gegenüber ubiquitären Innenraum-Inhalationsallergenen zu. Dies lässt sich in der aktualisierten Version der Leitlinie festmachen. Die Autoren geben

— keine Empfehlung zur Reduktion des Hausstaubmilbengehaltes als primärpräventive Maßnahme,

2

- keine Empfehlung zur Meidung felltragender Haustiere in Nicht-Risikopopulationen,
- keine Empfehlung zur Verzögerung der Beikosteinführung über den vollendeten vierten Lebensmonat hinaus,
- keine primäre Empfehlung zur Vermeidung potenzieller Nahrungsmittelallergene im ersten Lebensjahr.

Ob eine frühzeitige und kontinuierliche, orale Gabe potenter Nahrungsmittelallergene wie z. B. Erdnuss oder Hühnerei im Sinne einer »Allergie-Impfung« aus primärpräventiver Sicht sinnvoll sein könnte, ist Gegenstand aktueller Studien. Ebenso unklar ist bislang, ob der pränatale Verzehr von Probiotika (z. B. Lactobacillus GG) oder präbiotischer Kohlenhydrate (z. B. Fructooligosaccharide) durch die Mutter protektiv hinsichtlich der Entwicklung atopischer Erkrankungen beim Kind wirken könnte. Auch ein primärpräventiver Effekt der postnatalen Fütterung dieser Produkte an das Neugeborene bzw. den jungen Säugling konnte bisher nicht reproduzierbar belegt werden. Entscheidende Fragen zur Applikation (z. B. genaue Charakterisierung der Zielpopulation, Beginn der Applikation, Dosierung) von Prä- und/oder Probiotika sind bislang nicht geklärt.

> **Aufgrund widersprüchlicher Studienergebnisse können primärpräventive Interventionen mit Prä- und/oder Probiotika zur Vermeidung atopischer Erkrankungen aktuell nicht empfohlen werden.**

2.3.3   Ärztliches Beratungsgespräch zur Allergieprävention

Im ärztlichen Beratungsgespräch sollte dem neuesten Kenntnisstand zur Allergieprävention Rechnung getragen werden. Es ist ebenfalls wichtig, darauf hinzuweisen, dass die aktuellen Leitlinien lediglich einen Orientierungsrahmen vorgeben, in dem auch individuelle Vorlieben und Gegebenheiten berücksichtigt werden können. So bedeutet beispielsweise die Formulierung »Beikost kann nach dem vollendeten vierten Lebensmonat eingeführt werden« nicht, dass aus allergiepräventiver Sicht bei allen Kindern mit dem vollendeten vierten Le-

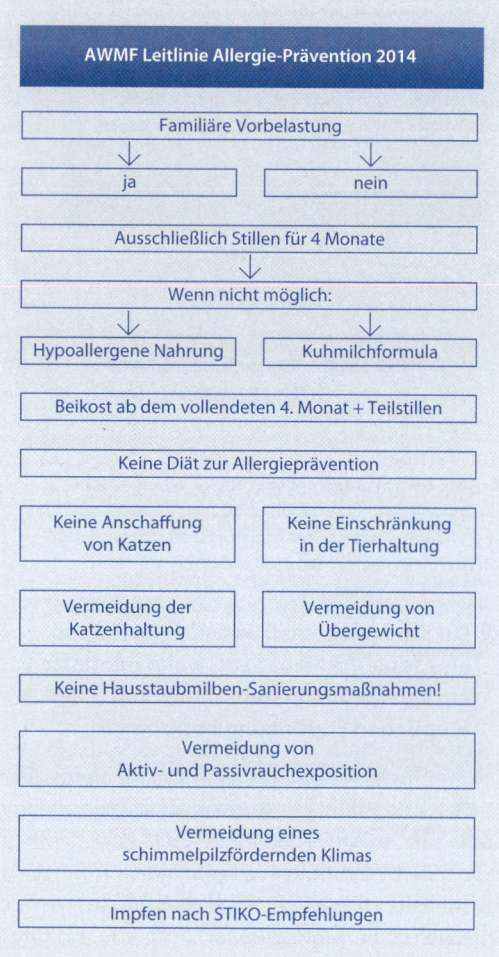

□ Abb. 2.9   Schematische Übersicht der wichtigsten Empfehlungen zur primären Allergieprävention. (Quelle: AWMF-Leitlinie Allergieprävention [▶ www.awmf.org])

bensmonat zugefüttert werden muss. Die Eltern sollten außerdem in der Ansicht bestärkt werden, dass es für strenge Meidungsstrategien aus Gründen der Allergieprävention keine Evidenz gibt.

Eine Übersicht der wichtigsten Empfehlungen zur primären Allergieprävention ist in □ Abb. 2.9 dargestellt. Relevante Einzelpunkte, die erfahrungsgemäß auch von Eltern häufig angesprochen werden, sind im Folgenden kurz zusammengefasst.

Stillen

Alle Kinder sollten nach Möglichkeit vier Monate voll gestillt werden. In den Wochen und Monaten danach sollte während der Beikosteinführung weiter teilgestillt werden. Es ist hilfreich und wichtig, dass bereits in der Geburtsklinik eine qualifizierte Stillanleitung erfolgt. Das Neugeborene sollte zu einem frühen Zeitpunkt – in der Regel direkt nach der Geburt und später, sobald es hungrig ist – angelegt werden. Sollte die Milch in den ersten Tagen nicht richtig fließen, soll nur eine Traubenzuckerlösung zugefüttert werden, jedoch kein Kuhmilch- oder Sojapräparat. Eine spezielle Diät der stillenden Mutter wird in der Regel nicht empfohlen.

Stillen ist eine wichtige Maßnahme, um der Entwicklung allergischer Erkrankungen beim Kind vorzubeugen. Die Muttermilch liefert dem Säugling darüber hinaus die für Wachstum und gesunde Entwicklung wichtigen Nährstoffe. In der Leitlinie Allergieprävention heißt es dazu:

» Stillen hat viele Vorteile für Mutter und Kind. Die aktuelle Datenlage unterstützt die Empfehlung, dass für den Zeitraum der ersten 4 Monate voll gestillt werden sollte. **«**

❯ Aus Gründen der primären Allergieprävention ist ein ausschließliches Stillen während der ersten vier Lebensmonate zu empfehlen.

Die aktuelle Datenlage ist trotz dieser sehr eindeutig formulierten Empfehlung nicht ganz einfach zu interpretieren. Überwiegend sind hierbei Ergebnisse aus Kohortenstudien eingeflossen. Beispielsweise kam eine Kohortenstudie aus Japan, bei der 24.077 Kinder im Alter von 6–15 Jahren rekrutiert wurden, zu dem Ergebnis, dass ein ausschließliches oder teilweises Stillen über mehr als 13 Monate oder ein ausschließliches Stillen über 4–11 Monate mit einer signifikant höheren Prävalenz des atopischen Ekzems verbunden waren. Dieser Effekt ist insbesondere bei Kindern aus Familien ohne Allergiebelastung beobachtet worden. Zu gegensätzlichen Ergebnissen und Schlussfolgerungen gelangte eine Untersuchung, in der 861 Kinder aus armen Vorstadtvierteln in Cape Town, Südafrika, untersucht wurden. In dieser selektierten Population hatte das Stillen von Kindern ohne familiäre Atopiebelastung einen signifikanten Schutzeffekt hinsichtlich der Entwicklung allergischer Erkrankungen, insbesondere der allergischen Rhinokonjunktivitis.

Diese Arbeiten zeigen beispielhaft, dass die aktuelle Datenlage über das Stillen zur Prävention atopischer Erkrankungen teilweise widersprüchlich ist. Dennoch sollte an der Empfehlung zum ausschließlichen Stillen über mindestens vier Monate zur Prävention atopischer Erkrankungen derzeit festgehalten werden.

Karenzdiäten während Schwangerschaft und Stillzeit

Bislang gibt es keine evidenzbasierten Daten, die eine Diät zur Meidung bestimmter Nahrungsmittel während der Schwangerschaft rechtfertigen. Das Gleiche gilt für die Einhaltung einer mütterlichen Diät in der Stillzeit, zumindest in Familien ohne ein erhöhtes Allergierisiko. Bei Kindern mit erhöhtem Allergierisiko ist derzeit unklar, inwieweit der mütterliche Konsum potenter Nahrungsmittelallergene (z. B. Kuhmilch, Hühnerei) während der Stillzeit einen tolerogenen Effekt haben könnte oder ob umgekehrt die Meidung einen präventiven Effekt auf die Entwicklung des atopischen Ekzems ausüben könnte. Der mögliche Nutzen einer Restriktion ausgewählter Lebensmittel während der Schwangerschaft und Stillzeit sollte gegenüber der Gefahr eines Mangels an bestimmten Nährstoffen, Vitaminen und Spurenelementen sehr sorgfältig abgewogen werden. Insgesamt sollte daher Müttern nicht empfohlen werden, während der Schwangerschaft und Stillzeit bestimmte Nahrungsmittel als allergiepräventive Maßnahme zu meiden.

Hydrolysatnahrungen

Für den Fall, dass Muttermilch in den ersten vier Monaten nicht in ausreichender Menge zur Verfügung steht, kann in Familien ohne Allergiebelastung eine Kuhmilchformula gegeben werden. In Familien mit erhöhtem Allergierisiko sollte in diesem Fall mit einem auf Kuhmilch basierenden Proteinhydrolysat zugefüttert werden, dessen allergiepräventiver Effekt in kontrollierten klinischen Studien nachgewiesen wurde. Die Ergebnisse der Interventionsstudien mit Hydrolysatnahrungen haben gezeigt, dass bei Kindern mit familiärem Allergierisiko sowohl extensive als auch partielle Hydrolysate die Allergiehäufigkeit verringern können, wobei sich der Effekt im Wesentlichen auf die Reduktion des atopischen Ekzems beschränkt.

2

Beikosteinführung

Beikost kann ab dem vollendeten vierten Lebensmonat in den Speiseplan eingeführt werden. Aus der Perspektive der Allergieprävention gibt es keine Argumente dafür, die Beikosteinführung über diesen Termin hinaus zu verzögern. Es empfiehlt sich, schrittweise ein neues Nahrungsmittel pro Woche einzuführen. Dabei kann z. B. mit Karotten, Kartoffeln, Brokkoli und Obst (Apfel) begonnen werden. Das Meiden potenziell allergieauslösender Nahrungsmittel wie Hühnerei oder Fisch wird ab diesem Lebensalter nicht mehr empfohlen. Nüsse sollten allerdings aufgrund der Aspirationsgefahr im Säuglings- und Kleinkindesalter gemieden werden.

In der Leitlinie Allergieprävention 2014 heißt es zur Einführung der Beikost:

> » Die zur Zeit in Deutschland existierende Empfehlung, Beikost nach dem vollendeten 4. Lebensmonat einzuführen, ist aus Gründen eines steigenden Nährstoffbedarfs sinnvoll.
>
> Eine Verzögerung der Beikosteinführung soll aus Gründen der Allergieprävention nicht erfolgen. Für einen präventiven Effekt einer diätetischen Restriktion durch Meidung potenter Nahrungsmittelallergene im ersten Lebensjahr gibt es keine Belege. Sie sollte deshalb nicht erfolgen.
>
> Für einen präventiven Effekt durch die Einführung potenter Nahrungsmittelallergene vor dem vollendeten 4. Lebensmonat gibt es derzeit keine gesicherten Belege.
>
> Es gibt Hinweise darauf, dass Fischkonsum des Kindes im 1. Lebensjahr einen protektiven Effekt auf die Entwicklung atopischer Erkrankungen hat. «

Ein häufiges Missverständnis besteht darin, dass mit Einführen von Beikost gleichzeitig der Zeitpunkt des Abstillens gekommen wäre. In der Beratungssituation sollte daher klargestellt werden, dass Teilstillen während der Beikosteinführung sinnvoll ist und einen wichtigen allergieprotektiven Faktor darstellt.

Ein weiteres, häufig beobachtetes Missverständnis besteht darin, dass alle Kinder ab dem vollendeten vierten Lebensmonat zugefüttert werden müssen. Das ist so nicht korrekt und so auch in der Leitlinie nicht formuliert. Vielmehr wird dort festgehalten, dass es keine gesicherten Belege für den Nutzen einer verzögerten Beikosteinführung

gibt. Den Familien allergiegefährdeter Kinder sollte daher die Freiheit gegeben werden, nach individuellem Ermessen Beikost ab dem vollendeten vierten Lebensmonat einzuführen.

In der Beratung ist klarzustellen, dass die Allergieprävention nur ein Aspekt gesunder Säuglingsernährung ist. Die Empfehlungen der Fachgesellschaften und -organisationen bezüglich einer ausgewogenen und nährstoffdeckenden Ernährung von Säuglingen, Kleinkinder, Schwangeren und Stillenden sind dabei zu beachten.

> ❯ Die genannten Ernährungsempfehlungen gelten für die primäre Allergieprävention. Bereits erkrankte Kinder gehören nicht mehr zur Zielgruppe dieser Präventionsleitlinie.

Passivrauchexposition

Der negative gesundheitliche Effekt einer Passivrauchexposition im Säuglings- und Kleinkindesalter ist unstrittig. Die Exposition gegenüber Tabakrauch erhöht das Risiko für rezidivierende obstruktive Bronchitiden und Asthma bronchiale um mindestens 20% und ist daher zu vermeiden (▶ Abschn. 2.2).

Hier liegt noch ein gutes Stück Arbeit vor uns. Die Effektivität der von Ärzten gegebenen Empfehlungen, das Rauchen einzustellen, tendiert vermutlich nahezu gegen null. Aktive Raucherentwöhnungsprogramme sind Kinderärztinnen und -ärzten teilweise noch zu wenig bekannt. Informationen hierzu stellt z. B. die Bundeszentrale für Gesundheitliche Aufklärung zur Verfügung (▶ Hilfreiche Websites). Da die negativen gesundheitlichen Auswirkungen einer Passivrauchexposition im Kindesalter so eindeutig belegt sind, sollte es aus allergiepräventiver Sicht nicht bei einer einfachen »Beratung« oder »Aufklärung« der Eltern bleiben. Stattdessen sollten in Zukunft vermehrt praktische Schritte zur Raucherentwöhnung konkret umgesetzt und überprüft werden.

Exposition gegenüber Luftschadstoffen

Es mehren sich Hinweise dafür, dass Innenraumschadstoffe das Risiko allergischer Erkrankungen, insbesondere des Asthma bronchiale, erhöhen. Dies betrifft u. a. flüchtige organische Verbindungen, die durch neue Möbel bzw. bei Maler- und

Renovierungsarbeiten freigesetzt werden. Aus Gründen der Gesundheitsvorsorge ist zusätzlich darauf zu achten, dass ein Innenraumklima, das ein Schimmelpilzwachstum begünstigt (z. B. hohe Luftfeuchtigkeit, mangelhafte Ventilation), vermieden wird. Die Exposition gegenüber Stickoxiden und kleinen Partikeln in der Außenluft, wie sie z. B. für Menschen besteht, die an vielbefahrenen Straßen wohnen, ist mit einem erhöhten Risiko für Asthma bronchiale und allergische Sensibilisierungen verbunden (▶ Abschn. 2.2). Hierüber sollten ratsuchende Eltern aufgeklärt werden.

Exposition gegenüber Chlor in Schwimmbädern

Im Frühjahr 2011 veröffentlichte das Bundesgesundheitsblatt einen Artikel mit der Überschrift »Babyschwimmen und Desinfektionsnebenprodukte in Schwimmbädern«. Darin kam das Bundesgesundheitsamt zu folgendem Fazit:

» Da Verdachtsmomente bestehen, dass Schwimmen im gechlorten Beckenwasser, insbesondere durch das Babyschwimmen, Asthma auslösen kann, ist es notwendig, weiterführende Untersuchungen zur Art und Wirkung der in Frage kommenden Stoffe aus der Hallenbadluft durchzuführen, um die bestehende Wissenslücke zu schließen. (Bundesgesundheitsblatt, S. 142ff) «

Dabei stand Trichloramin im Fokus, das aus Chlor und organische Stickstoffverbindungen entsteht. Die gemessenen Werte in Deutschland lagen zwischen $< 0{,}05$ mg/m^3 und maximal 18,8 mg/m^3. Insgesamt lagen 90% der Messungen unter 0,34 mg/m^3, der Grenzwert liegt bei 0,5 mg/m^3. Es wird daher empfohlen, sich individuell nach den Trichloramin-Konzentrationen vor Ort zu erkundigen. Ein generell erhöhtes Asthmarisiko für die Gesamtbevölkerung kann aus diesen Zahlen jedoch nicht abgeleitet werden. Prospektive Untersuchungen fehlen momentan. Bis entsprechende Daten vorliegen, muss eine individuelle Beratung der Familien erfolgen.

Haustiere

Im Falle von Kindern ohne familiär erhöhtes Allergierisiko gibt es keine guten Gründe, eine Empfehlung zur Einschränkung der Haustierhaltung aus-

zusprechen. Bei Kindern mit einer familiären Allergiebelastung ist eine differenzierte Betrachtung erforderlich. So sind trotz heterogener Datenlage aktuell folgende Aussagen zulässig:

- Die Anschaffung eines felltragenden Haustiers als Maßnahme der Primärprävention wird aktuell nicht empfohlen.
- Bei der Katzenhaltung überwiegen Daten, die in der frühkindlichen Exposition ein Risiko für die Entstehung atopischer Erkrankungen sehen.
- Hundehaltung ist nach heutigem Wissensstand wahrscheinlich nicht mit einem höheren, aber auch nicht mit einem reduzierten Atopierisiko verbunden.

Impfungen und Arzneimittel

Es liegen bislang keine Indizien dafür vor, dass Impfungen die Häufigkeit von Allergien im Kindesalter beeinflussen. Daher gilt die Empfehlung, dass alle Kinder nach den aktuell gültigen Empfehlungen der Ständigen Impfkommission (STIKO) geimpft werden sollten.

Zusätzlich wurde in den vergangenen Jahren intensiv über ein erhöhtes Asthmarisiko nach intrauteriner bzw. neonataler Exposition gegenüber Antibiotika oder Paracetamol diskutiert. Bei insgesamt widersprüchlicher Studienlage und allenfalls geringen Effekten können die angeschuldigten Arzneimittel jedoch weiterhin verwendet werden. Natürlich sollte ihr Einsatz nur bei gegebener Indikation erfolgen.

Geburtsmodus

Aktuelle Daten aus großen Kohortenstudien weisen auf die Möglichkeit hin, dass eine Sectio caesarea mit einem signifikant höheren Risiko einhergeht, im Kindesalter eine allergische Sensibilisierung, ein atopisches Ekzem und/oder ein Asthma bronchiale zu entwickeln. Als mögliche Ursache wird v. a. die Tatsache diskutiert, dass per Kaiserschnitt geborene Neugeborene, die keinen Kontakt mit der maternalen Vaginalflora hatten, ein reduziertes Spektrum ihrer intestinalen Mikroflora aufweisen. Das veränderte Mikrobiom ist möglicherweise mit einer eingeschränkten Differenzierung des intestinalen Immunsystems und der Entwicklung atopischer Erkrankungen assoziiert. Hierüber sollte insbesondere im Beratungsgespräch vor einer elektiven Sectio caesarea informiert werden.

2

Fazit für die Praxis

— In der pädiatrischen Allergologie nimmt die primäre Allergieprävention, d. h. die Verhinderung der Allergie-Entstehung, eine zentrale Rolle ein.

— Ein Kind gilt gemäß aktueller Definition als Atopie-Risikopatient, wenn mindestens ein Verwandter ersten Grades, d. h. Mutter, Vater oder ein Geschwisterkind, von einer atopischen Erkrankung betroffen ist.

— Nach Möglichkeit sollten alle Säuglinge bis zum Ende des 4. Lebensmonats ausschließlich gestillt werden.

— Steht in dieser Zeit nicht ausreichend Muttermilch zur Verfügung, sollten Kinder mit erhöhtem Atopierisiko eine Hydrolysatnahrung erhalten.

— Um eine Toleranzentwicklung im Verlauf des Säuglingsalters zu ermöglichen, sollte nach Ende des 4. Lebensmonats keine Meidung spezifischer Nahrungsmittel erfolgen.

— Auch in der Schwangerschaft ist eine Karenzdiät seitens der Mutter nicht indiziert.

— Eine Exposition von Säuglingen und Kleinkindern gegenüber Tabakrauch muss vermieden werden.

Hilfreiche Websites

► www.gpau.de – Gesellschaft für Pädiatrische Allergologie und Umweltmedizin (GPAU): Elternratgeber »Allergieprävention« (D)

► www.rauchfrei-info.de – Bundeszentrale für gesundheitliche Aufklärung: Informationen und Hilfsangebote zur Nikotinkarenz

► www.awmf.org – Arbeitsgemeinschaft der wissenschaftl. med. Fachgesellschaften: S3-Leitlinie Allergieprävention (D)

► www.pina-infoline.de – Präventions- und Informationsnetzwerk Allergie/Asthma: Online-Allergiebuch für Eltern

► www.allum.de – Kinderärztliche Beratungsstelle für Allergie- und Umweltfragen: Umfangreiche Eltern-/Patienteninformationen

► www.kindergesundheit-info.de – Bundeszentrale für gesundheitliche Aufklärung: Umfangreiche Eltern-/Patienteninformationen

(D): Download verfügbar

Literatur

Arshad SH, Bojarskas J, Tsitoura S et al. SPACE study group (2002) Prevention of sensitization to house dust mite by allergen avoidance in school age children: a randomized controlled study. Clin Exp Allergy 32: 843–9

Bundesgesundheitsblatt (2011) Ausgabe 54: 142–4

Burke H, Leonardi-Bee J, Hashim A et al. (2012) Prenatal and passive smoke exposure and incidence of asthma and wheeze: systematic review and meta-analysis. Pediatrics 129: 735–44

Kabesch M, Adcock IM (2012) Epigenetics in asthma and COPD. Biochimie 94: 2231–41

March ME et al. (2013) Genetic polymorphisms and associated susceptibility to asthma. Int J Gen Med 6: 253–65

Schlaud M et al. (2007) Allergische Erkrankungen. Ergebnisse aus dem Kinder- und Jugendgesundheitssurvey. Bundesgesundheitsbl-Gesundheitsforsch-Gesundheitsschutz 50: 701–10

Weidinger S, Irvine AD (2011) Genetics of atopic dermatitis, in Harper's Textbook of Pediatric Dermatology, Third Edition, Wiley-Blackwell, Oxford, UK

Weitere Literatur finden Sie unter ► http://extras.springer.com.

Allergenkunde kompakt

L. Lange, H. Ott

Laut Definition der Welt-Allergie-Organisation ist ein Allergen ein »Antigen, das eine allergische Erkrankung verursacht« (WAO 2001). Allergene können gemäß unterschiedlichen Kriterien klassifiziert werden:

> **Möglichkeiten der Allergen-Klassifikation**
> − Allergenquelle (Birken-, Hausstaubmilben-, Insektengiftallergene etc.)
> − Expositionsroute (Aero-, Nahrungsmittel-, Injektionsallergene etc.)
> − Expositionsort (Indoor- vs. Outdoor-Allergene)
> − Reaktionstyp (Typ-I-Allergene, Typ-IV-Allergene etc.)
> − Klinische Bedeutung (Berufsallergene etc.)
> − Molekulargewicht (kleinmolekulare vs. großmolekulare Allergene)

Kleinmolekulare Kontaktallergene sind primär für allergische Spättypreaktionen verantwortlich und werden wie die ebenfalls kleinmolekularen Arzneimittelallergene an anderer Stelle ausführlich besprochen (▶ Abschn. 3.3 und ▶ Kap. 14).

Bei der Mehrzahl der in der pädiatrischen Allergologie relevanten Allergene handelt es sich jedoch um großmolekulare Proteine oder Glykoproteine. Aufgrund ihres Molekulargewichts (> 4 bis ca. 100 kD) sind diese in der Lage, IgE-Antikörper auf Mastzellen sensibilisierter Patienten zu »vernetzen« und allergische Soforttypreaktionen auszulösen (▶ Abschn. 1.2).

In der Diskussion um diese Allergene sollte auf eine einheitliche Nomenklatur geachtet werden (◘ Abb. 3.1). Aus didaktischer Sicht ist es sinnvoll, zunächst eine grobe Klassifikation gemäß Allergenquellen pflanzlicher und nicht-pflanzlicher Herkunft vorzunehmen, die nach dem Expositionsweg weiter in Aero-, Nahrungsmittel- und Injektionsallergene unterschieden werden.

Pflanzliche Allergenquellen umfassen neben Aeroallergenen (z. B. Gräser-, Kräuter- und Baumpollen) hauptsächlich Nahrungsmittelallergene aus zahlreichen Obst-, Gemüse- und Getreidesorten sowie Nüssen und Schalenfrüchten. Nicht-pflanzliche Allergenquellen bilden eine heterogene Gruppe von Inhalations- (z. B. Tierhaare, Hausstaubmilben),

Nahrungsmittel- (z. B. Hühnerei, Kuhmilch) und Injektionsallergenen (Insektengifte ▶ Kap. 16).

> ❯ Inhalations-, Nahrungsmittel- und Insektengiftallergene entsprechen Protein-Antigenen, die eine allergische Reaktion verursachen können.

Im vergangenen Jahrzehnt ist es gelungen, in unterschiedlichen Allergenquellen diejenigen Einzelproteine zu identifizieren, die IgE-vermittelte Reaktionen induzieren können (◘ Tab. 3.1). Sie werden als **Allergenkomponenten** bezeichnet und unterliegen einer einheitlichen Nomenklatur, die von der International Union of Immunological Societies (IUIS) regelmäßig aktualisiert wird (▶ Hilfreiche Websites).

Jedes in seiner Proteinstruktur bekannte Allergenmolekül wird hierbei zunächst mit den ersten drei Buchstaben des jeweiligen Genus sowie dem ersten Buchstaben der Spezies bezeichnet und in der Reihenfolge seiner Erstbeschreibung mit einer arabischen Ziffer belegt. So wird beispielsweise das Majorallergen der Birke (Betula verrucosa), das als erste Birkenpollen-Allergenkomponente charakterisiert wurde, gemäß IUIS-Nomenklatur als Bet v 1 bezeichnet. Mehr als 1400 dieser allergenen Moleküle konnten bisher gentechnisch hergestellt werden und sind als rekombinante Allergenkomponenten mit dem Zusatz »r« versehen, während natürlichen Allergenkomponenten das Präfix »n« beigefügt wird.

Klinisch werden zusätzlich Majorallergene, die bei mehr als 50% der betroffenen Patienten zu einer Sensibilisierung führen, von Minorallergenen unterschieden, die in der Minderzahl der Fälle für allergische Sensibilisierungen verantwortlich sind. Einige dieser Allergene sind evolutionär stark konserviert und im Pflanzen- oder Tierreich weit verbreitet, so dass sie als Panallergene bezeichnet werden.

3.1   Pflanzliche Allergene

L. Lange

Pflanzen sind die häufigsten Allergenquellen. Welche Pflanzen für eine bestimmte Population allergologisch relevant sind, hängt von der Umgebungsexposition und damit v. a. von der geographischen Region ab, in der Kinder und Jugendliche aufwachsen.

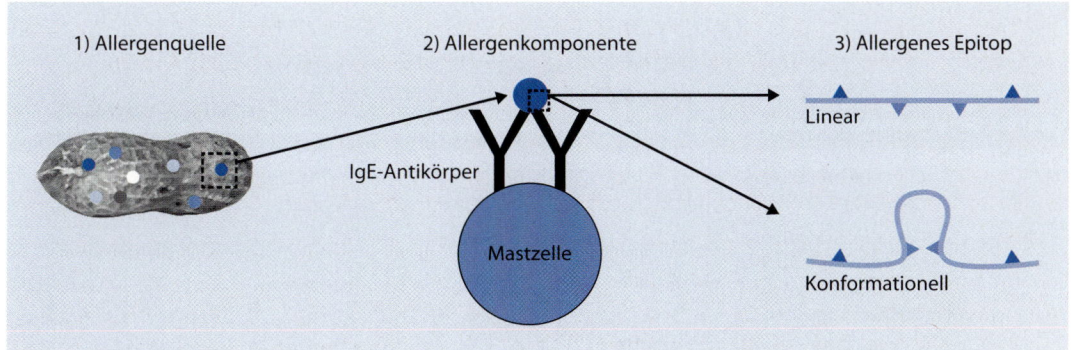

Abb. 3.1 Allergologische Begriffsdefinitionen: **1)** Allergenquelle: pflanzlicher oder nicht-pflanzlicher Ursprungsort von Antigenen, die eine Allergie hervorrufen können; **2)** Allergenkomponente: allergenes Molekül einer Allergenquelle; **3)** allergenes Epitop: Abschnitt eines allergenen Moleküls, der von spezifischen Antikörpern erkannt wird

Tab. 3.1 Auswahl klinisch relevanter Allergenkomponenten in pflanzlichen und nicht-pflanzlichen Aeroallergenen

Allergenquelle	Allergenkomponente	Funktion/Protein	Klinische Relevanz
Birke	Bet v 1	PR-10-Protein	+++
	Bet v 2	Profilin	+
	Bet v 4	Polcalcin	+
Wiesenlieschgras	Phl p 1	CCD-tragendes Protein	+++
	Phl p 5	Ribonuklease	+++
	Phl p 7	Polcalcin	+
	Phl p 12	Profilin	+
Beifuß	Art v 1	Defensin	+++
	Art v 3	nsLTP	++
Ambrosia	Amb a 1	Pectat-Lyase	++
Hausstaubmilbe	Der p 1	Cystein- Protease	+++
	Der p 2	Gruppe-2-Milbenallergen	+++
	Der p 10	Tropomyosin	++
Katze	Fel d 1	Uteroglobin	+++
	Fel d 2	Serumalbumin	++
	Fel d 4	Lipokalin	++
Hund	Can f 1	Lipokalin	+++
	Can f 2	Lipokalin	++
	Can f 3	Serumalbumin	++

3

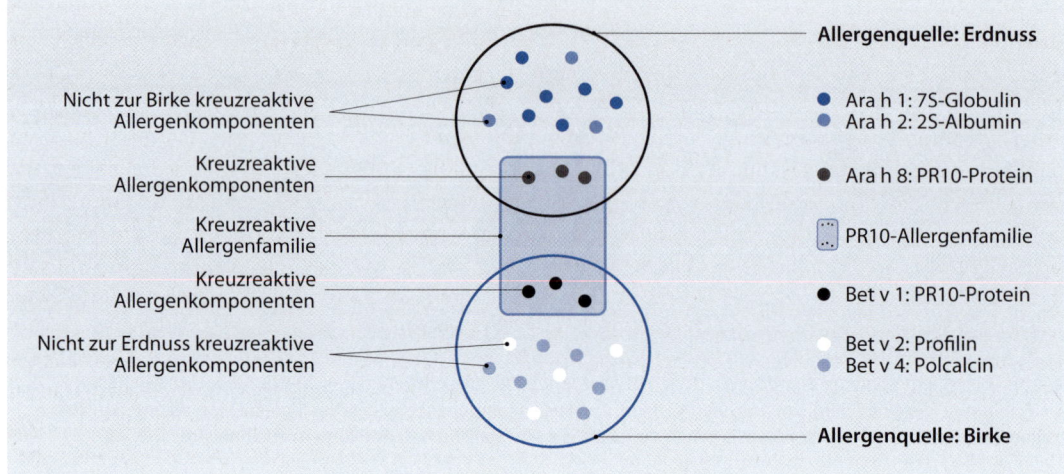

Allergenquelle: Erdnuss

Nicht zur Birke kreuzreaktive
Allergenkomponenten

● Ara h 1: 7S-Globulin
● Ara h 2: 2S-Albumin

Kreuzreaktive
Allergenkomponenten

● Ara h 8: PR10-Protein

Kreuzreaktive
Allergenfamilie

PR10-Allergenfamilie

Kreuzreaktive
Allergenkomponenten

● Bet v 1: PR10-Protein

Nicht zur Erdnuss kreuzreaktive
Allergenkomponenten

○ Bet v 2: Profilin
● Bet v 4: Polcalcin

Allergenquelle: Birke

◘ **Abb. 3.2**   Konzept der »Allergenfamilien«. Unterschiedliche Allergenquellen enthalten strukturell ähnliche (homologe) Allergene einer Allergenfamilie, die zu serologischen und klinischen Kreuzreaktionen führen können

Obwohl es eine unüberschaubare Vielfalt pflanzlicher Eiweiße gibt, sind nur wenige dieser Proteine als Allergenkomponenten von klinischem Interesse. Diese können speziesspezifisch sein und charakteristischerweise nur in einer Pflanze vorkommen. Häufig gehören sie jedoch einer Gruppe strukturell sehr ähnlicher (homologer) Allergenkomponenten an, die sich als Mitglieder einer Allergenfamilie in ganz unterschiedlichen Pflanzen finden lassen (◘ Abb. 3.2).

Im Praxisalltag ist die hohe Rate an Kreuzreaktivitäten gegen unterschiedliche pflanzliche Allergene von so hoher Relevanz, dass die verursachenden Allergenfamilien in den folgenden Abschnitten und ◘ Tab. 3.1 zusammenfassend besprochen werden.

❯ Eine Allergenquelle kann mehrere immunogene Proteine aufweisen, die als Allergenkomponenten bezeichnet werden. Unterschiedliche Allergenquellen können strukturell ähnliche Allergenkomponenten enthalten, die zur gleichen Allergenfamilie gehören.

3.1.1   Pflanzliche Allergenfamilien

■ **PR-10-Proteine**

Bei den PR-10-Proteinen (PR = »pathogenesis-related«) handelt es sich um sog. pflanzliche Stressproteine, die in vielen pflanzlichen Aero- und Nahrungsmittelallergenen zu finden sind. Die ursprüngliche Sensibilisierung entwickelt sich in unseren Breiten am häufigsten gegen das Birkenpollen-PR-10 (Bet v 1). 5–15% der hiesigen Bevölkerung weist eine Sensibilisierung gegen das Majorallergen Bet v 1 auf, aber nur ca. die Hälfte dieser Patienten entwickelt Symptome einer allergischen Rhinokonjunktivitis. Ein hoher Grad an Homologie besteht zwischen den PR-10-Proteinen der Pollen von Birke, Erle, Hasel, Hainbuche, Eiche und Esskastanie. Bei der Überprüfung einer möglicherweise PR-10-vermittelten Allergie kann daher spezifisches IgE gegen Bet v 1 als Markerallergen analysiert werden.

Als Nahrungsmittelallergene sind PR-10-Proteine in aller Regel thermo- und digestionslabil (▶ Kap. 11). Sie stellen die häufigste Ursache pollenassoziierter Nahrungsmittelallergien in unseren Breiten dar, die v. a. nach Verzehr von Kern- und Steinobst, Schalen- und Hülsenfrüchten sowie von Gemüse (z. B. Karotte und Sellerie) auftreten.

▪ Profiline

Profiline kommen als zytosolische Proteine in allen eukaryoten Zellen vor. Sie sind als Actin-bindende Moleküle an der Zellmobilität und der Signalverarbeitung zwischen Membran und Zytoskelett beteiligt. Ihre Proteinfaltung ist hoch konserviert, was bei entsprechender Sensibilisierung gegen Profilin zu etlichen Kreuzreaktionen in der serologischen IgE-Diagnostik und dem Hautpricktest führen kann. Bei der Diagnostik Profilin-vermittelter Allergien kann die Bestimmung spezifischer IgE-Antikörper gegen das Birkenpollen-Profilin Bet v 2 als Markerallergen analysiert werden.

Die Profilin-Sensibilisierungsrate variiert in unterschiedlichen Populationen stark und schwankt bei Pollenallergikern zwischen 5 und 40%. Die klinische Relevanz einer Sensibilisierung ist jedoch meist gering. Auch als Nahrungsmittelallergene sind die thermo- und digestionslabilen Profiline nur in Ausnahmefällen bedeutsam. Eine pollenassoziierte Nahrungsmittelallergie aufgrund einer Profilin-Sensibilisierung kann jedoch vorliegen, wenn Nahrungsmittel, die nicht zum typischen Kreis der Bet v1-assoziierten Allergene gehören, zu Symptomen führen (z. B. Melone, Banane, Ananas, Gurke, Tomate).

▪ Polcalcine

Polcalcine gehören mit den Parvalbuminen zu den allergologisch bedeutsamen kalziumbindenden Proteinen, deren exakte biologische Funktion bislang nicht endgültig geklärt ist. Polcalcine kommen nur in Pflanzen vor, u. a. in Oliven-, Gräser- und Kräuterpollen. Als Markerallergen kann das Gräserpollen-Polcalcin (Phl p 7) verwendet werden. 10–15% der Pollenallergiker zeigen eine Sensibilisierung gegen Polcalcine, deren allergologische Relevanz jedoch meist gering ist. Auch als Nahrungsmittelallergene sind Polcalcine nur in Ausnahmefällen bedeutsam.

▪ Speicherproteine

Die allergologisch ausgesprochen relevanten Speicherproteine gliedern sich in 3 Untergruppen: die 2S-Albumine aus der Gruppe der Prolamin-Superfamilie sowie die 7S-Globuline und die 11S-Globuline aus der Cupin-Superfamilie. Speicherproteine finden sich in hoher Konzentration in den Samen zweikeimblättriger Pflanzen, v. a. Schalenfrüchten und Hülsenfrüchten, aber auch in Sesam oder Senf. Dort haben sie die Funktion von Energie- und Nährstoffspeichern zur Versorgung des Keimlings. Ihre Molekülstruktur ist sehr stabil, was zu einer teils ausgeprägten Thermo- und Digestionsstabilität führt. Durch den hohen Proteingehalt der Samen reicht oft eine sehr kleine Menge des Allergens aus, um schwere allergische Reaktionen hervorzurufen.

Speicherproteine repräsentieren Majorallergene bei primären Allergien gegen Pflanzensamen. Sensibilisierungen gegen 2S-Albumine besitzen meist eine hohe klinische Relevanz. So ließ sich beispielsweise zeigen, dass das 2S-Albumin der Erdnuss (Ara h 2) und ebenso das Haselnuss-Speicherprotein Cor a 14 für die Vorhersage einer systemischen, allergischen Reaktion von Bedeutung sein können. Sensibilisierungen gegen 7S-Globuline und 11S-Globuline sind hingegen prädiktiv weniger zuverlässig (▶ Kap. 11).

▪ Nicht-spezifische Lipid-Transfer-Proteine

Nicht-spezifische Lipid-Transfer-Proteine (nsLTP) gehören zur Familie der PR-14-Proteine und damit ebenfalls zu den Stress-Proteinen. Sie können Lipide unspezifisch binden und sind u. a. an der Zellmembransynthese beteiligt. Ihre dreidimensionale Struktur ist stark konserviert und durch Disulfid-Brücken stabilisiert, so dass sie eine weitgehende Resistenz gegen Erhitzung und Digestion besitzen. Dies macht die nsLTP zu potenten Nahrungsmittelallergenen.

nsLTP können als Pollen- und Nahrungsmittelallergene relevant sein. Symptomatische Allergien gegen nsLTP kommen im Mittelmeerraum häufig vor, während sie in Mitteleuropa deutlich seltener sind. nsLTP sind als Allergene z. B. in Früchten, Gemüse, Hülsenfrüchten sowie Gewürzen vorhanden und erreichen unmittelbar unter der Fruchtschale eine sehr hohe Konzentration. Als Pollenallergene kommen sie z. B. in Olivenpollen, Glaskraut und Beifuß vor.

Mehrere nsLTP stehen als Allergenkomponenten kommerziell für die In-vitro-Diagnostik zur Verfügung (vgl. ◻ Tab. 3.1). Als Markerallergen eig-

3

net sich das Pfirsich-nsLTP (Pru p 3) aufgrund seiner hohen Kreuzreaktivität zu nsLTP in verschiedenen Obst- und Gemüsesorten.

■ **Kreuzreaktive Kohlenhydratdeterminanten**
Kreuzreaktive Kohlenhydratdeterminanten (cross-reactive carbohydrate determinants, CCD) entsprechen Kohlenhydrat-Epitopen, in denen unterschiedliche Glykoproteine enthalten sind (z. B. N-Glycane, Fucose, Xylose). Obwohl es sich bei den CCD nicht um reine Proteine handelt, sind sie in der Lage, spezifische IgE-Antikörper zu binden. Ihre Molekülstruktur kommt nur bei Pflanzen und Invertebraten vor, wodurch sie eine ausgeprägte Immunogenität für Säugetiere besitzen. Eine Sensibilisierung gegen CCD ist jedoch nur sehr selten mit klinischen Symptomen assoziiert. CCD wirken als Panallergene und sind relevant bei Insektengift- und Pollenallergikern.

Bis zu 70% der Insektengiftallergiker sind gegen CCD sensibilisiert (▶ Kap. 14). Sensibilisierungen gegen CCD führen jedoch durch das häufige Vorkommen von CCD auf pflanzlichen Proteinen zu teils ausgeprägten Kreuzreaktionen, was die Aussagekraft der serologischen Allergiediagnostik bei diesen Patienten einschränkt. Sie sind auch als pollenassoziierte Nahrungsmittelallergene identifiziert worden. Hinweisend sind z. B. Symptome nach Genuss von Banane, Tomate oder Zucchini. Für die In-vitro-Diagnostik stehen als CCD-haltige Antigene Bromelain, MUXF 3 (proteinfreie Glykankomponente aus Bromelain) und Meerrettichperoxidase als Screening-Parameter zur Verfügung.

3.1.2 Pflanzliche Allergenquellen

■ **Aeroallergene/Pollen**
Als Träger des männlichen Erbgutes der Pflanzen weisen Pollen eine äußere Hülle (Exine) und eine mittlere Zelluloseschicht (Intine) auf. Diese umschließen das Zytoplasma, in dem sich die meisten allergenen Proteine finden. Pollenpartikel quellen bei verstärkter Exposition gegenüber Feuchtigkeit auf und setzen hierbei Allergene frei. Dies geschieht durch Feuchtigkeit auf dem Blütenstempel, aber auch durch Kontakt mit der Schleimhaut betroffener Patienten. Zusätzlich werden einige Grä-

serpollenallergene schon bei erhöhter Luftfeuchtigkeit freigesetzt. Dies kann z. B. dazu führen, dass es bei Gewittern und hoher Pollenbelastung zu einem starken Anstieg von Asthma-Exazerbationen kommt.

Man unterscheidet wind- und insektenbestäubte von selbstbestäubenden Pflanzen. Windbestäubte Pflanzen produzieren leichte, schwebfähige Pollen, die weite Strecken zurücklegen und bis zu 5000 m hoch aufsteigen können. Sie bilden daher die Hauptgruppe pflanzlicher Aeroallergene. Ihre Blüten sind meist klein und unscheinbar, da sie nicht darauf angewiesen sind, Insekten anzulocken. Insekten- und selbstbestäubende Pflanzen produzieren große Pollen, die rasch sedimentieren und daher allergologisch nur bei engem Kontakt zu Beschwerden führen. Der Pollenflug zeigt tageszeitliche Schwankungen. In ländlichen Gegenden liegt sein Maximum in den frühen Morgenstunden und ist abends am schwächsten ausgeprägt, während die Pollenbelastung in städtischen Gegenden ihr Maximum am frühen Abend erreicht.

Der Pollenflug wird in Deutschland durch die »Stiftung Deutscher Polleninformationsdienst« an ca. 45 Orten gemessen. Hierbei werden Pollenzählungen durch sog. Burkard-Pollenfallen ermöglicht. Sie saugen die Umgebungsluft der Messstationen unter standardisierten Bedingungen an, so dass die darin enthaltenen Pollen in einer Auffangvorrichtung gesammelt und anschließend mikroskopisch charakterisiert bzw. quantifiziert werden können. Mit den so gewonnenen Daten ist es möglich, einen Pollenflugkalender zu erstellen (◘ Abb. 3.3).

■ **Birke und früh blühende Bäume**
Die Birke gehört wie die Erle und die Hasel zur Familie der Betulaceae und repräsentiert eines der wichtigsten Aeroallergene in Europa. Die Birke ist ein Windbestäuber und produziert große Pollenmengen. Der Birkenpollenflug beginnt ab 15°C Außentemperatur, als Hauptpollenflugzeiten gelten die Monate März bis Mai (◘ Abb. 3.3).

Bei ca. 14% der in Deutschland lebenden Kinder findet sich eine Sensibilisierung gegen Birkenpollen. Bis zu 95% dieser Patienten entwickeln spezifische IgE-Antikörper gegen das Birkenpollen-Majorallergen Bet v 1. Es besteht eine ausgeprägte Kreuzreaktivität gegenüber Erle und Hasel,

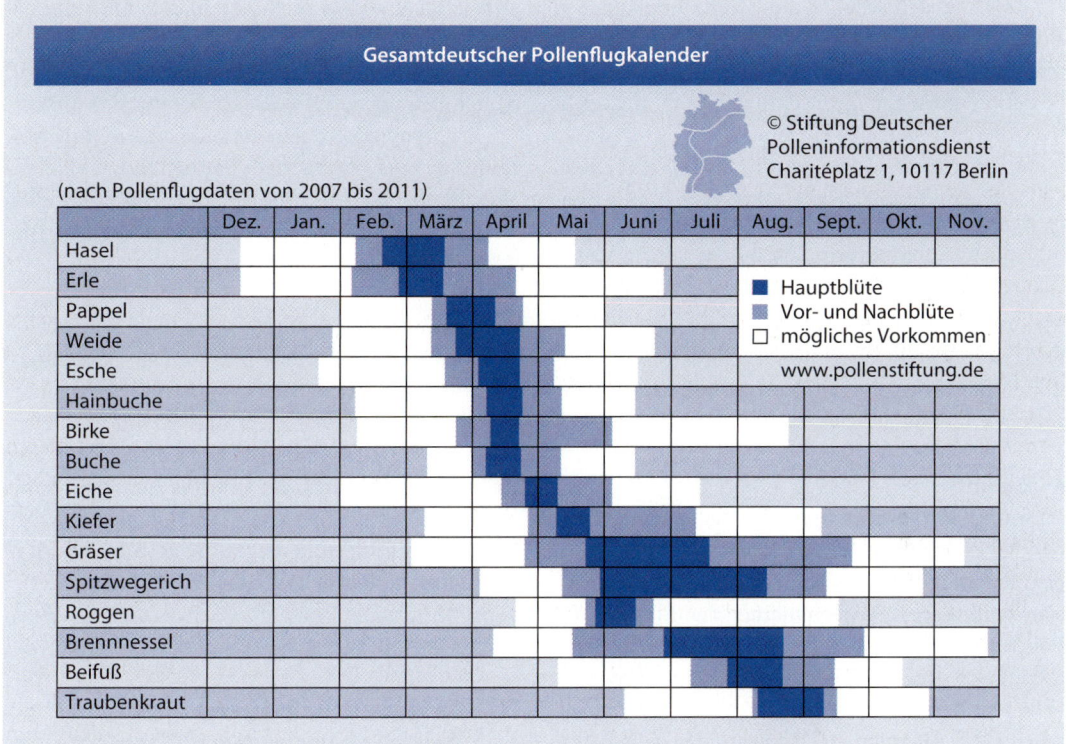

Gesamtdeutscher Pollenflugkalender

© Stiftung Deutscher Polleninformationsdienst Charitéplatz 1, 10117 Berlin

(nach Pollenflugdaten von 2007 bis 2011)

■ Hauptblüte
■ Vor- und Nachblüte
□ mögliches Vorkommen

www.pollenstiftung.de

Abb. 3.3 Pollenflugkalender für Deutschland. (Bildrechte: Stiftung Deutscher Polleninformationsdienst; mit freundl. Genehmigung)

deren Pollenflug früher einsetzt, im Fall der Hasel z. T. schon im Dezember. Weitere Kreuzreaktionen bestehen zu Buche, Eiche, Esche, Kastanie, Hainbuche und Platane. Pollenassoziierte Nahrungsmittelallergien ergeben sich aufgrund von Kreuzreaktionen gegenüber PR-10-Proteinen in zahlreichen Nahrungsmitteln (▶ Abschn. 3.1.1).

■ **Esche**

Die Esche gehört zur Familie der Oleaceae und ist mit dem Olivenbaum verwandt, der eine der bedeutsamsten Allergenquellen im Mittelmeerraum darstellt. Der Pollenflug der Esche findet in einer kurzen Periode Ende März/Anfang April statt.

Es besteht eine Kreuzreaktivität zu Birke und anderen früh blühenden Bäumen, aber v. a. zu anderen Pflanzen der Familie der Oleaceae wie Olivenbaum, Liguster, Forsythie und, bei engem Kontakt, Flieder.

Das Majorallergen der Esche (Fra e 1) ist bislang zur serologischen Diagnostik nicht kommerziell verfügbar. Aufgrund der hohen Kreuzreaktivität kann allerdings das verfügbare Hauptallergen des Olivenbaumes (Ole e 1) bei der Frage nach einer Eschenpollenallergie stellvertretend eingesetzt werden.

■ **Wiesenlieschgras und andere Süßgräser**

Die Süßgräser gehören zur Familie der Poaceae und repräsentieren in Mitteleuropa die häufigsten Aeroallergene. Zu den Süßgräsern gehören auch die Getreide, von denen nur Roggen als Windbestäuber eine hohe allergene Potenz aufweist, während Weizen, Gerste und Hafer Selbstbestäuber sind und damit eine geringere allergologische Relevanz besitzen. Hauptpollenflugzeit ist die Periode von Mai bis Juli, es können aber relevante Allergenexpositionen bereits im April und bis in den September auftreten.

3

22% der deutschen Kinder und Jugendlichen sind gegen Gräserpollen sensibilisiert. Hierbei ist die Rate der Kreuzreaktionen innerhalb der Gruppe der Süßgräser außerordentlich hoch. Eine selektive Allergie gegen eine einzelne Gräserart ist daher nicht zu erwarten, weswegen die Testung mit einem Grasallergen für die Diagnostik in der Regel ausreichend ist.

Pollenassoziierte Nahrungsmittelallergien bestehen weniger häufig. Sie werden v. a. über das Majorallergen Phl p 1 als CCD-tragendes Protein und durch Profiline vermittelt. Möglich sind Reaktionen beispielsweise auf Tomate, rohe Kartoffeln, Erdnuss oder Soja.

- **Beifuß**

Beifuß gehört zur Familie der Asteraceae. Zwar handelt es sich um einen Windbestäuber von mäßiger allergologischer Relevanz, Beifuß stellt aber ein sehr immunogenes Pollenallergen dar. Eine geringe Pollenzahl reicht daher aus, allergische Symptome auszulösen. 11% der deutschen Kinder und Jugendlichen sind gegen Beifuß sensibilisiert, die Rate an relevanten Allergien liegt wegen der vergleichsweise geringen Pollenzahl aber deutlich niedriger. Hauptpollenflugzeit sind Juli und August.

Es bestehen Kreuzreaktionen u. a. gegen Sellerie, Wermut, Kamille, Ambrosia, Sonnenblume, Löwenzahn und Margerite. Eine Differenzierung zwischen primärer Beifuß- und Ambrosia-Allergie gelingt serologisch durch die Bestimmung von IgE-Antikörpern gegen Art v 1, das Beifuß-Majorallergen und Amb a 1, das Majorallergen von Ambrosia.

Pollenassoziierte Nahrungsmittelallergien werden über PR-10-Proteine vermittelt und imponieren klinisch als Beifuß-Birken-Karotte-Sellerie-Syndrom. Zusätzlich wurden Beifuß-Sellerie-Gewürz-Syndrome beobachtet, die mit einem erhöhten Anaphylaxierisiko einhergehen, das offensichtlich durch stabile Nahrungsmittelallergene bedingt ist, die aber noch nicht charakterisiert sind.

- **Ambrosia**

Ambrosia gehört zur Familie der Compositae. Es handelt sich um ein sehr potentes Pollenallergen, das in Nordamerika zu den relevantesten Aeroallergenen überhaupt zählt. Es ist in den letzten Jahrzehnten nach Europa gelangt und verbreitet

sich seither, so dass auch hierzulande mit einer zunehmenden allergologischen Bedeutung gerechnet werden muss. Der Hauptpollenflug tritt von Juli bis September auf.

Es bestehen Kreuzreaktionen zu Beifuß, Kamille, Arnika, Margerite, Sonnenblume. Pollenassoziierte Nahrungsmittelallergien können nach Verzehr von Karotte, rohem Sellerie und verschiedenen Gewürzen auftreten.

- **Sommerkräuter**

Zu den Sommerkräutern mit mäßiger allergologischer Relevanz zählen u. a. Spitzwegerich, Gänsefuß und Brennnessel. Alle drei Kräuter sind zumindest partiell Windbestäuber. Die Flugzeit ihrer Pollen erstreckt sich von Juni bis Oktober, wobei der Gänsefuß die spätesten Pollenflugzeiten zeigt. Eine Sensibilisierung gegen Spitzwegerich oder Gänsefuß besitzt selten oder nie klinische Relevanz, Kreuzreaktivitäten zwischen den einzelnen Kräutern sind nur partiell vorhanden.

Nahrungsmittelallergene
- **Erdnuss, Soja und andere Hülsenfrüchte**

Die Erdnuss stellt eines der relevantesten Nahrungsmittelallergene dar, gegen das 10% der Kinder und Jugendlichen in Deutschland sensibilisiert sind. Die Prävalenz klinisch manifester Erdnussallergien in Deutschland ist jedoch weiterhin unbekannt, während in den Vereinigten Staaten und Großbritannien zwischen 1 und 2% der Gesamtbevölkerung von einer Erdnussallergie betroffen sind.

Erdnüsse sind der häufigste Auslöser schwerer und tödlicher anaphylaktischer Reaktionen. Im Vergleich zu anderen Nahrungsmitteln führen sie im Rahmen oraler Provokationstestungen häufiger zu extrakutanen respiratorischen Symptomen. Die molekularen Grundlagen dieser besonderen Gefährlichkeit sind weiterhin nicht abschließend geklärt. Interessanterweise konnte aber gezeigt werden, dass die Allergenität der Erdnuss durch Rösten steigt. Dies ist von Bedeutung, da Erdnüsse hierzulande in aller Regel in dieser Zubereitungsform konsumiert werden.

Es stehen spezifische IgE-Antikörper gegen die Speicherproteine der Erdnuss (Ara h 1, h 2, h 3, h 6) sowie gegen das nsLTP (Ara h 9) und das PR-10-Protein (Ara h 8) zur Verfügung (▶ Kap. 12). Die hohe Sensibilisierungsprävalenz in der Gesamtbevölkerung erklärt sich über Kreuzreaktionen zu verschiedenen Allergenfamilien wie PR-10-Proteinen, CCD-tragenden Proteinen oder Profilinen in einer Vielzahl anderer Pflanzenarten.

> **Die Erdnuss stellt im Schulkind- und Jugendalter das häufigste Nahrungsmittelallergen dar.**

Weitere allergologisch relevante Hülsenfrüchte sind Soja, Lupinensamen, Linsen und Erbsen.

Soja ist als primäres Nahrungsmittelallergen v. a. im Säuglings- und Kleinkindalter sowie als pollenassoziiertes Nahrungsmittelallergen im späteren Kindes- und Jugendalter bedeutsam. Eine klinisch relevante Kreuzallergie bei Erdnussallergikern tritt hingegen selten auf. Als Marker für eine primäre Sojaallergie werden häufig spezifische IgE-Antikörper gegen die Sojakomponente Gly m 5 (Beta-Conglycinin) und Gly m 6 (Glycinin) bestimmt. Allerdings ist die Studienlage zur Aussagekraft dieser Parameter noch widersprüchlich. Eine klinische Besonderheit stellt die sekundäre Sojaallergie bei Sensibilisierung gegen PR-10-Proteine dar. Das PR-10-Protein von Soja (Gly m 4) fällt innerhalb der Gruppe der PR-10-Proteine dadurch auf, dass es eine gewisse Thermo- und insbesondere Digestionsstabilität besitzt. Dadurch kann es nach raschem Verzehr großer Mengen nicht-fermentierter Soja-Produkte, wie z. B. von Sojamilch oder Sojaprotein-haltiger Softdrinks, zu systemischen Reaktionen kommen.

Eine Allergie gegen Lupinensamen wird als relevante Kreuzallergie bei Erdnussallergikern v. a. in Frankreich beobachtet. In Deutschland ist sie hingegen eher selten. Lupinenmehl findet z. B. Anwendung als Zusatz zu Weizenmehl zur Erhöhung der Geschmeidigkeit des Endproduktes (z. B. Hotdog-Brötchen) sowie in Bioprodukten und v. a. in Produkten zur Gluten-freien Ernährung bei Patienten mit Zöliakie.

■ **Schalenfrüchte**

Zu den deklarationspflichtigen Schalenfrüchten zählen die echten Nüsse (Haselnuss, Walnuss, Pekannuss, Macadamianuss), die Steinfrüchte (Mandel, Cashew, Pistazie) und die Kapselfrucht Paranuss. Trotz ihrer unterschiedlichen Herkunft induzieren Schalenfrüchte häufig serologische und klinische Kreuzreaktionen, die auf Speicherproteine und PR-10-Proteine aus homologen Allergenfamilien zurückzuführen sind.

Populationsbasierte Zahlen zur Verbreitung von Nahrungsmittelallergien gegen Schalenfrüchte liegen aus Mitteleuropa noch nicht vor. Allerdings sind Schalenfrüchte im Kindesalter die zweithäufigsten Auslöser einer nahrungsmittelbedingten Anaphylaxie. An erster Stelle steht hier die Haselnuss, gefolgt von Cashew, Mandel und Walnuss. Diese Rangfolge hängt entscheidend vom Konsumverhalten einer Population ab. Die Rate klinisch relevanter Allergien gegen mehrere Baumnuss-Sorten steigt mit dem Alter an und beträgt 2% bei 2-jährigen bzw. 47% bei 14-jährigen Patienten. Zusätzlich weisen 21–50% der erdnussallergischen Kinder ebenfalls eine Allergie gegen Baumnüsse auf. Regelmäßige klinische Kreuzreaktionen treten zwischen Walnuss und Pekannuss sowie zwischen Cashew und Pistazie auf.

Bei Patienten mit Haselnussallergie muss zwischen einer primären und sekundären Nahrungsmittelallergie unterschieden werden (▶ Kap. 11). Letztere ist PR-10-vermittelt, tritt sehr häufig bei Jugendlichen auf und geht mit einem oralen Allergiesyndrom einher. Kennzeichnend ist anamnestisch, dass erhitzte und verarbeitete Haselnüsse (z. B. in Nuss-Nougat-Cremes) symptomlos konsumiert werden können.

Bei Verdacht auf Haselnussallergie stehen Haselnuss-Allergenkomponenten für die serologische Diagnostik zur Verfügung: das PR-10-Protein Cor a 1, das Lipid-Transfer-Protein Cor a 8 sowie die Speicherproteine Cor a 9 und Cor a 14. Eine Sensibilisierung gegen Cor a 9 und Cor a 14 erhöht signifikant das Risiko einer Haselnussallergie mit systemischen Reaktionen. Auf der anderen Seite ist eine systemische Reaktion bei Nachweis einer ausschließlichen Sensibilisierung gegen Cor a 1 unwahrscheinlich.

> **Schalenfrüchte, insbesondere Haselnüsse, sind im Kindesalter die zweithäufigste Ursache einer nahrungsmittelinduzierten Anaphylaxie.**

3

■ **Weizen und andere Getreide**

Weizen und andere Gluten-haltige Getreide (Roggen, Dinkel, Gerste, Hafer, Kamut) zählen zu den deklarationspflichtigen Allergenen. Hauptvertreter dieser Allergengruppe ist Weizen. Sein wesentlicher Proteinanteil nach Zugabe von Wasser zu Mehl wird als Klebereiweiß oder Gluten bezeichnet. Zusätzlich werden die wasserlöslichen Albumine und Globuline von den alkohollöslichen Gliadinen unterschieden.

Die Prävalenz der Weizen-Sensibilisierung nimmt mit dem Alter zu, was auf zunehmende sekundäre Sensibilisierungen bei Gräserpollenallergikern zurückzuführen ist. Insgesamt sind 10% der in Deutschland lebenden Kinder und Jugendlichen gegen Weizen sensibilisiert. Eine klinische Relevanz besteht jedoch nur selten. Bei einer relevanten Allergie zeigt sich bis zum Ende des Vorschulalters eine Toleranzentwicklung.

Das Spektrum Weizen-induzierter, allergischer Erkrankungen umfasst im Kindesalter zunächst die primäre Weizenallergie bei Patienten mit atopischem Ekzem. Zusätzlich können Weizen und andere Getreide (v. a. Hafer, Reis) nicht-IgE-vermittelte Nahrungsmittelallergien wie das Food Protein-induced Enterocolitis Syndrome (FPIES) auslösen. Bei älteren Jugendlichen und Erwachsenen steht dann die Weizen-abhängige, anstrengungsinduzierte Anaphylaxie (WDEIA) im Vordergrund (▶ Kap. 12). Das Kreuzreaktionspotenzial Weizenallergischer Patienten nach Verzehr von Dinkel ist als sehr hoch zu betrachten, während die Kreuzreaktivität zu anderen Gluten-haltigen Getreiden bisher nicht systematisch untersucht wurde und daher individuell getestet werden sollte.

Für die serologische Diagnostik stehen Allergenextrakte aus Weizen und anderen Gluten-haltigen Getreiden sowie einzelne Weizen-Allergenkomponenten zur Verfügung. Insbesondere eine Sensibilisierung gegen ω-5-Gliadin (Tri a 19) wurde als Marker eines erhöhten Anaphylaxierisikos bei Weizen-allergischen Patienten beschrieben. Die Daten zur diagnostischen Wertigkeit dieses Parameters bei Kindern sind jedoch widersprüchlich.

> In Deutschland sind 10% der Kinder und Jugendlichen gegen Weizen sensibilisiert, eine Weizenallergie tritt jedoch vergleichsweise selten auf.

■ **Obst**

Allergien gegen Obst sind in Mitteleuropa zumeist auf Kreuzreaktionen gegen PR-10-Proteine zurückzuführen. Diese manifestieren sich in aller Regel als orales Allergiesyndrom und treten hauptsächlich nach Verzehr roher Speisen auf. Lediglich bei schnellem Konsum großer Allergenmengen oder unter dem Einfluss von Augmentationsfaktoren sind systemische Reaktionen zu befürchten (▶ Kap. 11). Bei Patienten, die in der Mittelmeerregion leben, stellt sich die Situation anders dar. Dort weisen über 90% der Obstallergiker eine primäre Nahrungsmittelallergie auf und sind zumeist gegen Lipid-Transfer-Proteine sensibilisiert. Sie zeigen als vorherrschendes Reaktionsmuster z. T. schwere Anaphylaxien. Als häufigste Auslöser gelten Kernobst (v. a. Apfel), Steinobst (v. a. Pfirsich) und Kiwi.

Zur Diagnostik eignet sich der Prick-zu-Prick-Test. Aufgrund der mangelnden Stabilität der Allergene sind kommerzielle Testlösungen nicht zuverlässig verwendbar. Die Vorhersage über die klinische Relevanz einer nachgewiesenen Sensibilisierung ist aber damit nicht möglich. Gleiches gilt für die extraktbasierte serologische Diagnostik. Um zu differenzieren, ob es sich um eine primäre oder sekundäre Allergie handelt, können IgE-Antikörper gegen das PR-10-Protein von Pfirsich (Pru p 1) und gegen die jeweiligen LTP von Apfel und Pfirsich (Mal d 3, Pru p 3) analysiert werden. Aufgrund der hohen Kreuzreaktivität ist die Analyse der Pfirsich-Allergene auch für die Frage nach Allergien gegen andere Obstsorten hinreichend.

■ **Gemüse**

Bei Allergien gegen Gemüse handelt es sich in der Regel um sekundäre Nahrungsmittelallergien. Etwa 9% der in Deutschland lebenden Kinder sind gegen Karotte und etwa 8% gegen Kartoffel sensibilisiert. Die auslösenden Allergenfamilien sind vielfältig. Für die hohe Rate an Karottensensibilisierungen sind in erster Linie PR-10-Proteine verantwortlich, für die Sensibilisierung gegen (rohe!) Kartoffel neben den PR-10-Proteinen vermutlich auch Profiline und CCD. Da Gemüse in aller Regel nicht roh verzehrt werden und die sekundären Allergene thermolabil sind, treten kaum klinische Reaktionen auf. Eine Ausnahme stellt Sellerie dar. Hier werden v. a. im süddeutschen Raum auch systemische

Reaktionen beschrieben. Diese treten im Rahmen des Beifuß-Sellerie-Gewürz-Syndroms auf.

3.2 Nicht-pflanzliche Allergene

L. Lange

Allergien gegen nicht-pflanzliche Allergene treten im Vergleich zu allergischen Reaktionen gegen Pflanzenallergene seltener auf. Dies wird damit in Zusammenhang gebracht, dass der Mensch viel häufiger pflanzlichen als nicht-pflanzlichen Antigenen ausgesetzt ist. Zusätzlich werden zahlreiche, potenziell allergene Proteine in ähnlicher Form auch im Menschen exprimiert, so dass gegen sie eine Toleranz besteht. Außerdem wird die Sensibilisierung gegenüber Aeroallergenen tierischer Herkunft dadurch beeinflusst, dass sie – mit wenigen Ausnahmen – einen engeren Kontakt mit der Allergenquelle voraussetzt. Daher handelt es sich bei nicht-pflanzlichen Aeroallergenen am häufigsten um Innenraumallergene.

Insbesondere Nahrungsmittelallergien gegen tierische Allergene entstehen durch eine zumeist frühkindliche Allergenexposition des unreifen Immunsystems, so dass sie – im Gegensatz zu den meisten Allergien gegen pflanzliche Nahrungsmittel – primären Allergien entsprechen.

Im Gegensatz zu pflanzlichen Allergenquellen treten Kreuzreaktionen im Falle tierischer Allergene selten auf und sind nur in wenigen Fällen auf homologe Allergenkomponenten einzelner Allergenfamilien zurückzuführen. Klinisch relevant sind jedoch die Parvalbumine und die Tropomyosine, so dass sie im Folgenden kurz erläutert werden.

3.2.1 Nicht-pflanzliche Allergenfamilien

■ Parvalbumine

Als Hauptallergen der Fische gehören Parvalbumine zur Gruppe der kalziumbindenden Proteine, die im Muskelgewebe aller Wirbeltiere vorkommen. Allerdings enthält die sich schnell kontrahierende weiße Muskulatur zahlreicher Fische besonders große Mengen Parvalbumin. Im Gegensatz hierzu ist der Parvalbumin-Gehalt des roten, sich langsam

kontrahierenden Muskelfleischs z. B. von Thunfisch nur sehr gering.

Etwa 95% der Fischallergiker sind gegen das Majorallergen Parvalbumin sensibilisiert. Dieses zeichnet sich durch eine ausgeprägte Hitzestabilität sowie eine hohe Kreuzreaktivität zwischen verschiedenen Fischspezies aus.

Für die allergologische Diagnostik stehen die Allergenkomponenten Gad c 1 (Parvalbumin aus Dorsch) und Cyp c 1 (Parvalbumin aus Karpfen) zur Bestimmung spezifischer IgE-Antikörper zur Verfügung.

■ Tropomyosine

Als Teil des kontraktilen Zellapparates ist Tropomyosin in allen eukaryoten Zellen vorhanden. Bei Tropomyosin handelt es sich um ein ausgesprochen hitzestabiles Panallergen tierischer Herkunft, das für unerwartete Kreuzreaktionen zwischen Aeroallergenen und Nahrungsmitteln, wie z. B. Hausstaubmilben und Schalentieren, verantwortlich ist. Etwa 95% der Schalentierallergiker sind gegen Tropomyosin sensibilisiert, bei Milbenallergikern schwankt die Rate je nach untersuchtem Kollektiv zwischen 10 und 80%.

Es besteht eine hohe Sequenzhomologie zwischen den Tropomyosinen verschiedener Schalentiere und Arthropoden (Milben, Schaben), aber auch zwischen Schalen- und Weichtieren. Ungeklärt ist, ob die Sensibilisierung bei Schalentierallergikern auf gastrointestinalem Weg (primäre Nahrungsmittelallergie) oder aerogen entsteht, d. h., ob es sich um eine klassische sekundäre Nahrungsmittelallergie bei vorbestehender Hausstaubmilben- oder Küchenschabenallergie handelt. Zur serologischen Diagnostik eignen sich das Tropomyosin der Hausstaubmilbe (Der p 10) und aus Shrimps (Pen e 1).

3.2.2 Nicht-pflanzliche Allergenquellen

Aeroallergene
■ Katze

Katzenepithelien besitzen als nahezu ubiquitäre Aeroallergene eine hohe klinische Relevanz. In Deutschland leben ca. 5 Mio. Katzen, in der Folge

3

sind ca. 8% der deutschen Kinder gegen Katzenepithelien sensibilisiert. Signifikante Allergenmengen finden sich nicht nur in Haushalten mit Katzen, sondern z. B. auch in Kindergärten und Schulen. Das Katzen-Majorallergen Fel d 1 wird in Speichel- und Geschlechtsdrüsen gebildet und durch Lecken über das Fell verteilt. Es ist so schwierig zu sanieren, dass es in Wohnräumen selbst nach gründlicher Reinigung (und Abschaffung der Katze) noch für Jahre nachweisbar ist. Weitere relevante Katzen-Allergenkomponenten sind Lipokalin (Fel d 4) und Katzen-Serumalbumin (Fel d 2). Letzteres kann für Kreuzreaktionen zwischen verschiedenen felltragenden Tierarten verantwortlich sein.

■ **Hund**
Aufgrund der weit verbreiteten Hundehaltung sind in Deutschland fast 10% der Kinder und Jugendlichen gegen Hundeepithelien sensibilisiert. Bedeutsame Allergenkomponenten sind die Hunde-Lipokaline Can f 1 und Can f 2 sowie das Hunde-Serumalbumin Can f 3. Letzteres kann zu Kreuzreaktionen gegen Serumalbumine anderer felltragender Tierarten führen.

Die allergologische Diagnostik kann in vivo (Haut-Pricktest) mit kommerziellen Allergenextrakten erfolgen, für die In-vitro-Testung stehen ebenfalls Allergenextrakte und die o. g. Allergenkomponenten zur Verfügung. Zur Bestätigung der klinischen Relevanz einer Sensibilisierung ist die nasale Provokation mit kommerziellen Allergenextrakten geeignet. Eine zuverlässige Diagnostik hinsichtlich der Verträglichkeit des patienteneigenen Tieres gibt es nicht, da das häufig praktizierte Abbürsten des Tierfells und das anschließende Verarbeiten zu einer Testlösung keine validen Ergebnisse liefert. Zusätzlich ist die Kreuzreaktivität innerhalb der einzelnen Hunde- und Katzenarten so hoch, dass graduelle Unterschiede keine klinische Relevanz haben. Besteht also eine Hunde- oder Katzenallergie, muss von allen Hunden bzw. Katzen abgeraten werden.

■ **Pferd**
Neben Hunden und Katzen sind Pferdeepithelien als Aeroallergene bedeutsam. Sie gelten als besonders reaktive Allergene, gegen die ca. 4% der in Deutschland lebenden Kinder sensibilisiert sind.

Zur weiterführenden, serologischen Diagnostik sind Allergenextrakte sowie das Pferde-Majorallergen Equ c 1 (Lipokalin) verfügbar. Es gilt bei der Anamnese zu beachten, dass nicht nur der direkte Kontakt zu Pferden Symptome induzieren kann, sondern auch Decken oder Matratzen, die aus Pferdehaaren hergestellt werden.

■ **Milben**
Neben Pollen sind Milben die häufigsten Auslöser allergischer Atemwegsbeschwerden. 20% der in Deutschland lebenden Kinder und Jugendlichen sind gegen Dermatophagoides (D.) pteronyssinus (Hausstaubmilbe) und D. farinae (Mehlmilbe) sensibilisiert. Diese beiden Stämme werden mit Euroglyphus maynei und D. microceras zu den Hausstaubmilben zusammengefasst. Sie finden sich vornehmlich in Innenräumen und ernähren sich u. a. von Hautschuppen und organischen Materialien, die Bestandteil des Hausstaubes sind. Höchste Allergenkonzentrationen sind im Bettstaub und in Schlaf- oder Kinderzimmern zu finden.

Zu den Vorratsmilben, die in unseren Breiten relevant sind, zählen Acarus siro, Tyrophagus putrescentiae, Lepidoglyphus destructor und Glycophagus domesticus. Sie ernähren sich u. a. von Schimmelpilzen und sind vornehmlich in landwirtschaftlichen Betrieben anzutreffen, können aber auch im städtischen Umfeld als Allergene bedeutsam sein. Ein Großteil der Hausstaubmilbenallergiker ist auch gegen Vorratsmilben sensibilisiert. Eine isolierte Allergie gegen Vorratsmilben liegt bei der städtischen Bevölkerung hingegen sehr selten vor.

Milbenallergene sind Bestandteil des Milbenkots. Hausstaubmilben zeigen ein Wachstumsmaximum bei Temperaturen zwischen 25 und 30°C und einer Luftfeuchtigkeit von 80%. Bei geringer Luftfeuchtigkeit (< 50%) erreichen die Milben ein Hungerstadium und scheiden kaum Allergen aus. Während längerer Heizperioden geht ein Großteil der Milbenpopulation zugrunde. Maximale Wachstumsphasen mit hoher Allergenkonzentration bestehen im Herbst und Frühjahr. Ab einer Höhe von 1200 m über NN sind Milben nicht mehr lebensfähig.

Die Kreuzreaktivität zwischen den Hausstaubmilbenarten ist so groß, dass eine Testung mit einer Milbenart als ausreichend angesehen wird. Zu den

Vorratsmilben besteht allerdings nur eine geringe Kreuzreaktivität. Hier ist wiederum eine Kreuzreaktivität zwischen Tyrophagus, Lepidoglyphus und Glycophagus beschrieben. Bei Sensibilisierung gegen das Tropomyosin aus der Milbe ist eine mögliche Kreuzreaktion zu Schalentieren und Weichtieren zu beachten.

> **Aufgrund der hohen Kreuzreaktivität zwischen Hausstaubmilbenallergenen ist in der Routinediagnostik die Bestimmung spezifischer IgE-Antikörper gegen D. pteronyssinus zumeist ausreichend.**

Zur Diagnostik eignen sich der Pricktest und die Bestimmung spezifischer IgE-Antikörper. Zur Bestätigung der klinischen Relevanz einer vorhandenen Sensibilisierung ist die Durchführung einer nasalen Provokation notwendig, da durch die perenniale Exposition eine anamnestische Sicherung der Diagnose schwierig ist. Bei landwirtschaftlicher Exposition oder persistierendem Verdacht auf ein ganzjähriges Allergen (z. B. bei persistierender Rhinitis) sollten Sensibilisierungen gegen Vorratsmilben ebenfalls analysiert werden.

Die Majorallergene der Hausstaubmilbe sind Der p 1 und Der p 2, die in der klinischen Routinediagnostik üblicherweise nicht benötigt werden. Als Hinweis auf eine mögliche Kreuzreaktion gegenüber Schalentieren kann jedoch die Analyse spezifischer IgE-Antikörper gegen Der p 10, das Tropomyosin der Milbe, hilfreich sein.

■ **Schimmelpilze**
Schimmelpilze sind als ubiquitäre Allergene zu betrachten. Ihre Sporen und das Myzel können sowohl Innenraum- als auch Außenluftallergene darstellen. In einer großen Untersuchung des Umweltbundesamtes in Zusammenarbeit mit dem Robert Koch-Institut waren ca. 8% der deutschen Kinder gegen einen oder mehrere Schimmelpilze sensibilisiert. Die Sensibilisierungsrate nahm mit dem Alter zu.

Pilze in Innenräumen führen üblicherweise zu ganzjährigen Symptomen. Auch die Außenluft-Schimmelpilze Alternaria und Cladosporium sind ganzjährig nachweisbar, zeigen jedoch eine gewisse Saisonalität in der Zeit von Juni bis August.

Begünstigend für starken Sporenflug sind feuchtwarme Tage, gefolgt von trockenen, windigen Tagen. Die Sporen sind teilweise sehr klein, so dass sie tief in das Bronchialsystem vordringen und dort zu schweren Asthma-Exazerbationen führen können.

Etwa 20% der Wohnungen in Deutschland weisen einen Schimmelpilzbefall auf. Welches Ausmaß an Schimmelpilzbefall aber zu einer gesundheitlichen Beeinträchtigung führt, ist nicht allgemeingültig definiert.

Es konnte ein signifikanter Zusammenhang zwischen Soforttypsensibilisierung und sichtbarem Schimmelpilzbefall in der Wohnung, nicht aber der gemessenen Sporenkonzentration gezeigt werden. Dies könnte damit zusammenhängen, dass die gängigen IgE-Screening-Panels nicht alle relevanten Schimmelpilzallergene beinhalten. Zusätzlich unterliegen Schimmelpilze während ihrer Entwicklung ständiger Veränderung, so dass die Herstellung zuverlässiger Testextrakte erschwert ist.

Bei Verdacht auf einen Schimmelpilzbefall sollte eine Untersuchung der Wohnraumumgebung erfolgen. Unterstützung bekommen Patienten von Umweltmedizinern, von der Verbraucherschutzberatung und vom zuständigen Gesundheitsamt. Ein klarer Leitfaden zur Bewertung und dem Vorgehen findet sich auf der Website des Umwelt-Bundesamtes.

Für die Analyse einer Schimmelpilzbelastung ist eine standardisierte Begehung sinnvoll. Zur Analyse der Schimmelpilzart kann eine Abklatschprobe direkt vom sichtbaren Schimmel entnommen werden. Zur quantitativen Analyse der Belastung müssen mithilfe von Pumpen definierte Luftproben genommen werden. Die Schimmelpilzsporen werden auf Agar-Nährböden angezüchtet und analysiert. Für die Bewertung von Schimmelpilzanalysen in Wohnräumen ist es bedeutsam, gleichzeitig die Außenluftbelastung zu messen um die Unterschiede zwischen Umgebungsbelastung und Innenraumbelastung erfassen zu können. So können lokale Einflussfaktoren wie Biotonnen oder Komposthaufen zu starker Steigerung der Schimmelpilzbelastung führen. Auch unterliegt der Sporenflug starken jahreszeitlichen und klimatischen Veränderungen.

3

Beim Sedimentationsverfahren werden Nährböden im Raum aufgestellt, um die Belastung anhand der Menge der auf den Platten sedimentierten Sporen bestimmen zu können. Problematisch ist hierbei, dass die Zahl der sedimentierten Sporen von vielen Faktoren abhängt und das Ergebnis häufig nicht repräsentativ und reproduzierbar ist. Daher wird das Sedimentationsverfahren zur Analyse der Belastung nicht empfohlen.

❯ **Schimmelpilze können als Innenraum- und/oder Außenluftallergene wirken und ganzjährig allergische Symptome hervorrufen.**

Alternaria alternata   Dies ist hierzulande das relevanteste Schimmelpilzallergen, gegen das etwa 5% der Kinder sensibilisiert sind. Die Allergenexposition ist ganzjährig, ein Maximum wird jedoch im Juli und August erreicht. Alternaria ist auf Obst, Gemüse, Getreide, Holz oder auf dem Boden von Innenräumen zu finden. Es besteht eine partielle Kreuzreaktivität zu anderen Schimmelpilzen (Cladosporium herbarum, Aspergillus fumigatus).

Cladosporium herbarum   Das ist der häufigste Schimmelpilz in der Außenluft in Europa. Er wächst auf abgestorbenen pflanzlichen Materialien, ist aber auch als Lebensmittel- und Lagerpilz vorhanden sowie in Badezimmern oder an Fenstern. So kommt es z. B. bei Gartenarbeit zu hoher Sporenbelastung. Cladosporium ist ganzjährig nachweisbar mit einem Maximum von Juni bis August. Rund 2–3% der Kinder in Deutschland sind gegen Cladosporium sensibilisiert. Es besteht eine partielle Kreuzreaktivität zu Alternaria alternata.

Aspergillus fumigatus   Dieser Pilz findet sich vornehmlich als Innenraumallergen, z. B. im Bad, an Fenstern oder auf verrottendem Pflanzenmaterial. Rund 2–3% der deutschen Kinder sind gegen Aspergillus sensibilisiert und können vielfältige Beschwerden entwickeln. So ist neben einer klassischen, allergischen Atemwegssymptomatik v. a. die Allergische bronchopulmonale Aspergillose (ABPA) bei Patienten mit schweren chronischen Lungenerkrankungen gefürchtet (▶ Kap. 15). Es besteht eine partielle Kreuzreaktivität zu den anderen Aspergillus-Spezies, Penicillium notatum und Alternaria alternata.

Nahrungsmittelallergene
- **Hühnerei**

Im Säuglings- und Kleinkindalter ist Hühnerei das relevanteste Nahrungsmittelallergen. Je nach untersuchter Population sind zwischen 0,5 und 2,5% der Kinder von einer Hühnereiallergie betroffen. Allergologisch relevant ist das Hühnereiweiß. Das Eigelb spielt kaum eine Rolle als Allergen. Etwa 75% dieser Patienten können jedoch stark erhitztes Hühnerei konsumieren, ohne zu reagieren. Kreuzreaktionen zu Hühnerfleisch kommen in < 10% der Fälle vor. Die Prognose Hühnerei-allergischer Patienten ist gut, ein Großteil der Kinder hat innerhalb von zehn Jahren eine Toleranz erreicht.

Die bei Hühnereiallergie beobachteten Symptome entsprechen in der Regel einer IgE-vermittelten Soforttypreaktion, die bei der Mehrzahl der Kinder im Rahmen eines atopischen Ekzems auftritt. Viel seltener werden ausschließliche Spättypreaktionen im Sinne einer Verschlechterung des atopischen Ekzems beobachtet. Selten können sich auch nicht-IgE-vermittelte, gastrointestinale Reaktionen in Form einer allergischen Proktokolitis oder einer eosinophilen Ösophagitis manifestieren.

Die allergologische Diagnostik erfolgt per Pricktest mit nativem, rohem Hühnerei oder mittels In-vitro-Diagnostik. Es sind verschiedene Allergenkomponenten des Hühnereis für die Diagnostik verfügbar. Die Hauptallergene unterscheiden sich u. a. durch ihre thermischen Eigenschaften. So ist das Ovomucoid (Gal d 1) als Hühnerei-Majorallergen hitzestabil, entsprechend zeigen Patienten mit persistierender Eiallergie höhere IgE-Spiegel gegen diese Allergenkomponente. Ist kein spezifisches IgE gegen Ovomucoid vorhanden, wird gebackenes Ei jedoch in der Regel vertragen (▶ Kap. 12). Weitere Hühnerei-Allergenkomponenten umfassen Ovalbumin (Gal d 2), Ovotransferrin (Gal d 3) und Lysozym (Gal d 4), die weitgehend hitzelabil sind.

> ❯ **Hühnerei führt am häufigsten im Säuglings- und Kleinkindalter am häufigsten zu einer Nahrungsmittelallergie, die sich überwiegend als allergische Soforttypreaktion manifestiert.**

■ **Kuhmilch**

Kuhmilch ist eines der häufigsten und bedeutsamsten Allergene des Säuglings- und Kleinkindalters. Insbesondere in dieser Altersgruppe kann sie sowohl Sofort- als auch Spättypreaktionen sowie eine Kombination dieser Reaktionstypen hervorrufen. Zusätzlich ist Kuhmilch eines der relevantesten Allergene für die Auslösung der allergischen Säuglingskolitis, einer FPIES sowie einer eosinophilen Ösophagitis.

Es ist zu berücksichtigen, dass Kreuzreaktionen gegen andere Tiermilchen nicht selten sind. So reagieren nahezu 90% der Kuhmilchallergiker auch auf Ziegenmilch, Kreuzreaktionen gegen Schafsmilch sind ebenfalls häufig. Hingegen werden nach Verzehr von Stuten-, Esels- oder Kamelmilch seltener Reaktionen beobachtet. 60–70% der Patienten mit IgE-vermittelter Soforttypreaktion können stark erhitzte oder gebackene Kuhmilch symptomlos konsumieren. 10–20% der Kuhmilchallergiker reagieren bei Konsum von Rindfleisch allergisch.

Der Nachweis einer Sensibilisierung erfolgt mithilfe des Pricktests mit nativer, frischer Kuhmilch oder durch Nachweis spezifischer IgE-Antikörper gegen Kuhmilchextrakt. Die Haupt-Allergenkomponenten der Kuhmilch sind Casein sowie die Molkenproteine Alpha-Lactalbumin und Beta-Casein. Die letzteren beiden sind hitzelabil und werden durch Kochen oder Backen so denaturiert, dass eine IgE-Bindung ausbleibt. Die Kreuzreaktion zu Rindfleisch wird durch Rinder-Serumalbumin vermittelt. Eine detaillierte, komponentenbasierte Analyse des IgE-Sensibilisierungsmusters betroffener Patienten lässt jedoch nach aktuellem Kenntnisstand keinen zusätzlichen Nutzen in der Einschätzung der klinischen Relevanz einer Sensibilisierung erwarten.

Die Prognose der Kuhmilchallergie ist gut. Bei nicht-IgE-vermittelten Kuhmilchallergien des Säuglings- und Kleinkindalters ist eine Toleranzentwicklung innerhalb der ersten drei Jahre wahrscheinlich. Auch bei IgE-vermittelter Kuhmilchallergie ist in der Regel bis zum Schulalter eine Toleranz eingetreten.

■ **Fisch**

Fisch gehört zu den häufigsten primären Nahrungsmittelallergenen des Kindesalters. Allerdings variieren die Prävalenzdaten zur Fischallergie stark von Population zu Population, da sie maßgeblich vom jeweiligen Konsumverhalten abhängen.

Fisch ist ein potentes Allergen, das zumeist IgE-vermittelte Soforttypreaktionen hervorruft. Aber auch bei nicht-IgE-vermittelten Allergien wie der allergischen Proktokolitis, der eosinophilen Ösophagitis und v. a. bei FPIES kann Fisch ein relevantes Allergen darstellen. IgE-vermittelte Fischallergien zeichnen sich dadurch aus, dass schon kleine Allergenmengen, wie z. B. der Kontakt zu volatilen Allergenen im Dampf des gebratenen Fisches, zu ausgeprägten, in diesem Fall meist respiratorischen und kutanen Reaktionen führen können. Hierdurch ist das Risiko allergischer Reaktionen durch ungewollte Kreuzkontaminationen stark erhöht.

Die Mehrzahl der Fischallergiker ist gegen das Majorallergen Parvalbumin sensibilisiert, das in zahlreichen Fischsorten vorhanden ist und häufig zu Kreuzreaktionen führt (▶ Abschn. 3.2.1). Es sind jedoch auch Patienten mit speziesspezifischer Fischallergie zu berücksichtigen. Hier spielen entweder spezifische Bindungen der auslösenden IgE-Antikörper an das jeweilige Parvalbumin oder an Minorallergene eine Rolle. Ein weiterer Faktor für die variable Verträglichkeit unterschiedlicher Fischsorten ist ihr jeweiliger Parvalbumin-Gehalt. Fische mit vorwiegend rotem Muskelfleisch wie Thunfisch und Schwertfisch können häufig von Patienten mit einer Allergie gegen Parvalbumin symptomlos verzehrt werden.

Für die allergologische Diagnostik ist der Pricktest mit nativem, rohem Fisch geeignet. Fischextrakte für die serologische IgE-Diagnostik können zuverlässig Sensibilisierungen erfassen. Da die Kreuzreaktivität innerhalb einer Fischfamilie hoch ist, reicht es für eine orientierende Diagnostik aus, neben dem auslösenden Fisch und Parvalbumin eine Fischsorte aus je einer Familie zu testen. Vorgeschlagen werden folgende Vertreter einer Fischfamilie:

3

Für die Diagnostik vorgeschlagene Fischfamilien und einzelne Sorten
- Barschartige: Thunfisch, Makrele, Schnapper, Tilapia, Dorade, Zander
- Dorschartige: Kabeljau, Seelachs, Hoki
- Lachsartige: Lachs, Forelle, Saibling
- Heringsartige: Hering, Sardine, Sardelle
- Drachenkopfartige: Rotbarsch
- Plattfische: Heilbutt, Seezunge, Scholle, Steinbutt
- Karpfenartige: Karpfen
- Welse: Wels, Pangasius

Die Prognose der IgE-vermittelten Fischallergie ist vergleichsweise ungünstig. 70–80% der Kinder zeigen eine Persistenz über das 10. Lebensjahr hinaus. Bei der nicht-IgE-vermittelten Fischallergie des Kleinkindes ist die Prognose hingegen deutlich besser, so dass die Toleranzentwicklung in regelmäßigen Abständen bei ausbleibender Reaktion überprüft werden sollte.

❯ **Patienten mit Fischallergie sind häufig gegen Parvalbumin sensibilisiert, das in zahlreichen Fischarten vorkommt und für die hohe Rate an Kreuzreaktionen verantwortlich ist.**

■ **Schalentiere und Weichtiere**
Eine Allergie gegen Schalentiere kommt am häufigsten im Jugendlichen- und Erwachsenenalter vor und ist mit einem deutlich erhöhten Anaphylaxierisiko verbunden. Unterschiede in der Reaktionshäufigkeit ergeben sich aus unterschiedlichem Konsumverhalten, speziell Allergien gegen Weichtiere (Mollusken, Schnecken, Kopffüßler) sind im Kindesalter selten.

Häufig werden erste Symptome im späteren Kindesalter beobachtet, nachdem Schalentiere zuvor symptomlos konsumiert werden konnten. Dies weist auf eine sekundäre Nahrungsmittelallergie bei vorbestehender Hausstaubmilben- oder Küchenschabenallergie hin. Die zugrunde liegende Allergenkomponente ist Tropomyosin, das auch in Arthropoden sowie in Schalen- und einigen Weichtieren exprimiert wird (▶ Abschn. 3.2.1).

Zur Diagnostik eignet sich der Pricktest mit nativem oder gekochtem Allergen. Es gibt Hinweise darauf, dass der Pricktest mit gekochten Shrimps eine bessere Vorhersagekraft für eine klinische Reaktion aufweist, so dass ein Test mit rohem und gekochtem Produkt sinnvoll sein kann. In der serologischen IgE-Diagnostik steht neben den Allergenextrakten der einzelnen Spezies zusätzlich die Allergenkomponente Tropomyosin, z. B. aus Shrimps (Pen a 1), zur Verfügung.

Wie bei der Fischallergie ist die Prognose hinsichtlich einer spontanen Toleranzentwicklung stark eingeschränkt. Ob eine spezifische Immuntherapie gegen Hausstaubmilben geeignet ist, die Symptome einer Shrimpsallergie zu bessern, wurde bislang nicht systematisch untersucht.

■ **Fleisch**
Eine Allergie gegen Fleischprodukte ist selten, ihr liegt zumeist eine IgE-vermittelte Sensibilisierung zugrunde. Drei wesentliche Reaktionsmuster werden beobachtet.

Drei wesentliche Reaktionsmuster bei der Fleischallergie
- Allergische Reaktionen auf Rindfleisch bei Patienten mit Kuhmilchallergie (bis zu 20% der Fälle). Verantwortlich für die Kreuzreaktion sind hier homologe Rinder- und Kuhmilch-Serumalbumine.
- Allergische Reaktionen auf Geflügelfleisch bei Patienten mit Hühnereiallergie.
- Verzögerte, teils schwere anaphylaktische Reaktionen nach Konsum von Rindfleisch, Lamm, Wild oder Innereien bei älteren Jugendlichen oder Erwachsenen, hervorgerufen durch eine Allergie gegen Galactose-α-1,3-Galactose (α-Gal). Dieses Kohlenhydrat wird von einigen Säugetieren, nicht aber Primaten gebildet, so dass es als Allergen für Menschen bedeutsam sein kann. Die Sensibilisierungswege bei dieser Allergie sind noch unklar. Vermutet wird ein Zusammenhang mit Zeckenbissen sowie dem Einsatz von Biologika (Cetuximab). Kreuzreaktionen zwischen Säugetierfleischsorten bzw. zwischen

Vogelfleischsorten wurden beschrieben. Inwieweit Erhitzung die teils hitzelabilen Allergene zerstört, ist noch unklar.

3.3 Kontaktallergene

H. Ott

Kontaktallergene entsprechen in der Regel organischen oder anorganischen Substanzen mit einem Molekulargewicht < 500–1000 Dalton. Sie sind somit um ein Vielfaches kleiner als Inhalations- oder Nahrungsmittelallergene und können auch bei intakter epidermaler Barriere in die Haut penetrieren. Kontaktallergene bilden keine einheitliche Substanzklasse, sondern unterscheiden sich in ihrer Molekülstruktur und weiteren chemischen Eigenschaften (Lipophilie, Elektrophilie, Bioreaktivität etc.). In der Folge ergeben sich deutliche Differenzen hinsichtlich des Sensibilisierungspotenzials bzw. der Allergenität der verschiedenen Substanzen.

Bislang wurden mehr als 4000 Stoffe als potenzielle Kontaktallergene identifiziert, deren vollständige Darstellung in diesem Rahmen unmöglich, aber auch nicht nötig ist. Glücklicherweise ist das Spektrum häufiger, klinisch wirklich relevanter Kontaktallergene im Kindes- und Jugendalter begrenzt.

❯ **Nur wenige der kleinmolekularen Substanzen, die eine Kontaktallergie auslösen können, sind im pädiatrisch-allergologischen Alltag auch klinisch relevant.**

Die Deutsche Kontaktallergiegruppe (DKG) hat umfangreiche Testreihen zur Verwendung im Epikutantest definiert, die als Screening-Instrument (Standardreihe, Kinderstandardreihe) oder gezielt bei Verdacht auf eine Kontaktallergie gegen bestimmte Substanzgruppen eingesetzt werden können. In dieser Kurzübersicht werden vorwiegend die in der Kinderstandardreihe der DKG enthaltenen Testsubstanzen sowie eine kleine Auswahl anderer Kontaktallergene mit »pädiatrischer Relevanz« besprochen (◻ Tab. 3.2). Zusätzlich zu den im klinischen Alltag gebräuchlichen Bezeichnungen wird ggf. die internationale Nomenklatur für kos-

◻ **Tab. 3.2** Häufige Kontaktallergene des Kindes- und Jugendalters

Metalle	Nickel(II)sulfat*, Kaliumdichromat*, Thiomersal
Duftstoffe	Duftstoff-Mix*, Duftstoff-Mix II*, Perubalsam, Lyral®
Topische Arzneimittel	Bufexamac*, Neomycinsulfat*
Gummi-Inhaltsstoffe	Thiuram-Mix*, Mercapto-Mix*, Mercaptobenzothiazol
Farbstoffe	Dispersionsblau-Mix*, Paraphenylendiamin*
Externa-Inhaltsstoffe	Wollwachsalkohole*, Emulgatoren
Konservierungsmittel	Dibromdicyanobutan*, Methyl(chloro)isothiazolinon*
Kleber/Harze	Kolophonium*, p-tert.-Butylphenol-Formaldehydharz*
Pflanzen-Inhaltsstoffe	Kompositen-Mix II*

Substanzen der erweiterten »DKG-Standardreihe für Kinder« sind mit * markiert

metische Inhaltsstoffe berücksichtigt (INCI: International Nomenclature of Cosmetic Ingredients).

Systematische Kataloge kontaktallergener Moleküle finden sich in umfassenden Monographien (▶ Literatur) oder sind online abrufbar (▶ Hilfreiche Websites).

3.3.1 Metalle

Nickel(II)-Sulfat

Die »EU-Nickeldirektive« hat bereits vor fast 20 Jahren einen Grenzwert der Nickelfreisetzung für Produkte festgelegt, die in direkten und anhaltenden Kontakt mit der Haut gelangen (0,5 µg/cm²/Woche). Dennoch stellt Nickel als quasi ubiquitäres Metall in allen Altersstufen weiterhin das häufigste Kontaktallergen dar.

Während Säuglinge und Kleinkinder selten auf diese Substanz reagieren, entwickeln bis zu 10% der Adoleszenten eine Nickelallergie. Mädchen und Jugendliche mit Handekzemen sind signifikant häu-

3

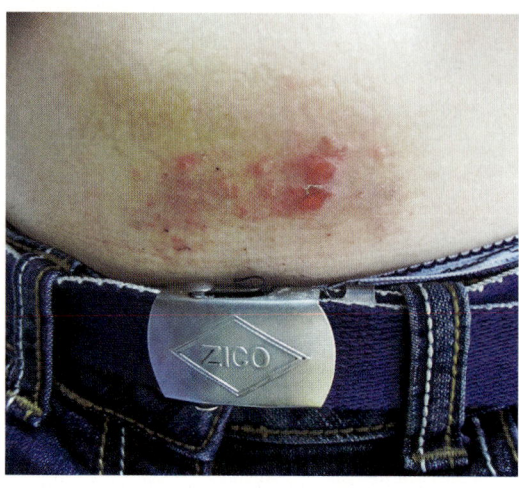

Abb. 3.4 Subumbilikales, allergisches Kontaktekzem, ausgelöst durch eine Nickelsulfat-haltige Gürtelschnalle

figer von einer Nickel-Kontaktallergie betroffen als andere pädiatrische Patientengruppen. Interessanterweise scheint das Tragen nickelhaltiger Zahnspangen einen leicht protektiven Effekt hinsichtlich einer späteren Nickel-Sensibilisierung zu haben.

Betroffene Patienten zeigen Ekzeme in Körperarealen, die regelmäßig in Kontakt mit nickelhaltigem Schmuck, Knöpfen oder Gürtelschnallen kommen (periumbilikal, Ohrläppchen, Handgelenk etc.) (■ Abb. 3.4). Streureaktionen sind möglich, in seltenen Fällen (ca. 1%) können bei sensibilisierten Patienten systemische Kontaktekzeme nach oraler Exposition gegenüber nickelreichen Speisen auftreten (Mandel, Ananas, Erdnuss etc.). Eine aufwändige, nickelfreie Diät ist nach aktuellem Kenntnisstand jedoch nur im Einzelfall sinnvoll.

Betroffene Patienten können persönliche Gegenstände hinsichtlich ihres Nickelgehalts mit dem sog. Dimethylglyoxim(DMG)-Test untersuchen. Hierbei kommt es nach Kontakt des untersuchten Gegenstandes mit DMG je nach Nickelgehalt zu einer rosa bis roten Verfärbung des eingesetzten Watteträgers. Bei negativem Testergebnis enthalten die untersuchten Objekte mit hoher Wahrscheinlichkeit kein Nickel.

Häufige Expositionsquellen:
- Alkali-Batterien,
- Brillengestelle,
- Geldmünzen,

- Kleidung (Reißverschlüsse, Gürtelschnalle, Knöpfe, Hosenträger etc.),
- Kosmetika (Lidschatten, Kajal-Stift etc.),
- Küchengegenstände (Besteck, Metalltöpfe etc.),
- Nahrungsmittel (Nüsse, Mandel, Schokolade, Kakao, Rotwein etc.),
- Schmuck (Ohrringe, Armbanduhren, Halsketten, Schlüssel etc.),
- Schreib- und Bastelmaterialien (Stifte, Scheren, Büroklammer),
- Zahnspangen.

Kaliumdichromat

Das von Chrom abgeleitete Metallsalz Kaliumdichromat spielt im Erwachsenenalter eine wichtige Rolle als berufsbedingtes Kontaktekzem, z. B. als Zement-Inhaltsstoff (»Zementkrätze«). Bei Kindern und Jugendlichen führt Kaliumdichromat in erster Linie zu allergischen Kontaktekzemen der Füße und seltener der Hände, da Chromate u. a. während des Gerbungsprozesses von Schuh- und Handschuhleder eingesetzt werden.

Es ist anzumerken, dass übermäßiges Schwitzen das Auftreten einer Chromatallergie begünstigt. So wird die Oxidation des ursprünglich eingesetzten, dreiwertigen Chromat zum deutlich stärker allergenen, sechswertigen Kaliumdichromat durch Schwitzen begünstigt. Eine Behandlung der Hyperhidrosis palmoplantaris ist bei betroffenen Patienten daher sinnvoll. Durch Kaliumdichromat hervorgerufene Kontaktekzeme sind dafür bekannt, dass sie trotz Allergenkarenz über längere Zeit persistieren können.

Häufige Expositionsquellen:
- Farben,
- Keramik,
- Leder (Handschuhe, Schuhe, Sessel, Gürtel etc.),
- orthopädische Prothesen,
- Zement.

Thiomersal

Die organische Quecksilberverbindung Thiomersal (Syn.: Thimerosal) wird hauptsächlich als Konservierungsmittel eingesetzt und ruft bei bis zu 11% untersuchter Patienten eine positive Epikutantest-Reaktion hervor. Allerdings besitzen diese Testbefunde fast nie klinische Relevanz, so dass auch

⊡ Tab. 3.3 Aufschlüsselung »Duftstoff-Mix« (DKG)

Substanz	ETK (%)
Zimtalkohol	1
Zimtaldehyd	1
Eugenol	1
Alpha-Amylzimtaldehyd	1
Hydroxycitronellal	1
Geraniol	1
Isoeugenol	1
Eichenmoos absolue	1
Sorbitansesquioleat	20

ETK = Epikutantest-Konzentration

⊡ Tab. 3.4 Aufschlüsselung »Duftstoff-Mix II« (DKG)

Substanz	ETK (%)
Alpha-Hexylzimtaldehyd	10
Citral	2
Citronellol	1
Cumarin	5
Farnesol	5

ETK = Epikutantest-Konzentration

sensibilisierte Kinder in der Regel mit Thiomersal-haltigem Impfstoff geimpft werden können. Die meisten derzeit eingesetzten Vakzine, insbesondere die von der ständigen Impfkommission (STIKO) für das Kindesalter empfohlenen Kombinations-impfstoffe, sind ohnehin Thiomersal-frei.

Aufgrund der Diskrepanz zwischen hohen Sensibilisierungsraten und sehr seltenen klinischen Reaktionen wurde Thiomersal von der American Contact Dermatitis Society zum »Nicht-Allergen des Jahres 2002« gewählt. In Deutschland ist diese Substanz folgerichtig nicht in den Epikutantest-Standardreihen für Kinder und Erwachsene enthalten.

Häufige Expositionsquellen:
- Impfstoffe (nicht in Kombinationsimpfstoffen zur Grundimmunisierung),
- Kosmetika,
- Augentropfen,
- Ohrentropfen,
- Tätowierfarbe.

3.3.2 Duftstoffe

Duftstoffe werden insbesondere in westlichen Industrienationen im Übermaß eingesetzt, so dass bereits Neugeborene und Säuglinge diesen Kontaktallergenen in einer Vielzahl von Produkten ausgesetzt sein können. In der Folge findet sich bei ca. einem Prozent aller Kinder eine Kontaktallergie gegen ganz unterschiedliche Duftstoffe, in der Allgemeinbevölkerung sind ca. 10% aller Menschen betroffen.

Seit dem Jahr 2005 müssen 26 Duftstoffe, die häufig Kontaktallergien auslösen, gemäß Kosmetika-Direktive der Europäischen Union einzeln deklariert werden. Zusätzlich muss die Inhaltsstoffliste jedes Duftstoff-haltigen Produktes den Begriff »Parfüm« enthalten. Hierauf sollten betroffene Patienten bzw. deren Eltern explizit hingewiesen werden.

Klinisch imponiert die Duftstoffallergie häufig als allergisches Kontaktekzem in den hauptsächlich Duftstoff-exponierten Körperarealen (Hals-, Retroaurikulär- und Gesichtsregion, Axillae, Hände). Zur Prävention sind Duftstoff-freie Kosmetika einzusetzen. Aufgrund des extrem breiten Spektrums »Duftstoff-kontaminierter« Alltagsgegenstände ist eine stringente Allergenkarenz jedoch nicht immer zu erreichen.

Als Screening-Instrumente zur Detektion einer Duftstoffallergie stehen in der DKG-Standardreihe zwei Duftstoffmixe zur Verfügung. Sie umfassen 9 (Duftstoffmix; ⊡ Tab. 3.3) bzw. 5 (Duftstoffmix II; ⊡ Tab. 3.4) der häufigsten Duftstoffallergene. Bei Verdacht auf eine Duftstoffallergie sollten zusätzlich Lyral® (Hydroxyisohexyl-3-Cyclohexenecarboxaldehyde) und Perubalsam getestet werden.

Häufige Expositionsquellen:
- Antiseptika,
- Deodorantien,
- dermatologische Externa (Cremes, Salben),
- Haushaltsprodukte (Reinigungsmittel, Waschmittel etc.),

— Kerzen,
— Kosmetika (Lippenstifte, Puder, Nagelprodukte etc.),
— Seifen,
— Sonnenschutzmittel.

3.3.3 Externa-Inhaltsstoffe

Wollwachs (INCI: Lanolin)

Wollwachs (Syn.: Adeps lanae, Lanolin) wird in mehreren Extraktionsschritten aus dem Wollfett der Schafe gewonnen. Durch Hydrolyse entstehen hierbei Wollwachsalkohole, die als Hauptauslöser allergischer Reaktionen gelten. Da sein Herstellungsprozess nicht exakt standardisiert ist, können die Zusammensetzung des Wollwachses und damit auch seine Allergenität in unterschiedlichen Chargen variieren.

Wollwachs gehört seit Jahren auch im Kindesalter zu den Kontaktallergenen, die am häufigsten positive Epikutantest-Reaktionen hervorrufen (ca. 2–6%). Diese hohe Sensibilisierungsfrequenz wird durch die extrem weit verbreitete Anwendung von Wollwachs in zahlreichen Externa relativiert. Somit scheint das Sensibilisierungspotenzial dieser Substanz eher gering zu sein. Auf eine geringe Bioreaktivität weist ebenfalls hin, dass Wollwachs im Epikutantest in hoher Konzentration (30%) eingesetzt werden muss, um bei sensibilisierten Patienten eine positive Reaktion hervorzurufen.

Häufige Expositionsquellen:
— dermatologische Externa (Cremes, Salben),
— Kosmetika (Lippenstifte, Rasierschaum, Seifen etc.),
— technische Produkte (Möbelpolituren, Geschirrspülmittel etc.).

3.3.4 Kompositen

Kompositen (Syn.: Korbblütler, Asteraceae, Compositae) repräsentieren häufige pflanzliche Allergenquellen. Dennoch erfreuen sie sich seit Jahrzehnten einer ungebrochenen Beliebtheit, z. B. als Bestandteile einer Vielzahl sog. Naturkosmetika und Heilsalben. Insbesondere den in Kompositen enthaltenen Sesquiterpenlactonen werden vielfältige pharmakologische Eigenschaften zugeschrieben

Tab. 3.5 Aufschlüsselung »Kompositen-Mix« (DKG)

Substanz	ETK (%)
Rainfarn	1
Arnika	0,5
Römische Kamille	1,2
Echte Kamille	1

ETK = Epikutantest-Konzentration

(antiphlogistisch, antimikrobiell etc.). Während die klinische Wirksamkeit dieser Substanzen aufgrund fehlender kontrollierter Studien nicht abschließend beurteilbar ist, kann ihre potenzielle Allergenität als gesichert gelten.

Als Vertreter der Kompositen sind Rainfarn, Arnika, Mutterkraut und Kamille im Kompositen-Mix der DKG-Kinderstandardreihe enthalten (▪ Tab. 3.5). Bei Verdacht auf eine Kontaktallergie und negativem Screening kann zusätzlich mit einem Sesquiterpenlactone-Mix getestet werden.

Klinisch imponiert die Kompositen-Kontaktallergie im Kindesalter häufig als Dermatitis am Auftragungsort entsprechender Externa. In Einzelfällen können generalisierte Streuphänomene oder eine aerogene, allergische Kontaktdermatitis auftreten (▶ Kap. 9).

Häufige Expositionsquellen:
— dermatologische Externa (Cremes, Salben),
— Kosmetika (Lippenstifte, Rasierschaum, Seifen etc.).

3.3.5 Konservierungsmittel

Konservierungsmittel werden zur Vermeidung einer mikrobiellen Kontamination in praktisch allen wasserhaltigen Externa benötigt. Die DKG-Kinderstandardreihe enthält zwei Kontaktallergene dieser Substanzgruppe, Dibromdicyanobutan und das klinisch besonders relevante Methyl(chloro)isothiazolinon (MCI/MI).

MCI/MI wirkt als weit verbreitetes Konservierungsmittel gegen gram-positive und -negative Bakterien sowie gegen Pilze. Um Sensibilisierungen zu vermeiden, wurde die zulässige MCI/MI-

◘ Tab. 3.6 Testreihe »Konservierungsmittel, z. B. in Externa« (DKG)	
Substanz	**ETK (%)**
Chloracetamid	0,2
Diazolidinylharnstoff (Germall II)	2
Quaternium 15	1
Imidazolidinylharnstoff (Germall 115)	2
DMDM Hydantoin	2
Sorbinsäure	2
Triclosan	2
Benzylalkohol	1
Chlorhexidindigluconat	0,5
Natriumbenzoat	5
Iodpropinylbutylcarbamat	0,2
Methylisothiazolinon	0,05

ETK = Epikutantest-Konzentration

◘ Tab. 3.7 Testreihe »Kortikosteroide« (DKG)	
Substanz	**ETK (%)**
Amcinonid	0,1
Hydrocortison	1
Triamcinolonacetonid	0,1
Clobetasol-17-propionat	0,25
Hydrocortison-17-butyrat	0,1
Betamethason-17-valerat	0,12
Budesonid	0,1
Prednisolon	1
Dexamethason-21-phosphat	1
Tixocortolpivalat	1

ETK = Epikutantest-Konzentration

Konzentration in abwaschbaren und auf der Haut verbleibenden Produkten europaweit limitiert (7,5 bzw. 15 ppm). Dennoch weisen ca. 2% der Bevölkerung eine MCI/MI-Sensibilisierung auf, in den vergangenen zwei Jahrzehnten zeigte sich ein kontinuierlicher Anstieg der Sensibilisierungsraten.

Andere, im Erwachsenenalter häufig inkriminierte Konservierungsmittel sind bei pädiatrischen Patienten nur selten klinisch relevant, können aber ggf. mithilfe der DKG-Standardreihe »Konservierungsmittel« getestet werden (◘ Tab. 3.6).

Häufige Expositionsquellen:
- »Rinse-off«-Produkte (Shampoos etc.),
- Feuchtwischtücher,
- Kosmetika.

3.3.6 Topische Arzneimittel

Besonders Patienten mit chronischen Hauterkrankungen können unter langfristiger, topischer Arzneimitteltherapie Kontaktsensibilisierungen entwickeln. Relevante Auslöser im Kindesalter umfassen v. a. topische Antibiotika (Neomycin, Kanamycin), nicht-steroidale Antiphlogistika (Bufexamac) und Glukokortikoide. Kontaktallergien gegen die ge-

nannten Substanzen sollten immer dann in Betracht gezogen werden, wenn sich die zugrunde liegende Dermatose trotz adäquater Compliance nicht erwartungsgemäß bessert bzw. sogar verschlechtert.

Das ehemals in der Pädiatrie sehr beliebte, da nicht-steroidale Antiphlogistikum Bufexamac führte bei Kindern und Erwachsenen so häufig zu Kontaktallergien, dass im Jahr 2010 die Arzneimittelzulassung europaweit zurückgezogen wurde. Es ist daher zu erwarten, dass sich in den kommenden Jahren ein deutlicher Rückgang entsprechender Sensibilisierungen zeigen wird.

Im Gegensatz dazu werden Kontaktallergien gegen topische Glukokortikoide auch bei Kindern und Jugendlichen immer häufiger beobachtet. Ob dies einer tatsächlichen Zunahme oder einer gesteigerten Wachsamkeit entspricht, ist unklar. Ein erhöhtes Risiko besteht bei Patienten mit chronisch-entzündlichen Hauterkrankungen sowie bei Patienten, die eigenständig eine Dauertherapie mit niedrig-potenten Glukokortikoiden durchführen. Betroffene sind häufig auf die Fortführung der antientzündlichen Lokaltherapie angewiesen, so dass Verdachtsdiagnosen konsequent mittels Epikutantestungen abgeklärt werden sollten (DKG-Testreihe »Kortikosteroide«, ◘ Tab. 3.7). Nach pharmakologischen Kriterien können Glukokortikoide in drei Gruppen klassifiziert werden.

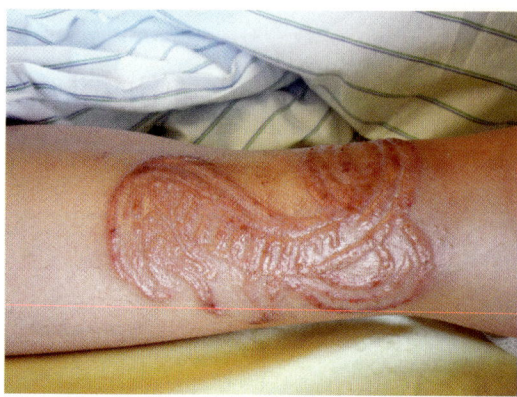

Abb. 3.5 Großflächiges allergisches Kontaktekzem, ausgelöst durch Para-Phenylendiamin (PPD) in einem Henna-Tattoo

---

Pharmakologische Klassifikation topischer Glukokortikoide
- Gruppe 1: Hydrocortisonacetat, Methyl-prednisolonaceponat, Prednicarbat u. a.
- Gruppe 2: Amcinonid, Triamcinolonaceto-nid u. a.
- Gruppe 3: Betamethason-17-valerat, Clobe-tasolpropionat, Mometasonfuroat u. a.

Bei entsprechenden Epikutantestbefunden ist es daher möglich, eine Substanz aus einer anderen Gruppe mit geringem Kreuzreaktionsrisiko zu identifizieren und diese probatorisch als Alternativpräparat einzusetzen.

3.3.7   Farbstoffe

Dispers-Farbstoffe

Dispers-Farbstoffe werden sehr häufig zur Färbung von Textilien eingesetzt, so dass Kinder und Jugendliche dieser Substanzgruppe im Grunde täglich ausgesetzt sind. Als lipophile, partiell wasserlösliche Moleküle binden sie nur lose an Textilfasern und werden daher insbesondere in den Körperfalten (Friktion, Schwitzen) vermehrt freigesetzt. Dispers-Farbstoffe stellen im Kindesalter eine der häufigsten Ursachen einer Kontaktallergie gegen Kleidungsstücke dar.

Häufige Expositionsquellen:
- Kleidung,
- Windeln,
- Brillengestelle,
- Anschnallgurte.

3.3.8   Para-Phenylendiamin (INCI: p-Phenylenediamine)

Bei dem aromatischen Amin Para-Phenylendiamin (PPD) handelt es sich um ein hochrelevantes Kontaktallergen für Friseurberufe. Seine Anwendung ist innerhalb der Europäischen Union nur in Oxidationshaarmitteln gestattet.

Allerdings wird den bei Kindern und Jugendlichen besonders beliebten Henna-Tattoos nicht selten PPD in teils sehr hohen Konzentrationen als Farbverstärker zugesetzt. In der Folge erleiden zahlreiche Patienten eine Sensibilisierung, bei Re-Exposition (erneutes Tattoo, Haarfärbung) treten oft ausgeprägte Kontaktekzeme auf (◘ Abb. 3.5). Zusätzlich besteht die Gefahr von Kreuzreaktionen gegenüber chemisch verwandten Substanzen, wie z. B. Azofarbstoffen, dem Oxidationsfarbstoff p-Toluylendiamin oder Lokalanästhetika vom Ester-Typ (Benzocain u. a.).

In der Vergangenheit haben zahlreiche Patienten mit PPD-Kontaktallergie sehr starke Epikutantest-Reaktionen gezeigt, so dass von der DKG bei Kindern unter zwölf Lebensjahren eine entsprechende Diagnostik nur bei anamnestischem Hinweis auf eine Henna-Tätowierung empfohlen wird. Einige Arbeitsgruppen raten sogar zu einer vorsichtigen Schwellentestung von 0,05% bis zur aktuell geltenden Testdosis von 0,5%. Hierzu stehen allgemein gültige Richtlinien aus.

Häufige Expositionsquellen:
- Haarfärbemittel (Faustregel: »Je dunkler, desto mehr PPD«),
- Henna-Tattoos.

3.3.9   Gummi-Inhaltsstoffe

Bei der Herstellung von Gummimaterialien kommen viele sog. Vulkanisierungsbeschleuniger zum Einsatz, die der Überführung von flüssigem Latex in einen festen, hitzestabilen und elastischen Zustand dienen.

Während sich diese Gummi-Inhaltsstoffe in zahlreichen Alltagsgegenständen finden, stellen Schuhmaterialien die im Kindesalter häufigste Expositionsquelle dar. Begünstigt durch das okklusive Milieu und durch Schwitzen entwickeln betroffene Patienten eine Sensibilisierung.

Neben Mercaptobenzothiazol enthalten das Thiuram-Mix sowie das Mercapto-Mix weitere wichtige Vertreter dieser Allergengruppe. Die genannten Substanzen stehen in der Kinderstandardreihe zur Epikutantestung zur Verfügung.

Häufige Expositionsquellen:
- Kabel,
- Kopfhörer,
- Lenkergriffe (Fahrrad, Roller etc.),
- Luftballons,
- Matratzen,
- Radiergummi,
- Schwimmbrillen,
- Textilien (Schuhe, Unterwäsche, Neoprenanzug etc.),
- Spielzeug.

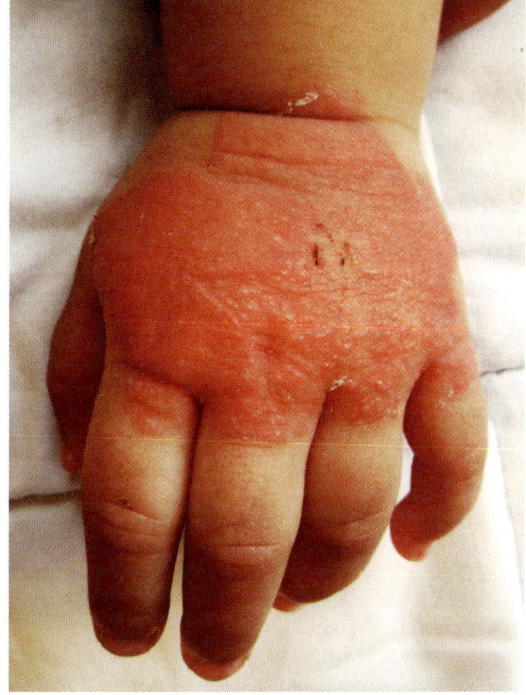

◘ Abb. 3.6 Allergisches Kontaktekzem, ausgelöst durch Kolophonium-haltiges Pflaster

3.3.10 Kleber und Harze

Kolophonium (INCI: Colophonium)

Das aus dem Harz verschiedener Nadelhölzer gewonnene Kolophonium stellt ein komplexes Substanzgemisch dar. Seine Zusammensetzung wird während des Verarbeitungsprozesses zusätzlich verändert, den Hauptbestandteil des Endproduktes bilden diterpenoide Harzsäuren (z. B. Abietinsäure).

Im Kindesalter führen Kolophonium-haltige Pflaster (◘ Abb. 3.6), Hydrokolloid-Verbände und Papiermaterialien nicht selten zu einem lokalisierten Kontaktekzem. Streureaktionen werden selten beobachtet. Kolophonium ist in der Kinderstandardreihe zur Epikutantestung verfügbar. Häufig zeigen sich Co-Sensibilisierungen gegen Duftstoff-Mix und Perubalsam.

Häufige Expositionsquellen:
- Hydrokolloidverbände,
- Kaugummi,
- Kosmetika (z. B. Lippenstift, Wimperntusche etc.),
- Papiermaterialien,
- Pflaster,
- Seife,
- Schuhe.

p-tert.-Butylphenol-Formaldehydharz

Der Mehrkomponentenkleber p-tert.-Butylphenol-Formaldehydharz (PTBF) wird aufgrund seiner besonderen Eigenschaften (Flexibilität, Hitze- und Wasserfestigkeit) häufig als Klebstoff in leder- und gummihaltigen Werkstoffen eingesetzt. Im Kindesalter werden entsprechende Kontaktallergien insbesondere durch PTBF-haltige Schuhe und Neopren-Textilien ausgelöst.

Häufige Expositionsquellen:
- Schuhe, Schuhsohlen,
- Uhrenarmbänder,
- Handtaschen,
- Neopren-Textilien,
- Gummidichtungen,
- Polster (Auto).

3

Literatur

Goossens A, Morren M (2006) Contact Allergy in Children. In: Frosch PJ, Menne T, Lepoittevin J-P (Eds) Contact Dermatitis, 4th ed., pp 811–30. Springer, Berlin Heidelberg New York

Jacob SE, Herro EM (2013) Practical patch testing and chemical allergens in contact dermatitis, Springer, Berlin Heidelberg New York

Kleine-Tebbe J, Balmer-Weber B, Breiteneder H, Vieths S (2010) Bet v 1 und Homologe – Verursacher der Baumpollenallergie und birkenpollenassoziierter Kreuzreaktionen. Allergo J 19: 462–4

Lange L, Beyer K, Kleine-Tebbe J (2012) Molekulare Diagnostik bei Allergie gegen Schalenfrüchte. Allergo J 21(7): 398–402

Radauer C, Kleine-Tebbe J, Beyer K (2012) Stabile pflanzliche Nahrungsmittelallergene: Speicherproteine. Allergo J 21: 8888–92

Raulf-Heimsoth M, Gabrio T, Lorenz W, Radon K (2010) Vorkommen sowie gesundheitliche Relevanz von Schimmelpilzen aus der Sicht der Umwelt- und Arbeitsmedizin, der Innenraumhygiene und der Epidemiologie. Allergo J 19: 464–76

Weitere Literatur finden Sie unter ► http://extras.springer.com.

Hilfreiche Websites

► dkg.ivdk.org/ – Deutsche Kontaktallergie-Gruppe e. V.: Epikutantestreihen der DKG; Epikutantest-Ablesetraining

► www.hautstadt.de/ – Almirall Hermal GmbH: Online-Datenbank mit Suchfunktion für alle relevanten Kontaktallergene

► www.gpau.de – Gesellschaft für Pädiatrische Allergologie und Umweltmedizin (GPAU): Elternratgeber »Kontaktallergie« (D)

► www.nickelfrei.de/ Unabhängiges Informationsportal – Patientenforum; Online-Informationen für Patienten

► www.pollenstiftung.de – Stiftung Deutscher Polleninformationsdienst: Pollenflugvorhersage; Pollentagebuch; Patienteninformation »Pollenallergie«; Erläuterungen zur Funktion der Burkard-Pollenfalle

► www.umweltbundesamt.de/uba-info-medien/4218.html – Umweltbundesamt: Leitfaden zu Vorbeugung, Untersuchung, und Sanierung von Schimmelpilzwachstum in Innenräumen (D)

► www.meduniwien.ac.at/allergens/allfam – Institut für Pathophysiologie und Allergieforschung, Universität Wien: Informationen zu Allergenfamilien; Suchfunktion nach Allergenkomponenten

► www.allergen.org – International Union of Immunological Societies: Website zur systematischen Nomenklatur allergener Moleküle; Suchfunktion nach Allergenquellen und Allergenkomponenten

► www.allergome.org – Allergy Data Laboratories: Umfangreichste Allergenmolekül-Datenbank; Suchfunktion nach Allergenquellen und Allergenkomponenten

(D): als Download verfügbar

Allergologische Diagnostik

H. Ott, M. V. Kopp, L. Lange

4.1   Anamnese

H. Ott, M. V. Kopp

» Anamnese ist nicht alles, aber ohne Anamnese ist alles nichts. **«**

Frei nach Schopenhauer formuliert diese Aussage die Tatsache, dass in der Kinderallergologie alle weiteren diagnostischen und therapeutischen Schritte von einer fundierten Anamnese abhängen.

Diese erfordert zunächst eine sorgfältige Vorbereitung, da Eltern und Patienten bei der Erstvorstellung häufig aufgeregt oder unvorbereitet sind. So besteht die Gefahr, dass wichtige Details nicht erinnert oder angesprochen werden. Daher sollten die Eltern schon zum Zeitpunkt der Terminvereinbarung gebeten werden, folgende Informationen/ Unterlagen bereitzuhalten:

- ärztliche Vorberichte (ambulante/stationäre Briefe, »Kurberichte« etc.),
- Vorbefunde inkl. alternativmedizinischer Diagnostik (»Labor-/Haut-Allergietest« etc.),
- verschriebene Arzneimittel inkl. alternativmedizinischer Präparate,
- Selbstmedikation mit frei erhältlichen Pharmaka (Antihistaminika etc.) und »Hausmitteln«,
- Stichworte zum bisherigen Krankheitsverlauf,
- ggf. Symptom- und Ernährungsprotokoll,
- ggf. klinische Fotos (z. B. bei atopischem Ekzem, Urtikaria).

In diesem Zusammenhang hat es sich bewährt, betroffenen Familien im Wartezimmer oder bereits vorab einen kinderallergologischen Fragebogen zur Verfügung zu stellen. Dieser garantiert eine genaue Erfassung anamnestischer Details und kann im weiteren Verlauf mit neu gewonnenen Informationen ergänzt werden.

Im Rahmen einer strukturierten Anamnese werden zunächst der aktuelle Krankheitsverlauf, Vor-/Begleiterkrankungen sowie die Vormedikation und Ernährungsgewohnheiten dokumentiert. Zusätzlich sind die Familien- und Umgebungsanamnese von zentraler Bedeutung. Diese Aspekte werden im Folgenden kurz dargestellt, während sich krankheitsspezifische Anamnesefaktoren in den entsprechenden Kapiteln finden.

4.1.1   Familienanamnese

Das Risiko atopischer Erkrankungen ist für Kinder erhöht, wenn Verwandte ersten Grades ebenfalls von einer atopischen Erkrankung betroffen sind (► Abschn. 2.1 und ► Abschn. 2.2). Es sollte im Erstgespräch also erfragt werden, ob bei anderen Familienmitgliedern atopische Erkrankungen vorliegen. Ist dies der Fall, erhöht sich die »Vortestwahrscheinlichkeit«, und es ist bei entsprechendem Verdacht frühzeitig eine weiterführende Diagnostik indiziert.

Zusätzlich bedeutet eine positive Familienanamnese potenziell, dass sich die Eltern bereits intensiv mit der vermuteten Erkrankung auseinandergesetzt haben. Hierdurch kann die Wahrnehmung von Beschwerdefrequenz und -schweregrad stark beeinflusst werden (Aggravation vs. Dissimulation etc.). Oft sind in diesen Familien schon konkrete Krankheitskonzepte etabliert. In manchen Fällen sind betroffene Eltern, nicht zuletzt durch Eigenrecherchen im Internet, umfangreich »vorinformiert«. Im günstigen Fall bedeutet dies, dass diagnostische und therapeutische Schritte zur Behandlung des erkrankten Kindes verstanden und mit hoher Motivation umgesetzt werden. Nicht selten müssen jedoch ungenaue oder nicht korrekte Vorstellungen zu Pathogenese, Diagnostik und Therapie allergischer Erkrankungen konkretisiert oder korrigiert werden.

> **Wichtige Fragen, die familienanamnestisch gestellt werden sollten**
> - »Besteht bei den Eltern oder einem Geschwisterkind eine der folgenden Erkrankungen: Asthma, Heuschnupfen, Neurodermitis, Nahrungsmittelallergie?«
> - »Leidet ein Familienmitglied an einer anderen, allergischen Erkrankung (z. B. Insektengift-, Medikamenten-, Latexallergie)?«
> - »Sind in Ihrer Familie andere, vererbbare Erkrankungen insbesondere des Immunsystems, der Atemwege oder der Haut aufgetreten (z. B. Immundefekte, Ichthyosen)?«

❯ **Mithilfe einer gründlichen Familienanamnese lässt sich eine genetische Prädisposition für die Entwicklung atopischer
Erkrankungen frühzeitig detektieren.**

4.1.2 Umgebungsanamnese

Umwelteinflüsse spielen im Kindes- und Jugendalter eine entscheidende Rolle als Co-Faktoren bei
der Entstehung und Auslösung allergischer Erkrankungen. Daher sollten mithilfe einer sorgfältigen Umgebungsanamnese sowohl Triggerfaktoren
bereits bestehender allergischer Erkrankungen als
auch allergologische Risikofaktoren identifiziert
werden.

**Wichtige Fragen, die im Rahmen der
allergologischen Umgebungsanamnese
gestellt werden sollten**
- »Wird zu Hause geraucht?«
  - Wenn ja: »Wer raucht wo wie viele Ziga-
    retten am Tag?«
- »Werden Haustiere gehalten oder besteht
  ein regelmäßiger Kontakt zu Haustieren (z. B.
  bei der Tagesmutter, den Großeltern)?«
  - Wenn ja: »Welche Haustiere? Außen-
    oder Innenraumhaltung?«
- »Treten allergische Symptome in bestimm-
  ten Räumen auf (z. B. Keller, Badezimmer)?«
  - Wenn ja: »Was vermuteten Sie als Aus-
    löser (z. B. Staub, Schimmelpilze)?«
- »Enthält das Schlafzimmer ‚Staubfänger‘
  (z. B. Teppich, Stoffvorhänge, Polstermö-
  bel)?«
- »Sind Maßnahmen zur Hausstaubmilben-
  sanierung erfolgt (z. B. Encasing)?«
- »Gibt es sichtbaren Schimmelbefall im
  Haushalt?«
- »Wohnen Sie in städtischer oder ländlicher
  Umgebung?«
  - Wenn städtisch: »Befindet sich die Woh-
    nung/das Haus an einer viel befahrenen
    Straße?«
  - Wenn ländlich: »Gibt es Kontakt mit fell-
    tragenden Tieren (z. B. Ziegen, Kühe)?«

- »Ist Ihr Kind in Garten oder näherer Umge-
  bung Pflanzen ausgesetzt?«
  - Wenn ja: »Welche (z. B. Birken, Gräser)?«
- »Treten die Symptome bei bestimmten
  Freizeitaktivitäten (z. B. Bastelarbeiten)
  oder im beruflichen Umfeld auf?«
  - Wenn ja: »Mit welchen Geräten, Werk-
    stoffen etc. gibt es einen Kontakt?«

❯ **Eine detaillierte Umgebungsanamnese ist
zur Identifikation von Risiko- und Triggerfaktoren allergologischer Erkrankungen
unverzichtbar.**

4.1.3 Eigenanamnese und aktuelle Anamnese

Als Basis der aktuellen Anamnese werden zunächst
Informationen zu Vorerkrankungen, Vormedikation und Ernährungsgewohnheiten erhoben:

**Fragen zu Vorerkrankungen, Vormedika-
tion und Ernährung**
- »Leidet oder litt Ihr Kind bereits an ande-
  ren allergischen Erkrankungen?«
  - Wenn ja: »Welche (Neurodermitis, Asth-
    ma, Heuschnupfen, andere)?«
- »Leidet oder litt Ihr Kind bereits an nicht-
  allergischen Erkrankungen?«
  - Wenn ja: »Welche (z. B. Lungenentzün-
    dungen, Nasenpolypen)?«
- »Benötigte Ihr Kind bereits zuvor eine
  dauerhafte, medikamentöse Therapie?«
  - Wenn ja: »Welche Präparate, wann, wie
    oft, in welcher Dosierung?«
- »Erhält Ihr Kind eine besondere Ernäh-
  rung?«
  - Wenn ja: »Welche Nahrungen werden
    gemieden? Welche Ersatz-/Zusatznah-
    rung wird gegeben?«

Im nächsten Schritt werden die Eltern und ggf. der
Patient mit offenen Fragen ermuntert, möglichst
genau den Charakter, den zeitlichen Ablauf und die

Triggerfaktoren der aktuellen Beschwerden sowie bisherige diagnostische und therapeutische Schritte darzustellen. Folgende Aspekte sollten ggf. durch gezielte (Nach-)Fragen geklärt werden:

Aktuelle allergologische Anamnese
- »Treten/traten an folgenden Organen Symptome auf?«
  - Lunge, Bronchien (z. B. Husten, pfeifende Atmung, Atemnot)
  - Nase (z. B. Stockschnupfen, Fließschnupfen, Niesattacken)
  - Augen (z. B. Augenjucken, Augentränen)
  - Magen-/Darmtrakt (z. B. Bauchschmerzen, Diarrhoe, Erbrechen)
  - Haut (z. B. juckende Hautrötungen, Quaddeln, Schwellungen)
  - Herz-/Kreislaufsystem (z. B. Schwindel, Bewusstlosigkeit)
- »Wie gestaltete sich der zeitliche Beschwerdeverlauf?«
  - »Wann war Beschwerdebeginn?«
  - »Wie häufig treten Symptome auf (z. B. kontinuierlich, täglich, wöchentlich)?«
  - »Treten Symptome zu bestimmten Tageszeiten auf (z. B. frühmorgens, nachts)?«
  - »Treten Symptome zu bestimmten Jahreszeiten auf (z. B. ganzjährig, saisonal?«)
  - »Treten Symptome an bestimmten Orten auf (z. B. im Haus, Garten)?«
- »Haben Sie Auslöser akuter Verschlechterungen bemerkt (z. B. Nahrungsmittel, felltragende Tiere, Zigarettenrauch, psychischer/physischer Stress)?«
- »Werden/wurden die aktuellen Symptome medikamentös behandelt?«
  - Wenn ja: »Welche Präparate, wann, wie oft, in welcher Dosierung, mit welchem Erfolg?«
- »Wurden bereits allergologische Untersuchungen durchgeführt?«
  - Wenn ja: »Welche Testung (Pricktest, Blutallergietest etc.) mit welchen Allergenen und welchem Ergebnis?«

Abschließend ist es von großer Bedeutung, zu erfragen, inwieweit die aktuelle Erkrankung zu einer beeinträchtigten Lebensqualität des Patienten und seiner Familie führt. Hierzu stehen evaluierte Fragebögen jeweils in deutscher Übersetzung zur Verfügung (z. B. Paediatric Asthma Quality of Life Questionnaire, Children's Dermatology Life Quality Index). Im klinischen Alltag kann es jedoch orientierend ausreichen, z. B. folgende krankheitsbedingte Aspekte gezielt zu erfragen:
- Störung des Nachtschlafes,
- psychische Beeinträchtigung (z. B. Angst vor Anaphylaxie, Hilflosigkeit),
- Diskriminierungs- und Stigmatisierungserfahrungen (z. B. durch Hänseleien),
- Belastung durch Therapieaufwand (z. B. durch häufiges Eincremen, Inhalieren),
- Einschränkung von Alltags- und Freizeitaktivitäten (z. B. Sport, Schwimmbadbesuch),
- Schulfehlzeiten des Patienten, Arbeitsfehlzeiten der Eltern,
- finanzielle Belastung durch Zuzahlungen zu Arzneimitteln, alternative Heilmethoden etc.

Am Ende des Anamnesegesprächs ist es sinnvoll, die wichtigsten Inhalte zusammenzufassen und sich zu vergewissern, dass zentrale Anliegen der Eltern richtig verstanden wurden. Es sollte ebenfalls aktiv darauf hingewiesen werden, dass jederzeit ergänzende Informationen übermittelt werden können.

> Bei jeder Vorstellung sollte versucht werden, eine potenzielle Einschränkung der Lebensqualität kinderallergologischer Patienten zu erfassen.

4.2 In-vitro-Diagnostik

H. Ott, M. V. Kopp

Zur weiterführenden Abklärung allergischer Erkrankungen werden in vivo zunächst allergologische Hauttestungen eingesetzt, wie z. B. der Prick- und Intrakutantest im Falle einer vermuteten Soforttypreaktion oder der Epikutantest bei Verdacht auf eine Spättypreaktion. Diese sind jedoch mit potenziellen Risiken assoziiert, logistisch vergleichsweise aufwändig und somit nicht in jeder Situation durchführbar. Hieraus ergeben sich für eine alternative bzw. ergänzende In-vitro-Diagnostik in der klinischen Praxis folgende Indikationen, die im Einzelfall zu prüfen sind.

Indikationen für allergologische In-vitro-Diagnostik im Kindesalter

- Anamnestisch hochgradige Anaphylaxie mit erhöhtem Risiko einer erneuten schweren Reaktion im Rahmen der Prick- oder Intrakutantestung
- Anamnestisch schwere kutane Spättypreaktion (z. B. Stevens-Johnson-Syndrom) mit erhöhtem Risiko einer erneuten schweren Reaktion im Rahmen der Epikutantestung
- Diskrepanz zwischen Hauttest-Befunden und allergologischer Anamnese
- Falsch-positive Befunde der In-vivo-Diagnostik aufgrund irritativer Testsubstanzen (z. B. Opiate im Intrakutantest, Formaldehyd im Epikutantest) oder bei Urticaria factitia
- Falsch-negative Befunde der In-vivo-Diagnostik, insbesondere nach Prämedikation (systemische Antihistaminika, topische Glukokortikoide, Immunmodulatoren)
- Hohe Anzahl zu testender Substanzen, insbesondere bei Pricktestung im Säuglings- und Kleinkindalter
- Zusätzliche Hauterkrankung, die eine adäquate Pricktest- bzw. Epikutantestablesung erschweren (z. B. exazerbiertes Atopisches Ekzem)
- Schwere Begleiterkrankungen, insbesondere Patienten mit kardialen Erkrankungen unter β-Blocker-Therapie

---

Bei entsprechender Indikation werden zur Labordiagnostik allergischer Reaktionen neben zellulären Testsystemen, die speziellen Fragestellungen vorbehalten sind, hauptsächlich serologische Untersuchungsmethoden eingesetzt.

4.2.1 Serologische Testverfahren

Die Basis serologischer Untersuchungen sind immunologische Testverfahren, die in Form eines kompetitiven oder nicht-kompetitiven Assays die Messung zuvor gebildeter Antigen-/Antikörper-Komplexe erlauben. Die verschiedenen kommerziellen Systeme unterscheiden sich bezüglich Antigenbindung und Detektionsprinzip. Ihre Auswertung erfolgt automatisiert, so dass reproduzierbare Testergebnisse sowohl semiquantitativ in Reaktionsklassen als auch quantitativ angegeben werden können.

Immunglobulin E

Seit Identifikation des Immunglobulin E (IgE) durch das Ehepaar Ishizaka (USA), durch Bannich und Johannson (Schweden) sowie durch Humphrey und Stanworth (UK) haben sich klinische In-vitro-Untersuchungen zur IgE-Bestimmung im Verlauf der vergangenen 50 Jahre als Routinediagnostik etabliert.

IgE ist im Gegensatz zu allen anderen Immunglobulinklassen durch eine zusätzliche, vierte Domäne (Cε4) in der schweren Kette charakterisiert. Im Vergleich zu Immunglobulin G (IgG) besitzt das monomere IgE eine kürzere Halbwertszeit (ca. 2 Tage), macht einen sehr geringen Anteil der Serum-Immunglobuline aus (< 0,01%) und ist nicht plazentagängig. IgE kann an den hochaffinen IgE-Rezeptor (FcεRI) auf Mastzellen, basophilen Granulozyten und Antigen-präsentierenden Zellen sowie an den niedrigaffinen IgE-Rezeptor (FcεRII, CD23) binden (► Kap. 1). CD23 kann im Serum atopischer Patienten als löslicher Rezeptor sowie membranständig auf eosinophilen Granulozyten in erhöhter Konzentration nachgewiesen werden.

■ Gesamt-IgE

Der Serumspiegel des Gesamt- oder totalen IgE (tIgE) lässt sich nach Kalibration mit einem internationalen Standard (WHO 75/502) genau quantifizieren. Er unterliegt einer deutlichen Altersabhängigkeit mit ansteigender Serumkonzentration in den ersten zehn Lebensjahren und sinkenden tIgE-Werten in den folgenden Jahrzehnten. Die Normbereiche des tIgE-Serumspiegels sind in erheblichem Maße von der untersuchten Population

◻ Tab. 4.1 Auswahl nicht-atopischer Differenzialdiagnosen bei erhöhtem Gesamt-IgE-Serumspiegel. (Mod. nach Pate et al. 2010)

Erkrankungsgruppe	Beispiele	Klinische Charakteristika (Auswahl)
Immundefekte	DiGeorge-Syndrom	Herzfehler, Thymushypoplasie, Hypoparathyreoidismus
	DOCK-8-Defizienz	Schwere kutane Infektionen (HSV, HPV), rez. Atemwegsinfektionen, Prädisposition für epitheliale Neoplasien
	Hyper-IgE-Syndrom	Ekzem, (kalte) Abszesse von Haut und Weichteilen, rez. Atemwegsinfektionen und Pneumatozelen, Dentitionsanomalien
	IPEX-Syndrom	Ekzem, chronische Diarrhoe, Polyendokrinopahtie
	Netherton-Syndrom	Ichthyose, Ekzem, Haaranomalien, schwere Infektionen in den ersten Lebensjahren
	Omenn-Syndrom	Erythrodermie, Alopezie, Lymphadenopathie, Hepatosplenomegalie
	Wiskott-Aldrich-Syndrom	Ekzem, Petechien, hämorrhagische Diathese, Thrombozytopenie, rez. schwere Infektionen
Infektionen/Infestationen	HIV	Exanthem, Fieber, Lymphadenopathie, orale Ulzera, erworbene Immundefizienz, opportunistische Infektionen
	Pertussis	Unspezifische Prodromi, Stakkatohusten
	Helminthosen	Variable Symptomatik; perianaler, v. a. nächtlicher Pruritus, Abdominalschmerzen (bei Oxyuriasis)
Vaskulitiden	Kawasaki-Syndrom	Antibiotika-resistentes Fieber > 5 Tage, Konjunktivitis, Lacklippen, polymorphes Exanthem, Lymphadenopathie
	Periarteriitis nodosa	Livedo racemosa, kutane Ulzerationen, Nephritis, Myalgien, Arthralgien, gastrointestinale Ulzera, Perikarditis
Sonstige	Bullöses Pemphigoid	Pruritus, Blasenbildung
	Hodgkin-Lymphom	Schmerzlose Lymphadenopathie, B-Symptomatik
	Nephrotisches Syndrom	Ödeme, Proteinurie, Hypercholesterinämie, arterielle Hypertonie, Thrombophilie
	Stammzelltransplantation	Z. n. Stammzelltransplantation, tIgE-Erhöhung bei ca. 25% transplantierter Patienten, kein Zusammenhang mit GvHD

abhängig, so dass allgemeingültige Referenzwerte bisher nicht bestimmt werden konnten.

Außerdem zeigt das Gesamt-IgE eine hohe interindividuelle Variabilität, die in der ersten Lebensdekade am stärksten ausgeprägt und multifaktoriell bedingt ist. So sind z. B. Polymorphismen des für den hochaffinen IgE-Rezeptor (FCεRI) kodierenden Gens mit einer erhöhten Synthese unspezifischer IgE-Antikörper assoziiert. Insbesondere bei stark erhöhten tIgE-Serumspiegeln sind zusätzlich immunologische, infektiöse und andere Grunderkrankungen zu berücksichtigen, die zu einer verstärkten Synthese nicht-allergenspezifischer IgE-Antikörper beitragen können (◻ Tab. 4.1). Erhöhte tIgE-Serumspiegel reflektieren also nicht nur die Summe allergenspezifischer IgE-Antikörper, sondern können auf einer genetischen Prädisposition beruhen oder Ausdruck nicht-atopischer Grunderkrankungen sein.

Trotz dieser Einschränkungen erfolgt die Bestimmung des Serum-tIgE in zahlreichen Bereichen nahezu automatisch als sog. Atopie-Screening, dessen klinischer Nutzen bei genauer Betrachtung jedoch (sehr) gering ist. Zum einen lässt sich bei zahlreichen Patienten trotz normwertiger tIgE-Spiegel eine Atopie nachweisen, die durch spezifische IgE-Antikörper gegen Inhalations- oder Nahrungsmittelallergene definiert ist (falsch negatives Screening). Zum anderen kann bei einigen Patienten trotz stark erhöhter tIgE-Serumspiegel eine IgE-vermittelte Soforttypsensibilisierung fehlen (falsch-positives Screening).

> **Das Gesamt-IgE stellt keinen zuverlässigen Biomarker atopischer Erkrankungen dar.**

Dem Gesamt-IgE wird zusätzlich eine Bedeutung in der Interpretation allergenspezifischer IgE-Antikörpertiter zugeschrieben. Es wird davon ausgegangen, dass bei stark erhöhtem tIgE auch unspezifische IgE-Antikörper an die Testallergene binden und falsch-positive Befunde hervorrufen können. Allerdings ließ sich diese Hypothese aufgrund widersprüchlicher Studienergebnisse bisher nicht eindeutig belegen. Zwar war z. B. bei Patienten mit Antibiotika-Allergie und hohen tIgE-Werten eine (leichte) Abnahme der Testgüte zu beobachten. Diese konnte aber in Untersuchungen größerer Populationen mit anderen, häufigeren Erkrankungen wie z. B. Nahrungsmittelallergie und/oder atopischem Ekzem nicht in gleicher Weise gezeigt werden. Hieraus wird deutlich, dass eine klinische Relevanz allergenspezifischer IgE-Titer auch bei stark erhöhtem Gesamt-IgE nicht a priori auszuschließen ist. Dennoch sollte an unspezifische, falsch-positive Resultate gedacht werden, wenn sich sIgE-Titer gegen eine Vielzahl getesteter Allergene bei gleichzeitig stark erhöhtem Gesamt-IgE zeigen.

> **Auch bei stark erhöhtem Gesamt-IgE können allergenspezifische IgE-Titer mit klinischen Symptomen assoziiert sein.**

Allergologische bzw. immunologische Indikationen, bei denen eine Bestimmung des Gesamt-IgE sinnvoll ist, umfassen die folgenden Erkrankungen:
- allergische bronchopulmonale Aspergillose,
- Hyper-IgE-Syndrom,
- T-Zell-Immundefekte,
- schweres Asthma bronchiale (vor/während Omalizumab-Therapie),
- atopisches Ekzem (v. a. bei multiplen, schwach positiven sIgE-Befunden).

Unter Behandlung mit dem humanisierten, monoklonalen anti-IgE-Antikörper Omalizumab bilden sich Omalizumab-IgE-Komplexe mit hoher Stabilität aus, die zu falsch-hohen Gesamt-IgE-Werten führen können. Daher sollte mithilfe spezieller Untersuchungsmethoden das »freie« IgE gemessen werden, das unter Omalizumab-Behandlung um bis zu 95% absinken kann.

■ **Allergenspezifische IgE-Antikörper**
Spezifische IgE-Antikörper (sIgE) können im Serum betroffener Patienten mithilfe nicht-kompetitiver Assays nachgewiesen werden. Diese beruhen entweder auf der Fixierung inhalativer oder nutritiver Allergene an einer Festphase (z. B. Zellulose) oder auf der Anwendung von Flüssigallergenen. In beiden Fällen werden hauptsächlich Allergenextrakte eingesetzt, die aus natürlichen Allergenquellen gewonnen werden. Nur bei besonderen Fragestellungen werden Allergenkomponenten eingesetzt.

Nach Blutentnahme und Probenaufbereitung erfolgt die Inkubation mit Patientenserum. Darin enthaltenes sIgE bindet zunächst an die eingesetzten Testallergene, während ungebundene, nicht-spezifische IgE-Antikörper in einem zweiten Schritt ausgewaschen werden. Anschließend werden dem Testansatz Fluoreszenz- oder Chemilumineszenz- markierte Anti-IgE-Antikörper zugesetzt, die an sIgE binden und seine Messung mithilfe unterschiedlicher Detektionssysteme erlauben (Übersicht: ▶ Hilfreiche Websites) (☐ Abb. 4.1). Die sIgE-Konzentration wird quantitativ in internationalen Units/ml (1 IU/ml = 2,44 ng/ml) oder semiquantitativ in Reaktionsklassen angegeben.

> **Der Serumspiegel des Gesamt-IgE und allergenspezifischer IgE-Antikörper lässt sich in vitro quantifizieren und wird in internationalen Units (IU/ml) angegeben.**

Aufgrund methodischer Unterschiede sind die Ergebnisse verschiedener Testsysteme jedoch nicht

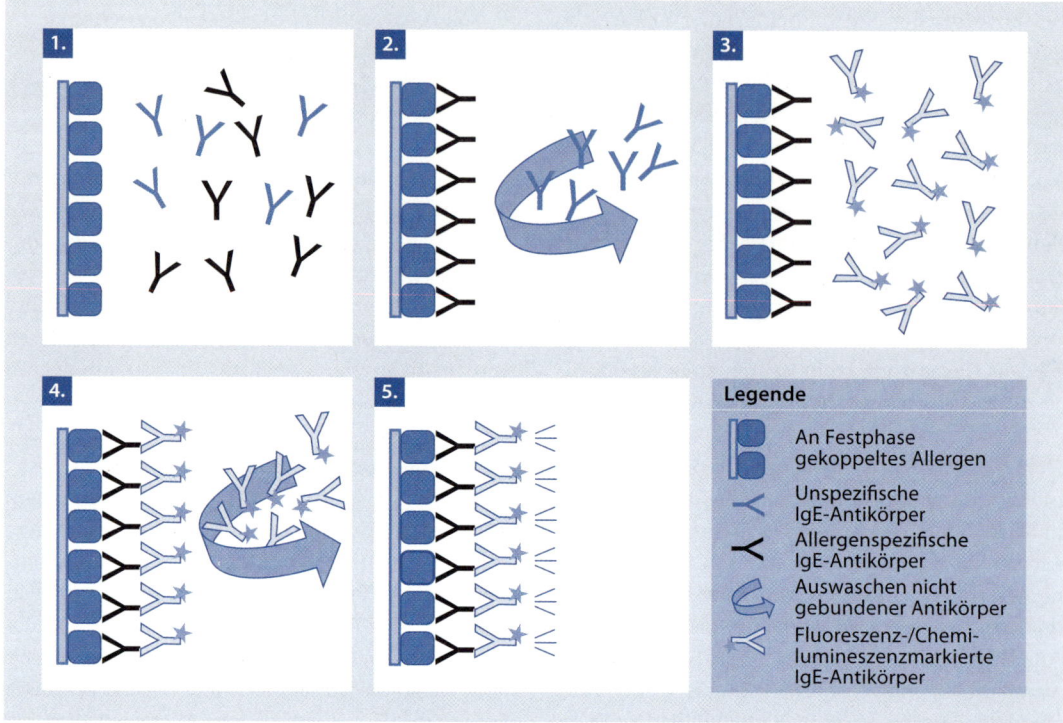

■ **Abb. 4.1**   Testprinzip nicht-kompetitiver Immunoassays zum Nachweis allergenspezifischer IgE-Antikörper (sIgE): 1) Inkubation von Patientenserum mit Festphasen-gekoppeltem Allergen; 2) Bindung spezifischer und Auswaschen unspezifischer IgE-Antikörper; 3) Inkubation mit fluoreszenzmarkierten Anti-IgE-Antikörpern; 4) Auswaschen überschüssiger Anti-IgE-Antikörper; 5) Detektion des mit der sIgE-Konzentration korrelierenden Fluoreszenz-Signals

direkt miteinander vergleichbar. Zudem sind bei der Befundinterpretation u. a. die folgenden systeminhärenten und patientenseitigen Faktoren zu berücksichtigen, die das Testergebnis maßgeblich beeinflussen können:

— Allergenkonzentration und Epitop-Komplexität der eingesetzten Extrakte,
— »Kontamination« mit kreuzreaktiven Proteinen oder Kohlenhydratdeterminanten,
— Bindungsaffinität spezifischer IgE-Antikörper im Patientenserum,
— Bindung blockierender, spezifischer IgG-Antikörper,
— nicht-spezifische IgE-Bindung (insbesondere bei hohem Gesamt-IgE, z. B. > 1000 IU/ml).

Eine zuverlässige Korrelation der gemessenen sIgE-Serumspiegel mit der klinischen Reagibilität betroffener Patienten ist nicht möglich. Zwar machen negative Resultate eine allergische Sofort-typreaktion, z. B. bei nahrungsmittel- oder pollenallergischen Patienten, unwahrscheinlich (hoher negativer Vorhersagewert). Diese ist jedoch trotz negativer In-vitro-Befunde keineswegs auszuschließen. Hieraus folgt, dass bei hochgradigem, anamnestischem Verdacht eine weiterführende Diagnostik obligat ist (z. B. Haut-Pricktests, Provokationstestungen).

In gleicher Weise haben sich trotz umfangreicher Studien keine allgemeingültigen sIgE-Grenzwerte etablieren lassen, die eine klinische Reaktion mit ausreichender Wahrscheinlichkeit (positiver Vorhersagewert ≥ 95%) voraussagen. Vor allem Untersuchungen von Patienten mit Nahrungsmittelallergie haben gezeigt, dass solche prädiktorischen sIgE-Grenzwerte (»clinical decision points«) eine ausgeprägte Variabilität aufweisen, die u. a. mit folgenden Faktoren assoziiert ist:

- Patientenalter,
- Krankheitsdauer, -stadium,
- Prävalenz der Erkrankung in der untersuchten Population,
- Studiendesign (statistische Methoden, offene vs. verblindete Provokationstestung etc.).

Daher dürfen die ermittelten sIgE-Werte nur im Kontext einer eingehenden klinischen Untersuchung und einer ausführlichen Anamnese interpretiert werden (► Kap. 12).

> **Eine klinische Toleranz oder das Risiko allergischer Soforttypreaktionen können durch die alleinige Bestimmung allergenspezifischer IgE-Serumspiegel nicht mit ausreichender Sicherheit vorhergesagt werden.**

■ **Multiallergen-Screening**
Das Testprinzip sog. Multiallergen-Screenings entspricht weitgehend dem der konventionellen sIgE-Nachweismethoden. In den jeweiligen Assays werden jedoch nicht nur einzelne, sondern multiple inhalative und/oder nutritive Allergene verwendet, die simultan mit Patientenserum inkubiert werden. Bei Detektion allergenspezifischer IgE-Antikörper gegen mindestens eines der enthaltenen Allergene ist das Screening positiv, so dass eine Aufschlüsselung mit den enthaltenen Einzelallergenen erfolgen sollte.

Als qualitative Screening-Verfahren zur Unterscheidung atopischer und nicht-atopischer Patienten sind diese Allergenpanels der einfachen Bestimmung des Gesamt-IgE-Spiegels überlegen. Es müssen jedoch alters- und erkrankungsspezifische Besonderheiten bei der Auswahl des Allergenspektrums berücksichtigt werden.

Zusätzlich ist zu beachten, dass in den aktuell verfügbaren, kommerziellen Screening-Panels nicht alle potenziell relevanten Allergene enthalten sind. Bei anamnestischem Verdacht und negativem Screening sollten daher zusätzliche In-vitro-Allergene getestet und ggf. eine weiterführende Abklärung (z. B. Haut-Pricktest, Provokationstestung) eingeleitet werden. Andererseits kann ein positives sIgE-Screening bei ca. 15–20% gesunder Patienten vorliegen, die bei späterer Allergenexposition keinerlei Symptome aufweisen.

> **Ein unreflektiertes, serologisches IgE-Screening ist mit einem hohen Risiko falsch-negativer und falsch-positiver Befunde assoziiert.**

■ **Allergenkomponenten-basierte Diagnostik**
Molekularbiologische Techniken haben in den vergangenen Jahren die In-vitro-Diagnostik sowohl im Bereich der allergologischen Grundlagenforschung als auch in der klinischen Betreuung allergischer Patienten bereichert. So gelang die Identifikation und Isolation allergener Proteine aus zahlreichen Allergenquellen. Diese sog. Allergenkomponenten konnten im weiteren Verlauf rekombinant synthetisiert werden und stehen heute in standardisierter Form und quasi beliebiger Menge für die In-vitro-Diagnostik zur Verfügung (► Kap. 3).

Auf dieser Basis entwickelte sich das Konzept der komponentenbasierten Diagnostik (»component-resolved diagnosis«, CRD), die den Nachweis spezifischer IgE-Antikörper gegen aufgereinigte, natürliche oder rekombinant hergestellte Allergenkomponenten erlaubt. Mithilfe der CRD können Sensibilisierungsprofile betroffener Patienten erstellt werden, die bei der Differenzierung von Kreuzreaktionen hilfreich sind. Es lassen sich ebenfalls Sensibilisierungsmuster detektieren, die mit einem höheren klinischen Reaktionsrisiko assoziiert sind. Zusätzlich können charakteristische sIgE-Profile als ergänzendes Diagnosekriterium im Einzelfall herangezogen werden (◘ Tab. 4.2).

Seit kurzem sind zudem sog. Allergen-Microarrays kommerziell erhältlich, die Triplikate von über 100 natürlichen oder rekombinanten Allergenkomponenten tragen können. Nach Inkubation mit Patientenserum binden spezifische IgE-Antikörper an die korrespondierende Allergenkomponente auf dem Allergen-Microarray und werden mithilfe eines fluoreszenzmarkierten Zweitantikörpers als unterschiedlich stark fluoreszierende Punkte detektiert. Das so entstehende Reaktionsmuster wird mittels eines Laserscanners erfasst und computergestützt ausgewertet.

Auch wenn die komponentenbasierte Diagnostik (CRD) bereits Einzug in die Routineversorgung pädiatrischer Patienten gefunden hat und entsprechende Untersuchungen leicht verfügbar sind, darf ihr Einsatz nicht unkritisch erfolgen. Es

4

◻ Tab. 4.2 Beispiele einer ergänzenden, komponentenbasierten Diagnostik kinderallergologischer Erkrankungen. (Mod. nach Schmid-Grendelmeier 2010)

Fragestellung	Allergenquelle	Allergenkomponente/n
Birkenpollen-assoziiertes, orales Allergiesyndrom	Rohes Stein- und Kernobst	– Birkenpollen-Majorallergen: Bet v 1 (PR10-Protein) – Spezies-spezifische PR10-Proteine: z. B. Mal d 1 (Apfel), Api g 1 (Sellerie)
Allergische bronchopulmonale Aspergillose	Aspergillus fumigatus	Krankheitstypische Sensibilisierung gegen Asp f 4, Asp f 6
Hühnereiallergie, auch gegen gebackenes Hühnerei	Hühnerei	Hitzestabiles Ovomucoid: Gal d 1
Nahrungsmittelabhängige, anstrengungsinduzierte Anaphylaxie	Weizen	Omega-5-Gliadin: Tri a 19
Anaphylaxie nach	Pfirsich	Lipid-Transfer-Protein: Pru p 3
	Haselnuss	Lipid-Transfer-Protein: Cor a 8
	Erdnuss	Speicherproteine: Ara h 1, 2, 3
	Meeresfrüchten	Tropomyosin: Pen a 1
Latexallergie	Latex	– Spina bifida: Hev b 1, Hev b 3 – Ansonsten: Hev b 5, Hev b 6
Insektengiftallergie	Biene	Phospholipase A 2: Api m 1
	Wespe	Antigen 5: Ves v 5

gilt zu berücksichtigen, dass die CRD bisher nur in Teilbereichen der pädiatrischen Allergologie und lediglich in selektierten (Risiko-)Populationen evaluiert wurde. Daher sind sIgE-Sensibilisierungsprofile, auch wenn sie »hochauflösend« mit Allergen-Microarrays gewonnen werden, in keinem Fall allein ausreichend, um eine zuverlässige Allergiediagnose zu stellen. Zusätzlich erfordert die Interpretation des teils umfangreichen sIgE-Spektrums fundierte allergologische Kenntnisse. Anwendungsmöglichkeiten und Grenzen der CRD werden in den entsprechenden Kapiteln ausführlicher besprochen (insbesondere ▶ Kap. 12 und ▶ Kap. 15).

> **Eine allergenkomponenten-basierte Diagnostik ist speziellen Fragestellungen vorbehalten und sollte nur gezielt im Kontext einer detaillierten Anamnese sowie ggf. weiterer Untersuchungen erfolgen.**

Immunglobulin G

Aus Sicht der pädiatrischen Allergologie sind spezifische IgG-Antikörper (sIgG) in der Regel nicht kli-

nisch relevant. In erster Linie werden sIgG und insbesondere spezifische IgG_4-Antikörper ($sIgG_4$) als physiologische Immunantwort gegen eine Vielzahl inhalativer und nutritiver Proteine sowie gegen Insektengiftallergene synthetisiert. Sie können daher als In-vitro-Indikatoren klinischer Soforttypallergien nicht eingesetzt werden, auch wenn dies von gewinnorientierten Einsendelabors immer wieder suggeriert wird.

In klinischen Studien zeigten $sIgG_4$ unter spezifischer Immuntherapie (z. B. mit Insektengift) oder nach oraler Toleranzinduktion häufig ansteigende Serumspiegel, die als Indikator der Immunogenität der eingesetzten Extrakte herangezogen wurden. Es ist jedoch weiterhin nicht geklärt, ob dieser $sIgG_4$-Anstieg als zuverlässiger Marker eines ausreichenden klinischen Ansprechens auf die Immuntherapie interpretiert werden darf.

Interessanterweise zeigen Kuhmilch-allergische Kinder nach spontaner Toleranzentwicklung höhere $sIgG_4$-Titer gegenüber der Kuhmilchkomponente Beta-Lactoglobulin als Kinder mit persistierender Kuhmilchallergie. In gleichem Sinne weisen

Hühnerei-tolerante Patienten höhere sIg_4- und niedrigere sIgE-Werte gegenüber Eiklar oder Hühnerei-Komponenten (Ovomucoid, Ovalbumin) auf als Kinder mit Hühnereiallergie. Eine routinemäßige Bestimmung des $sIgG_4$, z. B. zur Abschätzung eines Reaktionsrisikos unter oraler Provokationstestung, kann jedoch aufgrund der noch sehr eingeschränkten Datenlage nicht empfohlen werden.

> **Allergenspezifische IgG- und IgG_4-Antikörper sind als physiologische Immunantwort zu interpretieren und dürfen nicht als Indikatoren einer Nahrungsmittelallergie herangezogen werden.**

Einzig bei pulmonalen Erkrankungen ist die Bestimmung spezifischer IgG-Antikörper klinisch sinnvoll. So lassen sich bei Kindern mit aktiver exogen-allergischer Alveolitis regelhaft präzipitierende IgG-Antikörper gegen auslösende Mikroorganismen, tierische Proteine oder chemische Substanzen nachweisen. Diese sind zwar nicht pathognomonisch, da sie auch bei Gesunden nachweisbar sind, stellen aber bei entsprechender Klinik ein hilfreiches Diagnosekriterium dar. Auch die allergische bronchopulmonale Aspergillose (ABPA) ist durch präzipitierende IgG-Antikörper sowie durch Aspergillus-spezifische IgG-Antikörper charakterisiert, die neben anderen serologischen Markern zur Diagnosestellung beitragen (▶ Kap. 16).

Mediatorennachweise

Es ist technisch möglich, zahlreiche »allergologische« Mediatoren mit variabler Funktion in unterschiedlichen Körperflüssigkeiten nachzuweisen. Während dies in grundlagenwissenschaftlichen Untersuchungen und klinischen Studien eine große Rolle spielt, sind im kinderallergologischen Alltag nur wenige Mediatoren bzw. deren Metaboliten von größerer Bedeutung.

■ **Histamin**

Histamin kann in Plasmaproben exakt quantifiziert werden, seine Metaboliten sind zusätzlich im Sammelurin betroffener Patienten nachweisbar. Allerdings sind die Probengewinnung und -aufbereitung vergleichsweise anspruchsvoll, wodurch sich die Wahrscheinlichkeit präanalytischer Fehler

erhöht. Zusätzlich beträgt die Halbwertszeit von Histamin nur wenige Minuten, so dass sich bei verspäteter Blutentnahme falsch-negative Befunde ergeben. Andererseits erhöhen externe Histaminquellen (v. a. Nahrungsmittel) das Risiko falschpositiver Befunde. Aus diesen Gründen spielt die Bestimmung des Plasma-Histaminspiegels bzw. der Urinkonzentration von Histaminmetaboliten in der allergologischen Routinediagnostik keine entscheidende Rolle. Auch die Bestimmung der Histamin-Freisetzung aus basophilen Granulozyten nach Allergenstimulation ist speziellen Fragestellungen vorbehalten.

■ **Tryptase**

Als tetramere Serinprotease wird die Tryptase hauptsächlich von Mastzellen und basophilen Granulozyten synthetisiert, in deren Granula sie in verschiedenen Isoformen gespeichert wird. Die Konzentration der Tryptase ist in Mastzellen ca. 300- bis 500-fach höher als in basophilen Granulozyten.

Die unreifen Vorstufen α- und β-Protryptase werden kontinuierlich sezerniert, ihr Serum-Basalwert korreliert daher in erster Linie mit der Gesamt-Mastzelllast betroffener Patienten. Hingegen wird die reife β-Tryptase erst bei Mastzellaktivierung freigesetzt, z. B. im Rahmen einer schweren Anaphylaxie. Sie erreicht dann nach ca. 30–120 Minuten Spitzenspiegel und kehrt innerhalb von 12–24 Stunden zum Basalwert zurück. Signifikant erhöhte Serum-Tryptasespiegel können außerdem bei hämato-onkologischen Erkrankungen (z. B. akute myeloische Leukämie) und bei Patienten mit terminalem Nierenversagen bzw. unter Hämodialyse auftreten.

In der klinischen Routinediagnostik steht ein kommerzieller Fluoreszenz-Enzymimmunoassay zur Verfügung, der eine serologische Quantifizierung der Gesamt-Tryptasekonzentration erlaubt (ImmunoCAP® Tryptase, Phadia/Thermofisher, Freiburg). Als obere Normwertgrenze (95. Perzentile) wird vom Hersteller ein Tryptase-Serumspiegel von 11,4 µg/l angegeben. Bei erhöhten Tryptase-Spiegeln ohne jegliches klinisches Korrelat sollte an die Möglichkeit falsch-positiver Testergebnisse aufgrund heterophiler Antikörper (z. B. Rheumafaktor) gedacht werden. Säuglinge mit einem Lebensalter < 3 Monate weisen im Vergleich

4

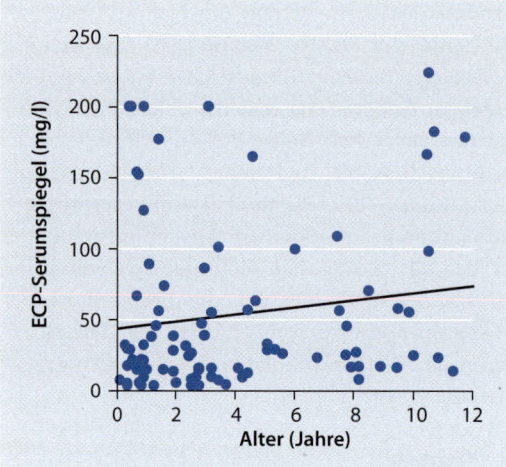

□ Abb. 4.2   ECP-Serumspiegel bei 100 Säuglingen, Klein-
und Schulkindern mit atopischem Ekzem: deutliche Altersabhängigkeit und starke interindividuelle Variabilität. (Mod.
nach Ott et al. 2010)

zu älteren Kindern und Erwachsenen höhere Tryp-
tase-Spiegel auf, die jedoch bei gesunden Patienten
die o. g. Normwertgrenze nicht überschreiten.

Im folgenden klinischen Situationen, die in den
entsprechenden Kapiteln ausführlich erörtert werden, ist die Messung der Serum-Tryptase potenziell
sinnvoll:
- Anaphylaxie (Nachweis einer Mastzell-assoziierten Soforttypreaktion),
- Mastozytose (Indikator für die Mastzelllast
  betroffener Patienten),
- Insektengiftallergie (Indikator für schwere Reaktionen bei erneutem Stichereignis).

Im Gegensatz hierzu ist die Bestimmung der Serum-Tryptase im Rahmen anderer Fragestellungen
wie z. B. bei chronischer Urtikaria oder bei Verdacht auf eine Histamin-Intoleranz in der Regel
nicht indiziert.

■ **Eosinophiles kationisches Protein**
Eosinophile Granulozyten tragen entscheidend zur
Pathogenese allergischer Erkrankungen des Respi-
rations- und Gastrointestinaltraktes sowie der Haut
bei. Sie weisen durchschnittlich 20 Granula auf, in
denen vier Proteine mit unterschiedlichen, teils unbekannten Funktionen gespeichert werden:

- major basic protein,
- eosinophiles Protein X,
- Eosinophilen-Peroxidase,
- eosinophiles kationisches Protein.

Ein erhöhter Serumspiegel dieser basischen Proteine ist sowohl mit der Gesamtzahl eosinophiler
Granulozyten als auch mit deren Aktivierungsgrad
assoziiert.

Das eosinophile kationische Protein (ECP) stellt
aktuell den am meisten untersuchten Eosinophi-
len-Parameter dar, für dessen Quantifizierung ein
kommerzieller   Fluoreszenz-Enzymimmunoassay
zur Verfügung steht. Diese Testmethode erfordert
eine standardisierte Probengewinnung. Als obere
Normwertgrenze wird vom Hersteller ein ECP-Serumspiegel von 13,3 µg/l angegeben (95. Perzentile).

ECP kann in unterschiedlichen Körperflüssigkeiten nachgewiesen werden (Serum, Sputum,
Speichel, Nasensekret etc.), in denen der ECP-
Spiegel bei allergischen Erkrankungen häufig erhöht ist. So ließ sich bei Patienten mit Asthma
bronchiale eine Korrelation der bronchopulmona-
len Entzündungsreaktion und des Asthmaschwere-
grades mit der ECP-Konzentration in Serum und
Sputum etablieren. In gleichem Sinne zeigte sich
eine Abnahme der ECP-Konzentration unter anti-
asthmatischer Therapie z. B. mit Glukokortikoiden
oder Leukotrienantagonisten.

Auch bei Patienten mit atopischem Ekzem,
eosinophilen Magen-/Darmerkrankungen sowie
allergischer Rhinitis fanden sich erhöhte ECP-
Werte. Allerdings zeigte sich in den untersuchten
Populationen eine teils ausgeprägte interindividuelle Variabilität der ECP-Spiegel (□ Abb. 4.2), so
dass allgemeingültige Normwerte bisher nicht etabliert werden konnten. Zusätzlich können erhöhte
ECP-Serumspiegel auch bei Kindern ohne Atopie
beispielsweise bei folgenden, potenziell Eosinophi-
lie-assoziierten Erkrankungen/Umgebungsfaktoren
nachgewiesen werden:
- virale und bakterielle Infektionen,
- parasitäre Infestationen,
- Immundefekte (z. B. Hyper-IgE-Syndrom),
- hämato-onkologische Erkrankungen (z. B.
  akute myeloische Leukämie, Langerhanszell-
  Histiozytose, Hypereosinophilie-Syndrom),

- Eosinophilie-assoziierte Dermatosen (z. B. Erythema toxicum neonatorum, bullöses Pemphigoid, Incontinentia pigmenti),
- Kollagenosen (z. B. Dermatomyositis),
- Nikotinabusus.

Andererseits wurden Polymorphismen im ECP-kodierenden Gen (RNASE3) identifiziert, die einen signifikanten Einfluss auf die ECP-Synthese der untersuchten Patienten ausübten. Die Bedeutung dieser Befunde muss jedoch in weiteren Studien größerer, gut definierter Patientenpopulationen evaluiert werden.

> ECP-Spiegel können im Einzelfall als klinischer Verlaufsparameter atopischer Erkrankungen hilfreich sein, während sie aufgrund mangelnder Spezifität nicht als sicheres Diagnosekriterium herangezogen werden können.

Fazit für die Praxis
- Zur Labordiagnostik allergischer Erkrankungen werden im klinischen Alltag hauptsächlich serologische Untersuchungsmethoden eingesetzt.
- Der Serumspiegel des Gesamt-IgE und allergenspezifischer IgE-Antikörper lässt sich in vitro exakt quantifizieren.
- Das Serum-Gesamt-IgE wird oft als »Atopie-Screening« verwendet, obwohl es hierfür aufgrund zahlreicher Einflussfaktoren nicht geeignet ist.
- Neben atopischen Erkrankungen können insbesondere Immundefekte, Infektionen und parasitäre Infestationen mit teils stark erhöhten Gesamt-IgE-Werten einhergehen.
- Der Nachweis spezifischer IgE-Antikörper weist eine Sensibilisierung betroffener Patienten nach, deren klinische Relevanz im klinischen Kontext beurteilt werden muss.
- Eine klinische Toleranz oder das Risiko allergischer Soforttypreaktionen können durch die alleinige Bestimmung spezifischer IgE-Serumspiegel nicht vorhergesagt werden.
- Die Bestimmung allergenspezifischer IgG-Antikörper ist klinisch nur selten, v. a. bei exogen allergischer Alveolitis sowie bei bronchopulmonaler Aspergillose, indiziert.

- Allergenspezifische IgG-Antikörper dürfen nicht als Indikatoren einer Nahrungsmittelallergie herangezogen werden.
- Histamin stellt aufgrund seiner kurzen Halbwertszeit keinen zuverlässigen Biomarker allergischer bzw. anaphylaktischer Reaktionen dar.
- Die Gesamt-Mastzelllast betroffener Patienten korreliert mit dem Basalwert der Serum-Tryptase, der bei kutaner und systemischer Mastozytose erhöht sein kann.
- Bei Mastzellaktivierung im Rahmen schwerer Anaphylaxien kann die Serum-Tryptase vorübergehend erhöht gemessen werden.
- Serumspiegel des eosinophilen kationischen Proteins können im Einzelfall als klinischer Verlaufsparameter atopischer Erkrankungen hilfreich sein.

4.2.2 Zelluläre Testverfahren

Das Grundprinzip zellulärer In-vitro-Tests besteht darin, Effektorzellen der allergischen Immunantwort mit einem Allergen zu inkubieren. Im Fall einer spezifischen Aktivierung der jeweiligen Zellpopulation (z. B. basophile Granulozyten, Mastzellen, Lymphozyten) lässt sich diese anhand freigesetzter Mediatoren (z. B. Histamin, Leukotriene), der Zellproliferation oder einer vermehrten Expression von Oberflächenmarkern (z. B. CD63, CD203) quantifizieren.

Zu den v. a. in wissenschaftlichen Untersuchungen am häufigsten eingesetzten, zellbasierten Methoden gehören:
- Basophilen-Aktivierungstest (BAT),
- Lymphozyten-Transformationstest (LTT),
- Cellular Antigen Stimulation Test (CAST),
- Histamin-Release-Assay,
- Enzyme-linked Immunospot Assay (ELISPOT).

All diesen Verfahren ist gemeinsam, dass sie die Testung mit nativen Allergenen erlauben. Zusätzlich können sie als funktionelle In-vitro-Tests die allergenspezifische zelluläre Immunantwort betroffener Patienten charakterisieren. Allerdings stellen diese Testsysteme höhere Anforderungen an die Probenverarbeitung als z. B. serologische

4

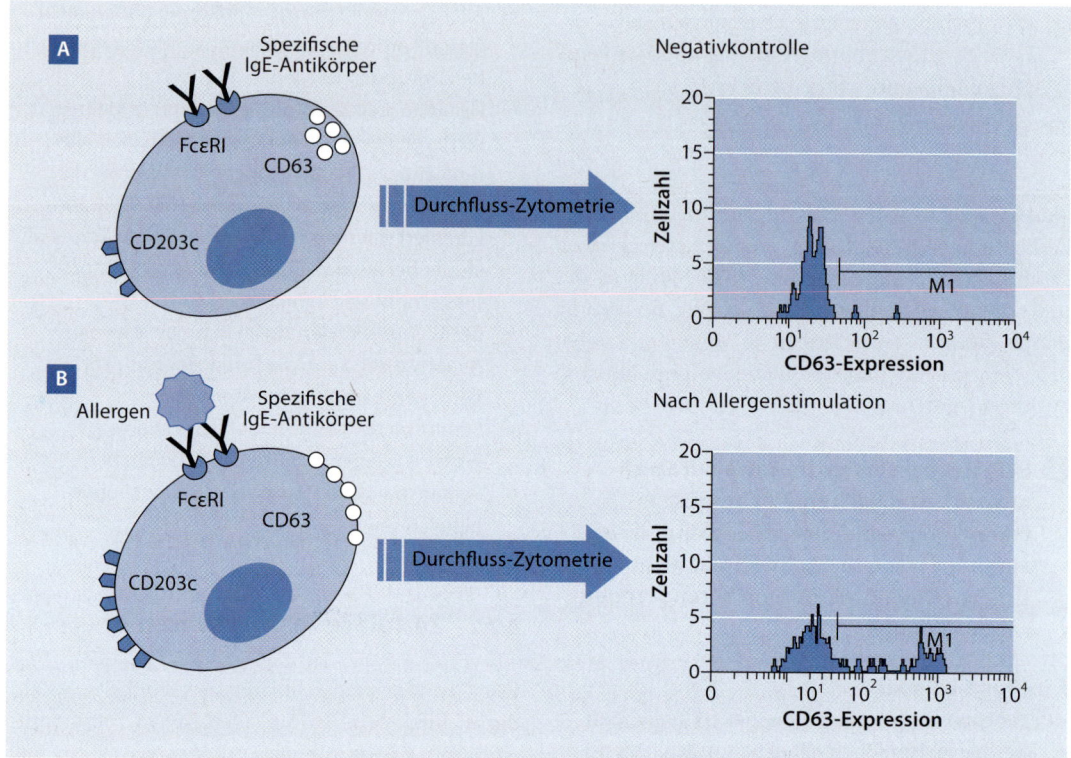

◘ **Abb. 4.3**   Basophilen-Aktivierungstest eines Patienten mit Soforttypallergie: **A)** Nicht aktivierter basophiler Granulozyt (Negativkontrolle): durchflusszytometrisch nur geringe Expression von CD63 messbar; **B)** Zellaktivierung nach Allergeninkubation und Quervernetzung membranständiger, spezifischer IgE-Antikörper: durchflusszytometrisch vermehrte CD63-Expression detektierbar.

Untersuchungen. Auch der personelle und zeitliche Aufwand ist erheblich höher, z. B. weil die Proben bei einem Teil der zellulären Testverfahren direkt weiterverarbeitet werden müssen. Daher sind diese Tests nur bei besonderen Fragestellungen indiziert. Im klinischen Alltag kommt in erster Linie der Basophilen-Aktivierungstest zum Einsatz, der in unterschiedlicher Ausführung auch kommerziell erhältlich ist. Nur in seltenen Fällen wird der Lymphozyten-Transformationstest eingesetzt, für den kommerzielle Assays nicht zur Verfügung stehen.

> ❯ **Zelluläre Testverfahren stellen hohe Anforderungen an Probengewinnung, -aufbereitung und -transport, so dass sie im klinischen Alltag nur selten eingesetzt werden.**

Basophilen-Aktivierungstest (BAT)

Patienten mit allergischer Soforttypsensibilisierung weisen an der Oberfläche ihrer basophilen Granulozyten spezifische IgE-Antikörper auf, die an den hochaffinen IgE-Rezeptor gebunden sind. Der BAT beruht darauf, dass basophile Granulozyten mit dem Testallergen inkubiert und hierdurch aktiviert werden, sofern eine Quervernetzung membranständiger, allergenspezifischer IgE-Antikörper stattfindet. Diese Immunantwort geht mit einer vermehrten Expression von Oberflächenproteinen einher (z. B. CD63, CD203c), die sich mittels Durchflusszytometrie detektieren lässt (◘ Abb. 4.3).

Der BAT dient somit dem Nachweis einer allergischen Soforttypsensibilisierung und wurde als einziges zelluläres Testsystem in zahlreichen klinischen Studien evaluiert. Aufgrund einer noch immer mangelhaften Standardisierung sind die Ergebnisse dieser Untersuchungen jedoch nur eingeschränkt vergleichbar. Somit können wichtige Testgüte-Parameter des BAT (z. B. Sensitivität, Spezifität) nicht abschließend beurteilt werden. Dennoch kann der BAT bei folgenden Indikationen und unklarer Vordiagnostik hilfreich sein:

- Insektengiftallergie (z. B. bei serologischer »Doppelpositivität« mit Nachweis spez. IgE-Antikörper gegen Bienen- und Wespengift),
- Arzneimittelallergie (z. B. zur Abklärung perioperativer Anaphylaxien nach Applikation von Muskelrelaxantien),
- anamnestisch hochgradiger Verdacht auf eine Soforttypallergie/Anaphylaxie und völlig unauffällige Befunde der In-vitro- und In-vivo-Vordiagnostik.

Ein Vorteil des BAT besteht darin, dass Allergene eingesetzt werden können, die in Hauttestungen häufig irritativ wirken (z. B. Muskelrelaxantien) und/oder für die herkömmliche Labordiagnostik nicht zur Verfügung stehen. Zusätzlich ist der BAT unabhängig von einer gleichzeitigen Einnahme von H$_1$-Antihistaminika und nebenwirkungsfrei durchführbar.

Neben der mangelnden Standardisierung ergeben sich jedoch weitere Nachteile des BAT, die ihn als Routinemethode zum Nachweis einer Soforttypallergie ungeeignet scheinen lassen. So zeigt sich eine ausgeprägte inter- und intraindividuelle Variabilität der Basophilen-Antwort nach Allergenstimulation. Es sind daher mehrfache Messungen mit aufsteigenden Testkonzentrationen erforderlich. Zusätzlich sind optimale Testkonzentrationen nur für wenige Substanzen etabliert, so dass nicht selten Kontrollproben gesunder Probanden mitgeführt werden müssen. Gleichzeitig ist bei 10–15% der Testpersonen keine Basophilen-Aktivierung induzierbar (Non-Responder). Außerdem verfügen nur wenige Labore über ausreichende Erfahrung mit dieser Methode, so dass häufig ein Probenversand über weite Distanzen erforderlich wird. Dem steht gegenüber, dass BAT-Blutproben innerhalb von vier Stunden gemessen werden sollten, um eine optimale Durchführung und Auswertung zu garantieren.

> Der Basophilen-Aktivierungstest stellt keine allergologische Routinemethode dar und ist speziellen Fragestellungen vorbehalten, v. a. bei Arzneimittel- und Insektengiftallergie.

Lymphozytentransformationstest (LTT)

Während der BAT ausschließlich allergische Soforttypsensibilisierungen detektiert, können zelluläre Spättypreaktionen mit dem sog. Lymphozytentransformationstest (LTT) untersucht werden.

Bei diesem Testverfahren werden mittels Dichtegradientenzentrifugation zunächst Lymphozyten bzw. mononukleäre Zellen aus Vollblut isoliert und in einer Kulturlösung mit dem entsprechenden Arzneimittel inkubiert. Eine Negativkontrolle ohne Antigenzugabe und eine Positivkontrolle werden ebenso mitgeführt. Die Zellproliferation wird durch den Einbau radioaktiv markierten Thymidins (3H-Thymidin) in allergenspezifische »transformierte« Lymphozyten gemessen. Das Testergebnis wird als Stimulationsindex ausgedrückt, der den allergenspezifischen Thymidin-Einbau in das Verhältnis zur Negativkontrolle setzt.

Der LTT hat in der Vergangenheit in Einzelfällen helfen können, T-Zell-Antworten gegen verschiedene Medikamente zu objektivieren, z. B. ß-Lactame, Antikonvulsiva oder Sulfonamide. Er kann insbesondere zur Abklärung schwerer Arzneimittelreaktionen (z. B. toxische epidermale Nekrolyse) dienen, für die andere In-vivo- oder In-vitro-Verfahren nicht verfügbar sind.

Es gilt jedoch zu berücksichtigen, dass der LTT sehr störanfällig ist. So führt z. B. eine Endotoxin-Kontamination der eingesetzten Allergene zu falsch-positiven Ergebnissen mit hohen Stimulationsindizes. Andererseits kann die allergeninduzierte T-Zellproliferation aufgrund der niedrigen Konzentration arzneimittelspezifischer T-Lymphozyten im peripheren Blut sehr schwach sein und falsch-negative Ergebnisse verursachen. Weiterentwicklungen des LTT bieten die Möglichkeit, neben der Lymphozyten-Proliferation andere Aktivierungsmarker zu messen, z. B. CD69 oder eine allergenspezifische Freisetzung von Zytokinen. Dennoch ist der klinische Nutzen des LTT durch seine noch immer ungenügende Standardisierung und die Tatsache limitiert, dass nur wenige Einrichtungen über eine ausreichende Erfahrung mit seiner Durchführung verfügen.

> Der Lymphozytentransformationstest wird im klinischen Alltag nur sehr selten und nahezu ausschließlich in der Diagnostik schwerer Arzneimittelreaktionen eingesetzt.

4.3   In-vivo-Diagnostik

H. Ott, L. Lange

4.3.1   Hauttestungen

H. Ott

Hauttestungen sind unverzichtbarer Bestandteil des kinderallergologischen Repertoires, da sie die In-vivo-Diagnostik allergischer Sensibilisierungen mit nativen Allergenen erlauben. Häufig stellen sie die einzig etablierte Testmethode dar (z. B. bei Kontaktallergie) oder erreichen eine den laborchemischen Untersuchungen ebenbürtige Testgüte. In der Hand des geübten Untersuchers sind sie zumeist ohne relevante Komplikationen durchführbar und können in vielen Situationen als kostengünstige Alternative zu In-vitro-Verfahren eingesetzt werden. Nicht zuletzt besitzen sie aufgrund der unmittelbar sicht-/fühlbaren Testergebnisse einen hohen didaktischen Stellenwert für betroffene Patienten und deren Eltern.

Allerdings erfordern Allergenauswahl, Testdurchführung und -ablesung sowie die abschließende Befundinterpretation eine umfangreiche Praxiserfahrung. Folgerichtig werden in den Maßnahmenkatalogen für die Zusatz-Weiterbildung Allergologie »Kutan- und Epikutanteste bei Sofort-typ- und Spättyp-Reaktionen« in hoher Zahl vorgeschrieben.

In den folgenden Abschnitten werden die im klinischen Alltag häufig eingesetzten Verfahren dargestellt, während in der Pädiatrie wenig gebräuchliche Untersuchungsmethoden (z. B. Scratch-Test, Reibtest) keine Erwähnung finden. Testgütekriterien (z. B. Sensitivität, Spezifität, positiver/negativer Vorhersagewert) werden in ihrem klinischen Kontext in den korrespondierenden Kapiteln diskutiert.

Epikutantest

■   **Grundlagen**

Der Epikutantest (Synonym: Patchtest) beruht darauf, dass epikutan applizierte Substanzen unter Okklusion in die Haut penetrieren und bei sensibilisierten Patienten am Auftragungsort eine kleinflächige allergische Reaktion hervorrufen. Er dient dem Nachweis spezifischer T-Lymphozyten, die durch Kontaktallergene oder Arzneimittel aktiviert werden und für allergische Spättypreaktionen verantwortlich sind. Zur Standardisierung des Epikutantests bei Kindern und Erwachsenen wurden interdisziplinäre Leitlinien entwickelt (► Hilfreiche Websites), die als Grundlage der folgenden Abschnitte dienen.

■   **Indikationen**

Anders als bei Erwachsenen führen berufsdermatologische Fragestellungen bei Kindern und Jugendlichen naturgemäß nur selten zur Epikutantestung. In dieser Altersgruppe stellt vielmehr der Verdacht auf eine Kontaktallergie – z. B. gegen Schmuck, duftstoffhaltige Externa oder andere Alltagsgegenstände – die Hauptindikation dar.

Zusätzlich können Epikutantests bei Kindern mit entzündlichen Hauterkrankungen (z. B. atopischem Ekzem, nummulärem Ekzem, Windeldermatitis) zur differenzialdiagnostischen Abgrenzung sinnvoll sein. In dieser Patientengruppe erfolgt der Epikutantest ebenfalls zum Ausschluss einer sekundären Sensibilisierung, die für Exazerbationen der Grunderkrankung verantwortlich sein kann.

Abschließend wird der Epikutantest zur allergologischen Diagnostik bei Patienten mit Z. n. kutanen Arzneimittelreaktionen vom Spättyp eingesetzt. Prophetische Testungen bei ansonsten unauffälliger Anamnese, z. B. zum Ausschluss einer Nickel-Kontaktallergie vor Anlage einer Zahnspange, sind hingegen sinnlos.

> **Hauptindikationen für die Durchführung eines Epikutantests bei Kindern**
> - Verdacht auf allergisches Kontaktekzem
> - Verdacht auf sekundäre Kontaktsensibilisierung, z. B. bei atopischem Ekzem
> - Verdacht auf Arzneimittelallergie vom Spättyp

▪ **Kontraindikationen**

Seitens des Patienten stellen floride, entzündliche Hauterkrankungen eine wichtige Kontraindikation dar. Zum einen können vorbestehende Effloreszenzen die Testablesung im Sinne falsch-positiver Reaktionen verfälschen. Zum anderen kann die Epikutantestung eine akute Exazerbation nicht ausreichend kontrollierter, ekzematöser Vorerkrankungen verursachen.

Auch kutane Infektionen im Testgebiet, die möglicherweise unter Testpflaster-Okklusion exazerbieren, sollten vor Testbeginn abgeheilt sein. Häufig wird nach Behandlung der vorgenannten Hauterkrankungen ein beschwerdefreies Intervall von ca. 3–4 Wochen empfohlen, bevor eine Epikutantestung durchgeführt werden kann.

> **Epikutantestungen sollten erst ca. 3–4 Wochen nach vollständiger Abheilung florider Ekzeme oder kutaner Infektionen unternommen werden.**

Auch eine immunsuppressive Arzneimitteltherapie kann das Ergebnis der Epikutantestung beeinflussen. Zwar zeigte sich bei Erwachsenen, dass eine Behandlung mit systemischen Glukokortikoiden in niedriger Dosierung (< 15–20 mg Prednisolonäquivalent) die Testreaktion nur selten verfälscht. Allerdings liegen zu dieser Fragestellung widersprüchliche Studienergebnisse vor, und vergleichbare Daten wurden für das Kindesalter bisher überhaupt nicht publiziert.

Daher sollte eine Epikutantestung erst nach Absetzen der systemischen Glukokortikoid-Therapie durchgeführt werden. Das optimale, therapie-freie Intervall ist jedoch nicht bekannt und zudem von der Eliminationshalbwertszeit der jeweiligen Substanz abhängig. Dennoch kann auf dem Boden klinischer Erfahrung davon ausgegangen werden, dass eine Therapiepause von ca. 2–3 Wochen ausreichend ist. Erfolgt trotzdem eine Epikutantestung unter systemischer Glukokortikoid-Therapie, sollte bei negativen Befunden eine erneute Untersuchung nach o. g. Karenzzeit erfolgen.

Weitere Arzneimittel, die ebenfalls falsch-negative Epikutantests verursachen, sind:
- systemische Immunsuppressiva (z. B. Methotrexat, Ciclosporin A, Azathioprin),
- topische Calcineurin-Inhibitoren (bei Anwendung im Testareal),
- topische Glukokortikoide (bei Anwendung im Testareal).

> **Arzneimittel, die zu einer topischen oder systemischen Immunsuppression führen können, sollten mit ausreichendem Abstand (ca. 2–3 Wochen) zur Epikutantestung abgesetzt werden.**

Der Einfluss systemischer H_1-Anthistiminika (H_1-AH) auf das Ergebnis einer Epikutantestung wird weiterhin kontrovers diskutiert. Nach aktuellem Kenntnisstand und auf dem Boden klinischer Erfahrung muss aber nicht von einem signifikanten Einfluss dieser Substanzgruppe auf das Testergebnis ausgegangen werden.

Im Gegensatz hierzu können therapeutische (Lichttherapie) oder sonstige UV-Expositionen (z. B. Urlaubsreise, Solarium) aufgrund einer Langerhanszell-Depletion zu einer verminderten Epikutantest-Reaktivität führen. Daher sollten entsprechend exponierte (»gebräunte«) Kinder und Jugendliche erst mit ca. 3- bis 4-wöchigem Abstand zur letztmaligen intensiven UV-Exposition getestet werden.

Wurde eine Kontaktallergie gegen ein bestimmtes Allergen bereits zu einem früheren Zeitpunkt eindeutig nachgewiesen, sollte eine Epikutantestung mit der gleichen Substanz in der Regel nicht mehr erfolgen.

4

Hauptsächliche Kontraindikationen für die Durchführung eines Epikutantests bei Kindern

Im Testareal:
- Floride Dermatitis
- Floride Hautinfektion
- Topische Glukokortikoide
- Topische Calcineurin-Inhibitoren
- Starke UV-Exposition (insbesondere UV-B)

Systemisch:
- Glukokortikoide
- Immunsuppressiva

Sonstige:
- Zuvor eindeutig positiver Epikutantest gegen die zu testende Substanz

◘ **Tab. 4.3**   DKG-Standardreihe für Kinder: Basisprogramm. (Mod. nach Worm et al. 2007)

Substanz	Konzentration	Vehikel
Nickel(II)-sulfat	5%	Vaseline
Thiuram-Mix	1%	Vaseline
Kolophonium	20%	Vaseline
Duftstoff-Mix I	8%	Vaseline
Mercapto-Mix	1%	Vaseline
Duftstoff-Mix II	14%	Vaseline
Mercaptobenzothiazol	2%	Vaseline
Bufexamac	5%	Vaseline
Dibromdicyanobutan	0,2%	Vaseline
Neomycinsulfat	20%	Vaseline
(Chlor-)Methylisothiazolinon	100 ppm	Aqua
Kompositen-Mix II	5%	Vaseline

■ **Testvorbereitung**

Die Konsultation vor Durchführung des Epikutantests umfasst zunächst die eingehende klinische Untersuchung zur Erfassung von Begleiterkrankungen, insbesondere entzündlicher Dermatosen im Testareal. Auf der Basis einer detektivischen Anamnese wird ebenfalls das Spektrum der erforderlichen Kontaktallergene bzw. Testreihen festgelegt. Selbstverständlich sind der Patient und seine Eltern über Allergenauswahl, Testlogistik und -durchführung sowie potenzielle Risiken aufzuklären. Hierzu können Aufklärungsbögen über den Informationsverbund Dermatologischer Kliniken (IVDK) eingesetzt werden (► Hilfreiche Websites).

■ **Testmaterialien und Allergenauswahl**

Für den Epikutantest werden in der Regel folgende Testmaterialien benötigt:
- Markierungsstift,
- selbstklebende Testpflaster mit Testkammern,
- kommerziell erhältliche Kontaktallergene,
- ggf. patienteneigene Substanzen,
- Dokumentationsbogen.

Zur eindeutigen Kennzeichnung des Testareals sollte ein abwaschbarer »Hautmarker« eingesetzt werden. Selbstklebende Testpflaster werden kommerziell mit bereits eingearbeiteten Testkammern angeboten. Letztere bestehen am häufigsten aus Alumi-

nium oder Kunststoff und erlauben die Aufnahme einer ausreichenden Menge der Testsubstanz.

Als Testvehikel dient in erster Linie Vaseline (Petrolatum), nur wenige Substanzen kommen in wässriger (z. B. Methylisothiazolinon) oder alkoholischer Lösung (z. B. Hydrocortisonbutyrat) zum Einsatz. Diese müssen vor Einlage in die Testkammer auf Filterpapierscheiben aufgebracht werden.

Die Deutsche Kontaktallergiegruppe (DKG) hat umfangreiche Testreihen definiert, die als Screening-Instrument (Kinder-Standardreihe, ◘ Tab. 4.3 und ◘ Tab. 4.4) oder gezielt für bestimmte Substanzgruppen eingesetzt werden. Sowohl diese Testreihen als auch standardisierte Einzelallergene stehen in kommerzieller Aufbereitung zur Verfügung. In ► Abschn. 3.3 werden die im Kindes- und Jugendalter relevantesten Kontaktallergene unter klinischen Gesichtspunkten besprochen.

> **Zur Epikutantestung sind standardisierte Kontaktallergene kommerziell erhältlich, die in einer Trägersubstanz unter Testpflaster-Okklusion appliziert werden.**

Nicht selten ergibt sich anamnestisch der V. a. eine Kontaktallergie gegen patienteneigene Substanzen.

◧ **Tab. 4.4** DKG-Standardreihe für Kinder: »Erweitertes Programm« gemäß individueller Anamnese. (Mod. nach Worm et al. 2007)

Substanz	Konzentration	Vehikel	Anamnestische Expositionsquelle
p-tert.-Butylphenol-Formaldehydharz	1%	Vaseline	Schuh-Materialien
Kaliumdichromat	0,5%	Vaseline	Schuh-Materialien
Wollwachsalkohole	30%	Vaseline	Pflegepräparate
Dispersionsblau-Mix	1%	Vaseline	Textilien, Windeln
Paraphenylendiamin	0,5%	Vaseline	(Henna-)Tätowierung

Allerdings ist ihre Verwendung aufgrund fehlender Standardisierung mit einem höheren Risiko unerwünschter Wirkungen assoziiert. Während »Leave on-Produkte« (z. B. dermatologische Externa, Textilien, Kosmetika) nativ eingesetzt werden können, dürfen »Rinse-off-Produkte« (z. B. Shampoo, Duschgel) und andere, potenziell irritative oder toxische Testsubstanzen nicht unverdünnt verwendet werden. Zusätzlich muss anhand des korrespondierenden Sicherheitsdatenblattes oder mithilfe einschlägiger Kompendien die geeignete Testzubereitung ermittelt werden (z. B. pH-Wert, Vehikel, Konzentration).

❯ Epikutantestungen mit patienteneigenen Substanzen, die ursprünglich nicht zum Verbleib auf der Haut vorgesehen sind, sollten aufgrund potenzieller Risiken nur in erfahrenen Zentren durchgeführt werden.

■ **Testdurchführung**
Epikutantestungen werden im Kindesalter nahezu ausschließlich auf dem Rücken vorgenommen. Die Konzentrationen der eingesetzten Testsubstanzen entsprechen denen bei Epikutantestung erwachsener Patienten. Zunächst wird gemäß Empfehlung des jeweiligen Herstellers eine ausreichende Menge an Testsubstanz in die Testkammer appliziert. Anschließend wird das Testpflaster mit der flachen Hand von distal nach proximal auf dem Rücken des Patienten »glatt gestrichen« und das Testfeld mit einem abwaschbaren Hautmarker gekennzeichnet.

Da das Testpflaster nicht immer ausreichend haftet (◧ Abb. 4.4), wird es durch ein weiteres, größeres Pflaster zusätzlich fixiert (◧ Abb. 4.5).

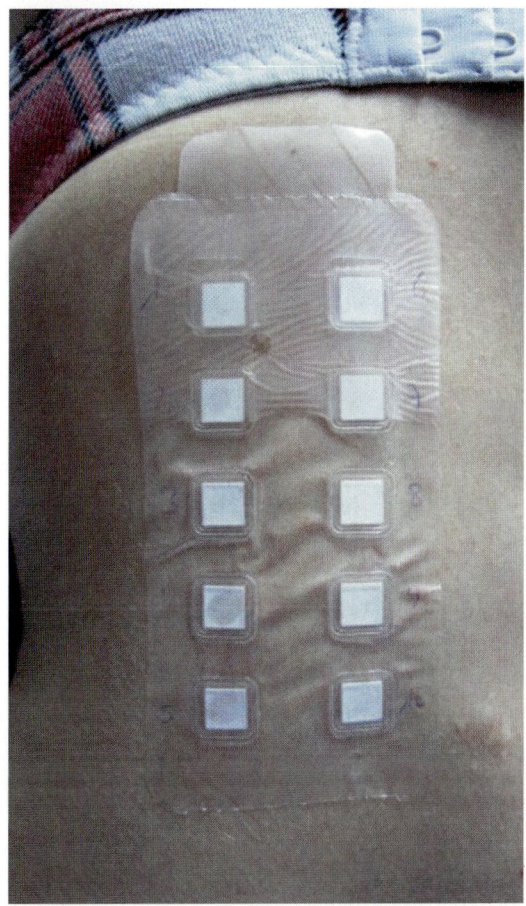

◧ **Abb. 4.4** Anlage des Epikutantests: Nicht ausreichende Haftung des Testpflasters

Zur Vermeidung irritativer Reaktionen wird das Testpflaster im Säuglings- und Kleinkindesalter sowie bei Schulkindern < 12 Jahren bereits nach

4

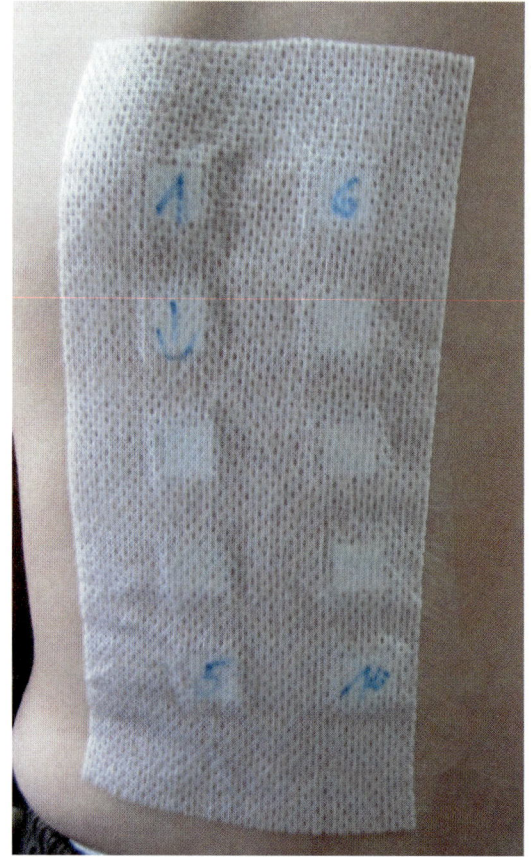

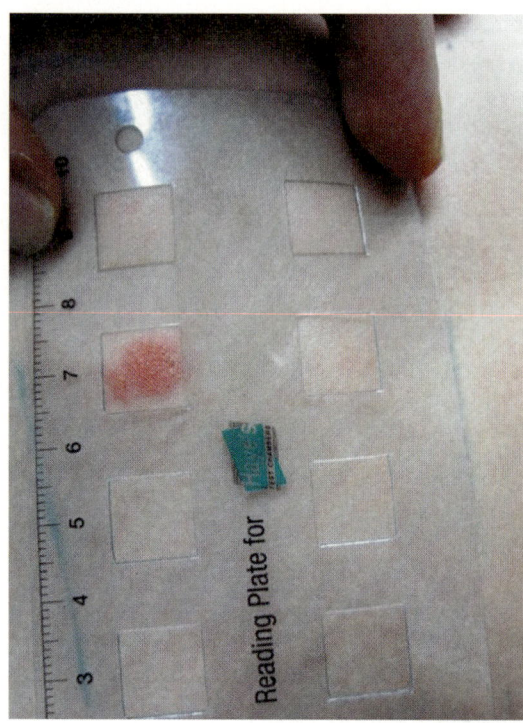

■ **Abb. 4.6**   Zweifach positive Epikutantestreaktion bei einer Patientin mit Kontaktallergie gegen Kolophonium (Ablesungszeitpunkt 72 h): infiltriertes Erythem, multiple Papulovesikel

■ **Abb. 4.5**   Anlage des Epikutantests: Zusätzliche Fixierung des Testpflasters

24 Stunden entfernt. Bei älteren Schulkindern, Jugendlichen und Erwachsenen ist eine längere Pflasterokklusion über 48 Stunden üblich.

Das Detergens Natriumlaurylsulfat (sodium laurylsulfate, SLS) wird als sog. »Irritans-Kontrolle« ebenfalls mitgeführt. Zeigt ein Patient eine Reaktion auf SLS, kann von einer erhöhten, unspezifischen Empfindlichkeit (Irritabilität) der Haut zum Zeitpunkt der Untersuchung ausgegangen werden. Schwach positive Reaktionen gegen Testallergene sind in diesem Fall besonders kritisch zu bewerten.

■ **Ablesung und Beurteilung**

Obligate Testablesungen erfolgen 30 Minuten nach Abnahme des Testpflasters sowie 72 Stunden nach Testbeginn. Weitere Ablesungen können bei unklaren Befunden auch später, z. B. nach 96 Stunden

erforderlich werden. Bei einigen Substanzen, die potenziell zu sehr späten Reaktionen führen (z. B. Glukokortikoide, Neomycin), ist eine zusätzliche Ablesung nach sieben Tagen sinnvoll.

Die Ablesung des Epikutantests ist anspruchsvoll und daher stets Aufgabe des betreuenden Arztes. Sie erfolgt zu o. g. Zeitpunkten jeweils in drei Teilschritten:

— morphologische Beschreibung der Testreaktion,
— Interpretation der Testreaktion,
— Beurteilung der klinischen Relevanz.

In der morphologischen Beschreibung werden Erythem, Entzündungsreaktion (Infiltrat) und weitere Effloreszenzen (z. B. Papeln, Vesikel, Blasen) erfasst (■ Abb. 4.6). Zusätzlich erfolgt eine semiquantitative Einteilung positiver Testreaktionen (■ Tab. 4.5).

Die Interpretation der Testergebnisse, d. h. die Unterscheidung zwischen tatsächlich positiven

○ **Tab. 4.5** Beurteilungskriterien von Epikutantestreaktionen. (Mod. nach Empfehlungen der International Contact Dermatitis Research Group [ICDRG])

Symbol	Morphe	Bedeutung
–	Keine Reaktion	Negativ
?	Nur Erythem, kein Infiltrat	Fraglich
+	Erythem, Infiltrat, evtl. diskrete Papel	Einfach positive Reaktion
++	Erythem, Infiltrat, Papeln, Vesikel	Zweifach positive Reaktion
+++	Erythem, Infiltrat, konfluierende Vesikel	Dreifach positive Reaktion
Ir	Verschiedene Effloreszenzen (Seifeneffekt, Vesikel, Blase, Nekrose)	Irritativ

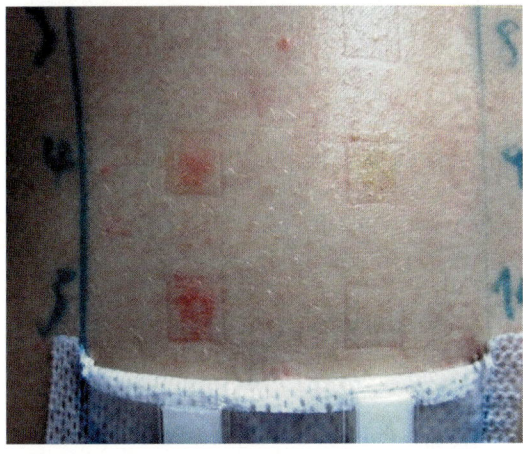

○ **Abb. 4.7** Irritative Epikutantestreaktion gegen Duftstoff-Mix I und II (Ablesungszeitpunkt 24 h): jeweils scharf begrenzte, hell-erythematöse Macula ohne Infiltration oder Papelbildung; negative Testreaktion bei Ablesung nach 72 h

Reaktionen und irritativen oder fraglichen Reaktionen (○ Abb. 4.7) stellt einen kritischen Schritt dar. Hilfreiche Kriterien zur Abgrenzung irritativer Reaktionen sind in ○ Tab. 4.6 zusammengefasst. Von besonderer Bedeutung ist die Dynamik des Testbefundes in den sukzessiven Ablesungen. Während allergische Reaktionen auch nach Abnahme des Testpflasters oft an Intensität zunehmen (»Crescendo-Reaktion«), klingen irritative Reaktionen nach Ende der Pflasterokklusion häufig ab (»Decrescendo-Reaktion«). Der sog. Seifeneffekt weist ebenfalls auf eine irritative Reaktion hin. Er wird bei Erwachsenen nach Testung mit Detergenzien häufiger beobachtet und imponiert

als leicht spiegelnde, (»Zigarettenpapier-artig«) gefältelte Haut im Testareal.

Die Beurteilung der aktuellen oder anamnestischen Relevanz ist nur in Zusammenschau von Anamnese, klinischen Untersuchungsbefunden und Epikutantestreaktion möglich:
— Nachvollziehbare Allergenexposition?
— Plausibles klinisches Reaktionsmuster (▶ Kap. 10)?
— Starke, eindeutig positive Epikutantestreaktion?

Bei weiterhin unklarer Relevanz kann ein repetitiver, offener Anwendungstest (repeated open application test, ROAT) hilfreich sein. Hierbei wird das verdächtigte Kontaktallergen 2-mal täglich über eine Woche im Bereich des volaren Unterarmes aufgetragen. Stellt sich hierunter keine Reaktion ein, ist ein allergisches Kontaktekzem unwahrscheinlich.

Nur nach positiver Relevanzbeurteilung darf dem betroffenen Patienten ein Allergiepass ausgehändigt werden, der Informationen zu Symptomatik, nachgewiesenen Auslösern und möglichen Expositionsquellen geben sollte.

❯ **Nur die positive Epikutantestung mit klinischer Relevanz entspricht einer Kontaktallergie, die mithilfe eines Allergiepasses dokumentiert werden sollte.**

■ **Komplikationen**
Auch wenn die Epikutantestung als sehr sichere Untersuchungsmethode gilt, ist das Auftreten unerwünschter Effekte möglich:

Tab. 4.6 Unterscheidungskriterien allergischer und irritativer Reaktionen im Epikutantest

Unterscheidungsmerkmal	Irritative Reaktion	Allergische Reaktion
Befunddynamik	Abnehmende (Decrescendo-)Reaktion im Testverlauf	Zunehmende (Crescendo-)Reaktion im Testverlauf
Begrenzung	Scharf, vorwiegend im Bereich der Testkammer	Unscharf, über Testkammer hinausgehend
Morphologie	Bräunlich-rotes Erythem, Purpura*, Bulla*, Seifeneffekt*	Erythem, Infiltrat, Papel, Vesikel

* Im Kindesalter selten

Mögliche unerwünschte Effekte bei der Epikutantestung
- Irritative Reaktionen auf Testpflaster
- Starke Testreaktionen (großflächige Entzündungsreaktion am Rücken: »angry back«)
- Akute Exazerbationen vorbestehender Ekzeme
- Hyper-/Hypopigmentierungen
- Blasen-/Narbenbildung, Nekrosen (sehr selten)
- Sensibilisierung durch Testallergene (sehr selten)
- Anaphylaxie (sehr selten)

Atopie-Patchtest

Grundlagen

Der Atopie-Patchtest (APT) basiert darauf, dass insbesondere bei Patienten mit atopischem Ekzem und Störung der epidermalen Barrierefunktion auch großmolekulare Inhalations- und Nahrungsmittelallergene in die Haut penetrieren können. Dort interagieren sie mit Antigen-präsentierenden Zellen, die IgE-Antikörper auf ihrer Oberfläche tragen (Langerhans-Zellen, inflammatorische dendritische Zellen). In der Folge kann es bei sensibilisierten Patienten zu einer Aktivierung allergenspezifischer T-Zellen kommen, die im Testareal eine Ekzemreaktion auslösen.

> Der Atopie-Patchtest entspricht einer Epikutantestung mit großmolekularen Aero- oder Nahrungsmittelallergenen.

Indikationen

Im Gegensatz zur Epikutantestung mit Kontaktallergenen ist der APT bisher nicht in ausreichend großen, pädiatrischen Patientenkollektiven evaluiert worden. Daher kann er weiterhin nicht als kinderallergologische Routinemethode gelten.

Dennoch liegen Untersuchungen vor, die darauf hinweisen, dass ein APT bei Patienten mit atopischem Ekzem (AE) im Einzelfall in folgenden Situationen hilfreich sein kann:
- Verdacht auf Triggerung des AE durch Aeroallergene;
- mittelschweres bis schweres AE, für das sich mit anderen, etablierten Testmethoden keine Triggerfaktoren ermitteln lassen;
- zur weiterführenden Abklärung der klinischen Relevanz multipler, IgE-vermittelter Sensibilisierungen.

Der APT ist in den vergangenen Jahren v. a. im Rahmen klinischer Studien auch in anderer Indikation eingesetzt worden:
- Verdacht auf Triggerung eines AE durch Nahrungsmittelallergene;
- Diagnostik gastrointestinaler Erkrankungen bei Patienten mit und ohne AE (z. B. bei eosinophiler Ösophagitis oder chronischer Obstipation);
- vor Einleitung einer spezifischen Immuntherapie bei Patienten mit AE.

Allerdings ist darauf hinzuweisen, dass eine ausreichende Standardisierung der eingesetzten Testmaterialien bisher nur für wenige Inhalationsallergene erfolgt ist. Im Gegensatz hierzu werden Nahrungsmittelallergene in unterschiedlicher Zubereitung und Applikationsform eingesetzt, so dass falsch-positive irritative Reaktionen häufig zu beobachten sind.

■ **Kontraindikationen**
Die Kontraindikationen des APT entsprechen weitgehend denen bei Durchführung des Epikutantests mit kleinmolekularen Kontaktallergenen.

■ **Testvorbereitung**
Die Patientenselektion stellt einen kritischen Schritt vor Durchführung des APT dar. Ein unselektives »APT-Screening« bei Kindern und Jugendlichen mit atopischen Erkrankungen ist abzulehnen.

Ein erster Linie kann die Durchführung des APT bei Patienten mit AE sinnvoll sein. In dieser Patientengruppe sollte durch eine eingehende klinische Untersuchung und mit Hilfe einer strukturierten Anamnese geklärt werden, ob das AE möglicherweise durch Aeroallergene getriggert wird. Hinweisend sind ekzematöse Effloreszenzen, die sich hauptsächlich in luftexponierten Hautarealen manifestieren (»airborne contact dermatitis«) und/oder eine saisonale Exazerbation zeigen.

■ **Testmaterialien und Allergenauswahl**
Der APT wird mit herkömmlichen Epikutantest-Materialien und großen (12 mm) Aluminium-Testkammern durchgeführt. Nur für lyophilisierte (»gefriergetrocknete«) Inhalationsallergene sind nicht-irritative Testkonzentrationen bekannt, die entweder in »Protein-Stickstoff-Einheiten« (protein nitrogen units, PNU) oder in biologischen Äquivalenzdosen (index réactif, IR) angegeben werden.

In einer großen multizentrischen Untersuchung erwachsener und pädiatrischer Patienten ergaben sich für die untersuchten Allergene (Hausstaubmilben, Gräser- und Birkenpollen, Katzenepithelien) optimale Allergenkonzentrationen von 5000–7000 PNU bzw. 200 IR. Als am besten geeignetes Testvehikel gilt weiße Vaseline, da wässrige Lösungen oder Hydrogele seltener zu tatsächlich positiven Reaktionen führen.

> ❯ **Der APT wird mit lyophilisierten Inhalationsallergenen in definierter Konzentration durchgeführt. Als bevorzugtes Testvehikel dient weiße Vaseline.**

■ **Tab. 4.7** Beurteilungskriterien von Atopie-Patchtest-Reaktionen. (Mod. nach Empfehlungen der European Task Force on Atopic Dermatitis [ETFAD])

Symbol	Erläuterung
–	Negativ
?	Nur Erythem, fraglich
+	Erythem, Infiltrat
++	Erythem, wenige Papeln
+++	Erythem, multiple oder disseminierte Papeln
++++	Erythem, Vesikel

■ **Testdurchführung**
Die Durchführung des APT ähnelt der des Epikutantests mit Kontaktallergenen. Allerdings ist eine bei der konventionellen Epikutantestung nur selten erforderliche erste Ablesung 30 Minuten nach Testpflaster-Anlage empfehlenswert. Sie erlaubt die Detektion einer Kontakturtikaria, die bei Testung mit Inhalations- und Nahrungsmittelallergenen nicht selten zu beobachten ist. Erst nach dieser frühen Ablesung erfolgt die Fixierung durch ein zusätzliches Pflaster. Zur Steigerung der Test-Sensitivität wird (anders als im Epikutantest) auch im Säuglings- und Kleinkindesalter eine Pflasterokklusion von 48 Stunden aufrechterhalten. Ablesungen erfolgen dann nach Entfernung des Testpflasters und nach 72 Stunden. Spätablesungen sind in der Regel nicht indiziert.

■ **Ablesung und Beurteilung**
Die Ablesung des APT findet ebenfalls in drei Teilschritten statt (morphologische Beschreibung, Befundinterpretation, Relevanzbeurteilung). APT-Reaktionen sind im Vergleich zu Epikutantestreaktionen seltener vesikulär und zeigen häufiger eine follikuläre Anordnung. Als weitere Besonderheit zeigt sich beim APT nur selten eine Crescendo-Reaktion, die also – anders als beim Epikutantest mit Kontaktallergenen – nicht als Positivitätskriterium herangezogen werden kann.

APT-Testreaktionen werden nach Empfehlungen der European Task Force on Atopic Dermatitis (ETFAD) semiquantitativ erfasst (■ Tab. 4.7).

Die Relevanzbeurteilung der erhobenen Befunde erfolgt im Kontext der klinischen Untersuchung und Anamnese. Positive APT-Reaktionen gegen Pollenallergene ergeben sich besonders häufig bei AE-Patienten mit dem klinischen Bild einer aerogenen Kontaktdermatitis und/oder einer saisonalen Beschwerdezunahme. Im Gegensatz hierzu zeigen auch fast 25% gesunder Kontrollpatienten (falsch-positive) APT-Reaktionen gegen Hausstaubmilbenallergene, so dass diese Befunde kritisch zu interpretieren sind. Entsprechend entwickeln betroffene Patienten nach Hausstaubmilbensanierung der häuslichen Umgebung häufig keine signifikante Befundbesserung.

■ **Komplikationen**

Der APT ist in weniger als 10% mit Nebenwirkungen assoziiert. Diese sind häufig auf den Applikationsort begrenzt und manifestieren sich zumeist als lokale Exazerbation des vorbestehenden atopischen Ekzems, als irritative Ekzeme oder als Kontakturtikaria. Streuphänomene, stark ausgeprägte Lokalreaktionen (Blasenbildung, Nekrosen) oder systemische Reaktionen sind bisher nur in Einzelfällen beschrieben. Trotzdem kann der APT als kleinflächige, epikutane Provokationstestung verstanden werden, so dass er nur in Einrichtungen erfolgen sollte, die auf die Behandlung entsprechender Komplikationen vorbereitet sind.

> **Der APT stellt keine kinderallergologische Routinemethode dar, kann aber bei Patienten mit atopischem Ekzem im Einzelfall zum Nachweis einer Sensibilisierung gegen Inhalationsallergene beitragen.**

Haut-Pricktest

■ **Grundlagen**

Beim Haut-Pricktest werden Allergenmoleküle mithilfe einer Lanzette in die obere Dermis verbracht. Dort können sie mit Mastzellen interagieren, die bei sensibilisierten Patienten allergenspezifische IgE-Antikörper auf ihrer Oberfläche tragen. Führen die getesteten Allergene zu einer IgE-Quervernetzung (»bridging«), kommt es zu einer Mastzellaktivierung mit Freisetzung vasoaktiver und zahlreicher anderer Mediatoren. Diese induzieren innerhalb von Minuten eine erhöhte Kapillarpermeabilität, die klinisch als Urtica oder kutanes Ödem in Erscheinung tritt. Zusätzlich werden sensorische Nerven stimuliert, die für Pruritus und Reflexerytheme in der Umgebung urtikarieller Läsionen verantwortlich sind.

> **Die Haut-Pricktestung mit Inhalations- oder Nahrungsmittelallergenen führt bei sensibilisierten Patienten zu einer lokalisierten, allergischen Soforttypreaktion.**

■ **Indikationen**

Mithilfe des Haut-Pricktests lassen sich IgE-vermittelte Soforttypsensibilisierungen nachweisen. Diese sind definitionsgemäß mit atopischen Erkrankungen assoziiert, die am häufigsten Anlass für einen Pricktest geben:

— allergische Rhinokonjunktivitis,
— Asthma bronchiale,
— Nahrungsmittelallergie,
— atopisches Ekzem.

Zusätzlich stellen andere, nicht-atopische, aber potenziell IgE-mediierte Krankheitsbilder wichtige Indikationen für einen Haut-Pricktest dar:

— Insektengiftallergie,
— Arzneimittelallergie,
— Latexallergie.

Eine negative Pricktestung kann im Einzelfall auch zur differenzialdiagnostischen Abgrenzung nicht-IgE-vermittelter, klinisch jedoch ähnlicher Reaktionen dienen:

— Intoleranzreaktionen gegen Arzneimittel (z. B. NSAR),
— pseudoallergische Reaktionen gegen Nahrungsmittelzusatzstoffe,
— pseudoallergische Reaktionen gegen Arzneimittel (z. B. Opiate).

Grundsätzlich ist eine Haut-Pricktestung in jeder Altersstufe, auch bei Säuglingen und Kleinkindern, durchführbar. Dies ist insbesondere in der Abklärung von Nahrungsmittelallergien bedeutsam, die in dieser Altersgruppe gehäuft auftreten und durch einen Haut-Pricktest mit nativen Allergenen detektiert werden können.

> **Haut-Pricktestungen können in jedem Lebensalter durchgeführt werden.**

⧉ Tab. 4.8 Einfluss pädiatrisch relevanter Arzneimittel auf die Pricktest-Reaktion. (Mod. nach Ruëff et al. 2009 und Bousquet et al. 2011)

Arzneimittel	Inhibition	Empfohlene Karenzzeit	Kommentar
Systemische H_1-Antihistaminika inkl. Ketotifen	++++	2–7 Tage	Karenzzeit stark abhängig von Halbwertszeit des jeweiligen H_1-AH
Topische Glukokortikoide	+ bis ++	7 Tage	Nur bei Vorbehandlung im Testareal
Systemische Glukokortikoide: Kurzzeit > 50 mg Langzeit > 10 mg	Möglich Möglich	7 Tage 3 Wochen	Datenlage unzureichend, bisher keine kontrollierten Untersuchungen pädiatrischer Patienten
H_2-Antihistaminika, Cromoglicinsäure, Nedocromil, Montelukast, Ciclosporin A	Keine	Keine	–

■ **Kontraindikationen**

Hauterkrankungen im Testgebiet, insbesondere ein akutes atopisches Ekzem oder eine Urtikaria, erschweren die korrekte Testablesung oder machen diese vollständig unmöglich. Daher sollte der Haut-Pricktest erst nach vollständiger Abheilung kutaner Läsionen durchgeführt werden. Auch ein nicht adäquat kontrolliertes schweres Asthma bronchiale sowie ein stark reduzierter Allgemeinzustand stellen Kontraindikationen für eine Haut-Pricktestung dar.

Zusätzlich können Lokal- und Systemtherapien aufgrund der Inhibition kutaner Mastzellen zu falsch-negativen Reaktionen führen (⧉ Tab. 4.8). In jedem Fall ist eine systemische Behandlung mit H_1-Antihistaminika (H_1-AH) oder mit antihistaminerg wirkenden Psychopharmaka vor Testbeginn zu beenden. Das therapiefreie Intervall richtet sich nach der Halbwertszeit der eingesetzten Substanz und beträgt zwischen 3 und 7 Tagen (H_1-AH) bzw. bis zu 3 Wochen (z. B. Imipramin). Auch nach topischer Glukokortikoid-Therapie sollte ein Intervall von 7 Tagen eingehalten werden, während die (im Kindesalter seltene) Behandlung mit UV-Strahlung eine Karenz von bis zu 4 Wochen erfordert.

Zur Kurzzeittherapie eingesetzte, systemische Glukokortikoide beeinflussen die Ergebnisse des Haut-Pricktests hingegen nicht. Auch unter Glukokortikoid-Langzeittherapie werden falsch-positive Befunde nur selten beobachtet. Allerdings ist eine niedrigere Sensitivität der Haut-Pricktestung v. a. unter höher dosierter Dauertherapie nicht sicher auszuschließen, so dass bei negativen Befunden eine erneute Testung im behandlungsfreien Inter-

vall sinnvoll ist. Im Gegensatz hierzu kann eine Haut-Pricktestung unter Behandlung mit Mastzellstabilisatoren (Nedocromil, Cromoglicinsäure), Leukotrienantagonisten, Ciclosporin A oder inhalativen Glukokortikoiden ohne Therapiepause durchgeführt werden.

Hauptsächliche Kontraindikationen für die Durchführung eines Haut-Pricktests bei Kindern

Im Testareal
— Floride Dermatitis
— Floride Hautinfektion
— Urticaria factitia
— Topische Glukokortikoide

Systemisch
— H_1-Antihistaminika
— Antihistaminerg wirksame Psychopharmaka

Sonstige
— Floride allergische Symptome zum Testzeitpunkt
— Schweres nicht kontrolliertes Asthma bronchiale
— Stark reduzierter Allgemeinzustand

■ **Testvorbereitung**

Auch wenn der Haut-Pricktest in der Regel nicht sehr schmerzhaft ist, wird er von pädiatrischen Patienten manchmal als unangenehm empfunden.

4

Dies ist nicht selten auf eine mangelnde Aufklärung vor Testbeginn zurückzuführen. Um unbegründete Ängste gar nicht erst aufkommen zu lassen, sollte Eltern und Patienten (sofern altersbedingt möglich) das Testprozedere und mögliche Reaktionsformen in verständlicher Form erläutert werden.

Mithilfe der allergologischen Anamnese sollte zusätzlich eingeschätzt werden, ob mit systemischen Reaktionen zu rechnen ist. In diesen Fällen empfiehlt sich eine schriftliche Aufklärung. Ist bei besonders hohem Risiko systemischer Reaktionen, z. B. nach schwerer Anaphylaxie, eine Haut-Pricktestung dringend indiziert, kann diese unter (teil-)stationärem Monitoring und ggf. mit ansteigenden Allergendosen erfolgen.

Nach allergischer Soforttypreaktion sollte eine Haut-Pricktestung erst am Ende einer potenziellen Refraktärperiode von ca. 3–4 Wochen durchgeführt werden. Anderenfalls drohen falsch-negative Befunde, die eine erneute Testung erforderlich machen. Zusätzlich sind Karenzzeiten nach Absetzen antihistaminerger Systemtherapien sowie topischer Glukokortikoide im Testareal zu berücksichtigen (vgl. ◘ Tab. 4.8).

❯ **Der Haut-Pricktest sollte im Anschluss an eine allergische Soforttypreaktion erst nach einer potenziellen Refraktärperiode von 3–4 Wochen durchgeführt werden.**

▪ **Testmaterialien und Allergenauswahl**
Für eine Haut-Pricktestung werden üblicherweise folgende Materialien benötigt:
– native Allergene oder kommerziell erhältliche Allergen-Extrakte,
– Pipette zur Allergenapplikation,
– Pricktest-Lanzetten (1 mm Spitze),
– Tupfer,
– Markierungsstift,
– Dokumentationsbogen.

Die Auswahl der zu testenden Allergene sollte im Kindesalter nur im Kontext einer detaillierten Anamnese erfolgen. Eine Prick-Testung mit umfangreichen »Standardreihen« ist hingegen vor dem Hintergrund der stark altersabhängigen Sensibilisierungsprofile betroffener Patienten abzulehnen. So ist z. B. eine Untersuchung mit Pollenextrakten in den ersten beiden Lebensjahren in der Regel sinnlos, und auch Testungen mit multiplen Nahrungsmittelallergenen sind bei Schulkindern und Jugendlichen ohne konkreten anamnestischen Verdacht nicht zielführend.

Bei Verdacht auf eine Sensibilisierung gegen Inhalationsallergene kommen zumeist kommerziell erhältliche Allergenextrakte zum Einsatz. Insbesondere bei negativen Befunden, die in klarem Gegensatz zur Anamnese stehen, sollte jedoch an die Möglichkeit falsch-negativer Testergebnisse gedacht werden. Diese können auf einen zu geringen Allergengehalt der Testlösungen zurückzuführen sein, z. B. aufgrund mangelnder Standardisierung oder fehlerhafter Lagerung des Allergenextraktes.

Bei Verdacht auf Nahrungsmittelallergie wird der Haut-Pricktest möglichst mit nativen Allergenen durchgeführt. Im Vergleich zu den nicht ausreichend standardisierten, kommerziellen Allergenextrakten weisen diese einen höheren Allergengehalt auf, so dass sich eine höhere Test-Sensitivität erreichen lässt.

❯ **Insbesondere im frühen Kindesalter ist das zu testende Allergenspektrum stets individuell festzulegen. Umfassende Standardreihen sollten hingegen nicht unkritisch eingesetzt werden.**

▪ **Testdurchführung**
Der Haut-Pricktest findet an der Volarseite der Unterarme statt. Es kann ebenfalls in der proximalen Rückenregion getestet werden, z. B. bei atopischem Ekzem im Bereich beider Unterarme. Die Allergenextrakte werden in Tropfenform und mit einem Abstand von jeweils 2–3 cm aufgetragen, der Applikationsort wird mit einem Markierungsstift gekennzeichnet. Die Allergentropfen werden dann mit einer Pricktest-Lanzette in einem Winkel von 90° so durchstochen, dass möglichst keine Blutung auftritt (◘ Abb. 4.8). Bei der »Prick-zu-Prick-Testung«, die hauptsächlich bei Verdacht auf Nahrungsmittelallergie erfolgt, wird mit derselben Lanzette zunächst eine Punktion des inkriminierten Nahrungsmittels und anschließend eine Punktion des Testareals vorgenommen.

Es ist zu beachten, dass für jedes Allergen jeweils eine neue Lanzette benutzt werden sollte.

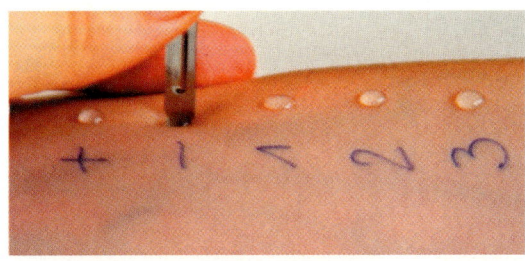

□ **Abb. 4.8** Haut-Pricktest: Lanzettenpunktion der Test-
allergen-Tropfen an der Volarseite des Unterarmes

Nach bloßem Abwischen der mehrfach eingesetzten Lanzette drohen ansonsten falsch-positive Befunde aufgrund einer »Allergenkontamination«.

Bisher haben sich keine eindeutigen Hinweise
darauf ergeben, dass die Dauer des Hautkontaktes
mit der Allergenlösung einen signifikanten Einfluss auf das Testergebnis hat. Daher können die
Testlösungen nach erfolgter Punktion frühzeitig
abgetupft werden, um insbesondere bei unruhigen
Patienten einen akzidentellen Allergenkontakt umgebender Hautareale zu verhindern.

Bei jeder Haut-Pricktestung sind adäquate Kontrollen mitzuführen. Als Negativkontrolle
werden physiologische Kochsalzlösung und ggf.
zusätzlich die Trägersubstanz des kommerziellen
Allergenextraktes eingesetzt. Als Positivkontrolle
dient eine Histaminhydrochlorid-Lösung, die von
Herstellern standardisierter Allergenextrakte ebenfalls zur Verfügung gestellt wird.

■ **Ablesung und Beurteilung**
Die Ablesung des Haut-Pricktests erfolgt 15 Minuten nach Lanzettenpunktion. Entsteht eine Quaddel, werden deren senkrecht aufeinandertreffenden
maximalen Längs- und Querdurchmesser addiert
und durch 2 geteilt (□ Abb. 4.9). Dies ergibt den
mittleren Quaddeldurchmesser, der ab einem
Grenzwert ≥ 3 mm als positiv gewertet wird.

Dem umgebenden Reflexerythem kommt hingegen keine Bedeutung zu. Bei ausschließlicher
Hautrötung im Testareal ist der Haut-Pricktest daher als negativ zu werten. Auch mittlere Quaddeldurchmesser < 3 mm entsprechen einem negativen
Testergebnis.

Entscheidend ist, dass sich keine Auffälligkeiten
hinsichtlich der mitgeführten Kontrollen ergeben.

So deutet eine Quaddel nach Testung mit der Negativkontrolle auf einen urtikariellen Dermographismus hin. Dieser führt zu falsch-positiven Ergebnissen und macht daher eine adäquate Pricktestung
unmöglich.

In gleichem Sinne ist der Pricktest nicht aus-
sagekräftig, wenn sich keine Reaktion auf die
Positivkontrolle einstellt. Diese falsch-negativen
Reaktionen sind im Kindesalter am häufigsten auf
eine nicht rechtzeitig abgesetzte Behandlung mit
H_1-Antihistaminika sowie auf eine zu oberflächliche Punktion mit der Pricktest-Lanzette zurückzuführen.

❯ **Die Ablesung des Haut-Pricktests erfolgt
nach 15 Minuten. Bei einem mittleren
Quaddeldurchmesser ≥ 3 mm ist eine
allergische Soforttypsensibilisierung nachgewiesen, sofern sich in der Negativkontrolle keine auffälligen Befunde ergeben.**

Eine zuverlässige Korrelation des Quaddeldurchmessers mit der klinischen Reagibilität betroffener Patienten ist nicht möglich. Den Eltern und
ggf. auch betroffenen Kindern sollte also erläutert
werden, dass negative Pricktestungen eine Allergie
nicht sicher ausschließen. Im Umkehrschluss deuten stark positive Pricktest-Befunde nicht unbe-
dingt auf ein erhöhtes Risiko schwerer Reaktionen
hin. Vielmehr muss das Testergebnis unter Berücksichtigung der klinischen Untersuchungsbe-
funde und der allergologischen Anamnese interpretiert werden. Nur bei gesicherter klinischer Relevanz sollte ein Allergiepass ausgestellt werden.

■ **Komplikationen**
Die Haut-Pricktestung entspricht einer dermalen
Provokationstestung mit geringen Allergenmengen, so dass es bei prädisponierten Patienten in
sehr seltenen Fällen zu systemischen Reaktionen
kommen kann. Daher dürfen Haut-Pricktestungen nur in Einrichtungen erfolgen, in denen eine
adäquate ärztliche Notfallversorgung sichergestellt
ist.

Als Risikofaktoren für das Auftreten extrakutaner Reaktionen gelten:
— Z. n. schwerer anaphylaktischer Reaktion
gegen das Testallergen,

4

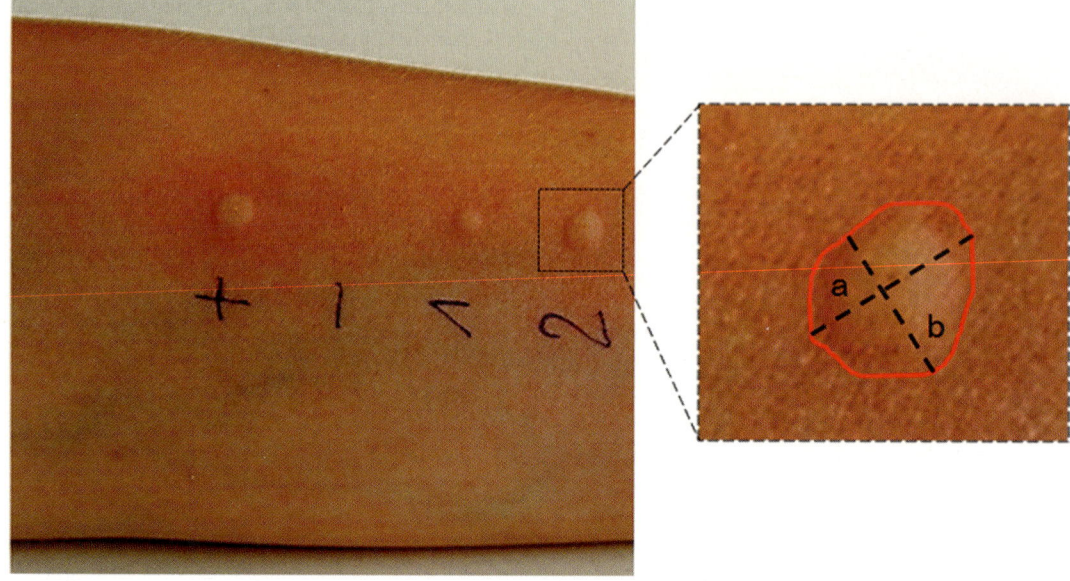

◨ **Abb. 4.9**   Ablesung des Haut-Pricktests: mittlerer Quaddeldurchmesser (mm) = max. Querdurchmesser (a) + max. Längs-durchmesser (b) / 2

— schweres, nicht kontrolliertes Asthma bronchiale,
— Einnahme von β-Blockern.

Zusätzlich sind lokale Nebenwirkungen denkbar, die in der Praxis jedoch extrem selten zu beobachten sind:
— kutane Infektionen nach Haut-Pricktestung,
— toxische Reaktionen auf (nicht standardisierte) Testsubstanzen,
— Neu-Sensibilisierung gegen Testsubstanzen.

Intrakutantest
▪ Grundlagen
Auch bei der Intrakutantestung werden Allergenlösungen in die Dermis verbracht, wo sie eine lokalisierte, IgE-vermittelte Soforttypreaktion auslösen können. Allerdings gelangt durch die Injektion der Testsubstanz eine deutlich größere Allergenmenge in die Haut als bei der Pricktestung. In der Folge erreicht die Intrakutantestung eine hohe Sensitivität, während die Spezifität niedrig ist und somit falsch-positive Befunde häufiger zu beobachten sind.

▪ Indikationen
Die intradermale Injektion eines Allergendepots ist im Vergleich zur Haut-Pricktestung deutlich schmerzhafter. Daher sollte die Indikation zur Intrakutantestung in der pädiatrischen Allergologie streng gestellt werden. Sie ergibt sich im Kindes- und Jugendalter lediglich dann, wenn sich bei klarem anamnestischem Verdacht eine allergische Sensibilisierung mittels Haut-Pricktest und ggf. zusätzlicher Labordiagnostik nicht nachweisen lässt. Aufgrund seiner höheren Sensitivität ist der Intrakutantest potenziell hilfreich, v. a. in folgenden Situationen:
— Verdacht auf Insektengiftallergie, vor Einleitung einer spezifischen Immuntherapie,
— Verdacht auf Arzneimittelallergie, insbesondere gegen Betalaktam-Antibiotika.

Zusätzlich wird bei Patienten mit chronischer spontaner Urtikaria nicht selten eine Intrakutantestung mit autologem Serum durchgeführt, um autoreaktive IgE-Antikörper nachzuweisen (autologer Serumtest). Allerdings ist weiterhin unklar, ob diese Untersuchungsmethode tatsächlich einen klinischen Nutzen besitzt (► Kap. 10).

> ❯ Intrakutantestungen sind im Kindesalter nur selten indiziert.

■ **Kontraindikationen**

Die Kontraindikationen des Intrakutantests entsprechen größtenteils denen der Haut-Pricktestung. Während jedoch eine Pricktestung bei Z. n. schwerer Anaphylaxie unter bestimmten Umständen möglich ist, sollte eine Intrakutantestung aufgrund des deutlich erhöhten Risikos systemischer Testreaktionen nicht erfolgen. Aus dem gleichen Grund sollte bei zuvor eindeutig positiver Pricktestung keine Intrakutantestung mit demselben Allergen durchgeführt werden. Auch bei schwerer Grunderkrankung, insbesondere einem nicht adäquat kontrollierten Asthma bronchiale, sollte nicht intrakutan getestet werden.

> ❯ Eine Intrakutantestung sollte zur Abklärung schwerer Anaphylaxien nicht eingesetzt werden.

■ **Testvorbereitung**

Neben den o. g. Vorbereitungen zur Pricktestung, die auch vor Durchführung des Intrakutantests zu treffen sind, ist eine ausführliche Aufklärung des Patienten und seiner Eltern von zentraler Bedeutung. Es sollte ausführlich über potenzielle Nebenwirkungen, v. a. über die potenzielle Schmerzhaftigkeit der Testprozedur sowie das Risiko systemischer Reaktionen aufgeklärt werden.

■ **Testmaterialien und Allergenauswahl**

Für eine Intrakutantestung sollten die folgenden Materialien zur Verfügung stehen:
- standardisierte, sterile Allergenlösungen,
- Pipette zur Allergenapplikation,
- Tuberkulinspritze,
- Kanüle (26 G),
- Tupfer,
- Markierungsstift,
- Dokumentationsbogen.

Das Spektrum sinnvoller Testallergene zur Intrakutantestung ist im Kindesalter begrenzt. In erster Linie werden lyophilisierte Insektengiftallergene sowie Arzneimittel in jeweils steriler Zubereitung eingesetzt. Diese Testlösungen müssen hinsichtlich ihres Allergengehalts standardisiert sein. In der Regel werden die Pricktest-Lösungen, ausgehend von niedrigen Verdünnungsstufen (1 : 1000), in aufsteigender Konzentration benutzt. Im Falle von Testsubstanzen mit hohem irritativen Potenzial (z. B. Muskelrelaxanzien) oder bei erhöhtem Risiko systemischer Reaktionen können höhere Verdünnungsstufen erforderlich sein.

■ **Testdurchführung**

Als bevorzugter Testort für die Intrakutantestung gilt die proximale Rückenregion, da diese weniger schmerzempfindlich ist als der volare Unterarm. Es werden jeweils ca. 20–50 µl der sterilen Allergenlösung in Abständen von 5 cm streng intradermal appliziert. Bei korrekter Durchführung entsteht hierbei eine ca. 3 mm große Quaddel. Bleibt diese aus, muss die Testung in ausreichendem Abstand wiederholt werden. Für jedes Testallergen sind eine neue Spritze und eine neue Kanüle zu benutzen. Auch bei der Intrakutantestung sind Negativ- und Positivkontrollen mitzuführen (physiologische Kochsalzlösung bzw. Histaminhydrochlorid).

■ **Ablesung und Beurteilung**

Die Testablesung erfolgt in Analogie zur Auswertung des Haut-Pricktests 15 Minuten nach intrakutaner Injektion. Die Testreaktion gilt als positiv, wenn der mittlere Quaddeldurchmesser bei unauffälligen Kontrollreaktionen gegenüber der ursprünglichen »Testquaddel« um 2 mm zunimmt.

> ❯ Bei der Intrakutantestung gilt ein Quaddeldurchmesser ≥ 5 mm als positive Testreaktion.

Bei der Diagnostik allergischer Arzneimittelreaktionen ist eine positive Testreaktion abweichend definiert: erythematöse Umgebungsreaktion und Zunahme der Testquaddel um mindestens 3 mm.

■ **Komplikationen**

Zu den Nebenwirkungen, die gegen den unkritischen Einsatz der Intrakutantestung im Kindes- und Jugendalter sprechen, zählen:
- Schmerzhaftigkeit der Injektion,
- kutane Infektionen,
- ausgeprägte Lokalreaktionen,
- systemische Reaktionen.

Das Vorhalten einer vollständigen Notfallausrüstung und die Möglichkeit einer ärztlichen Notfallversorgung sind im Fall der Intrakutantestung aufgrund des vergleichsweise hohen Nebenwirkungsrisikos obligat. Die Testung darf nur erfolgen, wenn eine umgehende ärztliche Notfallversorgung garantiert ist.

Fazit für die Praxis
- Hauttestungen sind unverzichtbarer Bestandteil der kinderallergologischen Diagnostik.
- Sowohl Durchführung als auch Ablesung kutaner und epikutaner Untersuchungen erfordern eine umfangreiche Praxiserfahrung.
- Mithilfe international standardisierter Epikutantests können allergische Spättypreaktionen gegen Kontaktallergene und Arzneimittel nachgewiesen werden.
- Es stehen Testsubstanzen in nicht-irritativer Konzentration zur Verfügung, die routinemäßig zur Epikutantestung eingesetzt werden können.
- Der Atopie-Patchtest kann im Einzelfall bei der Detektion einer Spättypsensibilisierung gegen Inhalations- und Nahrungsmittelallergene hilfreich sein.
- Der Haut-Pricktest ist einfach, schnell und kostengünstig durchführbar und gilt als kinderallergologische Routineuntersuchung.
- Hauptsächliche Pricktest-Indikationen sind die atopischen Erkrankungen sowie Insektengift-, Arzneimittel- und Latexallergien.
- Positive Haut-Pricktestungen mit Inhalations- oder Nahrungsmittelallergenen weisen eine allergische Soforttypsensibilisierung nach.
- Intrakutantestungen sind schmerzhaft und daher im Kindesalter nur selten indiziert.
- Bei klarem anamnestischem Verdacht und negativer Pricktestung kann der Intrakutantest aufgrund seiner höheren Sensitivität hilfreich sein.

4.3.2 Provokationstestungen

L. Lange

Systemische Provokationstestungen

▪ Grundlagen
Systemische Provokationstestungen werden im Allgemeinen als Goldstandard der allergologischen Diagnostik angesehen. Sie bieten sich an, wenn mittels Anamnese und Voruntersuchungen nicht abschließend geklärt werden konnte, ob bei dem untersuchten Patienten eine Allergie besteht oder nicht.

Systemische Provokationstestungen finden v. a. bei Verdacht auf eine Nahrungsmittel- oder Medikamentenallergie regelmäßige Anwendung. In Einzelfällen können Stichprovokationen zur Therapiekontrolle bei Patienten mit Insektengiftallergie zwar ebenfalls sinnvoll sein. Ihr Einsatz ist jedoch durch eine noch immer unzureichende Standardisierung stark limitiert, so dass sie in den folgenden Abschnitten keine Erwähnung finden.

Vor jeder Allergenprovokation muss die Indikation zur Testung durch eine detaillierte Anamnese sowie ggf. weitere In-vitro- und In-vivo-Untersuchungen gesichert sein (▶ Kap. 12 und ▶ Kap. 14). Die Vordiagnostik dient auch dem Ziel, das Risiko einer allergischen Soforttypreaktion bzw. Anaphylaxie abzuschätzen. Dies ist entscheidend für die weitere Planung, da es den Umfang des erforderlichen Monitorings bestimmt. Besteht auch nur ein geringes Risiko allergischer Soforttypreaktionen im Sinne einer Anaphylaxie, sollte die Provokation im teil- oder vollstationären Rahmen erfolgen.

Häusliche Provokationen ohne ärztliche Überwachung sind hingegen nur in wenigen Fällen zu erwägen:

Mögliche Indikationen für eine häusliche Provokationstestung
- Fragliche Exazerbation eines atopischen Ekzems durch ein Nahrungsmittel, das zuvor ohne allergische Soforttypreaktion toleriert wurde
- Eindeutig zu erwartende Verträglichkeit bei anamnestischen Diätfehlern ohne allergische Reaktion (z. B. Konsum von Sahne oder Käse bei Verdacht auf Kuhmilchallergie)
- Komplikationsloser Verzehr stark kreuzreaktiver Allergene bei lange zurückliegender Indexreaktion (z. B. problemloser Dinkelkonsum bei einem vermeintlichen Weizenallergiker)
- Leichtgradige Spättypreaktion (»benignes Exanthem«) nach Einnahme von Betalaktam-Antibiotika (Einzelfällen vorbehalten)

> Systemische Provokationen erfolgen in der Regel im stationären oder teilstationären Rahmen. Nur wenn sicher mit milden Reaktionen zu rechnen ist, kann ein ambulantes Vorgehen gewählt werden.

Vor Beginn einer Provokationstestung, insbesondere im Falle von Nahrungsmittelallergien, sollte über 7–14 Tage eine strikte Karenz gegenüber dem vermuteten Auslöser eingehalten werden. Nur wenn sich in dieser Zeit eine Beschwerdebesserung einstellt, ist eine Allergie wahrscheinlich, die mittels oraler Provokationstestung objektiviert werden sollte.

■ **Testvorbereitung: Ausschluss von Kontraindikationen**

Prinzipiell ist die Allergenprovokation ein risikoreicher Eingriff. Es empfiehlt sich daher, die Eltern und ggf. den Patienten schriftlich in die Provokationstestung einwilligen zu lassen. Liegt keine Einverständniserklärung vor, sollte eine orale Provokationstestung nicht durchgeführt werden.

Es ist ebenfalls zu klären, ob der Patient in den Tagen vor der Provokation Medikamente eingenommen hat, die eine allergische Reaktion supprimieren (vgl. ◘ Tab. 4.8) oder das Risiko einer schweren Reaktion erhöhen können (β-Blocker). Insbesondere systemische Antihistaminika sollten je nach Halbwertszeit rechtzeitig abgesetzt werden, mindestens 72 Stunden vor Provokationsbeginn. Im Gegensatz hierzu kann die Lokaltherapie atopischer Ekzeme mit Basis-Externa und mäßig potenten Glukokortikoiden bzw. Immunmodulatoren unverändert fortgeführt werden. Auch die anti-inflammatorische Inhalationstherapie eines gleichzeitig bestehenden Asthma bronchiale sollte fortgesetzt werden, selbst wenn sie ein Kombinationspräparat mit einem lange wirksamen Betamimetikum beinhaltet.

Selbstverständlich ist eine eingehende klinische Untersuchung des Patienten vor Beginn der Provokationstestung unverzichtbar. So ist die Testung während der akuten Exazerbation eines atopischen Ekzems kontraindiziert. Auch bei Infektionen mit Beteiligung der unteren Atemwege sowie bei bronchialer Obstruktion, fieberhaften Infekten oder gastrointestinalen Infektionserkrankungen sollte eine

Allergenprovokation nicht erfolgen. Abklingende obere Atemwegsinfekte milder Ausprägung stellen keine absolute Kontraindikation für die Durchführung einer systemischen Provokation dar. Die Eltern sollten in diesen Fällen jedoch ausführlich hinsichtlich einer eventuell eingeschränkten Beurteilbarkeit allergischer Frühsymptome und eines leicht erhöhten Risikos systemischer allergischer Reaktionen informiert werden.

Kontraindikationen für eine systemische Allergenprovokation

− Fehlende Einverständniserklärung
− Infektionserkrankungen mit Fieber, Beteiligung der unteren Atemwege oder des Gastrointestinaltraktes
− Akute Exazerbation eines vorbestehenden atopischen Ekzems
− Unkontrolliertes Asthma bronchiale und andere schwerwiegende Vorerkrankungen
− Einnahme von Arzneimitteln, die das Testergebnis verfälschen können
− Nicht beherrschbare Indexreaktion (z. B. lebensbedrohliche Anaphylaxie, toxische epidermale Nekrolyse)

■ **Testvorbereitung: Provokationsmodus und Monitoring**

Im Vorfeld einer stationären Provokation muss ebenfalls festgelegt werden, ob die Testung offen oder doppelblind durchgeführt wird. Ein doppelblinder Modus sollte gewählt werden, wenn mit stark ausgeprägten, subjektiven Symptomen zu rechnen ist. Ein Beispiel wäre eine Nahrungsmittelallergie bei jugendlichen Patienten, die starke Angst vor der Provokation angeben. Weitere typische Indikationen sind unspezifische subjektive Symptome wie Bauchschmerzen oder Unruhe sowie die Frage nach Triggerung atopischer Ekzeme durch Nahrungsmittel. Die Rate an positiven Reaktionen auf Plazebo wird mit bis zu 13% angegeben. Sie ist von der Vorerwartung der Patienten und Eltern sowie vom untersuchten Krankheitsbild abhängig. Besteht der starke Verdacht auf eine IgE-vermittelte Soforttypreaktion, kann die Provokation zumeist offen erfolgen. Dies gilt regelhaft für

4

Provokationstestungen bei Verdacht auf eine Arzneimittelallergie und bei Verdacht auf eine IgE-vermittelte Nahrungsmittelallergie im Säuglings- und Kleinkindalter.

Unabhängig vom Provokationsmodus sollten zur Überwachung des Patienten ein Blutdruckmessgerät, ein Pulsoxymeter und, für größere Kinder, ein Peak-Flow-Messgerät vorhanden sein. Vor Beginn der Provokation und vor Verabreichung der jeweils nächsten Provokationsdosis sind die Vitalparameter zu messen und auf einem Überwachungsbogen zu dokumentieren (Herzfrequenz, Blutdruck, Sauerstoffsättigung, evtl. Peak-Flow). Bei Patienten mit atopischem Ekzem und Nahrungsmittelallergie sollte bei Testbeginn und -ende der Ekzemschweregrad mittels SCORAD-Score festgehalten werden (▶ Kap. 9).

Die Monitorüberwachung sollte nicht kontinuierlich erfolgen, bis eine Reaktion eintritt. Der dauerhafte Anschluss der Kinder an Geräte und die damit verbundene »Fixierung« schüren häufig Ängste und wirken sich negativ auf die Compliance aus. Erst bei Eintreten subjektiver oder objektiver Symptome sollte eine kontinuierliche apparative Überwachung begonnen werden.

Zentral für die Testsicherheit ist eine direkte Überwachungsperson, die für Eltern und den Patienten stets ansprechbar ist. Dies kann eine speziell instruierte Kinderkrankenschwester, eine Ernährungsfachkraft oder eine andere medizinisch versierte Person sein. Den Eltern sollte die eigenständige Überwachung nicht zugemutet werden, da sie eine objektive Beobachtung des Kindes nicht gewährleisten können. Es ist eine ausschließlich ärztliche Aufgabe, Testreaktionen zu beurteilen, die folgende Provokationsdosis freizugeben und ggf. die Indikation zur Akuttherapie zu stellen. Der Arzt muss daher während der gesamten Prozedur in der Nähe des Patienten verfügbar sein.

> **Die Beurteilung der Testreaktion und die Akuttherapie bei Auftreten von Symptomen sind stets Aufgabe des betreuenden Arztes.**

Da bei stationären Provokationen mit allergischen Soforttypreaktionen gerechnet werden muss, sollten alle Voraussetzungen geschaffen werden, derartige Reaktionen sofort und effizient behandeln zu können. Daher sollte der Patient in der Regel mit einer peripheren Venenverweilkanüle versorgt sein. Zusätzlich sollte ein Provokationsprotokoll angelegt werden, auf dem das Gewicht des Patienten und die empfohlenen Dosierungen der Notfallmedikation dokumentiert sind. Ein Antihistaminikum sowie ein Glukokortikoid sollten in der berechneten Dosierung bereits aufgezogen zur unmittelbaren Applikation (neben dem Patientenbett) bereitliegen. Auch Adrenalin muss im Bedarfsfall zur Verfügung stehen und sollte bei hohem Risiko einer anaphylaktischen Reaktion applikationsfertig verfügbar sein. Aufgrund der einfachen Darreichungsform hat es sich bewährt, im Bedarfsfall zunächst einen Adrenalin-Autoinjektor einzusetzen. Zu den bereitzustellenden Therapeutika gehören zusätzlich kristalloide Volumenlösungen (z. B. NaCl 0,9%-Lösung oder Ringer-Lösung) sowie Salbutamol und/oder Adrenalin zur Inhalation (▶ Kap. 13).

Für den Fall einer positiven Provokationstestung sollten die im Folgenden aufgelisteten Medikamente in zuvor errechneter Dosis applikationsfertig vorliegen bzw. zur raschen Anwendung bereitstehen.

Bereitliegende Medikamente für den Fall einer positiven Provokationstestung

- H_1-Antihistaminikum zur intravenösen Applikation (z. B. Clemastin, Dimetinden)
- Glukokortikoide zur intravenösen Applikation (z. B. Prednisolon)
- Adrenalin (zur s.c.-Injektion/Autoinjektor, zur Inhalation)
- Kristalloide Lösung (z. B. NaCl 0,9%, Ringer-Lösung)
- Salbutamol-Inhalationslösung

■ **Testdurchführung**

Das Testallergen wird in standardisierten Titrationsstufen und definierten zeitlichen Abständen appliziert. Während Nahrungsmittel häufig in sieben Stufen gegeben werden (▶ Kap. 12), sind bei Arzneimitteln zumeist drei Testkonzentrationen ausreichend (1 : 100, 1 : 10 und 1 : 1 der üblichen Einmaldosis; ▶ Kap. 14).

Das Intervall zwischen den Titrationsstufen beträgt 30 Minuten, da allergische Soforttypereaktionen nach oraler Ingestion oder parenteraler Applikation üblicherweise binnen 10–15 Minuten auftreten. Es kommen sowohl Reaktionen vor, bei denen die Symptomatik innerhalb von Sekunden bis einigen Minuten massiv zunimmt, als auch prolongierte Verläufe, bei denen eine langsame Beschwerdezunahme beobachtet wird. Bei Letzteren kann erst nach Stunden ein zweiter, potenziell akut verlaufender Symptomgipfel auftreten. Daher ist es wichtig, den Patienten nach Eintritt jeglicher Symptome aufmerksam zu überwachen und die Provokation bei anhaltenden Beschwerden zunächst zu unterbrechen.

Auch bei anamnestisch unspezifischer Symptomatik kann es sinnvoll sein, die Anzahl der Titrationsstufen zu halbieren und dafür das Applikationsintervall auf z. B. 60 Minuten zu verlängern. Ein modifiziertes Provokationsschema wird ebenfalls bei Verdacht auf Arzneimittelintoleranz (z. B. gegen nicht-steroidale Antirheumatika) gewählt, bei denen Intervalle von jeweils 60 Minuten sinnvoll sind.

> **Das Applikationsintervall zwischen zwei Titrationsstufen beträgt in der Regel 30 Minuten und kann bei besonderer Fragestellung verlängert werden.**

Da auch Spättypreaktionen in aller Regel binnen 24 Stunden einsetzen, reicht es aus, zwischen Applikationen unterschiedlicher Allergene einen Abstand von einem Tag einzuplanen. Auch ekzematöse Reaktionen zeichnen sich innerhalb von 24 Stunden ab, sofern der dermatologische Untersuchungsbefund sorgfältig erhoben wird. Um Unsicherheiten zu vermeiden, sollte jedoch bei Verdacht auf kutane Spättypreaktionen ein Abstand von 48 Stunden zwischen Gaben unterschiedlicher Allergene eingehalten werden. Hierbei sollte frühzeitig mit Eltern und ggf. Patienten erörtert werden, dass nur wenige Allergene pro Woche getestet werden können, nicht zuletzt, da zur Klärung einer isolierten Ekzemreaktion eine zusätzliche Plazebokontrolle obligat ist.

Bei Abklärung einer Nahrungsmittelallergie ist außerdem zu berücksichtigen, dass bis zu 10% der Patienten erst nach Gabe der kumulativen Gesamtdosis allergisch reagieren. Dies ist möglicherweise darauf zurückzuführen, dass einige Patienten durch die rasch aufeinanderfolgenden Gaben am ersten Provokationstag eine Art Desensibilisierung erfahren. Daher ist es sinnvoll, 24 Stunden nach unauffälliger Titration noch einmal die kumulative Dosis zu verabreichen.

> **Zum Ausschluss einer Nahrungsmittelallergie sollte ca. 24 Stunden nach unauffälliger Titrationstestung eine erneute Provokation mit der kumulativen Gesamtdosis stattfinden, um falsch negative Befunde zu vermeiden.**

Nach einer doppelblinden Provokationstestung sollten die vertragenen Allergene am Abschlusstag ebenfalls noch einmal offen in der Kumulativdosis verabreicht werden, um Fehler bei der Verblindung zu vermeiden und dem Patienten zu demonstrieren, dass er das vermeintliche Allergen tatsächlich verträgt. Der zeitliche Ablauf doppelblind-plazebokontrollierter bzw. offener Provokationstestungen ist in ◘ Abb. 4.10 und in ◘ Abb. 4.11 dargestellt.

Tritt eine therapiebedürftige Reaktion auf, hängt es von der Schwere der Reaktion und der eingesetzten Medikation ab, ob eine Provokation am Folgetag möglich ist. Da die Halbwertszeit der üblicherweise eingesetzten Antihistaminika unter zwölf Stunden liegt, ist deren einmaliger Einsatz kein Hinderungsgrund für eine Fortsetzung der Prozedur, wenn der Abstand von der Gabe zur nächsten Testung mehr als zwölf Stunden beträgt. Auch der Einsatz eines systemischen Glukokortikoids als Einzeldosis stellt keine Kontraindikation für die Fortsetzung der Provokationstestung am Folgetag dar.

- **Abschluss der Provokation und Befundinterpretation**

Die systemische Provokationstestung wird beendet, sobald sichere, objektive Symptome auftreten oder die höchste Titrationsstufe bzw. Kumulativdosis erreicht worden ist. Sind keine Reaktionen aufgetreten, muss der Patient noch für mindestens zwei Stunden überwacht werden.

4

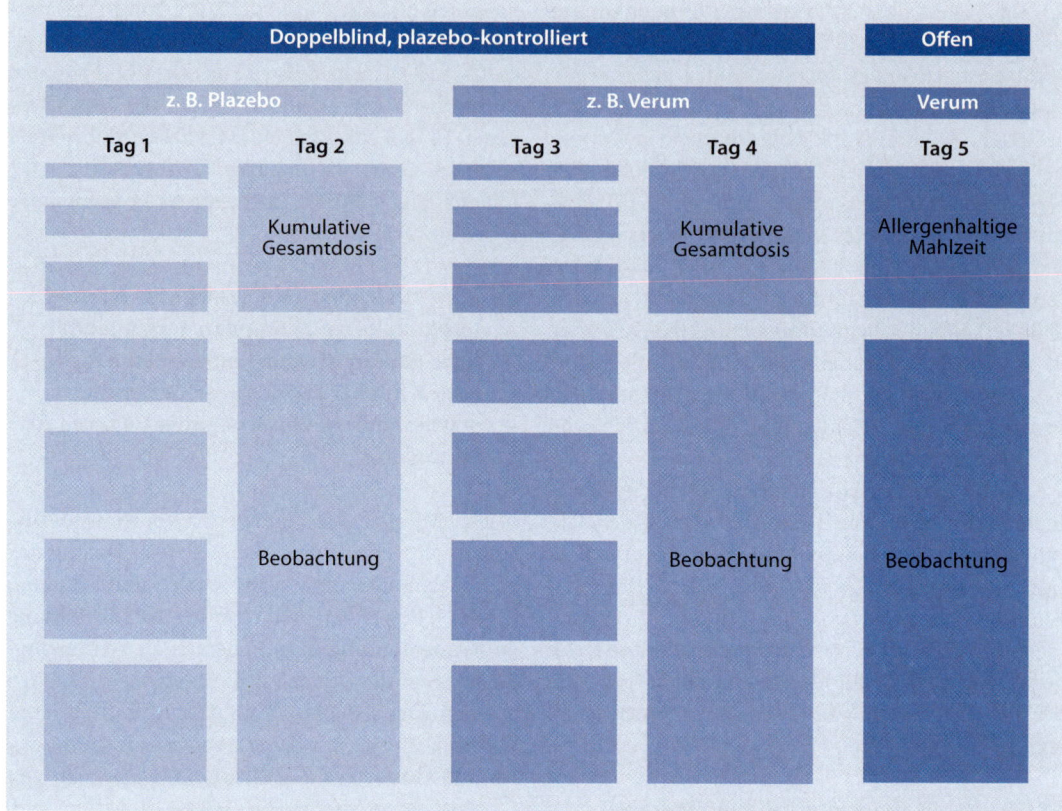

■ Abb. 4.10 Schematischer Ablauf einer doppelblinden, plazebokontrollierten Nahrungsmittelprovokation: Applikation von Plazebo und Verum in jeweils sieben Titrationsstufen mit Gabe der kumulativen Gesamtdosis im Abstand > 24 h. Abschließend: offene Exposition

Die Therapie akuter und verzögerter Reaktionen erfolgt symptomorientiert. Bei leichten Reaktionen oder unklaren, subjektiven Symptomen kann erwogen werden, den klinischen Spontanverlauf abzuwarten oder die Testung je nach Provokationsmodus fortzusetzen (■ Tab. 4.9 und ■ Tab. 4.10).

Im Abstand von einigen Stunden nach einer positiven Provokationstestung können bei wenigen Patienten erneute Symptome auftreten (biphasische Reaktion). Auch wenn genaue Zahlen hierzu nicht vorliegen, sollte bei teilstationären Provokationen erwogen werden, die Patienten nach einer positiven Reaktion stationär bis zum Folgetag zu überwachen.

> **Aufgrund des Risikos einer biphasischen Reaktion sollten Patienten nach positiver Provokationstestung ausreichend lange nachbeobachtet werden.**

Eine ausführliche Besprechung des Testverlaufes mit den Eltern und ggf. dem Patienten sind obligat, da Reaktionen von Eltern und Ärzten teilweise unterschiedlich beurteilt werden. Das Ergebnis und die hieraus resultierenden Konsequenzen sollten klar kommuniziert werden. So hat es sich bewährt, klare Empfehlungen zur Meidung oder (Wieder-) Einführung von Allergenen zu geben und, bei gegebener Indikation, Maßnahmen zur Notfalltherapie ausführlich zu erläutern. Den Eltern sollten entsprechende Materialien wie z. B. Anaphylaxiepässe

Offen		
Tag 1	**Tag 2**	**Tag 3**
1	1	
2	2	Kumulative Gesamtdosis – Nahrungsmittel 1 –
3	3	
4	4	Kumulative Gesamtdosis – Nahrungsmittel 2 –
5	5	
6	6	Beobachtung
7	7	

☐ **Abb. 4.11** Schematischer Ablauf einer offenen Provokationstestung mit zwei Nahrungsmitteln: Applikation in jeweils sieben Titrationsstufen mit Gabe der kumulativen Gesamtdosis beider Nahrungsmittel an einem Tag (> 24 h nach letzter Titrationsstufe)

☐ **Tab. 4.9** Interpretation und Konsequenzen der Ergebnisse einer doppelblind-plazebokontrollierten Provokationstestung

Verum	Plazebo	Maßnahme
+	–	Eliminationsdiät
+	+	Wiederholung der Testung
–	–	Keine Karenzdiät erforderlich
–	+	Keine Karenzdiät erforderlich

☐ **Tab. 4.10** Interpretation und Konsequenzen der Ergebnisse einer offenen Provokationstestung

Resultat der Provokationstestung	Maßnahme
Eindeutige klinische Reaktion	Beendigung der Provokationstestung
Fragliche objektive Reaktion	Wiederholung der letzten Titrationsdosis
Fragliche subjektive Reaktion	Gabe einer Plazebo-Dosis
Keine klinische Reaktion	Gabe der nächsten Titrationsdosis

bei Nahrungsmittelallergien oder Allergieausweise bei Medikamentenallergien ausgehändigt werden.

Nasale Provokationstestung

■ **Grundlagen**

Die nasale Allergenprovokation stellt die gängigste Methode zur Überprüfung der klinischen Relevanz einer Sensibilisierung gegen Aeroallergene dar. Sie ist gut evaluiert und standardisiert. In erfahrenen Händen kann sie sicher durchgeführt werden und besitzt sowohl eine hohe Sensitivität als auch Spezifität.

Testprinzip Das Testprinzip der nasalen Provokationstestung ist die intranasale Applikation eines Allergens mit anschließender Beurteilung der klinischen Reaktion sowie der Messung der Allergeninduzierten nasalen Obstruktion mittels Rhinomanometrie. Der Vorteil der Rhinomanometrie, deren Einsatz gemäß aktueller Leitlinien empfohlen wird, liegt in ihrer im Vergleich zur klinischen Beurteilung höheren Sensitivität, insbesondere bei Verwendung perennialer Allergene (z. B. Hausstaubmilbe).

Einen klaren Nachteil stellen jedoch der apparative und zeitliche Aufwand dieser Testmethode dar. Zwar können mit geringen Zusatzkosten manche Lungenfunktionsgeräte um ein Rhinomanometrie-Modul erweitert werden. Allerdings sind bei pädiatrischen Patienten für die (teils spielerische) Eingewöhnung sowie die eigentliche Testung mindestens 45 Minuten einzuplanen, in denen die Umgebungsbedingungen nicht verändert werden dürfen. Zusätzlich ist die Rhinomanometrie häufig erst im Schulkindalter zuverlässig durchführbar.

Ist eine Rhinomanometrie aus technischen oder organisatorischen Gründen also nicht möglich, kann eine nasale Provokationstestung auch ohne apparative Messung durchgeführt werden. Zeigt sich in dieser Situation ein eindeutig positiver klinischer Score, kann die Diagnose einer Soforttypallergie gegen das Testallergen gestellt werden. Bei negativen klinischen Befunden sollte jedoch eine Wiederholung der Provokationstestung mit anschließender Rhinomanometrie erwogen werden.

> **Zur Optimierung der diagnostischen Sensitivität sollte die Auswertung einer nasalen Provokationstestung auch im Kindesalter mittels Rhinomanometrie erfolgen.**

Indikationen für die Durchführung einer nasalen Allergenprovokation ergeben sich bei pädiatrischen Patienten v. a. in den im Folgenden aufgelisteten, klinischen Situationen.

Indikationen für die Durchführung einer nasalen Allergenprovokation
Perenniale Rhinitis
- Anamnestisch häufig kein eindeutiger Zusammenhang zwischen Exposition, Sensibilisierung und Symptomatik herstellbar

Vor Einleitung einer spezifischen Immuntherapie mit saisonalen Allergenen
- Identifikation des klinisch relevanten Allergens bei Sensibilisierung gegen zwei oder mehr co-saisonale Pollenallergene

Zur Verlaufskontrolle unter spezifischer Immuntherapie einer allergischen Rhinitis
- Titration der Reaktionsschwelle

Diskrepanzen in allergologischer Vordiagnostik
- Pricktest –, Serologie + oder Pricktest +, Serologie –

Diskrepanz zwischen Anamnese und allergologischer Vordiagnostik
- Pricktest –, Serologie –, Anamnese + (= Verdacht auf lokale IgE-Synthese)

Kontraindikationen für die nasale Provokationstestung sind akute und chronische, entzündliche Erkrankungen der Nase und Nasennebenhöhlen sowie schwere Allgemeinerkrankungen und Schwan-

gerschaft. Vorsicht ist ebenfalls geboten bei Vorbehandlung mit Medikamenten, die eine Therapie systemischer Provokationsreaktionen erschweren können (β-Blocker, ACE-Hemmer). Auch bei unkontrolliertem Asthma bronchiale sollte von einer nasalen Provokation abgesehen werden. Zusätzlich sollten Patienten, die in den vorangehenden zwei Monaten einem HNO-ärztlichen Eingriff unterzogen worden sind (Nasenhöhlen-/Nebenhöhlen-Operation), von einer nasalen Provokationstestung ausgenommen werden.

In der Regel werden auch Kinder mit einem Lebensalter < 5 Jahre nicht nasal provoziert, da sie subjektive Symptome nicht zuverlässig angeben können und apparative Messungen (Rhinomanometrie) in dieser Altersgruppe nicht immer zuverlässig gelingen.

Pädiatrisch relevante Kontraindikationen der nasalen Provokationstestung
- Entzündliche Nasen- und Nasennebenhöhlenerkrankungen
- Schwere Allgemeinerkrankungen, v. a. unkontrolliertes Asthma bronchiale
- Nasen-/Nasennebenhöhlenoperation vor < 2 Monaten

▪ Testvorbereitung
Auf dem Boden einer ausführlichen Anamnese und allergologischer Vorbefunde wird zunächst das Spektrum der zu testenden Allergene festgelegt. Pricktestlösungen sind für die nasale Provokationstestung grundsätzlich nicht geeignet, da sie aufgrund ihres Glycerin-Gehaltes irritierend auf die Nasenschleimhaut wirken und somit zu falschpositiven Befunden führen können. Vielmehr werden zur nasalen Provokation standardisierte, isotonische und pH-neutrale Allergenextrakte eingesetzt. Sie sind kommerziell erhältlich und weisen eine Allergenkonzentration auf, die üblicherweise ca. 10% der Allergenkonzentration in Pricktestlösungen entspricht. Als Negativkontrolle wird die Trägerlösung ohne Zusatz des Testallergens mitgeführt.

> Zur nasalen Provokationstestung werden standardisierte, nicht-irritative Testlösungen eingesetzt, die kommerziell erhältlich sind.

Selbstverständlich müssen der Patient und seine Eltern über Allergenauswahl und Testdurchführung aufgeklärt werden. Liegt ein entsprechendes Einverständnis vor, wird das Kind zunächst eingehend klinisch untersucht, um Begleiterkrankungen zu erfassen. Hierbei ist eine anteriore Rhinoskopie dringend zu empfehlen, um z. B. Fremdkörper oder eine Polyposis nasi auszuschließen und einen Ausgangsbefund der Nasenschleimhaut zu erheben.

Zusätzlich sollte sich der Patient über 15–30 Minuten an das Raumklima gewöhnen. Der Untersuchungsraum sollte eine Temperatur von $20 \pm 1{,}5°C$ aufweisen und darf unter keinen Umständen mit dem Testallergen kontaminiert sein.

■ Testdurchführung
Nach initialer Bestimmung des Symptomscores (◘ Tab. 4.11) und nach rhinomanometrischer Messung des Ausgangswertes werden zunächst 100 µl der Trägerlösung (Negativkontrolle) mit einem Dosierspray in ein Nasenloch appliziert.

Es wird das Nasenloch getestet, bei dem zu Untersuchungsbeginn eine bessere Belüftung vorlag. Es werden 1–2 Sprühstöße mit dem Ziel appliziert, die untere und mittlere Nasenmuschel zu benetzen:
1. Sprühstoß in 45°-Winkel nach lateral oben in Richtung des medialen Augenwinkels (mittlere Nasenmuschel),
2. Sprühstoß in flachem Winkel (untere Nasenmuschel).

Um eine bronchiale Allergenexposition zu verhindern, wird der Patient gebeten, tief einzuatmen und die Luft anzuhalten, bevor die Sprühstöße verabreicht werden. Nach erfolgter Allergenapplikation atmet der Patient durch die Nase wieder aus.

Nach zehn Minuten erfolgen dann klinische Untersuchung und Rhinomanometrie. Bei einer unspezifischen, irritativen Reaktion (Flussreduktion um 20% bei 150 Pa oder eindeutige klinische Reaktion) wird die Testung abgebrochen.

Ansonsten wird die Allergenlösung in dasselbe Nasenloch appliziert. Nach zehn Minuten wird

◘ Tab. 4.11 Symptomscore zur Anwendung bei nasaler Provokationstestung

Symptomatik		Punktzahl
Irritation	0- bis 2-mal Niesen	0
	3- bis 5-mal Niesen	1
	> 5-mal Niesen	2
Sekretion	Kein Sekret	0
	Wenig Sekret	1
	Viel Sekret	2
Fern-symptome	Keine	0
	Tränenfluss und/oder Gaumenjucken und/oder Ohrenjucken	1
	Konjunktivitis und/oder Chemosis und/oder Urtikaria und/oder Husten und/oder Luftnot	2

die Testreaktion beurteilt und bei einer Reduktion des Flusses um mehr als 40% bei 150 Pa und/oder einem klinischen Score > 3 Punkten positiv bewertet. Bei negativem Ausgang wird die Beobachtung fortgesetzt und die Messung nach weiteren zehn Minuten wiederholt. Ist sie weiterhin negativ, wird die Provokation als negativ bewertet. Eine weitere Testung mit anderen Allergenen unmittelbar im Anschluss ist in diesem Falle möglich.

Der Verlauf einer nasalen Allergenprovokation ist in ◘ Tab. 4.12 zusammenfassend dargestellt.

Konjunktivale Allergenprovokation
■ Grundlagen
Eine konjunktivale Allergen-Provokationstestung bietet die Möglichkeit, mit einfachen Mitteln die klinische Relevanz einer Soforttypsensibilisierung gegen Aeroallergene zu überprüfen. **Indikationen** und **Kontraindikationen** entsprechen weitgehend denen bei nasaler Allergenprovokation. Allerdings wird die konjunktivale Provokationstestung im Kindesalter nur selten eingesetzt, da die Applikation der Testsubstanz und die Testreaktion in dieser Altersgruppe häufig als sehr unangenehm empfunden werden.

4

◻ Tab. 4.12   Schematischer Ablauf einer nasalen Provokationstestung

Testvorbereitung	
	Eltern-/Patientenaufklärung Auswahl und Bereitstellung der Testlösungen Klinische Untersuchung inkl. anteriorer Rhinoskopie 15–30 min Akklimatisation an Untersuchungsraum
Testdurchführung	
Messung des Ausgangswertes	Symptomscore + Rhinomanometrie
Messung des Leerwertes	Applikation Trägerlösung (Negativkontrolle) 10 min Wartezeit Symptomscore + Rhinomanometrie – Flow-Reduktion > 20%: Testabbruch – Flow-Reduktion < 20%: Fortsetzung
Messung nach Allergenprovokation	Applikation Allergenlösung 10 min Wartezeit Symptomscore + Rhinomanometrie Test positiv, falls: – Flow-Reduktion > 40% – Symptomscore > 3 – Flow-Reduktion > 20% + Symptomscore > 2 Bei negativem Test Wiederholung der Messung nach 10 min

Hauptsächlich erfolgt die konjunktivale Provokationstestung bei pädiatrischen Patienten dann, wenn bei dringlicher Indikation (z. B. vor Einleitung einer spezifischen Immuntherapie) eine nasale Testung nicht möglich ist. Auch im vergleichsweise seltenen Fall einer allergischen Konjunktivitis ohne IgE-vermittelte Begleiterkrankungen (z. B. allergische Rhinitis), kann bei nicht eindeutiger Vordiagnostik eine konjunktivale Provokationstestung indiziert sein.

■ **Testvorbereitung**

Die Vorbereitung der konjunktivalen Provokationstestung entspricht weitgehend dem Prozedere vor Durchführung einer nasalen Allergenprovokation. Auch zur konjunktivalen Provokationstestung sollten ausschließlich standardisierte Allergenextrakte eingesetzt werden.

■ **Testdurchführung**

Zunächst werden ca. 35–50 µl (= ein Tropfen) der Kontrolllösung in den unteren Konjunktivalsack getropft. Tritt nach 10 Minuten keine Reaktion auf, kann die Allergenprovokation erfolgen. Hierfür wird ein Tropfen der im Verhältnis 1 : 10 verdünnten Allergenlösung in das kontralaterale Auge appli-

◻ Tab. 4.13   Bewertung des Reaktionsgrades nach konjunktivaler Provokationstestung

Reaktions-grad	Symptomatik
0	Keine subjektive oder sichtbare Reaktion
1	Juckreiz, Fremdkörpergefühl
2	Zusätzlich zu 1: Tränenfluss, konjunktivale Injektion
3	Zusätzlich zu 2: Erythem der Conjunctiva tarsi, Blepharospasmus
4	Zusätzlich zu 3: Lidschwellung, Chemosis

ziert. Die Beurteilung erfolgt nach 10–15 Minuten. Ist keine Reaktion zu beobachten, wird anschließend die unverdünnte Allergenlösung eingebracht. Wird auch nach der Endkonzentration keine Reaktion beobachtet, ist der Test als negativ zu bewerten.

Der Reaktionsgrad wird anhand des klinischen Untersuchungsbefundes nach abgeschlossener konjunktivaler Provokationstestung erhoben (◻ Tab. 4.13). Eine Fotodokumentation des Provokationsergebnisses ist zu empfehlen.

Von einer positiven Reaktion ist dann auszugehen, wenn sich neben subjektiven Symptomen (Reaktionsgrad 1) auch sichtbare Reaktionen abzeichnen (Reaktionsgrad 2–4). Bei unklaren Befunden kann die konjunktivale Allergenprovokation im Verlauf wiederholt werden. Eine Korrelation zwischen der Schwere der Reaktion während der Provokation und der klinischen Symptomatik oder der Beeinträchtigung der Lebensqualität während der Pollensaison besteht nicht.

> ❯ **Der konjunktivale Provokationstest ist einfach durchzuführen und zeigt eine hohe Korrelation mit dem Ergebnis der nasalen Provokation, so dass er alternativ eingesetzt werden kann, wenn die nasale Allergenprovokation nicht möglich ist.**

- ▶ http://dkg.ivdk.org/ – Deutsche Kontaktallergie-Gruppe e. V.: Epikutantestreihen der DKG; Epikutantest-Ablesetraining
- ▶ www.hautstadt.de/ – Almirall Hermal GmbH: Online-Datenbank mit Suchfunktion für alle relevanten Kontaktallergene
- ▶ www.awmf.org – Arbeitsgemeinschaft der wissenschaftl. med. Fachgesellschaften: Leitlinie »Durchführung des Epikutantests mit Kontakt-Allergenen« (D)
- ▶ www.gpau.de – Gesellschaft für Pädiatrische Allergologie und Umweltmedizin (GPAU): Leitlinie »Hauttests zur Diagnostik von allergischen Soforttyp-Reaktionen« (D)

(D): als Download verfügbar

Literatur

Bousquet J et al. (2012) Practical guide to skin prick tests in allergy to aeroallergens. Allergy 67(1): 18–24

Ott H et al. (2010) Soluble immune receptor serum levels are associated with age, but not with clinical phenotype or disease severity in childhood atopic dermatitis. J Eur Acad Dermatol Venereol 24(4): 395–402

Pate MB et al. (2010) Regulation and dysregulation of immunoglobulin E: a molecular and clinical perspective. Clin Mol Allergy 8: 3

Ruëff F et al. (2010) Hauttests zur Diagnostik von allergischen Soforttypreaktionen. Allergo J 19: 402–16

Schmid-Grendelmeier P (2010) Rekombinante Allergene. Routinediagnostik oder Wissenschaft? Hautarzt 61(11): 946–53

Worm M et al. (2007) Epikutantestung bei Kindern – Empfehlungen der Deutschen Kontaktallergiegruppe (DKG). J Dtsch Dermatol Ges 5: 107–9

Weitere Literatur finden Sie unter ▶ http://extras.springer.com.

Hilfreiche Websites

- ▶ www.awmf.org – Arbeitsgemeinschaft der wissenschaftl. med. Fachgesellschaften: Leitlinie »Keine Empfehlung für IgG- und IgG$_4$-Bestimmungen gegen Nahrungsmittel« (D)
- ▶ www.awmf.org – Gesellschaft für Pädiatrische Allergologie und Umweltmedizin (GPAU): Leitlinie »In-vitro-Allergiediagnostik« (D)
- ▶ http://dkg.ivdk.org/dok/EpikutanTestAufklEinverst_070423. pdf – Informationsverbund Dermatologischer Kliniken: Patienten-Aufklärungsbogen Epikutantestung (D)

Therapieprinzipien

H. Ott, M. V. Kopp, L. Lange

5.1 Pharmakologische Therapie

H. Ott, M. V. Kopp

Für die symptomatische Pharmakotherapie allergischer Erkrankungen steht auch im Kindes- und Jugendalter ein breites Spektrum systemischer und topischer Arzneimittel zur Verfügung. Ihre Anwendung erfordert fundierte Kenntnisse hinsichtlich adäquater Indikationen, unerwünschter Nebenwirkungen sowie potenzieller Arzneimittelinteraktionen. Zusätzlich sind spezifisch pädiatrische Faktoren wie z. B. das Zulassungsalter oder altersentsprechende Darreichungsformen zu berücksichtigen.

Dieses Kapitel gibt einen zusammenfassenden Überblick der klinisch relevanten Substanzklassen in ihren verschiedenen Applikationsformen. Es werden pharmakologische Aspekte, unerwünschte Nebenwirkungen sowie die allergologischen Indikationen besprochen.

Zur schnellen Orientierung im klinischen Alltag finden sich in ▶ Kap. 18 tabellarische Übersichten der wichtigsten Präparate sowie deren gewichts-/altersadaptierten Dosierungen.

5.1.1 Antihistaminika

▪ Grundlagen
Aus der Aminosäure Histidin wird unter Einwirkung der L-Histidin-Decarboxylase Histamin synthetisiert, das als biogenes Amin in verschiedenen Zellarten gespeichert wird (z. B. Basophilen, Mastzellen, enterochromaffinen Zellen). Es entfaltet nach seiner Freisetzung pleiotrope Effekte, die über vier Histamin-Rezeptoren mit spezifischer Gewebsexpression vermittelt werden (◻ Tab. 5.1).

Im Zentrum allergischer Reaktionen steht der H_1-Rezeptor, dessen Aktivierung u. a. mit folgenden pathologischen Effekten assoziiert ist:
- Kontraktion glatter Muskulatur (Bronchospasmus);
- kapilläre Vasodilatation (arterieller Hypotonus);
- kapilläre Permeabilitätssteigerung (Ödeme);
- Stimulation afferenter Neurone (Pruritus, Niesen);

- zentralnervöse Wirkungen (Vigilanzsteigerung, Emesis).

Histamin-Rezeptoren entsprechen transmembranären Molekülen, die sich ohne Liganden-Bindung in einem dynamischen Gleichgewicht zwischen konstitutioneller Aktivität und Inaktivität befinden. Diese Balance wird durch den Agonisten Histamin zugunsten einer gesteigerten Aktivierung verändert. Im Gegensatz hierzu begünstigen Antihistaminika (AH) als »inverse Agonisten« die inaktive Rezeptor-Konformation (◻ Abb. 5.1).

❯ Antihistaminika begünstigen als inverse Agonisten den inaktiven Zustand des Histamin-Rezeptors, so dass sie nicht als »Histamin-Antagonisten« oder »Histamin-Blocker« bezeichnet werden sollten.

Zur spezifischen Therapie allergischer Erkrankungen sind bisher ausschließlich inverse Agonisten des H_1-Rezeptors zugelassen (H_1-Antihistaminika, H_1-AH). In präklinischen Studien und ersten klinischen Untersuchungen finden sich jedoch zusätzlich Hinweise darauf, dass H_4-spezifische Wirkstoffe ebenfalls wirksam sind. Es ist daher zu hoffen, dass in näherer Zukunft auch H_4-AH zur anti-inflammatorischen Behandlung allergischer Erkrankungen eingesetzt werden können.

▪ H_1-Antihistaminika
H_1-AH werden entsprechend ihrer ZNS-Gängigkeit in Präparate der ersten und zweiten Generation unterschieden (◻ Tab. 5.2). Aus praktischen Gründen sollen in den folgenden Abschnitten lediglich die aktuell in Deutschland erhältlichen Wirkstoffe näher besprochen werden.

H_1-AH der ersten Generation Die H_1-AH der ersten Generation (»klassische Antihistaminika«) werden seit 70 Jahren klinisch eingesetzt, obwohl kontrollierte Studien zu ihrer Wirksamkeit und Sicherheit nicht in ausreichendem Umfang vorliegen. Sie bilden eine chemisch heterogene Gruppe relativ kleiner Moleküle, die die Blut-Hirn-Schranke aufgrund ihrer Lipophilie problemlos überwinden. Zudem weisen sie eine geringe H_1-Spezifität auf, so dass sie an zahlreichen weiteren Rezeptortypen wirken können (»dirty drugs«). Durch diese man-

Tab. 5.1 Histaminrezeptor-Subtypen	
Rezeptor-Subtyp	**Gewebsexpression**
H_1	ZNS-Nervenzellen, Endothelzellen, glatte Muskelzellen (Blutgefäße, Atemwege, Gastrointesti-naltrakt), Neutrophile, Eosinophile u. a.
H_2	Magen-Parietalzellen, Hepatozyten, Endothelzellen, ZNS-Nervenzellen, Neutrophile, Eosinophile, Monozyten, dendritische Zellen u. a.
H_3	Histaminerge ZNS-Neurone und periphere Nervenzellen, dendritische Zellen, Monozyten, Eosinophile, Endothelzellen u. a.
H_4	Monozyten, dendritische Zellen, Langerhans-Zellen, T-Zellen, Mastzellen, Nervenzellen u. a.

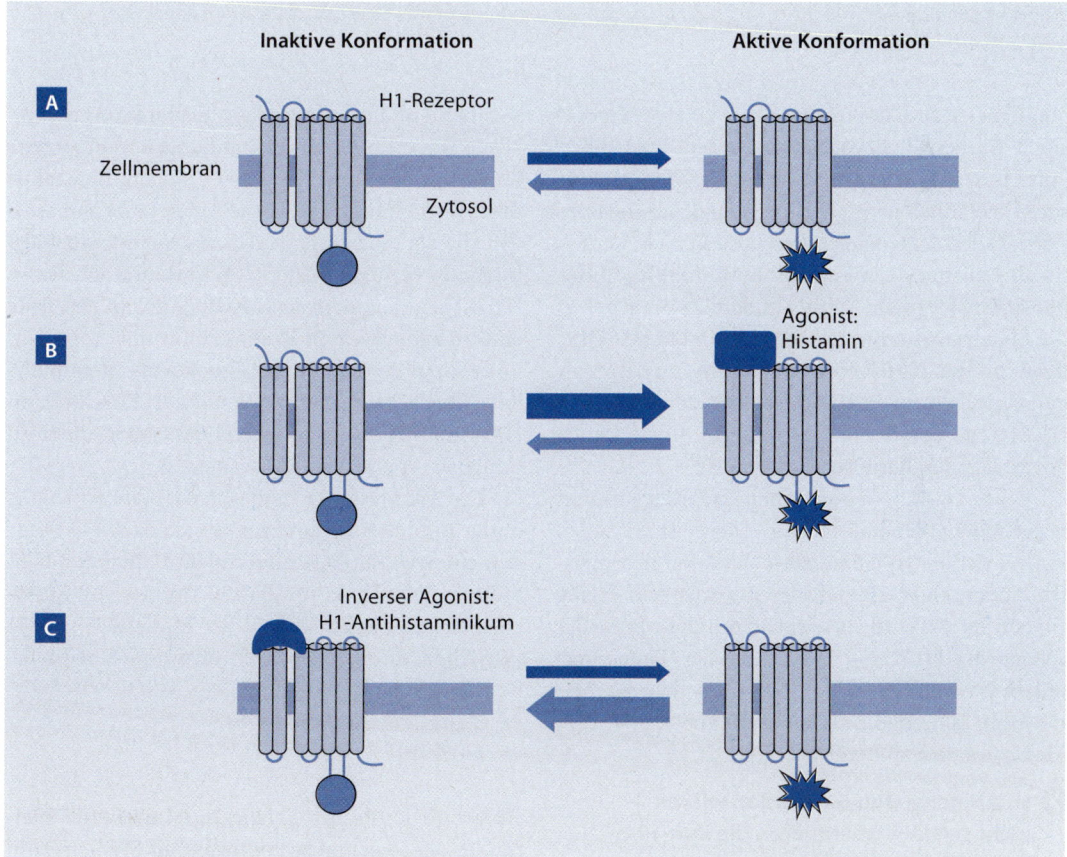

Abb. 5.1 Histamin-Rezeptor: A) Dynamisches Gleichgewicht zwischen konstitutioneller Aktivität und Inaktivität; B) verstärkte Aktivierung durch Agonisten (Histamin); C) verstärkte Inaktivierung durch inversen Agonisten (H_1-Antihistaminikum)

gelnde Rezeptorselektivität und die Liquorgängigkeit lässt sich die Mehrzahl ihrer Nebenwirkungen erklären.

H_1-AH der zweiten Generation Die H_1-AH der zweiten Generation (»moderne Antihistaminika«) zur systemischen Anwendung sind chemisch

◻ Tab. 5.2 Zusammenfassung der in Deutschland verfügbaren H_1-Antihistaminika (Rote Liste®, Stand 2013)

Substanzklasse	Generation	
	Erste Generation	Zweite Generation
Piperazine	Hydroxyzin	Cetirizin, Levocetirizin
Piperidine	Cyproheptadin, Ketotifen	Desloratadin, Ebastin, Fexofenadin, Levocabastin, Loratadin, Mizolastin, Rupatadin
Alkylamine	Dimetinden	–
Ethanolamine	Clemastin, Dimenhydrinat, Diphenhydramin, Doxylamin	–
Phenothiazine	Promethazin	–
Sonstige	–	Azelastin, Emedastin, Epinastin, Olopatadin

homogen und gehören entweder zu den Piperazinen (Cetirizin, Levocetirizin) oder Piperidinen (alle anderen). Aufgrund ihrer Molekülstruktur sind sie deutlich geringer liquorgängig als die Substanzen der ersten Generation. Zusätzlich werden sie als Substrat einer zellulären »Entgiftungspumpe« (P-Glykoprotein) aktiv aus dem ZNS zurück in die Blutzirkulation transportiert. Eine hohe Selektivität für den H_1-Rezeptor trägt weiter zu dem sehr günstigen Nutzen-Risiko-Verhältnis der modernen H_1-AH bei, das durch kontrollierte Studien auch für das Kindesalter belegt worden ist.

Beide H_1-AH-Generationen unterliegen einer hepatischen Metabolisierung. Diese ist bei allen H_1-AH der ersten Generation stark, bei den meisten modernen H_1-AH aber gering oder sehr gering ausgeprägt. Sie wird vorwiegend durch Enzyme des Cytochrom-P(CYP)-450-Systems der Leber vermittelt (v. a. CYP3A4, CYP2D6), so dass Arzneimittelinteraktionen bei gleichartig metabolisierten Medikamenten zu berücksichtigen sind.

> **❯ H_1-AH der ersten Generation wirken nicht selektiv, überqueren die Blut-Hirn-Schranke und werden extensiv hepatisch metabolisiert. Ihr Nutzen-Risiko-Profil ist dadurch deutlich ungünstiger als das der modernen H_1-AH.**

▪▪ Indikationen
Aus dem dargestellten Nebenwirkungsspektrum wird deutlich, dass H_1-AH der ersten Generation

zur Behandlung allergischer Erkrankungen bzw. Histamin-vermittelter Erkrankungen nicht mehr routinemäßig eingesetzt werden sollten. Eine faktische Ausnahme stellen Dimetinden und Clemastin dar, die als einzige H_1-AH auch zur intravenösen Injektion verfügbar sind. Ihre Anwendung wird in Deutschland, anders als z. B. in den USA, im Falle einer Anaphylaxie in Kombination mit Adrenalin und einem systemischen Glukokortikoid empfohlen. Hierbei sollte die Applikation als Kurzinfusion erfolgen, um eine arterielle Hypotension unter zu schneller Applikation zu vermeiden.

Die Wirkung der modernen H_1-AH tritt nach oraler Applikation durchschnittlich nach 1–2 Stunden ein und hält bei nahezu allen Präparaten > 24 Stunden an. In kontrollierten klinischen Studien ließ sich die Effektivität der modernen H_1-AH zweifellos für die folgenden Indikationen belegen:
- allergische Rhinitis,
- allergische Konjunktivitis,
- Urtikaria.

Aufgrund klinischer Erfahrungen und/oder kleiner, in der Regel nicht kontrollierter Studien kann ihr Einsatz bei folgenden Erkrankungen ebenfalls sinnvoll sein:
- Mastozytose,
- kutane Insektenstichreaktionen,
- kutane Reaktionen im Rahmen einer subkutanen spezifischen Immuntherapie,
- Anaphylaxie.

Erfahrungsgemäß ist die Effektivität moderner H_1-AH beispielsweise bei folgenden Indikationen, für die jeweils keine kontrollierten Studien vorliegen, sehr gering:

- atopisches Ekzem,
- »nicht-allergischer« Pruritus,
- Asthma bronchiale,
- Sinusitis,
- Polyposis nasi.

> **Einzig bei allergischer Konjunktivitis, allergischer Rhinitis und der Urtikaria ist die klinische Effektivität moderner H_1-Anthistaminika durch kontrollierte Studien gesichert.**

■■ Unerwünschte Nebenwirkungen
Zentralnervöse Nebenwirkungen wie z. B. eine Verminderung der Aufmerksamkeit und der Gedächtnisleistung treten unter Behandlung mit H_1-HA der ersten Generation schon in therapeutischen Dosierungen auf. Bei einigen Präparaten ist der sedierende Effekt derart ausgeprägt, dass sie nicht mehr zur antiallergischen Therapie sondern als vermeintlich schwache »Beruhigungsmittel« eingesetzt werden (z. B. Doxylamin, Promethazin). Zusätzlich werden klassische H_1-AH häufig zur Behandlung pruriginöser Erkrankungen und bevorzugt abends als »Einschlafhilfe« appliziert. Diese Praxis ist u. a. aus folgenden Gründen abzulehnen.

Gründe, den Einsatz klassischer H_1-AH als »Einschlafhilfe« abzulehnen
- H_1-AH der ersten Generation führen zu Schlafstörungen (z. B. Verkürzung des REM-Schlafes).
- Bei Säuglingen und Kleinkindern können »paradoxe« Wirkungen (Irritabilität, Agitation, Halluzinationen, Krampfanfälle) und zentrale Atemregulationsstörungen auftreten.
- Aufgrund ihrer langen Eliminationshalbwertszeit können noch am Folgetag neurologische Nebenwirkungen wie Konzentrationsstörungen oder Kopfschmerzen persistieren (»antihistamine hangover«).

- Insbesondere für das Säuglings- und Kleinkindesalter sind Todesfälle nach akzidenteller Überdosierung von H_1-AH der ersten Generation berichtet worden.

Im Gegensatz hierzu kommt es unter Behandlung mit H_1-AH der zweiten Generation in konventioneller Dosierung in der Regel zu geringen oder gar keinen zentralnervösen Nebenwirkungen. Allerdings können diese auftreten, wenn moderne H_1-AH in hohen Dosierungen Anwendung finden, z. B. in der Behandlung der chronischen Urtikaria. Hierüber sollten die Patienten und ihre Eltern explizit aufgeklärt werden.

> **Der Einsatz klassischer H_1-AH als »milde Beruhigungsmittel« oder »Einschlafhilfe« ist obsolet.**

Nebenwirkungen aufgrund mangelnder Rezeptorselektivität Diese treten unter Behandlung mit H_1-AH der ersten Generation häufig auf. Betroffene Patienten klagen u. a. über eine Mydriasis, Mundtrockenheit, Harnverhalt oder Obstipation (anti-muskarinerge Wirkung). Zusätzlich wird nicht selten eine Appetitsteigerung mit konsekutiver Gewichtszunahme beobachtet (anti-serotoninerge Wirkung). Außerdem kann es zu orthostatischer Dysregulation und Schwindel kommen (anti-α-adrenerge Wirkung).

Diese unerwünschten Effekte sind bei Anwendung der modernen H_1-Antihistaminika nicht zu erwarten.

Kardiale Nebenwirkungen Kardiale Nebenwirkungen können unter H_1-AH-Therapie in Form potenziell schwerer Herzrhythmusstörungen vorkommen, die durch eine Blockade kardialer Ionenkanäle bedingt sind. In der Vergangenheit wurden diese unerwünschten Effekte unter Behandlung mit verschiedenen klassischen H_1-AH beobachtet. Auch zwei H_1-AH der zweiten Generation (Astemizol, Terfenadin) wurden als Auslöser kardialer Arrhythmien identifiziert und vom Markt genommen. Andere moderne H_1-AH sind offensichtlich nur dann mit dem Risiko kardialer Nebenwirkun-

5

gen assoziiert, wenn Arzneimittelinteraktionen zu einer gestörten Metabolisierung und erhöhten Wirkspiegeln führen.

❯ **H₁-Antihistaminika der ersten Generation sind ausgesprochen häufig, moderne H₁-Antihistaminika nur selten mit klinisch relevanten Nebenwirkungen assoziiert.**

5.1.2 Mastzellstabilisatoren

■ **Grundlagen**
Die Gruppe der Mastzellstabilisatoren umfasst lediglich zwei Wirkstoffe: das Chromon Cromoglicinsäure und das zu den Pyranochinolinen zählende Nedocromil. Beide Substanzen liegen in stark ionisierter Form vor (Dinatriumchromoglycat/DNCG, Nedocromil-Natrium). Daher werden sie nach oraler Gabe nicht in klinisch relevanter Menge resorbiert und sind ausschließlich topisch wirksam. Entsprechende Applikationsformen zur Lokaltherapie der allergischen Konjunktivitis sowie zur Inhalationstherapie bei Asthma bronchiale und zur Lokaltherapie der allergischen Rhinitis sind verfügbar.

Der genaue Mechanismus der durch DNCG und Nedocromil vermittelten Mastzellstabilisierung ist noch nicht exakt charakterisiert. Beide Wirkstoffe inhibieren jedoch dosisabhängig die Mastzelldegranulation und wirken so anti-inflammatorisch. Zusätzlich wird insbesondere Nedocromil ein hemmender Einfluss auf die Eosinophilen- und Neutrophilen-Chemotaxis zugeschrieben.

Zwar besitzt auch Ketotifen, ein H₁-Antihistaminikum der ersten Generation, Mastzell-stabilisierende Eigenschaften. Allerdings steht bei dieser Substanz die anti-histaminerge Wirkkomponente therapeutisch im Vordergrund, so dass sie primär den Antihistaminika zugerechnet wird.

■ **Unerwünschte Nebenwirkungen**
Da weder Cromoglicinsäure noch Nedocromil in klinisch relevanter Menge resorbiert werden, sind Arzneimittelinteraktionen oder systemische Nebenwirkungen abgesehen von sehr seltenen Überempfindlichkeitsreaktionen nicht zu erwarten. Nach topischer Anwendung können Symptome einer konjunktivalen bzw. nasalen Irritation auftreten. Nach Inhalation von Cromoglicinsäure kann es gelegentlich zu Husten und Bronchospasmus kommen.

■ **Indikationen**
Mastzellstabilisatoren sind in jeder Indikation schwächer wirksam als topische Glukokortikoide. Sie sind bei folgenden Erkrankungen jedoch wirksamer als Placebo (C = Chromoglicinsäure, N = Nedocromil):
– allergische Konjunktivitis (C, N),
– Dauertherapie des leichten, persistierenden Asthma bronchiale (C),
– allergische Rhinitis (C).

Cromoglicinsäure ist in Kapselform auch zur oralen Applikation bei allergischen Erkrankungen zugelassen, »bei denen Nahrungsmittelallergene die hauptsächlich auslösenden Faktoren darstellen« (Rote Liste® 2013). Angesichts der extrem geringen gastrointestinalen Resorption und des Fehlens jeglicher kontrollierter Studien kann Cromoglicinsäure allerdings nicht zur systemisch-antiallergischen Therapie der »zugelassenen« Indikationen (u. a. Ekzem, Urticaria, Asthma) empfohlen werden.

❯ **Der therapeutische Nutzen von Mastzellstabilisatoren bei Nahrungsmittelallergie ist fraglich.**

5.1.3 Glukokortikoide

■ **Grundlagen**
Kortisol (Hydrokortison) wird als körpereigenes Glukokortikoid in der Nebennierenrinde aus Cholesterol synthetisiert. Unter hypothalamischer und hypophysärer Regulation folgt seine Sekretion einem zirkadianen Rhythmus. Die maximale Ausschüttung findet in den frühen Morgenstunden statt. Die physiologischen Wirkungen des endogenen Kortisol sind extrem vielfältig und umfassen u. a. eine Steigerung der Glukoneogenese, der Lipolyse und des Proteinkatabolismus sowie immunregulatorische Effekte.

Vor 65 Jahren gelang erstmals die chemische Synthese von Hydrokortison, das umgehend zur

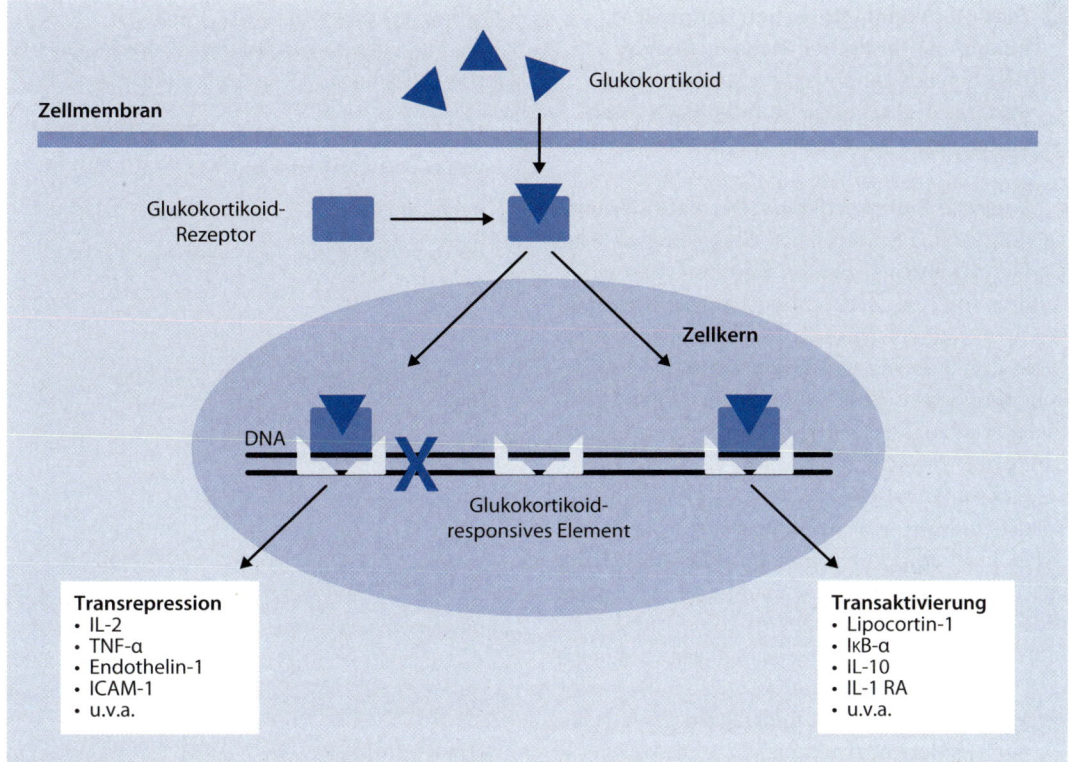

Abb. 5.2 Molekularer Wirkmechanismus der Glukokortikoide: Glukokortikoid-Moleküle überwinden die Zellmembran, binden im Zytosol an Glukokortikoid-Rezeptoren (GR) und gelangen in den Zellkern. Dort bewirken sie eine vermehrte (Transaktivierung) oder verminderte Gen-Expression (Transrepression)

anti-inflammatorischen Behandlung eingesetzt wurde. In den darauffolgenden Jahrzehnten wurden zur topischen und systemischen Applikation weitere synthetische Glukokortikoide entwickelt, die mittlerweile zu den wichtigsten Therapieprinzipien gehören, auch in der pädiatrischen Allergologie.

> Synthetische Glukokortikoide haben sich in den vergangenen Jahrzehnten als Standardtherapeutika in der Behandlung von Kindern und Jugendlichen mit allergischen Erkrankungen etabliert.

■ **Wirkmechanismus**

Der Wirkmechanismus der Glukokortikoide beruht darauf, dass ihre lipophilen Moleküle rasch die Zellmembran überwinden und im Zytosol an Glukokortikoid-Rezeptoren (GR) binden. Die so entstandenen GR-Glukokortikoid-Komplexe gelangen in den Zellkern, wo sie als Transkriptionsfaktoren mit sog. Glukokortikoid-responsiven Elementen (engl.: »glucocorticoid responsive elements«) der DNA interagieren. Dies führt zu einer teils vermehrten (Transaktivierung), teils verminderten Expression (Transrepression) zahlreicher Gene (■ Abb. 5.2). Während die Transaktivierung für die Mehrzahl erwünschter Glukokortikoid-Wirkungen verantwortlich ist, werden unerwünschte Nebenwirkungen eher durch Transrepression hervorgerufen.

Zusätzlich zu diesen langsam eintretenden, genomischen Wirkungen (>> 1h), werden den Glukokortikoiden auch nicht-genomische Effekte wie z. B. eine »Membranstabilisierung« zugeschrieben. Diese setzen rascher ein (<< 1h), werden wahrscheinlich durch membranständige Rezeptoren vermittelt und sind im Allgemeinen nur nach parenteraler Applikation hoher Glukokortikoid-Dosen zu erreichen.

> ❯ Die anti-inflammatorischen Hauptwir-
> kungen synthetischer Glukokortikoide
> beruhen auf genomischen Mechanismen
> und treten erst einige Stunden nach Appli-
> kation ein.

■ **Topische Glukokortikoide: Dermatotherapie**
Die Einführung der topischen Glukokortikoide hat
die Dermatotherapie derart beeinflusst, dass einige
Autoren von einer Zeitrechnung »before cortisone«
(B.C.) und »after cortisone« (A.C.) sprechen. Auch
wenn dies übertrieben scheint, sind topische Glukokortikoide in der anti-inflammatorischen Lokaltherapie entzündlicher Hauterkrankungen auch im
Kindesalter unverzichtbar.

Gemäß **Wirkstärke** werden die topischen Glukokortikoide in vier Substanzgruppen unterteilt
(Klassifikation nach Niedner 1996; ❑ Tab. 5.3). Die
jeweiligen Wirkstoffe weisen aufgrund chemischer
Modifikationen ihrer Glukokortikoid-Grundstruk-
tur u. a. folgende Unterschiede in Pharmakokinetik
und Pharmakodynamik auf:
— Halogenierung des Steroidrings in verschiedenen Positionen: Erhöhung der Wirkstärke;
— Einfügen von Doppelbindungen zwischen erstem und zweitem Kohlenstoffatom: verlängerte
  Halbwertszeit;
— Entfernung oder Maskierung polarer Grup-
  pen: erhöhte Lipophilie = erhöhte transkutane
  Penetration.

Der **therapeutische Index** (TIX) topischer Glukokortikoide präzisiert zusätzlich das Verhältnis zwischen erwünschten therapeutischen Effekten und
unerwünschten Nebenwirkungen. Er wurde kürzlich für die am häufigsten eingesetzten Wirkstoffe
ermittelt (❑ Tab. 5.4).

Derivate des Prednisolon (Prednicarbat, Methylprednisolonaceponat) und des Hydrocortison (Hydrocortisonbutyrat, -buteprat, -aceponat)
bilden als nicht-halogenierte, doppelt-veresterte
Wirkstoffe die vierte Generation topischer Glukokortikoide. Für einige ihrer Vertreter wurde bereits
ein hoher TIX ermittelt, so dass ihre erwünschten
Wirkungen im Verhältnis zu den unerwünschten
Effekten deutlich überwiegen.

Auch das halogenierte und stark anti-inflammatorisch wirksame Mometasonfuroat, ein to-

❑ **Tab. 5.3** Wirkstärken-Klassifikation der topischen Glukokortikoide (Auswahl). (Mod. nach Niedner 1996)

Wirkstoff	Konzentration (%)
Wirkstärkeklasse I (schwach)	
Dexamethason	0,03; 0,035; 0,05
Hydrokortison	0,33; 0,5; 1,0; 2,0; 2,5
Hydrocortisonacetat	0,25; 0,05; 1,0
Prednisolon	0,25; 0,4
Triamcinolonacetonid	0,0018; 0,0066
Wirkstärkeklasse II (mittelstark)	
Alclomethasondipropionat	0,05
Betamethasonbenzoat	0,025
Betamethasonvalerat	0,05
Clobetasonbutyrat	0,05
Desoximethason	0,05
Dexamethason	0,08
Fluocinolonacetonid	0,01
Flumethasonpivalat	0,02
Hydrocortisonbutyrat	0,1
Hydrocortisonbuteprat	0,1
Methylprednisolonace-ponat	0,1
Prednicarbat	0,25
Wirkstärkeklasse III (stark)	
Amcinonid	0,1
Betamethasonvalerat	0,1
Betamethasondipropionat	0,05
Desoximethason	0,25
Diflucortolonvalerat	0,1
Fluocinolonacetonid	0,025
Fluticasonpropionat	0,005; 0,05
Halcinonid	0,1
Mometasonfuroat	0,1
Wirkstärkeklasse IV (sehr stark)	
Diflucortolonvalerat	0,3
Clobetasolpropionat	0,05

▪ **Tab. 5.4** Therapeutischer Index (TIX) häufig eingesetzter topischer Glukokortikoide (► www.awmf.org)	
Wirkstoff	**TIX**
Betamethasonvalerat	1,2
Clobetasolpropionat	1,5
Hydrocortison	1,0
Hydrocortisonbutyrat	2,0
Mometasonfuroat	2,0
Methylprednisolonaceponat	2,0
Prednicarbat	2,0
Triamcinolonacetonid	1,06

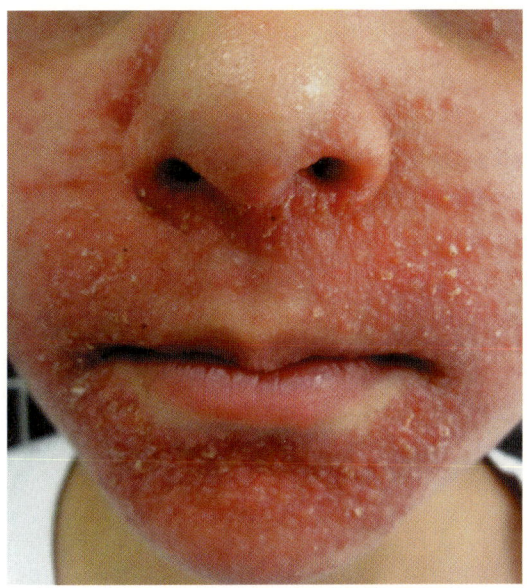

▪ **Abb. 5.3** Glukokortikoid-induzierte periorale Dermatitis

pisches Glukokortikoid der zweiten Generation, besitzt einen hohen therapeutischen Index. Im Gegensatz hierzu wurde für das häufig eingesetzte Hydrocortisonacetat als topisches Glukokortikoid der ersten Generation ein niedriger TIX ermittelt. Dieser ist bei einem geringen bis mäßigen Nebenwirkungsrisiko durch die zugleich geringe anti-entzündliche Wirkung bedingt.

> ❯ Die topischen Glukokortikoide der vierten Generation mit hohem therapeutischen Index sind für die Dermatotherapie im Kindes- und Jugendalter besonders geeignet.

Kutane Nebenwirkungen Kutane Nebenwirkungen topischer Glukokortikoide werden unter sachgemäßer Anwendung nur selten beobachtet. Dennoch sollten ihre Entstehungsmechanismen und frühen klinischen Warnzeichen bekannt sein, um eine effektive Primär- bzw. Sekundärprophylaxe zu gewährleisten.

Die häufig irreversible Glukokortikoid-induzierte Hautatrophie wird durch eine Anwendung unter Okklusion sowie die Applikation in Glukokortikoid-sensitiven Hautarealen begünstigt (Periorbital- und Zervikofazialregion, Intertrigines, Skrotum). Mit ihr muss bereits nach wenigen Wochen der Anwendung selbst schwach wirksamer Glukokortikoide gerechnet werden. Stark wirkende Präparate können innerhalb weniger Tage atrophogen wirken. Klinisch zeigt sich eine »Zigarettenpapier-artige«,

atrophe Haut mit multiplen Teleangiektasien und/oder Striae rubrae. Zusätzlich können kutane Blutungen (Purpura, Ekchymosen), Dyspigmentierungen und eine fokale Hypertrichose auftreten.

> ❯ Besonders Glukokortikoid-sensitive Hautareale sind das Gesicht, die Intertrigines sowie der Anogenitalbereich.

Topische Glukokortikoide können bei Anwendung im Gesicht sowohl eine vorbestehende Akne verschlechtern als auch eine »Steroid-Akne« induzieren. Noch schwerer wiegt das Auftreten einer Glukokortikoid-induzierten perioralen Dermatitis (POD, ▪ Abb. 5.3). Diese manifestiert sich typischerweise nach einer fazialen Lokaltherapie mit stark wirksamen Glukokortikoiden, kann im Kindesalter aber auch nach längerer Anwendung schwach und mäßig starker Präparate auftreten. Betroffene Patienten entwickeln multiple Papulovesikel und -pusteln, ein kleiner Bereich der Perilabialregion ist typischerweise ausgespart. Außerdem schildern Kinder und Jugendliche mit POD häufig störende Missempfindungen (Hautbrennen, Schmerzen) und eine unterschiedlich starke, psychosoziale Belastung. Bei betroffenen

Kutane Nebenwirkungen	Systemische Nebenwirkungen
Teleangiektasien	Cushingoider Habitus
Hautatrophie	Gewichtszunahme
Striae rubrae distensae	Nebenniereninsuffizienz
Hypertrichose	Osteopenie
Hypopigmentierung	Wachstumsretardierung
Periorale Dermatitis	Hyperglykämie, Dyslipidämie
Rosazea	Arterielle Hypertonie
Akne	Katarakt
Kutane Infektionen	Glaukom
Kontaktallergie	Pseudotumor cerebri
Wundheilungsstörung	Infektanfälligkeit
Granuloma gluteale infantum	Ulcus ventriculi
Rebound-Effekt	Neuropsychiatrische Symptome

◻ **Tab. 5.5**   Kutane und systemische Glukokortikoid-Nebenwirkungen (Auswahl). (Mod. nach Morley u. Dinulos 2012)

Patienten muss die topische Glukokortikoid-Behandlung sofort beendet werden, es ist eine »Nulltherapie« anzustreben. Bei (zu erwartender) langfristiger Beschwerdepersistenz kann off-label mit Pimecrolimus-Creme oder Metronidazol-Gel behandelt werden.

❯ **Bei Patienten mit perioraler Dermatitis ist der Einsatz topischer Glukokortikoide streng kontraindiziert.**

Klassische »infektiöse Nebenwirkungen« topischer Glukokortikoide umfassen bakterielle, zumeist durch Staphylococcus aureus hervorgerufene Follikulitiden und die Maskierung kutaner Mykosen (»Tinea incognita«). Zusätzlich können virale Hautinfektionen (Herpes simplex, Varicella zoster) begünstigt werden. ◻ Tab. 5.5 fasst weitere kutane Nebenwirkungen zusammen. Zusätzlich werden die Glukokortikoid-Kontaktallergie in ▶ Kap. 10 und die sog. Kortikophobie in ▶ Kap. 9 näher besprochen.

Systemische Nebenwirkungen   Systemische Nebenwirkungen (◻ Tab. 5.5) treten unter Glukokortikoid-Lokaltherapie glücklicherweise sehr selten auf. So wurden in einer Übersicht aller bisher publizierten Fälle lediglich 22 pädiatrische Patienten mit iatrogenem Cushing-Syndrom unter topischer Therapie dokumentiert. Allerdings zeigte sich, dass Säuglinge, die in der Windelregion mit hochpotenten Glukokortikoiden behandelt wurden, eine Risikopopulation darstellen. Bei diesen Patienten persistierte eine NNR-Suppression durchschnittlich vier Monate nach Therapieende. Zwei Patienten verstarben im Rahmen interkurrenter CMV-Infektionen.

❯ **Säuglinge und Kleinkinder sollten in der Windelregion nicht mit topischen Glukokortikoiden behandelt werden. Der Einsatz hochpotenter Wirkstoffe muss in jedem Fall vermieden werden.**

Entscheidende Faktoren, die eine transkutane Resorption und damit systemische Nebenwirkungen auch bei Einsatz niedrig potenter Wirkstoffe begünstigen, wurden von Niedner (1996) und anderen Autoren klar definiert:

Risikofaktoren für eine transkutane Resorption topischer Glukokortikoide
- Großflächige Anwendung, insbesondere bei Säuglingen und Kleinkindern (sehr große Körperoberfläche im Verhältnis zum Körpergewicht)
- Anwendung in intertriginösen und/oder stark vaskularisierten Hautarealen (z. B. Inguinalregion, Perinealregion, Axillae)
- Hohe Applikationsfrequenz, hohe Wirkstärke und lange Therapiedauer
- Applikation unter Okklusion (z. B. Windeln, Verbände, Folie)
- Applikation in lipophilen Grundlagen

❯ **Bei großflächiger Anwendung können im Säuglings- und Kleinkindesalter trotz Verwendung niedrig-potenter Glukokortikoide systemische Nebenwirkungen auftreten. Hauptursache hierfür ist die im Verhältnis zum Körpergewicht sehr große Körperoberfläche in diesen Altersgruppen.**

Hauptindikationen Hauptindikationen für den Einsatz topischer Glukokortikoide im kinderallergologischen Praxisalltag sind u. a. folgende Ekzemerkrankungen:
- atopisches Ekzem,
- nummuläres Ekzem,
- seborrhoisches Ekzem,
- allergisches Kontaktekzem.

Neben diesen evidenzbasierten Indikationen haben sich im Verlauf der vergangenen Jahrzehnte weitere »empirische« Indikationen ergeben, die den Einsatz topischer Glukokortikoide rechtfertigen, beispielsweise
- makulopapulöse Arzneimittelexantheme (bei Pruritus),
- papuläre Urtikaria/persistierende Insektenstichreaktion,
- phototoxische Dermatitis.

- **Topische Glukokortikoide: inhalative und rhinokonjunktivale Therapie**
- **Inhalative Glukokortikoide**

Inhalative Glukokortikoide (ICS) werden als sog. Controller eingesetzt, also als »Dauertherapie« bei Asthma bronchiale. Sie stehen als Feuchtinhalation, Dosieraerosol und als Pulverinhalation zur Verfügung. ICS kommen dabei als Monotherapie oder in Kombination mit anderen anti-asthmatischen Medikamenten zum Einsatz. Als Fixkombinationen stehen Präparate mit ICS und lange wirksamen Betamimetika bzw. mit ICS und Parasympatholytika zur Verfügung.

Indikation Hauptindikation für den Einsatz inhalativer Glukokortikoide im kinderallergologischen Praxisalltag ist das Asthma bronchiale. ICS werden eingesetzt, sobald Beschwerden bestehen, die durch intermittierende Betamimetika nicht ausreichend kontrolliert sind (Stufe 2, ▶ Kap. 8). Da es sich um ein langfristiges Therapiekonzept handelt, muss mit den Eltern und Patienten besprochen werden, dass der Einsatz zumindest über drei Monate zu planen ist. Je nach Ansprechen auf die Therapie kommt es dann zu einem Step-up oder Step-down. Bei Beschwerdefreiheit kann auch ein Auslassversuch erwogen werden.

Anwendung Allen Anwendungsformen ist gemeinsam, dass zur Vermeidung unerwünschter, lokaler Nebenwirkungen folgende Punkte beachtet werden müssen:

Hinweise zur Anwendung inhalativer Glukokortikoide
- Für Dosieraerosole muss immer eine Inhalierhilfe (Spacer) verwendet werden.
- Für die Feuchtinhalation und Dosieraerosole mit Inhalierhilfe sollte so früh wie möglich ein Mundstück anstelle einer Maske verwendet werden.
- Nach der Inhalation sollten der Mund ausgespült oder die Zähne geputzt werden (zur Vermeidung eines Mundsoors).
- Nach Möglichkeit sollte nur ein Inhalationssystem für jeden Patienten zum Einsatz kommen.
- Eine Inhalationsschulung sollte vor der ersten Anwendung durchgeführt werden.
- Die Inhalationstechnik muss regelmäßig überprüft werden.

Kinder, die topische Glukokortikoide verwenden, erhalten bei den Verlaufskontrollen jeweils eine Messung von Größe und Gewicht sowie eine Racheninspektion. Dabei sollte immer überprüft werden, wo genau die niedrigstmögliche Inhalationsdosis liegt, die für eine Asthmakontrolle benötigt wird.

Nebenwirkungen ICS weisen ein günstiges Nebenwirkungsprofil auf. Dabei sind Dysphonie und Mundsoor wiederholt als lokales Problem der ICS-Therapie bei Erwachsenen beschrieben worden. Bei Kindern werden diese Symptome hingegen bei sachgemäßer Anwendung nur selten beobachtet.

Bei genauer Untersuchung führt jedes ICS mit Ausnahme von Ciclesonid zu einer Suppression der Nebennierenrinde. Allerdings ist die klinische Relevanz dieser laborchemischen Befunde fraglich. Fälle mit akuter Nebenniereninsuffizienz wurden vor allem bei Kindern unter hochdosierter

5

und unter mittelhoch dosierter Therapie mit Fluticasonpropionat und Budesonid beschrieben. In den meisten Fällen kommt es durch ein plötzliches Therapieende oder eine akute Erkrankungen zur Auslösung einer Addison-Krise, die sich klinisch vor allem in Hypoglykämien und Krampfanfällen äußert. Die Therapie muss bereits bei begründetem Verdacht mit der Gabe von Hydrocortison eingeleitet werden. Für die Akuttherapie ist eine Dosis von 25 mg Hydrocortison für Säuglinge, 50 mg für Kleinkinder und 100 mg für Schulkinder und Erwachsene entweder intravenös oder intramuskulär zu empfehlen.

Die Anzahl betroffener Patienten ist jedoch so gering, dass ein Screening auf eine Nebenniereninsuffizienz weder praktikabel noch sinnvoll ist. Dies bedeutet aber auch, dass eine entsprechende Aufmerksamkeit auf Seiten der Eltern und Therapeuten wichtig ist, die Gegenstand der Schulung und Instruktion sein sollte.

Das Längenwachstum ist nach aktuellen Daten unter Therapie mit ICS im anerkannten Dosierungsbereich nur in geringem Umfang beeinträchtigt. Die Endlängen der langfristig mit ICS behandelten Patienten sind im Mittel nur 1,2 cm gegenüber Kontrollen reduziert. Offenbar ist ebenfalls mit keinem negativen Effekt auf die Entwicklung der Knochendichte zu rechnen.

▪▪ Nasale Glukokortikoide

Nach dem pathophysiologischen Konzept einer »minimal persistierenden Entzündung der oberen Atemwege« bei der AR kommt dem Einsatz von nasalen Glukokortikoiden in den letzten Jahren eine immer größere Bedeutung zu.

Indikationen Nasale Glukokortikosteroide können bei allen Formen der AR als Monotherapie oder in Kombination mit anderen lokalen oder systemischen Medikamenten (z.B. H_1-AH) eingesetzt werden (z. B. Mometason, Fluticason, Ciclesonid). Der Wirkungsbeginn setzt nach etwa zwölf Stunden ein. Unter einer regelmäßigen Anwendung ist der maximale Effekt nach Tagen bis Wochen zu erwarten. Nasale Glukokortikosteroide zeigen eine sehr gute Wirksamkeit gegen eine bestehende Rhinorrhoe, Niesanfälle, Juckreiz und die blockierte Nasenatmung sowie gegen okuläre Symptome. Nasale Glukokortikosteroide sind den systemischen und topischen Antihistaminika und den Cromonen in ihrer Wirksamkeit überlegen.

Anwendung Vor Anwendung des Nasensprays sollte der Behälter gut geschüttelt werden. Die Flasche sollte nach der dort angegebenen Anzahl von Sprühstößen oder spätestens zwei Monate nach Anbruch verworfen werden. Nach der Anwendung sollte das Nasenstück regelmäßig mit einem sauberen Taschentuch gereinigt werden, damit das Spray einwandfrei funktioniert.

Sprays oder Tropfen für die Nase sollten grundsätzlich nur von einer Person angewendet werden.

Bei der Anwendung sollte der Kopf leicht nach vorne geneigt werden, die Kinder sollten bei der Applikation des Sprühstoßes leicht einatmen. Bei zu starkem Einatmen erfolgt die Deposition überwiegend in den tieferen Atemwegen, bei fehlendem Einatmen erfolgt die Deposition überwiegend in der vorderen Nasenmuschel. Die Applikation in die linke Nasenmuschel erfolgt mit der rechten Hand und umgekehrt, damit wird gewährleistet, dass der Sprühwinkel etwa um 20–30° nach lateral außen und nicht direkt auf die Nasenscheidewand zielt.

Nebenwirkungen Nasale Glukokortikosteroide führen auch bei längerer Anwendung offenbar nicht zu einer Atrophie der Nasenschleimhaut. Häufigste Komplikationen von intranasalen Glukokortikoiden sind Irritation und Trockenheit der Schleimhaut (5–10%), selten kommt es zu blutigem Nasensekret oder Nasenbluten (5%). Hier können der Einsatz von z. B. Vaseline oder Kochsalzspray vor der jeweiligen Applikation hilfreich sein. Anekdotisch werden als schwere Nebenwirkungen auch Septumperforationen nach Langzeitanwendung im Kindesalter berichtet.

Die systemischen Nebenwirkungen entsprechen den oben aufgeführten Punkten inhalativer Glukokortikoide. Sie sind bei modernen, nasalen Glukokortikoiden im empfohlenen Dosisbereich aufgrund der geringen Bioverfügbarkeit vernachlässigbar. Eine Suppression der HHN-Achse, wie sie z. B. nach Beclometason-Einsatz im Kindesalter beschrieben wurde, tritt unter Behandlung mit den

◻ Tab. 5.6 Häufig eingesetzte, systemische Glukokortikoide (Auswahl). (Mod. nach Niedner 2001)

Wirkstoff	Glukokortikoide Potenz	Mineralokortikoide Potenz	Eliminations-Halbwertszeit (h)
Hydrokortison	1	1	78–96
Prednison	4	0,6	192–228
Prednisolon	4	0,6	162–240
Methylprednisolon	5	0	141–168
Dexamethason	30	0	201–255
Betamethason	30	0	300–400

modernen, nasalen Glukokortikoiden nicht auf. Bei Kindern, die nasale und inhalative Glukokortikoide erhalten, sollte die Gesamtdosis der topischen Steroide berücksichtigt werden, um systemische Nebenwirkungen zu vermeiden.

▪ Systemische Glukokortikoide

Der Einsatz systemischer Glukokortikoide ist in der Kinderallergologie nur selten indiziert. Im Bedarfsfall stehen jedoch klinisch bewährte Präparate unterschiedlicher Wirkstärke in verschiedenen Applikationsformen zur Verfügung. Wann immer möglich, sollte die orale Gabe gewählt werden. In Notfallsituationen ist die intravenöse Route zu bevorzugen. Die intramuskuläre Injektion, insbesondere zur Verabreichung von Depot-Präparaten, ist obsolet. Eine intraläsionale Injektion ist in der Kinderallergologie in der Regel nicht erforderlich.

❯ Die intramuskuläre Injektion von Glukokortikoiden, insbesondere in Form von Depotpräparaten, ist obsolet.

◻ Tab. 5.6 zeigt die in der Pädiatrie gebräuchlichsten Wirkstoffe, die sich in ihrer anti-inflammatorischen Wirksamkeit deutlich unterscheiden. Es werden hauptsächlich Substanzen eingesetzt, die im Vergleich zu Hydrokortison eine stark verminderte oder überhaupt keine unerwünschte mineralokortikoide Potenz mehr besitzen. Nach oraler Gabe erreichen sie nach ca. 60–120 Minuten maximale Plasmaspiegel, so dass ihre (genomische) anti-inflammatorische Hauptwirkung erst mit einer Gesamtlatenz von mehreren Stunden einsetzt. Ein schnellerer Wirkeintritt, der auf nicht-genomischen Effekten beruht (z. B. Membranstabilisierung) ist praktisch nur durch intravenöse Gabe hoher Glukokortikoid-Dosen zu erreichen (z. B. Prednisolon 5 mg/kg Körpergewicht).

Aufgrund der Pharmakokinetik der am häufigsten verwendeten Wirkstoffe wird eine über 24 Stunden anhaltende, starke Wirkung am ehesten durch die Teilung der Tagesgesamtdosis in 2–3 Einzelgaben gewährleistet. Unter Berücksichtigung des physiologischen, zirkadianen Rhythmus sollte die höchste Einzeldosis jeweils morgens gegeben werden. Sofern die Krankheitsaktivität es zulässt, ist im Verlauf die einmal morgendliche Gabe vorzuziehen. So lässt sich, zumindest bei niedrigen Tagesdosen, das Ausmaß einer Suppression der endogenen Kortisol-Produktion verringern.

❯ Eine systemische Glukokortikoid-Therapie sollte bevorzugt mit Substanzen ohne ausgeprägte mineralokortikoide Potenz und unter Berücksichtigung der endogenen zirkadianen Kortisol-Sekretion durchgeführt werden.

Nebenwirkungen Nebenwirkungen sind unter systemischer Glukokortikoid-Kurzzeittherapie (< 7–10 Tage) auch in höherer Dosierung häufig nicht klinisch relevant. Bei längerer Anwendung oberhalb der sog. Cushing-Schwellendosis (ca. 0,2 mg/kg KG) ist jedoch obligat mit einem iatrogenen Hyperkortisolismus zu rechnen. Betroffene Patienten können die bekannten, in ◻ Tab. 5.5 zusammen-

gefassten Nebenwirkungen aufweisen und bedürfen regelmäßiger ärztlicher Kontrollen:
- klinische Untersuchung inkl. Körperlänge, Körpergewicht, Blutdruck,
- Labor (Blutzucker, Blutbild, Serumlipide),
- Augenarzt (Katarakt, Glaukom?).

Diese Verlaufsuntersuchungen können zunächst in monatlichen (klinische Untersuchung) bzw. dreimonatigen (Labor, Augenarzt) Abständen stattfinden. Bei komplikationslosem Verlauf ist eine Verlängerung der Untersuchungsintervalle nach individueller Abwägung möglich. Patienten unter Langzeittherapie sollten mit einem »Glukokortikoid-Ausweis« ausgestattet werden.

Zusätzlich wird in vielen Zentren eine antazide Prophylaxe mit Protonenpumpenhemmern empfohlen. Bei zahlreichen Patienten erfolgt ebenfalls eine Vitamin-D- und Kalzium-Substitution zur Vermeidung einer Osteopenie. Lebendimpfungen sind unter Glukokortikoid-Langzeittherapie kontraindiziert, der Erfolg von Impfungen mit Totimpfstoffen kann beeinträchtigt sein.

Eine Glukokortikoid-Dauertherapie (> 3 Wochen) darf aufgrund der zu erwartenden NNR-Suppression und des drohenden Hypokortisolismus nicht abrupt beendet werden. Je länger die Therapiedauer, desto langsamer und vorsichtiger sollte das Glukokortikoid ausgeschlichen werden. Da allgemein gültige Richtlinien für dieses »Tapering« nicht existieren, muss die Dosisreduktion individuell erfolgen. Es ist z. B. möglich, die Gesamtdosis um jeweils 5 mg alle 14 Tage zu reduzieren, bis eine Tagesdosis von 15–20 mg erreicht wird. Hiernach sollte die Dosisreduktion noch langsamer erfolgen (z. B. 2,5 mg alle 14 Tage, dann 1 mg alle 2–4 Wochen).

> **Eine systemische Glukokortikoid-Dauertherapie darf nur ausschleichend beendet werden, da ansonsten ein iatrogener Hypokortisolismus droht.**

Hauptindikationen Hauptindikationen für eine systemische Glukokortikoid-Therapie sind in der pädiatrischen Allergologie:
- Anaphylaxie,

- schweres und therapieresistentes Asthma bronchiale,
- schwere und therapieresistente, chronische Urtikaria (Kurzzeittherapie),
- schwere kutane Arzneimittelreaktionen,
- schweres allergisches Kontaktekzem (Akutphase).

Es muss in diesem Zusammenhang betont werden, dass systemische Glukokortikoide nicht zur Standardtherapie des atopischen Ekzems zählen. Ihr Einsatz ist in der Regel nicht erforderlich und mit dem Risiko einer erheblichen Beschwerdezunahme nach Therapieende assoziiert (Rebound-Phänomen).

5.1.4   Leukotrienantagonisten

■ Grundlagen

Bei den Leukotrienen handelt es sich um Metaboliten der Arachidonsäure, die unter Einfluss der Lipoxygenase v. a. in Mastzellen, basophilen und eosinophilen Granulozyten synthetisiert werden. Sie bilden eine kleine Gruppe pro-inflammatorischer Lipidmediatoren, die drei cysteinhaltige Leukotriene (LTC4, LTD4, LTE4) und das nicht-cysteinhaltige LTB4 umfasst.

Die Cysteinyl-Leukotriene spielen eine entscheidende Rolle in der Pathogenese allergischer Erkrankungen, insbesondere des Asthma bronchiale und der allergischen Rhinitis. Sie entfalten ihre Wirkung hauptsächlich über einen membranständigen Rezeptor ($CysLTR_1$), der im Lungengewebe von Patienten mit Asthma bronchiale verstärkt exprimiert wird. Zur anti-inflammatorischen Behandlung allergischer Erkrankungen wurden Lipoxygenase-Inhibitoren (Zileuton) und kompetitive Leukotrienantagonisten (LTRA) mit Wirkung am $CysLT_1$-Rezeptor (z. B. Montelukast, Zafirlukast) entwickelt.

> **Leukotriene stellen wichtige Entzündungsmediatoren in der Pathogenese allergischer Erkrankungen dar, deren Effekte durch Leukotrien-Rezeptorantagonisten vermindert werden können.**

In Deutschland ist ausschließlich Montelukast als selektiver, kompetitiver LTRA zugelassen. Er ist nur zur oralen Gabe verfügbar und erreicht in Abhängigkeit von der Applikationsform (Filmtablette, Kautablette) nach ca. 2–4 Stunden maximale Plasmaspiegel. Die Metabolisierung erfolgt nahezu ausschließlich hepatisch, so dass Arzneimittelinteraktionen zu beachten sind.

Interessanterweise scheinen Polymorphismen in Genen, die für die beteiligten Enzymsysteme oder den $CysLTR_1$ kodieren, den Therapieerfolg zu beeinflussen. Dies könnte neben anderen Faktoren das individuell sehr unterschiedliche Ansprechen auf die Behandlung mit Montelukast erklären.

Unerwünschte Nebenwirkungen Montelukast besitzt ein sehr gutes Sicherheitsprofil. Während unspezifische Nebenwirkungen (z. B. Kopfschmerzen, Bauchschmerzen, Übelkeit) häufiger geschildert werden, treten Überempfindlichkeitsreaktionen gegen diese Substanz nur sehr selten auf. Allerdings wird weiterhin kontrovers diskutiert, ob die in retrospektiven Untersuchungen aufgefallene Häufung des Churg-Strauss-Syndroms bei Patienten unter LTRA-Therapie in einem kausalen Zusammenhang gesehen werden muss. Gleiches gilt für eine erhöhte Rate neuropsychiatrischer Erkrankungen bei LTRA-behandelten Patienten. Erst die Ergebnisse prospektiver Beobachtungsstudien (»post-marketing surveillance«) werden hier für Klarheit sorgen können. Selten berichten Eltern über Albträume ihrer Kinder unter Montekulast. In diesen Fällen muss die Therapie abgesetzt werden.

> **Montelukast weist ein günstiges Nutzen-Risiko-Verhältnis auf.**

- **Indikationen**
Montelukast ist zur Behandlung des Asthma bronchiale sowie der allergischen Rhinitis auch im Kindesalter unter bestimmten Voraussetzungen zugelassen. Der Stellenwert dieser Substanz innerhalb der entsprechenden Therapie-Algorithmen wird in ▶ Kap. 7 (Allergische Rhinitis) bzw. ▶ Kap. 8 (Asthma bronchiale) erörtert.

Aufgrund klinischer Erfahrungen und/oder kleiner, in der Regel nicht kontrollierter Studien

kann der Einsatz von Montelukast bei folgenden Erkrankungen ebenfalls sinnvoll sein:
- chronische Urtikaria,
- Mastozytose,
- Polyposis nasi,
- eosinophile Ösophagitis/Gastritis.

5.1.5 Immunsuppressiva

- **Grundlagen**
Sowohl die Lokal- als auch die Systemtherapie mit synthetischen Glukokortikoiden ist bei langfristiger Anwendung mit einem hohen Nebenwirkungsrisiko verbunden. Außerdem erweisen sich Glukokortikoide in einigen Fällen bereits bei kurz- oder mittelfristiger Anwendung als nicht ausreichend oder gar nicht wirksam.

In diesen und ähnlichen Situationen kann der Einsatz nicht-steroidaler Immunsuppressiva erforderlich werden. In der Kinderallergologie stehen hierzu in erster Linie Pimecrolimus und Tacrolimus sowie Ciclosporin A zur Verfügung. Diese Substanzen werden aufgrund ihres Wirkmechanismus auch als »Calcineurin-Inhibitoren« bezeichnet und hemmen hauptsächlich die Aktivierung von T-Lymphozyten.

- **Topische Calcineurin-Inhibitoren: Tacrolimus, Pimecrolimus**
Seit 2002 sind in Deutschland zwei topische Calcineurin-Inhibitoren (TCI) zur anti-inflammatorischen Therapie des atopischen Ekzems zugelassen. Tacrolimus wird direkt aus gram-positiven Bakterien (Streptomyces tsukubaensis) gewonnen. Pimecrolimus entsteht nach chemischer Modifikation des aus Streptomyces hygroscopicus gewonnenen Ascomycin. Beide Substanzen werden aufgrund ihrer Molekülstruktur den Makrolaktamen zugeordnet und sind wegen ihrer chemischen Eigenschaften in der Lage, die Epidermis zu penetrieren.

Wirkmechanismus Der Wirkmechanismus dieser auch als Immunmodulatoren bezeichneten Substanzen lässt sich orientierend in vier Schritten zusammenfassen (◘ Abb. 5.4).

5

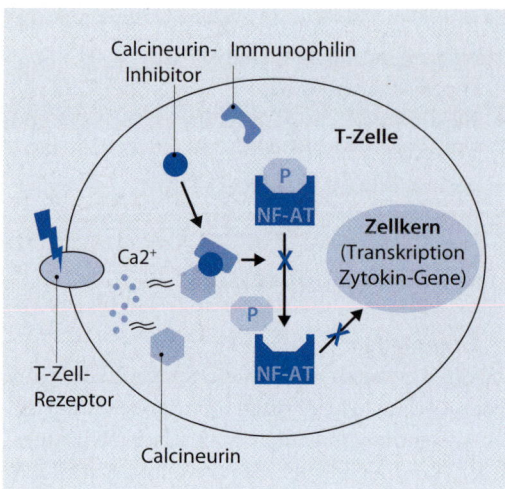

☐ **Abb. 5.4** Molekularer Wirkmechanismus der Calcineurin-Inhibitoren

---

Wirkmechanismus topischer Calcineurin-Inhibitoren

— Zunächst binden Pimecrolimus oder Tacrolimus an Macrophilin 12, ein Immunophilin im Zytosol inaktiver T-Zellen.
— Der so entstandene Komplex inhibiert Calcineurin, eine zelleigene Phosphatase, so dass der nukleäre Faktor aktivierter T-Zellen (NF-AT) nicht mehr dephosphoryliert wird.
— In der Folge kann NF-AT nicht in den Zellkern eindringen, um dort als Transkriptionsfaktor zu wirken.
— Als Resultat wird die Synthese von Interleukin 2 (IL-2) und anderer pro-inflammatorischer Zytokine verhindert.

Neben diesen T-Zell-selektiven Effekten ließen sich in präklinischen Studien und Tierversuchen zusätzlich Wirkungen auf andere Zellpopulationen demonstrieren (z. B. Mastzellen, Eosinophile, basophile Granulozyten, dendritische Zellen). Außerdem scheint Tacrolimus in der Lage zu sein, kutane C-Fasern zu beeinflussen, die in der Juckreizentstehung eine herausragende Rolle spielen. Inwieweit diese Effekte klinisch signifikant sind, ist bislang ungeklärt.

❯ **Topische Calcineurin-Inhibitoren hemmen selektiv die Aktivierung von T-Zellen und wirken so anti-inflammatorisch.**

Nebenwirkungen Das Nebenwirkungsprofil beider TCI wurde in den vergangenen Jahren extensiv und nicht immer sachlich diskutiert. Es liegen jedoch auch für das Kindes- und Jugendalter zahlreiche kontrollierte Studien und deren Meta-Analysen vor. Diese dokumentieren potenzielle Risiken unter kontinuierlicher Kurzzeittherapie sowie unter intermittierender Therapie über maximal vier Jahre.

So werden Glukokortikoid-typische Nebenwirkungen gar nicht (z. B. Hautatrophie, periorale Dermatitis) oder nur sehr selten (z. B. Kontaktallergie) beobachtet. Zwar können einige Kinder in der Anfangsphase »TCI-typische« Missempfindungen entwickeln (Hautbrennen, Pruritus). Diese sind jedoch unter Fortführung der Behandlung bei der Mehrzahl der Patienten bereits nach 4–7 Tagen wieder abgeklungen und führen nur sehr selten zu einem Therapieabbruch. Zusätzlich können unter TCI-Therapie Follikulitiden gehäuft auftreten, während das Risiko viraler Infektionen (v. a. Herpes simplex) nur leichtgradig erhöht zu sein scheint.

Immunsuppressive Plasmakonzentrationen nach Anwendung von TCI wurden bislang weder bei Kindern noch bei Erwachsenen mit atopischem Ekzem gemessen. Vielmehr zeigten sich die Blutspiegel bei der Mehrzahl der Patienten unterhalb der Nachweisgrenze. Auch eine Akkumulation unter Langzeittherapie wurde nicht beobachtet. Im Gegenteil zeigte sich die transkutane Resorption aufgrund einer therapiebedingten Verbesserung der epidermalen Barrierefunktion jeweils rückläufig.

❯ **Akute Nebenwirkungen topischer Calcineurin-Inhibitoren umfassen typischerweise ein transientes Hautbrennen, Follikulitiden und ein leicht erhöhtes Risiko kutaner Herpes-simplex-Infektionen. Klinisch relevante, systemische Wirkspiegel treten unter TCI-Therapie nicht auf.**

TCI verfügen über keine direkten mutagenen Wirkungen, wie z. B. eine unmittelbare Schädigung der DNA. Eine »indirekte Karzinogenität«, insbesondere durch systemische Immunsuppression oder eine Verstärkung UV-induzierter Effekte, ist aber zumindest theoretisch möglich.

In Tierversuchen wurden teils erhöhte Raten epithelialer Tumoren sowie von Lymphomen beobachtet. Allerdings erfolgten diese präklinischen Untersuchungen in vielfach höheren Dosierungen als beim Menschen üblich. Zusätzlich wurden die Versuchstiere kontinuierlich und über sehr lange Zeiträume behandelt. So entwickelten z. B. Menschenaffen in einer viel zitierten Therapiestudie mit Pimecrolimus gehäuft Lymphome. Das Medikament wurde den Versuchstieren systemisch und in einer Dosis verabreicht, die ca. 30-mal so hoch lag wie die maximal für den Menschen empfohlene. Ob sich diese Ergebnisse auf die topische Behandlung mit (sehr) niedrigen Konzentrationen auf den Menschen übertragen lassen, ist zumindest fraglich. Klar ist jedoch, dass bisherige Meta-Analysen mit sehr großen Patientenkollektiven keine eindeutigen Hinweise auf ein malignes Potenzial der TCI ergaben.

Für beide TCI wurden Langzeitstudien (zehn Jahre) zur Erfassung kutaner und extrakutaner Malignome initiiert, deren endgültige Auswertung 2021 (Pimecrolimus: PEER-Studie) bzw. 2022 (Tacrolimus: APPLES-Studie) vorliegen sollen. Erst zu diesem Zeitpunkt wird sich also das vermutlich geringe kanzerogene Potenzial beider Substanzen abschließend beurteilen lassen.

> Eine Häufung maligner Erkrankungen unter Behandlung mit topischen Calcineurin-Inhibitoren in therapeutischer Dosierung wurde bisher in kontrollierten Studien nicht belegt. Allerdings liegen die Ergebnisse entsprechender Langzeitstudien zur abschließenden Beantwortung dieser Fragestellung noch nicht vor.

Indikationen Hauptindikationen für den Einsatz der TCI im kinderallergologischen Praxisalltag sind das atopische Ekzem und seine klinischen Varianten (z. B. nummuläres Ekzem, Hand- und Fußekzem). TCI sollen jedoch nicht als Erstlinien-Medikamente eingesetzt, sondern nur in bestimmten klinischen Situationen verwendet werden. Diese werden in ▶ Kap. 9 näher erläutert.

◼ **Tab. 5.7** Häufige und gelegentliche Nebenwirkungen einer systemischen Ciclosporin-Therapie. (Mod. nach Mrowietz et al. 2009)

Organsystem	Nebenwirkung
Niere	Nierenfunktionsstörung, irreversible Nephropathie unter Langzeittherapie
Gastrointestinaltrakt	Gingivahyperplasie, Übelkeit, Bauchschmerzen
Haut	Hypertrichose, Akne
Nervensystem	Tremor, Müdigkeit, Kopfschmerzen, akrale Dysästhesien
Stoffwechsel	Hyperlipidämie, Hyperkaliämie, Hyperglykämie, Hyperurikämie
Blutbild	Anämie

◼ **Systemischer Calcineurin-Inhibitor: Ciclosporin A**

Ciclosporin A (CsA) besitzt eine andere Grundstruktur und ein höheres Molekulargewicht als Pimecrolimus oder Tacrolimus, so dass es zur topischen Behandlung der Haut nicht geeignet ist.

Sein Wirkmechanismus entspricht dem der anderen Calcineurin-Inhibitoren. Nach systemischer Gabe bindet auch CsA an ein zytosolisches Immunophilin (Cyclophilin) und wirkt hemmend auf die Aktivierung von T-Zellen (◼ Abb. 5.4).

Nebenwirkungen Nebenwirkungen, die zu einem vorzeitigen Therapieende führen, treten in der Kinderallergologie aufgrund kurzer Therapiezyklen und der vergleichsweise niedrigen CsA-Tagesdosen nur selten auf. Leichte bis mäßige unerwünschte Effekte werden jedoch auch bei niedriger CsA-Dosierung häufig (1–10%) oder gelegentlich (0,1–1%) beobachtet (◼ Tab. 5.7). Unter Langzeittherapie mit hohen CsA-Dosierungen, wie sie in der Transplantationsmedizin erfolgt, ist das Risiko für die Entstehung UV-induzierter, epithelialer Tumoren deutlich erhöht. Eltern und Patienten sollten daher auch bei niedrig dosierter Therapie über die Notwendigkeit eines adäquaten Sonnenschutzes aufgeklärt werden (Lichtschutzfaktor 50, textiler Sonnenschutz etc.).

5

Zusätzlich ist ein konsequentes Monitoring empfehlenswert, das vor Therapiebeginn, nach zwei Wochen und anschließend in 4-wöchigen Abständen erfolgen sollte (Mrowietz et al. 2009):

- körperliche Untersuchung,
- Blutdruckmessung,
- Urin-Status,
- Labor (Blutbild, GOT, GPT, gamma-GT, alkalische Phosphatase, Bilirubin, Kreatinin, Harnstoff, Cholesterin/Triglyceride) in 8-wöchigem Abstand.

Eine Bestimmung des CsA-Plasmaspiegels ist hingegen in der Regel nicht erforderlich, kann aber als Hinweis auf eine mangelnde Compliance im Einzelfall hilfreich sein.

> ❯ Auch wenn die niedrig dosierte Behandlung mit Ciclosporin A im Kindes- und Jugendalter häufig komplikationslos durchgeführt werden kann, sind im Therapieverlauf klinische und laborchemische Verlaufskontrollen empfehlenswert.

Kinderallergologische Hauptindikationen Kinderallergologische Hauptindikationen für die systemische Behandlung mit CsA stellen das atopische Ekzem und in seltenen Fällen auch die chronische Urtikaria dar. Bei beiden Erkrankungen ist CsA als Reservemedikament zu betrachten und sollte aufgrund fehlender klinischer Erfahrungen nur in Ausnahmefällen vor dem Schulkindes- bzw. Adoleszentenalter eingesetzt werden. Es ist Patienten mit stark beeinträchtigter Lebensqualität vorbehalten und sollte nur zur Behandlung schwerer Krankheitsverläufe, die auf eine konventionelle Therapie nicht angesprochen haben, verwendet werden.

Die Wirkung einer CsA-Behandlung bei atopischem Ekzem und chronischer Urtikaria setzt häufig innerhalb von ca. zwei Wochen ein. Daher ist CsA besonders in der Initialphase schwerer Krankheitsverläufe hilfreich, eine Dauertherapie (> 6 Monate) ist jedoch aufgrund seiner geringen therapeutischen Breite und des photokarzinogenen Potenzials nicht empfehlenswert.

Kontraindikationen Kontraindikationen für eine CsA-Therapie ergeben sich in folgenden Situationen:

- klinisch relevante Nieren-/Leberfunktionsstörungen,
- unkontrollierter Hypertonus,
- schwere, unkontrollierte Infektionen,
- Malignome (aktuell/anamnestisch),
- Schwangerschaft,
- gleichzeitige Lichttherapie.

Es ist ebenfalls darauf zu achten, dass in der Pädiatrie gebräuchliche Wirkstoffe den CsA-Plasmaspiegel steigern (z. B. Makrolid-Antibiotika, Azol-Antimykotika) oder senken können (z. B. aromatische Antikonvulsiva, Rifampicin). Das Risiko CsA-assoziierter renaler Nebenwirkungen wird durch potenziell nephrotoxische Medikamente erhöht (z. B. NSAR, Aminoglykoside, Ciprofloxacin).

> ❯ Ciclosporin A kann bei Kindern und Jugendlichen mit schweren, therapieresistenten Verläufen eines atopischen Ekzems oder einer chronischen Urtikaria eingesetzt werden. Aufgrund seiner geringen therapeutischen Breite sollte versucht werden, eine Dauertherapie (> 6 Monate) zu vermeiden.

Fazit für die Praxis

- Die Arzneimitteltherapie allergischer Erkrankungen erfordert detaillierte Kenntnisse zu Pharmakologie, Indikationen und unerwünschten Nebenwirkungen der eingesetzten Wirkstoffe.
- Antihistaminika stehen seit Jahrzehnten zur antiallergischen Therapie zur Verfügung. Heutzutage sollten moderne, nicht-sedierende Antihistaminika eingesetzt werden.
- Evidenzbasierte Indikationen für den Einsatz moderner Antihistaminika schließen die allergische Rhinitis, allergische Konjunktivitis sowie die Urtikaria ein.
- Mastzell-Stabilisatoren können nur topisch eingesetzt werden und sind im klinischen Alltag schwach wirksam.
- Topische Glukokortikoide der vierten Generation mit hohem therapeutischem Index führen bei sachgerechter Anwendung auch im Kindesalter nicht zu relevanten Nebenwirkungen.
- Systemische Glukokortikoide werden zur Behandlung akuter und therapieresistenter Ver-

läufe schwerer kinderallergologischer Erkrankungen eingesetzt.

— Eine systemische Glukokortikoid-Dauertherapie muss zur Vermeidung eines iatrogenen Hypokortisolismus ausschleichend beendet werden.

— Der Leukotrien-Rezeptorantagonist Montelukast kann leitliniengerecht zur Behandlung des Asthma bronchiale sowie der allergischen Rhinitis verwendet werden.

— Tacrolimus und Pimecrolimus kommen in der Lokaltherapie des atopischen Ekzems als Zweitlinien-Therapeutika erst nach den topischen Glukokortikoiden zum Einsatz.

— Die topischen Calcineurin-Inhibitoren verfügen nach aktuellem Kenntnisstand über ein gutes Nutzen-Risiko-Profil.

— Ciclosporin A wird in der Kinderallergologie insbesondere zur Behandlung des schweren atopischen Ekzems sowie der therapierefraktären chronischen Urtikaria eingesetzt.

5.2 Spezifische Immuntherapie

M. V. Kopp

5.2.1 Grundlagen

Die Spezifische Immuntherapie (SIT), die auch als Hyposensibilisierung bezeichnet wird, spielt als kausale Therapieform eine zentrale Rolle in der Behandlung allergischer Kinder und Jugendlicher. Sie dient der Induktion einer Toleranz gegenüber Aero- oder Insektengiftallergenen, die durch regelmäßige subkutane oder sublinguale Applikation des auslösenden Allergens über einen begrenzten Zeitraum erreicht wird.

Die SIT basiert auf immunologischen Effekten, die einem charakteristischen zeitlichen Ablauf folgen. So ist bereits in den ersten Stunden und Tagen der Behandlung eine verminderte Degranulation von Mastzellen und basophilen Granulozyten zu beobachten. Auch wenn die Entstehungsmechanismen dieser frühen Effekte noch immer weitgehend unbekannt sind, gehen sie mit einer reduzierten Frequenz anaphylaktischer Reaktionen einher.

In den folgenden Wochen und Monaten werden durch die SIT allergenspezifische, regulatorische T-Zellen (T_{reg}) induziert, die durch die vermehrte Expression von CD4 und CD25 sowie durch die Sekretion von Interleukin-10 (IL-10) und Transforming Growth Factor β (TGF-β) charakterisiert sind. Diese tolerogenen $CD4^+CD25^+$-T-Zellen supprimieren allergenspezifische T-Helferzellen, insbesondere T_H2-Zellen, was zu einer verminderten Synthese pro-inflammatorischer Zytokine, v. a. IL-4, IL-5 und IL-13, führt.

Parallel zu diesen zellulären Effekten kommt es zu einer humoralen Immunantwort auf die SIT. In der Frühphase ist jeweils ein dosisabhängiger Anstieg allergenspezifischer IgE- und IgG-Antikörper zu beobachten. In späteren Phasen der SIT (> 12 Monate) nimmt der IgE-Spiegel ab und fällt bei den meisten Patienten unter das Ausgangsniveau, während allergenspezifische IgG-Serumspiegel kontinuierlich ansteigen. Dies gilt v. a. für die Titer »blockierender« IgG_4-Antikörper, die Allergene »neutralisieren« sollen, bevor diese mit spezifischem IgE auf der Oberfläche von Effektorzellen (z. B. basophilen Granulozyten) interagieren können. Zusätzlich lässt sich in der Spätphase der SIT eine Abnahme gewebsständiger Effektorzellen, insbesondere Mastzellen und eosinophilen Granulozyten, feststellen. In der Folge ließ sich z. B. in bronchialer und nasaler Mucosa eine verminderte Entzündungsantwort nach Allergenprovokation nachweisen.

> **Als kausale Therapieform führt die SIT durch die Modulation humoraler und zellulärer Immunantworten zu einer anhaltenden, über das Therapieende hinausgehenden Allergentoleranz.**

5.2.2 Indikationen und Kontraindikationen der SIT

Bevor die Durchführung einer SIT in Erwägung gezogen werden kann, sollten gemäß der aktuellen, interdisziplinären Leitlinie folgende Grundvoraussetzungen erfüllt sein:

— Nachweis einer IgE-vermittelten Sensibilisierung (serologisch oder im Haut-Pricktest),

- eindeutiger Zusammenhang zwischen Sensibilisierung und klinischer Symptomatik,
- Verfügbarkeit eines standardisierten bzw. qualitativ hochwertigen Allergenextraktes,
- nachgewiesene Wirksamkeit der geplanten SIT für die vorliegende Indikation,
- Allergenkarenz nicht möglich oder für eine Beschwerdefreiheit nicht ausreichend.

■ **Indikationen**

Indikationen für eine SIT sind in den jeweiligen Einzelkapiteln ausführlich dargestellt (▶ Kap. 7, 8 und 15). Insbesondere bei Kindern und Jugendlichen mit allergischer Rhinitis und allergischem Asthma bronchiale sollte die Indikation zur Durchführung einer Spezifischen Immuntherapie frühzeitig geprüft werden, da Allergene oft wichtige Triggerfaktoren dieser Erkrankungen darstellen. Der klinische Effekt einer SIT in der Therapie der allergischen Rhinitis zur Reduktion von Symptomen und Medikamentenverbrauch ist unbestritten. Auch in der Behandlung des Asthma bronchiale konnten durch die SIT sowohl Asthmasymptome und Medikamentenverbrauch als auch die bronchiale Hyperreagibilität signifikant gegenüber Placebo reduziert werden. Bei Kindern und Jugendlichen mit Asthma bronchiale ist eine SIT dann indiziert, wenn die Beschwerden kontrolliert sind und eine allergische Sensibilisierung mit korrespondierender Symptomatik besteht.

Bei beiden genannten Indikationen muss der Stellenwert der SIT jedoch im Kontext des Erkrankungsschweregrades gesehen werden (◘ Abb. 5.5).

Darüber hinaus konnte gezeigt werden, dass der rechtzeitige Einsatz der SIT Sekundärveränderungen vorbeugen kann. Hierzu zählen u. a. der »Etagenwechsel« von der allergischen Rhinokonjunktivitis zum Asthma bronchiale und die Ausbildung neuer, allergenspezifischer Soforttypsensibilisierungen. Zusätzlich ist SIT gegen Bienen- oder Wespengiftallergie bei allen Kindern und Jugendlichen indiziert, die eine systemische Soforttypreaktion mit Atemwegs- und/oder Kreislaufsymptomen gezeigt haben.

> ❯ **Durch eine frühzeitige SIT bei allergischer Rhinitis lassen sich sekundäre Komplikationen (z. B. »Etagenwechsel«, neue Sensibilisierungen) verhindern.**

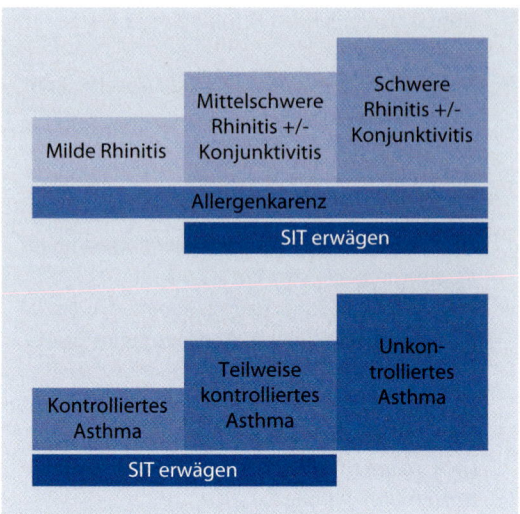

◘ **Abb. 5.5**   Stellenwert der SIT in Abhängigkeit vom Schweregrad der Grunderkrankung

Allerdings ergibt sich je nach auslösendem Allergen ein unterschiedlicher Stellenwert von Allergenmeidung, Pharmakotherapie und SIT. Während z. B. bei Tierhaarallergie eine Beschwerdefreiheit durch adäquate Allergenkarenz und Pharmakotherapie erreicht werden kann, ist eine anhaltende Beschwerdebesserung bei Gräser- und Baumpollenallergie sowie systemischer Insektengiftallergie ohne SIT nur schwer oder gar nicht realisierbar (◘ Abb. 5.6).

■ **Kontraindikationen**

Kontraindikationen für die SIT umfassen folgende Erkrankungen bzw. Begleitumstände:
- unkontrolliertes Asthma bronchiale (▶ Kap. 8),
- schwere, akute Autoimmunerkrankung (z.B. chronisch-entzündliche Darmerkrankung, Multiple Sklerose),
- angeborene oder erworbene Immundefizienz,
- akute Inflammationssyndrome/Infektionen,
- maligne Erkrankungen mit aktuellem Krankheitswert,
- Therapie mit β-Blockern und ACE-Hemmern,
- kardiovaskuläre Erkrankungen mit konsekutivem Risiko bei Epinephringabe,
- unzureichende Compliance/Adhärenz.

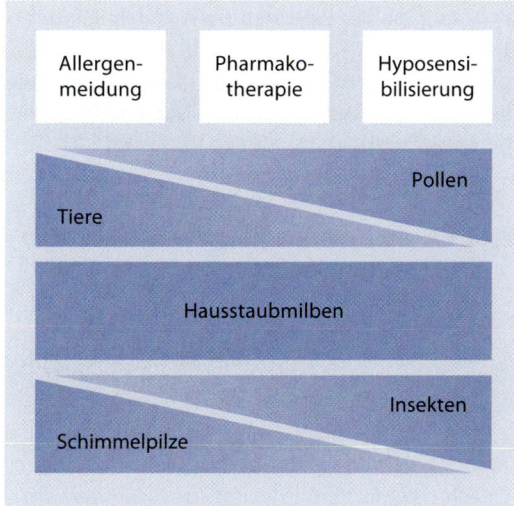

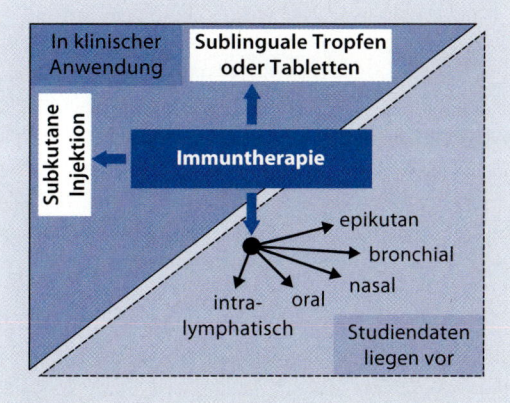

Abb. 5.7 Applikationsformen der Spezifischen Immuntherapie (SIT)

Abb. 5.6 Unterschiedlicher Stellenwert von Allergenmeidung, Pharmakotherapie und Spezifischer Immuntherapie in Abhängigkeit vom auslösenden Allergen

Hiervon sind im Kindes- und Jugendalter insbesondere ein unkontrolliertes Asthma bronchiale sowie onkologische Erkrankungen mit aktuellem Krankheitswert und Autoimmunerkrankungen klinisch relevant. In Einzelfällen kann eine SIT jedoch bei sorgfältiger Abwägung potenzieller Risiken und Vorteile auch bei Vorliegen einer Kontraindikation möglich sein.

5.2.3 Applikationsformen

Aktuell stehen zwei Applikationsformen für eine Hyposensibilisierungstherapie im klinischen Alltag zur Verfügung: die subkutane Immuntherapie (SCIT) und die sublinguale Immuntherapie (SLIT). Weitere Applikationsformen sind in ◘ Abb. 5.7 zusammengefasst. Hierzu zählen die nasale, orale oder bronchiale Immuntherapie sowie die intralymphatische und epikutane Applikation. Sie alle spielen in der klinischen Routine aktuell keine Rolle.

> **Im klinischen Alltag werden Aeroallergen-Extrakte zur SIT entweder subkutan oder sublingual appliziert. Für Insektengiftallergene stehen nur subkutane Applikationsformen zur Verfügung.**

Für die SCIT und die SLIT sind unterschiedliche Präparate kommerziell erhältlich. Für die SCIT können sowohl nicht-modifizierte, oft auch als »nativ« bezeichnete Extrakte als auch modifizierte Extrakte (Allergoide) herangezogen werden.

Wässrige Extrakte, in denen lyophilisiertes (»gefriergetrocknetes«) Allergen enthalten ist, werden insbesondere in der Einleitungstherapie bei Insektengiftallergien eingesetzt. Für eine SCIT mit Inhalationsallergenen werden überwiegend sog. Semidepot-Extrakte eingesetzt, bei denen native oder modifizierte Allergene physikalisch an einen Träger gekoppelt werden. Als solche Trägersubstanzen werden Aluminiumhydroxid, Tyrosin oder Kalziumphosphat verwendet.

Für die SLIT sind überwiegend nicht-modifizierte Allergenextrakte, aber auch Extrakte mit chemisch modifizierten Allergenen verfügbar. Dabei stehen diese Extrakte als wässrige Lösungen oder Tabletten zur Verfügung (◘ Abb. 5.8).

■ SLIT oder SCIT?

Zur Frage des optimalen Applikationsweges einer SIT im Kindesalter haben sich in den vergangenen Jahren kontroverse Diskussionen ergeben. Diese Kontroverse hat aufgrund einer besseren Datenlage für beide Applikationsformen an Schärfe verloren. Unter Pädiatern besteht weitgehend Einigkeit darüber, dass generelle Aussagen über die SCIT oder die SLIT nicht zielführend sind. Vielmehr sollte darauf geachtet werden, inwieweit Daten im Kin-

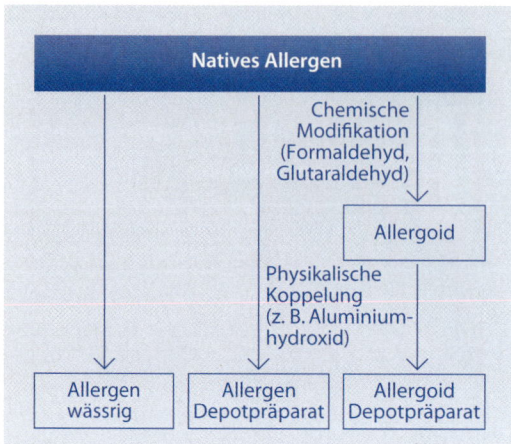

■ Abb. 5.8 Vereinfachte Klassifikation nativer und modifizierter Allergenextrakte

desalter vorliegen, die eine klinische Wirksamkeit, Sicherheit und nach Möglichkeit auch sekundär-präventive Effekte für die jeweilige Therapieform belegen.

Klinische Daten zur Wirksamkeit der SCIT existieren im Kindesalter insbesondere für die Indikation Asthma bronchiale. Stehen die Asthmabeschwerden im Vordergrund und ist das Asthma kontrolliert, sollte primär eine subkutane Applikationsform gewählt werden.

Für die allergische Rhinitis ist bei einer Sensibilisierung gegen Baumpollen oder Hausstaubmilben die Wirksamkeit einer subkutanen Applikationsform mit geeigneten Allergenextrakten am besten belegt.

Bei Patienten mit allergischer Rhinitis und Sensibilisierung gegen Gräserpollen zeigen Daten aus klinischen Studien eine Wirksamkeit einer »Grastablette« bzw. einer Tropfen-Applikation. Da ein nicht unerheblicher Anteil der Patienten die SLIT in den ersten Monaten abbricht, muss hier individuell überprüft werden, ob eine ausreichende Compliance und Adherence des Patienten gegeben sind.

Die SLIT verursacht häufig in den ersten Behandlungsmonaten lokale Beschwerden im Mundbereich. Schwere anaphylaktische Reaktionen sind häufiger bei der SCIT als bei der SLIT, kommen aber bei beiden Applikationsform vor. Es wird

nicht empfohlen, Patienten nach anaphylaktischer Reaktion unter SCIT auf eine sublinguale Therapieform umzusetzen. In ■ Abb. 5.9 ist ein Algorithmus dargestellt, der bei der Entscheidungsfindung über die Applikationsform hilfreich sein kann.

5.2.4 Aufdosierung und Dosisanpassung bei SCIT und SLIT

Das Prinzip der Hyposensibilisierungstherapie besteht darin, initial geringe Allergendosen zu verabreichen, die sukzessive bis zu einer Erhaltungstherapie gesteigert werden. Dann wird die Behandlung je nach eingesetztem Präparat entweder ganzjährig oder prä- und co-saisonal über 3–5 Jahre durchgeführt. Die Aufdosierungsphase richtet sich ebenfalls nach den Vorgaben der Präparatehersteller. Die Grundprinzipien sind in ■ Abb. 5.10 dargestellt.

Die schnellste Form der Aufdosierung stellt die Ultra-Rush-Therapie dar, die häufig für die Aufdosierung einer SIT mit Insektengiften eingesetzt wird. Die Geschwindigkeit der Aufdosierung richtet sich immer auch nach der Reaktion auf die letzte Injektion. So müssen z. B. ausgeprägte Lokalreaktionen und systemische Reaktionen zu einer Dosisanpassung oder zu einer Verlängerung der Dosisintervalle führen.

Eine spezifische Immuntherapie muss von einem allergologisch erfahrenen Arzt verordnet und durchgeführt werden. Die Injektion ist eine ärztliche Tätigkeit und darf nicht delegiert werden. Sie wird mit einer 1-ml-Spritze mit Feingraduierung bis zu 0,01 ml mit einer Injektionsnadel (Größe Nr. 14–18, kurzer Anschliff) durchgeführt. Die Injektionen erfolgen subkutan in eine abgehobene Hautfalte nach vorheriger Aspiration, idealerweise handbreit über dem Olecranon an der Streckseite der Oberarme. Die Injektion wird unter Angabe des Injektionsorts und der Dosis dokumentiert.

Nach der Injektion muss der Patient mindestens 30 Minuten unter ärztlicher Kontrolle bleiben. In dieser Beobachtungsphase muss der Patient alle Symptome sofort mitteilen, die auf eine beginnende allergische Reaktion hindeuten könnten. Dazu zählen u. a.:

— Übelkeit,

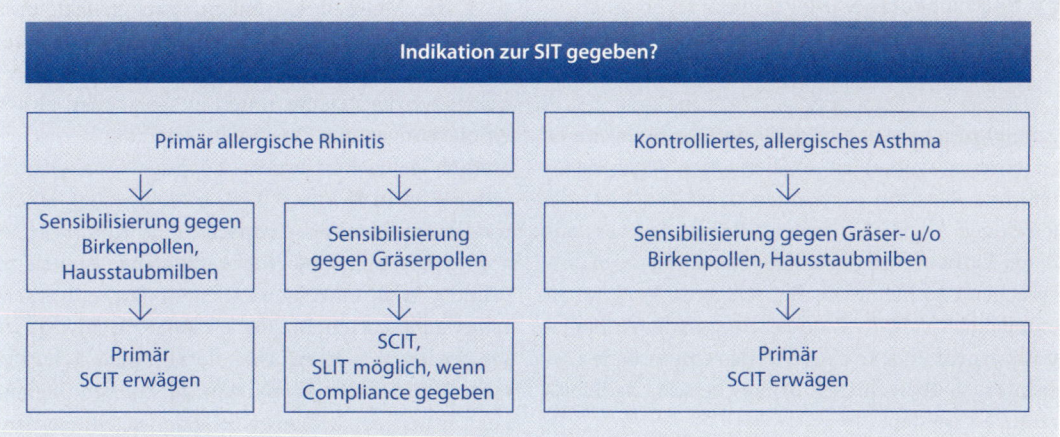

Abb. 5.9 Algorithmus zur Entscheidung über die Applikationsform der spezifischen Immuntherapie im Kindesalter

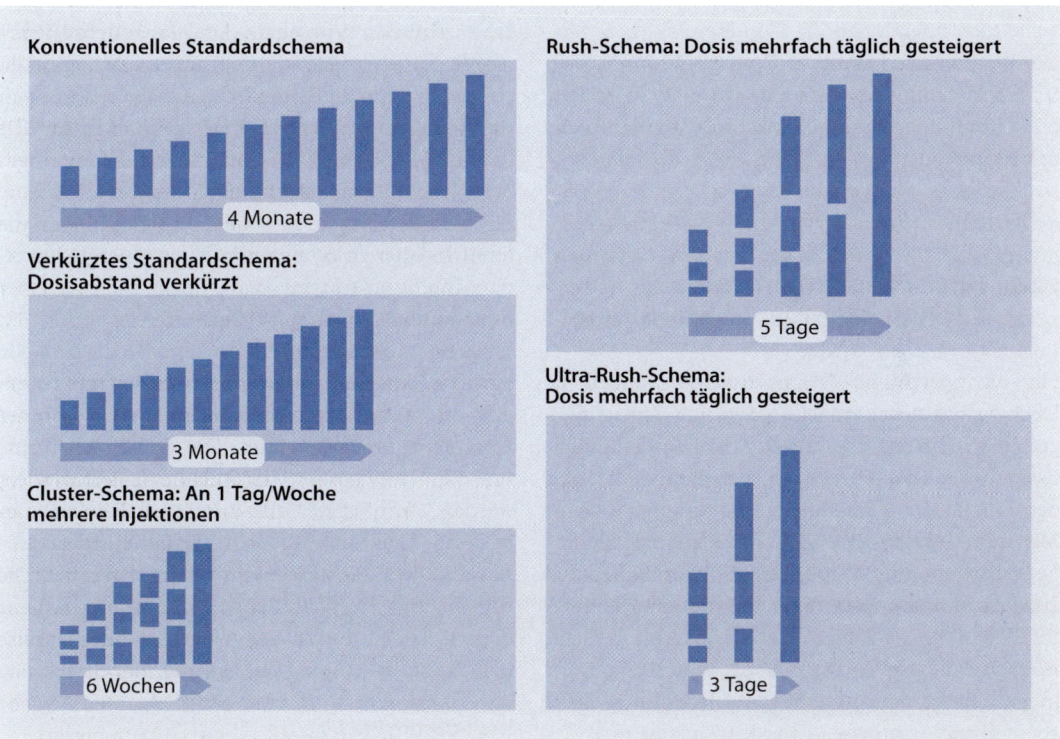

Abb. 5.10 Schematische Darstellung unterschiedlicher Aufdosierungsschemata der SCIT bis zur Erhaltungstherapie

— Kribbeln im Hals oder an den Extremitäten,
— Hitzegefühl,
— Kaltschweißigkeit und
— Schwindel.

Nach 30 Minuten wird die Injektionsstelle durch den Arzt kontrolliert und der Befund dokumentiert.

> **Nach subkutaner Injektion der Hyposensibilisierungslösung muss der Patient mindestens 30 Minuten überwacht werden.**

Eine Dosisanpassung ist z. B. notwendig, wenn es zu einer ausgeprägten lokalen oder sogar systemischen Reaktion gekommen ist. Hier ist auf die jeweiligen Angaben der Hersteller zu den verwendeten Extrakten zu achten. Die Dosis ist dann entsprechend zu halbieren. Bei schweren Reaktionen empfiehlt es sich, die Aufdosierung ab der Anfangsdosis erneut zu starten. Wird das empfohlene Dosisintervall überschritten, sollte ebenfalls die Dosis reduziert werden.

Während einer akuten Infektion mit Fieber sollte keine Injektion zur spezifischen Immuntherapie erfolgen. Bei der sublingualen Immuntherapie empfiehlt sich darüber hinaus eine Therapiepause bei akuten Infektionen im Mundbereich (z. B. Stomatitis aphthosa, Laryngitis, Tonsillitis, Mundsoor).

Stehen Impfungen unmittelbar bevor, sollten diese Impfungen zwischen zwei subkutanen Injektionen durchgeführt werden, z. B. im Abstand von zwei Wochen zur SCIT-Gabe.

5.2.5 Klinische Studien und Therapieallergene-Verordnung

Für die Spezifische Immuntherapie standen in Deutschland neben zugelassenen, im Voraus hergestellten Fertigarzneimitteln lange Zeit auch individuelle Rezepturen zur Verfügung, die von der Pflicht zur Zulassung ausgenommen waren. Mit dem Inkrafttreten der sog. Therapieallergene-Verordnung des Paul-Ehrlich-Instituts im Jahr 2008 wurde diese Ausnahme auf Therapieallergene zur Behandlung seltener Allergien beschränkt. Die Allergene, aus denen die individuellen Rezepturen hergestellt werden, unterliegen seit Oktober 2009 ebenfalls der staatlichen Chargenprüfung.

Zum Stichtag wurden insgesamt 123 Anträge auf Zulassung gestellt. Mit den Anträgen auf Zulassung muss gleichzeitig auch ein vom Pädiatrieausschuss der Europäischen Arzneimittelagentur (European Medicines Agency, EMA) genehmigtes, pädiatrisches Prüfkonzept (paediatric investigation plan, PIP) vorgelegt werden.

Diese Maßnahmen haben dazu geführt, dass aktuell viele klinische Studien durchgeführt werden, deren Ergebnisse in den nächsten Jahren erwartet werden. Daher sollen im Folgenden einige Anmerkungen zur Qualitätsbeurteilung klinischer Studien gemacht werden. Wichtige Qualitätskriterien sind in ◘ Abb. 5.11 zusammengefasst. Heute wird empfohlen, als Endpunkt eine Kombination von Symptomen und Medikamentenverbrauch zu wählen, da die einzelnen Patienten eine sehr unterschiedliche Akzeptanz der erfassten Atemwegsbeschwerden aufweisen. Um die klinische Relevanz eines Endpunktes abschätzen zu können, sollten auch Daten zur Lebensqualität dargestellt werden. Bei Studien zu Inhalationsallergenen müssen Informationen über den Pollenflug an den jeweiligen Untersuchungsorten vorliegen.

Bei der Auswertung ist darauf zu achten, dass eine »Intention-to-treat«-Analyse durchgeführt wurde. In diese Auswertung gehen alle Patienten ein, die in eine der beiden Untersuchungsgruppen randomisiert wurden. Im Gegensatz dazu werden in einer »Per-Protokoll«-Analyse nur die Patienten berücksichtigt, die streng nach Protokoll die Studie beendet haben. Die »Per-Protokoll«-Analyse kommt daher zu größeren Effekten einer Therapie, die »Intention-to-treat«-Analyse ist näher an der Behandlungsrealität der Patienten.

Eine kritische Anmerkung muss an dieser Stelle auch zu Metaanalysen gemacht werden. Hier werden oft sehr unterschiedliche Präparate in einer Analyse zusammengefasst. Die Ergebnisse müssen dann mit großer Zurückhaltung interpretiert werden. Die höchste Form klinischer Evidenz kann in diesem Fall nicht die Aussage einer Metaanalyse sein, die z. B. Effekte von Gräser-, Baumpollen, Milben und Tierhaarallergene zusammenfasst. In diesem Fall ist die Aussage einer gut durchgeführten klinischen Studie höher einzuschätzen.

Fazit für die Praxis
- Unter SIT kommt es zu einer Modulation humoraler und zellulärer Immunantworten, die v. a. durch regulatorische T-Zellen vermittelt wird.
- Als kausale Therapieform führt die SIT zu einer anhaltenden, über das Therapieende hinausgehenden Allergentoleranz.

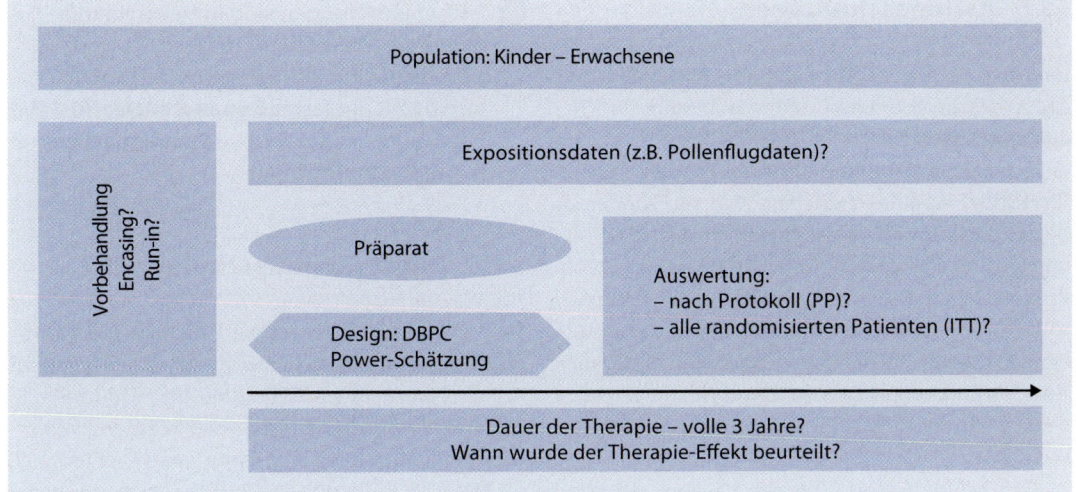

◘ Abb. 5.11 Wichtige Qualitätskriterien klinischer Studien zur Spezifischen Immuntherapie (PP: per protocol-Analyse; ITT: intention to treat-Analyse)

– Eine SIT mit Inhalationsallergenen ist unter Berücksichtigung des jeweiligen Schweregrades bei allergischer Rhinitis und allergischem Asthma bronchiale indiziert.

– Vor Einleitung einer SIT muss eine IgE-vermittelte Sensibilisierung mit klinischer Relevanz gesichert sein, und es muss ein standardisierter Allergenextrakt zur Verfügung stehen.

– Wichtige Kontraindikationen einer SIT im Kindesalter sind ein schweres Asthma bronchiale sowie aktive onkologische und Autoimmunerkrankungen.

– Die Applikationsroute der SIT muss individuell festgelegt werden.

– Die Planung und Durchführung der SIT ist eine ärztliche Aufgabe und darf nicht delegiert werden.

5.3   Schulungsprogramme

L. Lange

Das Management allergischer Erkrankungen umfasst viele Bereiche des täglichen Lebens. Es werden sowohl von den Patienten als auch von den Eltern zahlreiche Kompetenzen eingefordert, die

Tag für Tag benötigt werden. So müssen z. B. die Symptome der Erkrankung erkannt und richtig eingeordnet werden. Als Folge daraus ist eine bedarfsorientierte Therapie anzuwenden, die nur effektiv ist, wenn sie in der richtigen Technik genutzt wird. Zusätzlich sollten vom Patienten und seiner Familie Triggerfaktoren allergischer Beschwerden erkannt und vermieden werden.

Diese Kompetenzen sind im Zeitdruck einer ambulanten Sprechstunde nicht ohne Weiteres zu vermitteln. Um das Patientenselbstmanagement dennoch zu verbessern, wurden krankheitsspezifische Schulungsprogramme für Patienten mit Asthma bronchiale, atopischem Ekzem und Anaphylaxie entwickelt, standardisiert und evaluiert. Sie werden durch ein multiprofessionelles Team aus Ärztin/Arzt, Psychologin/Psychologen, medizinischer Fachangestellten/Kinderkrankenschwestern, Physiotherapeuten und Ernährungsfachkraft umgesetzt.

❯ Patientenschulungen dienen dazu, den Patienten und ihren Eltern mithilfe eines multiprofessionellen Teams Kompetenzen zu vermitteln, die das Krankheitsmanagement signifikant verbessern.

5.3.1   Asthmaschulungen

Interdisziplinäre Asthmaschulungen wurden von der Arbeitsgemeinschaft Asthmaschulung im Kindes- und Jugendalter e. V. entwickelt und standardisiert. Sie sind am längsten etabliert und werden für Kinder und Jugendliche sowie für Kinder in Begleitung ihrer Eltern durchgeführt. Asthmaschulungen sind Bestandteil des Disease-Management-Programms Asthma bronchiale (DMP Asthma), so dass die gesetzlichen Krankenkassen die entstehenden Kosten in der Regel übernehmen. Daher sind Asthmaschulungen in Deutschland flächendeckend für betroffene Patienten und ihre Familien verfügbar.

Ein Schulungsteam besteht aus Arzt, Psychologen/Pädagogen, medizinischer Fachangestellten/Kinderkrankenschwester sowie Sport- und Physiotherapeuten. Der Ablauf der Schulung ist je nach Zielgruppe und Organisationsform variabel. So werden wöchentliche Schulungen, Wochenendkurse und Ferien-Kompaktkurse angeboten. Häufig absolvieren Patienten 18 Schulungseinheiten und Eltern 12 Schulungseinheiten à 45 Minuten.

Das zentrale Ziel ist es, ein eigenverantwortliches Krankheitsmanagement zu ermöglichen. Hierzu gehören ein Grundverständnis für die Krankheit und die Schulung der Selbstwahrnehmung der Patienten, die bei kleinen Kindern und Jugendlichen häufig nicht optimal ist. Durch die Asthmaschulung soll der Patient u. a. mit folgenden Inhalten vertraut gemacht werden:

- Informationen über Krankheitsmechanismen und Therapiemöglichkeiten,
- Einüben von Inhalationstechniken,
- Schulung von Techniken zur Verbesserung der Selbstwahrnehmung wie Peak-Flow-Messung und »Lungendetektiv«,
- Umgang mit Sport und Bewegung,
- Einblick und Erprobung von Entspannungsverfahren,
- Besprechungen und Erprobung von Strategien im Umgang mit psychosozialen Belastungen durch das Asthma bronchiale im Alltag.

> Asthmaschulungen sind in Deutschland in hohem Maße standardisiert. Sie sind problemlos für alle Patienten verfügbar und damit ein fester Bestandteil der Behandlung von Kindern und Jugendlichen mit Asthma bronchiale.

5.3.2   Neurodermitisschulungen

Der zuständige Dachverband für Neurodermitisschulungen in Deutschland ist die Arbeitsgemeinschaft Neurodermitisschulung im Kindes- und Jugendalter e. V. (AGNES). Die Schulungen werden flächendeckend angeboten und richten sich an Eltern, Kinder und Jugendliche mit atopischem Ekzem (AE).

Der Erfolg des Schulungskonzepts konnte in klinischen Evaluationsstudien belegt werden. Eine Übernahme der Kosten durch die Krankenkassen ist daher im Rahmen einer Einzelfallentscheidung möglich und wird bei Patienten mit mäßigem bis schwerem AE in der Regel nach Antrag gewährt.

Es handelt sich um eine multiprofessionelle Schulung mit einem Arzt, medizinischen Fachangestellten/Kinderkrankenschwestern, Ernährungsfachkraft und Psychologen. Der zeitliche Ablauf der Schulungen ist je nach Zielgruppe variabel, z. B. finden Elternschulungen in Einheiten von 6-mal 2 Stunden statt. Wichtige Schulungsinhalte gemäß AGNES-Curriculum sind u. a.:

- Erkennen von Auslösefaktoren und deren Meidung,
- Information über stadiengerechte Basistherapie,
- Umgang mit Juckreiz und Erarbeitung von Kratzalternativen,
- Stärkung des Selbstbewusstseins,
- Einübung von Entspannungsverfahren,
- Erprobung von Strategien im Umgang mit psychosozialen Belastungen.

> Neurodermitisschulungen sind in Deutschland in weiten Teilen etabliert und gut standardisiert. Sie richten sich v. a. an Patienten mit einem chronischen, mäßigen bis schweren AE.

5.3.3 Anaphylaxieschulungen

Die Schulung von Patienten mit erhöhtem Anaphylaxierisiko und deren Betreuungspersonen wurde von der Arbeitsgemeinschaft Anaphylaxieschulung, Training und Edukation (AGATE e. V.) entwickelt. Sie wurde konzipiert für Kinder und Erwachsene, die aufgrund einer Anaphylaxiegefährdung stets einen Adrenalin-Autoinjektor mit sich führen müssen. Die Übernahme der Kosten durch die gesetzlichen Krankenkassen ist bisher nur im Rahmen einer Einzelfallentscheidung möglich. Da es noch nicht viele Schulungszentren gibt, ist eine flächendeckende Versorgung in Deutschland bisher nicht gegeben.

Es handelt sich um eine Schulung über 2-mal vier Unterrichtseinheiten à 45 Minuten mit einem multiprofessionellen Team, bestehend aus Arzt, Psychologen/Pädagogen und (optional) Ernährungsfachkraft. Sie wird angeboten für betroffene Erwachsene, Eltern von betroffenen Kindern, betroffene Kinder und Jugendliche ab 6 Jahren und, in verkürzter Form, für Betreuungspersonal betroffener Kinder. Die Schulung hat auslöserspezifische Module für Nahrungsmittel, Insekten, systemische Mastozytose, Latex und Medikamente, die individuell je nach Zusammensetzung der Schulungsgruppe ausgewählt werden.

Wichtige Schulungsinhalte gemäß AGATE-Curriculum sind u. a.:

- Erkennen einer Anaphylaxie,
- Management von Notfallsituationen,
- Meiden der Auslöser,
- Alltagsmanagement.

> Anaphylaxieschulungen sind in Deutschland noch nicht flächendeckend verfügbar. Sie richten sich an Patienten, die aufgrund eines erhöhten Anaphylaxierisikos einen Adrenalin-Autoinjektor mit sich führen müssen.

5.3.4 Ausbildung zum Patiententrainer

Die Ausbildung zum Patiententrainer ist nach einem modularen System organisiert. Grundlage ist der Erwerb einer »Basiskompetenz Patientenschulung« in einem Trainerkurs über 20 Unterrichtseinheiten à 45 Minuten an einer zertifizierten Akademie. Hier werden grundlegende psychologische und pädagogische Kompetenzen für die Durchführung einer Patientenschulung vermittelt.

Hierauf aufbauend können krankheitsspezifische Trainerkompetenzen erworben werden, u. a. für Asthma-, Neurodermitis- und Anaphylaxieschulungen. Hierfür sind eine Hospitation an einem zertifizierten Hospitationszentrum, die Teilnahme an einem Train-the-Trainer-Kurs und eine Supervision durch einen Schulungsdozenten während einer selbstständigen Schulungstätigkeit erforderlich. Der Umfang der Train-the-Trainer-Kurse beträgt für Asthma- und Neurodermitisschulungen jeweils 40 Unterrichtseinheiten (bei vorhandenem Modul Basiskompetenz je 20 Unterrichtseinheiten) und für Anaphylaxieschulungen 10 Unterrichtseinheiten.

Voraussetzung für den Erhalt des Trainerzertifikats für Asthmaschulungen ist für Ärzte eine abgeschlossene Weiterbildung zum Kinderarzt oder, bei Ärzten in pädiatrischer Weiterbildung, eine mindestens einjährige Erfahrung in der Betreuung von asthma- und allergiekranken Kindern und Jugendlichen. Des Weiteren können Internisten, Allgemeinmediziner, Pneumologen oder praktische Ärzte mit einer mindestens zweijährigen Erfahrung in der Behandlung asthma- und allergiekranker Kinder und Jugendlicher den Trainerschein erwerben.

Die Voraussetzung für den Erhalt eines Trainerzertifikats für Neurodermitis erfüllen Dermatologen und Pädiater sowie Ärzte, die sich in der Facharztweiterbildung für Dermatologie oder Pädiatrie befinden. Zusätzlich muss eine mindestens zweijährige Erfahrung im Umgang mit chronisch neurodermitis- und allergiekranken Kindern oder Erwachsenen vorliegen.

Die Voraussetzungen für den Erwerb des Trainerzertifikats Anaphylaxietrainer haben Ärzte mit fundierten Kenntnissen im Bereich der Anaphylaxie. Der Arzt muss über die Zusatzbezeichnung »Allergologie« oder eine vergleichbare Berufserfahrung in allergologischen Fragestellungen und in der Behandlung der Anaphylaxie verfügen.

Fazit für die Praxis

- Patientenschulungen verbessern nachweislich die Lebensqualität und die Prognose allergiekranker Kinder und Jugendlicher.
- Neurodermitis-, Asthma- und Anaphylaxieschulungen erfolgen standardisiert und werden für Kinder, Eltern und andere Betreuungspersonen angeboten.
- Die Ausbildung zum Patiententrainer erfolgt in Deutschland nach einem modularen System.
- Nach Erwerb einer Basiskompetenz werden Aufbaukurse für Asthma, Neurodermitis oder Anaphylaxie absolviert.
- Zusätzlich müssen eine Hospitation und eine Supervision an einem anerkannten Schulungszentrum erfolgen.

Literatur

Calderon MA, Gerth van Wijk R, Eichler I, Matricardi PM, Varga EM, Kopp MV et al.; European Academy of Allergy and Clinical Immunology (2012) Perspectives on allergen-specific immunotherapy in childhood: an EAACI position statement. Pediatr Allergy Immunol 23: 300–6

Morley KW, Dinulos JG (2012) Update on topical glucocorticoid use in children. Curr Opin Pediatr 24(1): 121–8

Mrowietz U, Klein CE, Reich K, Rosenbach T, Ruzicka T, Sebastian M, Werfel T (2009) Ciclosporin in der Dermatologie. J Dtsch Dermatol Ges 7(5): 474–9

Niedner R (1996) Glukokortikosteroide in der Dermatologie. Dt Ärztebl 93: A-2868–2872

Niedner R (2001) Therapie mit systemischen Glukokortikoiden. Hautarzt 52(11): 1062–71

Staab D, Diepgen TL, Fartasch M et al. (2006) Age-related, structured educational programmes for the management of atopic dermatitis in children and adolescents: multicentre, randomised controlled trial. BMJ 332(7547): 933–8

Werfel T (2009) Topische Anwendung von Pimecrolimus bei atopischer Dermatitis: Ein Update zur Sicherheit und Wirksamkeit. J Dtsch Dermatol Ges 7(9): 739–42

Weitere Literatur finden Sie unter ▶ http://extras.springer.com.

Hilfreiche Websites

- ▶ www.awmf.org/uploads/tx_szleitlinien/013-013.pdf – Arbeitsgemeinschaft der Wissenschaftlichen Medizinischen Fachgesellschaften (AWMF): AWMF-Leitlinie »Therapie mit Ciclosporin in der Dermatologie« (D)
- ▶ www.awmf.org/uploads/tx_szleitlinien/013-034.pdf – Arbeitsgemeinschaft der Wissenschaftlichen Medizinischen Fachgesellschaften (AWMF): AWMF-Leitlinie »Topische Dermatotherapie mit Glukokortikoiden« (D)
- ▶ www.awmf.org/uploads/tx_szleitlinien/013-037.pdf – AWMF-Leitlinie »Therapie des atopischen Ekzems mit Calcineurin-Inhibitoren« (D)
- ▶ www.awmf.org/leitlinien/detail/ll/061-004.html – Arbeitsgemeinschaft der Wissenschaftlichen Medizinischen Fachgesellschaften (AWMF): AWMF-Leitlinie »Die spezifische Immuntherapie (Hyposensibilisierung) mit Allergenen bei IgE-vermittelten allergischen Erkrankungen« (D)
- ▶ www.kinderklinik-luebeck.de/pina/buch/13-hyposensibilisierung.php?hlink=12&slink=0 – AWMF: Ausführliche Patienteninformationen
- ▶ www.anaphylaxieschulung.de – Arbeitsgemeinschaft Anaphylaxietraining und Edukation e.V.: Informationen zum Schulungsprogramm für Eltern, Patienten und Fachpersonal; Adressen von Schulungs- und Ausbildungszentren
- ▶ www.asthmaschulung.de – Arbeitsgemeinschaft Asthmaschulung im Kindes- und Jugendalter e.V.: Informationen zum Schulungsprogramm für Eltern, Patienten und Fachpersonal; Adressen von Schulungs- und Ausbildungszentren
- ▶ www.neurodermitisschulung.de – Arbeitsgemeinschaft Neurodermitisschulungen im Kindes- und Jugendalter e.V.: Informationen zum Schulungsprogramm; Adressen von Schulungs- und Ausbildungszentren
- ▶ www.patientenschulung-kompas.de – Kompetenznetz Patientenschulung im Kindes- und Jugendalter: Informationen zu verschiedenen Schulungsprogrammen und dem modularen Schulungsprogramm

(D): als Download verfügbar

Komplementäre Diagnose- und Therapieverfahren in der Kinderallergologie

L. Lange, M. V. Kopp

6

Zur Diagnostik und Behandlung zahlreicher Erkrankungen werden auch in der Pädiatrie komplementäre (ergänzende) oder alternative Methoden angewandt. Diese werden einer konventionellen, »allopathischen« Schulmedizin gegenübergestellt, die sich auf wissenschaftlichen Erkenntnisgewinn und evidenzbasierte Verfahren stützt.

Da die Begriffe »komplementär« oder »alternativ« in diesem Zusammenhang nicht exakt definiert sind, kommen viele sehr unterschiedliche Diagnose- und Therapiemodalitäten zum Einsatz (◻ Tab. 6.1). Den meisten Verfahren ist gemeinsam, dass ihre Wirksamkeit, Sicherheit und Kosteneffektivität bislang nicht ausreichend durch kontrollierte Studien belegt wurden. Umso erstaunlicher ist es, dass aktuellen Übersichtsarbeiten zufolge bereits ca. 70% der Allgemeinbevölkerung und ca. 50% der Kinder und Jugendlichen in Deutschland in Kontakt mit komplementären Diagnose- und/oder Therapieverfahren gekommen sind.

Ähnlich umfangreiche Analysen zur Anwendungshäufigkeit alternativer Methoden in der Kinderallergologie liegen nicht vor. Allerdings deuten die bisherigen Untersuchungen darauf hin, dass mehr als die Hälfte, in manchen Populationen und Erkrankungsgruppen sogar mehr als 80% der Patienten, ebenfalls Alternativverfahren in Anspruch nehmen.

Eine mögliche Erklärung für diese hohe Nachfrage besteht darin, dass die Lebensqualität betroffener Familien durch allergologische Erkrankungen häufig stark eingeschränkt ist (z. B. bei schwerem atopischem Ekzem und häufig gestörter Nachtruhe). Gleichzeitig lässt sich auf dem Boden evidenzbasierter Behandlungen oft nur eine zeitlich limitierte Beschwerdelinderung erreichen, während eine kausale Therapie mit wenigen Ausnahmen (z. B. Spezifische Immuntherapie bei allergischer Rhinitis) nicht erreicht werden kann. In dieser Situation wird betroffenen Patienten und ihren Familien eine Fülle vermeintlich ganzheitlicher Therapieverfahren angeboten, die »nicht nur Symptome unterdrücken«, sondern auch »endgültig heilen« sollen. Zusätzlich entspricht es klinischer Erfahrung, dass einige Eltern aus weltanschaulichen Gründen a priori zu alternativen Behandlungsverfahren neigen, von denen sie sich eine nebenwirkungs- oder »kortison-freie« Heilung versprechen.

Schließlich begünstigt der phasenhafte Verlauf z. B. des atopischen Ekzems vermeintliche Erfolge alternativer Methoden: Wer kurz vor einer Remission das Therapieregime ändert, wird mit großer Wahrscheinlichkeit eine Verbesserung des Hautzustandes erzielen, ohne dass diese Verbesserung kausal mit der Intervention verknüpft sein muss.

> ❯ **Komplementärmedizinische Verfahren zur Diagnostik und Therapie allergischer Erkrankungen werden in großer Fülle angeboten, ohne dass ihre Wirksamkeit, Sicherheit oder Kosteneffektivität in kontrollierten Studien ausreichend belegt worden sind.**

6.1   Komplementäre Diagnoseverfahren

❯❯ Unter diesem Begriff versteht man diagnostische Methoden, die von Anwendern der Komplementärmedizin, nicht jedoch in der konventionellen Medizin genutzt werden. (Ernst 2005) ❮❮

In diese Kategorie fällt eine heterogene Gruppe pseudowissenschaftlicher Verfahren, von denen an dieser Stelle nur die am häufigsten eingesetzten Methoden angesprochen werden. Auf die (sinnlose) Bestimmung allergenspezifischer IgG-Antikörper bei Patienten mit vermuteter Nahrungsmittelallergie wird in ▶ Kap. 4 und in ▶ Kap. 12 ausführlich eingegangen.

6.1.1   Bioresonanz

▪ **Konzept und Durchführung**
Das Konzept der Bioresonanz geht davon voraus, dass der menschliche Körper elektromagnetische Schwingungen aussendet, die durch etablierte physikalische Messtechniken nicht detektierbar sind. Diese in einigen einschlägigen Prospekten auch als »Bioenergie« bezeichneten Schwingungen sollen durch Erkrankungen in charakteristischer Weise verändert werden, so dass sich ein krankheitstypisches »Schwingungsspektrum« ergibt. Im Rahmen der Bioresonanz-Untersuchung sollen nun mittels

□ **Tab. 6.1** In der Kinderallergologie häufig eingesetzte komplementärmedizinische Diagnose- und Behandlungsverfahren (Auswahl)

Methode	Theoretischer Hintergrund	Potentielle Risiken	Wissenschaftliche Evidenz
IgG- und IgG$_4$-Serologie	Pathogenetische Relevanz von IgG-Antikörpern bei Nahrungsmittelallergie	Unnötige Blutentnahme Verzögerung der Diagnostik bei therapiebedürftigen Erkrankungen Mangelernährung und Lebensqualitätsminderung durch unnötige Diäten	Nutzen wissenschaftlich wiederholt widerlegt
Bioresonanz	Dysbalance elektromagnetischer Schwingungen im Körper	Gefahr der Anaphylaxie bei »Ausleitung« einer echten Allergie Verzögerung der Diagnostik bei therapiebedürftigen Erkrankungen Mangelernährung und Lebensqualitätsminderung durch unnötige Diäten	Keine Evidenz
Elektroakupunktur	Veränderung des Hautwiderstandes	Verzögerung der Diagnostik bei therapiebedürftigen Erkrankungen Mangelernährung und Lebensqualitätsminderung durch unnötige Diäten	Kein Beleg in doppelblinder Untersuchung
Kinesiologie	Unwillkürliche Reaktion der Muskulatur auf Allergene	Verzögerung der Diagnostik bei therapiebedürftigen Erkrankungen Mangelernährung und Lebensqualitätsminderung durch unnötige Diäten	Nutzen wissenschaftlich wiederholt widerlegt
Iridologie	Ablesung pathologischer Prozesse im Körper anhand der Struktur der Iris	Verzögerung der Diagnostik bei therapiebedürftigen Erkrankungen Mangelernährung und Lebensqualitätsminderung durch unnötige Diäten	Nutzen wissenschaftlich wiederholt widerlegt
Zytotoxischer oder ALCAT-Test	In-vitro-Reaktion von Leukozyten auf Nahrungsmittel zur Diagnostik von Allergien/Intoleranzen	Unnötige Blutentnahme Verzögerung der Diagnostik bei therapiebedürftigen Erkrankungen Mangelernährung und Lebensqualitätsminderung durch unnötige Diäten	Nutzen wissenschaftlich wiederholt widerlegt
Haaranalyse	Bestimmung des Ernährungsstatus durch Analyse des Mineralstoffgehaltes einer Haarprobe	Lebensqualitätsminderung durch unnötige Diäten	Nutzen wiederholt wissenschaftlich widerlegt

unterschiedlicher, leitender Materialien (z. B. Handelektrode, Kopfhaube, Matten) bioenergetische Schwankungen gemessen und Krankheiten diagnostiziert werden.

Offenbar werden dabei – ähnlich wie bei einem Lügendetektor – der Hautwiderstand gemessen und elektrische Signale im Niederfrequenzbereich verstärkt. Die exakte Funktionsweise wird von den Herstellern und Entwicklern nicht offengelegt. Keine grundsätzlichen Unterschiede finden sich im Vergleich zu anderen, sog. elektrodermalen Testverfahren (Vega-Test, Elektroakupunktur nach Voll etc.).

■ **Bewertung**

Die Überprüfungen der in der Bioresonanz eingesetzten Methoden durch Physiker und Ingenieure ergaben, dass die physikalischen Grundannahmen falsch sind. Da diese Methoden zwar aufwändig, aber nicht invasiv sind, werden sie dennoch besonders bei Kindern immer wieder eingesetzt. Eltern wird mit pseudowissenschaftlicher Terminologie und technischen Apparaturen Seriosität vermittelt, die durch wissenschaftliche Untersuchungen in keiner Weise gestützt wird. Betroffene Familien sollten daher auf die Sinnlosigkeit dieser (kostenpflichtigen) Testmethode hingewiesen werden.

In keinem Fall darf die Bioresonanz dazu herangezogen werden, Soforttypallergien zu diagnostizieren oder auszuschließen. Anderenfalls drohen unnötige, potenziell umfangreiche und die Lebensqualität betroffener Familien stark beeinträchtigende Karenzempfehlungen, die nicht selten auf abstrusen »Befunden« beruhen.

■ **Kostenerstattung**

Bisher gibt es keinen Nachweis für eine klinische Wirksamkeit der Bioresonanztherapie, die über einen Placeboeffekt hinausgeht. Daher ist die Bioresonanztherapie vom Gemeinsamen Bundesausschuss der Ärzte und Krankenkassen von der Erstattungsfähigkeit durch gesetzliche Krankenkassen in Deutschland ausgeschlossen worden.

6.1.2 Kinesiologie

■ **Konzept und Durchführung**

Die Kinesiologie (gr. kinesis: »Bewegung« und logos: »Lehre«) wurde in den 1960-er Jahren von dem amerikanischen Chiropraktiker George Jospeh Goodheart entwickelt. Sie vereint neben der Chirotherapie auch Elemente der Osteopathie, der Meridianlehre, der Traditionellen Chinesischen Medizin und der orthomolekularen Medizin, in deren Mittelpunkt die hochdosierte Verwendung von Vitaminen und Spurenelementen stehen. Die Kinesiologie geht davon aus, dass körperlicher und psychischer Stress zu Blockierungen im Bewegungsapparat führen. Zentrales Element der Kinesiologie ist der »kinesiologische Muskeltest«. Während der Untersuchung nehmen die Probanden ein Glasröhrchen mit der Testsubstanz, z. B. einem Nahrungsmittelallergen, in die Hand. Besteht eine Überempfindlichkeit gegen diese Substanz, soll die untersuchte, meist kontralaterale Muskelgruppe mit einem kurzen Nachgeben reagieren.

■ **Bewertung**

Wissenschaftlich sind die Konzepte der Kinesiologie nicht belegt. Wie ein Allergen in einem verschlossenen Glasröhrchen eine Wirkung auf Muskelgruppen entfalten soll, ist ebenfalls nicht nachvollziehbar. In verschiedenen Studien konnte entsprechend gezeigt werden, dass die Untersuchungsergebnisse nicht reproduzierbar waren. In doppelblinden Studien lag die Wahrscheinlichkeit einer durch Kinesiologie zutreffend gestellten Diagnose im Bereich des Zufalls. Der Einsatz kinesiologischer Verfahren in der Kinderallergologie, insbesondere zur Abklärung von Nahrungsmittelallergien, ist daher strikt abzulehnen.

■ **Kostenerstattung**

Da die Kinesiologie nicht im Einklang mit den gesicherten medizinischen Kenntnissen vom Bau und Funktion des menschlichen Körpers steht und ihre Wirksamkeit bisher nicht belegt werden konnte, werden Kosten, die durch kinesiologische Diagnostik oder Therapie entstehen, von den deutschen Krankenkassen nicht erstattet.

6.1.3 Irisdiagnostik

■ **Konzept und Durchführung**

Bei der Irisdiagnostik sollen systemische Erkrankungen des Menschen und seine Grundkonstitution durch die Analyse des Auges, speziell der Iris, festgestellt werden. Die Iridologie geht davon aus, dass jedes Körperareal durch ein korrespondierendes Areal im Bereich der Iris repräsentiert wird. In der Folge sollen sich Struktur und Farbe der Iris in Abhängigkeit von Erkrankungen des korrespondierenden Organs so verändern, dass sie mithilfe sog. irisdiagnostischer Karten eine eindeutige Diagnose erlauben. Irisdiagnostiker beurteilen die Augenfarbe (blau, braun oder Mischformen), Helligkeitsunterschiede des Irisgewebes, Struktur und Muster der Irisfasern, Pigmentflecken sowie Farbveränderungen der Skleren und die Blutgefäße der Bindehaut.

■ **Bewertung**

Der Irisdiagnostik fehlt jede wissenschaftliche Grundlage. In kontrollierten Studien ließ sich eindeutig belegen, dass die Vorhersagewahrscheinlichkeit irisdiagnostischer Methoden lediglich der zu erwartenden Zufallsverteilung entspricht. Hierauf sollten auch Eltern von Kindern mit allergischen Erkrankungen explizit hingewiesen werden.

■ **Kostenerstattung**
Die Krankenkassen übernehmen keine Kosten, die aus der Irisdiagnostik entstehen.

6.1.4 ALCAT-Test

■ **Konzept und Durchführung**
Der ALCAT-Test (Antigen Leukocyte Cellular Antibody-Test) wird als eine Variante sog. zytotoxischer Tests in erster Linie zur Diagnostik von Unverträglichkeiten gegenüber Nahrungsmitteln oder Zusatzstoffen eingesetzt. Er beruht auf der Annahme, dass Leukozyten allergischer Patienten mit Nahrungsmitteln in vitro reagieren, so dass sich nicht-IgE-vermittelte Immunreaktionen v. a. anhand des veränderten Leukozyten-Durchmessers/-volumens nachweisen lassen.

■ **Bewertung**
Dem ALCAT fehlt jegliche wissenschaftliche Basis, so dass sein Einsatz zur Diagnostik allergischer Erkrankungen von amerikanischen und europäischen Fachgesellschaften abgelehnt wird.

■ **Kostenerstattung**
Der Test ist mit Kosten von ca. 50 € bis etwa 500 € verbunden, die in Deutschland von den gesetzlichen Krankenkassen nicht übernommen werden

6.1.5 Haaranalysen

■ **Konzept und Durchführung**
In der Alternativmedizin werden Haaranalysen u. a. mit dem Ziel eingesetzt, Mineralstoffmängel nachzuweisen, die in Zusammenhang mit der Entstehung von Allergien und/oder Hauterkrankungen stehen sollen. Haaranalysen werden aus einem Haarbüschel erstellt und gemeinsam mit einem Fragebogen ausgewertet. Mittels Massenspektro-

metrie werden etwa 20–40 »Elemente« ermittelt, wie z. B. Mineralstoffe (Kalzium, Magnesium, Zink etc.), Spurenelemente (Eisen, Mangan, Selen etc.) und Schadstoffe (Aluminium, Blei, Quecksilber etc.).

■ **Bewertung**
Patienten und Eltern wird bei der Haaranalyse oft suggeriert, dass es sich um »streng wissenschaftliche« Untersuchungen handle, da die entsprechenden Analysen mittels konventioneller Verfahren erfolgen. In Untersuchungen gesunder Probanden ließ sich eine extrem ausgeprägte interindividuelle Variabilität der untersuchten Parameter in Haaranalysen nachweisen. Ein Zusammenhang der mittels Haaranalyse erhobenen Befunde mit allergischen Erkrankungen konnte bisher in keiner kontrollierten Studie belegt werden. Die Risiken der Haaranalyse sind durch fehlende Reproduzierbarkeit der Messergebnisse, falsche Rückschlüsse und Empfehlungen derzeit weitaus größer als ein potenzieller Nutzen. Eine Ferndiagnose ohne ärztliche Untersuchung aufgrund einer Haaranalyse ist gefährlich. Von einer Haaranalyse zur kinderallergologischen Diagnostik muss daher, nicht zuletzt vor dem Hintergrund der dem Patienten und seiner Familie entstehenden Kosten, dringend abgeraten werden.

■ **Kostenerstattung**
Der Test ist mit Kosten von ca. 50 € bis etwa 150 € verbunden, die von den Krankenkassen nicht erstattet werden.

6.1.6 Pendeln

■ **Konzept und Durchführung**
Ein Pendel ist ein Lot, d. h. ein Gegenstand, der an einer Schnur festgemacht ist. Das Lot dient beim Pendeln als Hilfsmittel, um »unbewusste Inhalte« sichtbar zu machen. Ausgangspunkt des Pendelns ist in der Regel eine Frage, auf die eine positive, negative oder neutrale Antwort gesucht wird. Das Pendel kann dabei links oder rechts herum drehen oder aber auf einer Linie hin- und herpendeln. Welche Bewegung welche Antwort bedeutet, wird jeweils individuell vor jeder Sitzung festgelegt.

■ Bewertung

Ohne pseudowissenschaftliche Terminologie oder Apparaturen wird das Pendeln auch von Laien dem Bereich der Esoterik zugeordnet. In wissenschaftlichen Analysen liegt die Treffgenauigkeit bei einer dichotomen Antwort im Bereich der Zufallswahrscheinlichkeit.

> ❯ Komplementäre Diagnoseverfahren, deren Validität nicht in kontrollierten Studien belegt wurden, tragen nicht zum Wohle kinderallergologischer Patienten bei. Diätempfehlungen, die aus dieser Diagnostik entstammen, sind fahrlässig und können bei Kindern zu gefährlichen Mangelerscheinungen führen.

6.2 Komplementäre Therapieverfahren

Das Feld der komplementären Therapieangebote für Kinder mit allergischen Erkrankungen ist kaum überschaubar, was nicht zuletzt auf die hohe Nachfrage und die hiermit verbundenen Gewinnmöglichkeiten zurückzuführen sein dürfte. In einer Gruppe finden sich pseudowissenschaftliche, teils esoterische Ansätze (z. B. Bioresonanz, Bachblütentherapie, Aromatherapie, Kinesiologie) und eigenständige »Heilkunden« (z. B. Homöopathie). Eine zweite Gruppe umfasst Therapieformen, die in anderen Kulturen zur »konventionellen« Therapie gehören (z. B. Traditionelle Chinesische Medizin/Akupunktur) und dort über viele Jahrhunderte klinisch eingesetzt wurden.

Da eine vollständige Übersicht in diesem Rahmen nicht möglich ist, sollen im Folgenden v. a. jene Therapieformen angesprochen werden, deren Anwendung bei kinderallergologischen Erkrankungen in kontrollierten Studien untersucht wurde.

6.2.1 Klassische Homöopathie

■ Konzept und Durchführung

Die klassische Homöopathie nach Samuel Hahnemann fußt auf der Vorstellung, dass jede Krankheit auf einer Störung der »Lebenskraft« beruht. Krank-

heitssymptome werden als Ausdruck einer beginnenden Selbstheilung des Körpers angesehen, deren Analyse den Weg zur wirkungsvollen Behandlung ebne. Diese soll auf einer ausführlichen Anamnese, der sog. Fallaufnahme, basieren. Ist die Diagnose gestellt, soll »Ähnliches mit Ähnlichem« therapiert werden, d. h., das Arzneimittelbild (»Pharmakodynamik«) soll dem Krankheitsbild (»individueller Krankheitsstatus«) möglichst ähnlich sein. Hierzu wird die jeweilige Therapiesubstanz in einer vorgeschriebenen Technik verdünnt (»potenziert«), wodurch der Wirkstoff seine »Arzneikraft« erhält. Dabei lassen sich drei Wirkungsgruppen unterscheiden:

Organotropie Bei der Organotropie richtet sich die Wirkung der Homöopathika auf ein Organsystem bzw. ein Gewebe. Die Erkrankungen lassen sich durch ein typisches Symptom charakterisieren, auf welches das Arzneimittel ausgerichtet ist.

Funktiotropie Bei der Funktiotropie sind über die reinen Symptome zusätzliche Informationen notwendig, z. B. »plötzlicher Krankheitsbeginn mit raschem Fieberanstieg« oder »allmählicher Beginn mit mäßigem Fieber«. Anhand dieser Informationen wird ein entsprechendes homöopathisches Medikament ausgewählt.

Personotropie Bei der Personotropie werden das »konstitutionelle Geschehen« und der Krankheitsverlauf in umfassender Weise erfasst. Personotrope Homöopathika werden zur Langzeitbehandlung chronischer Erkrankungen eingesetzt, z. B. bei atopischem Ekzem oder Asthma bronchiale.

■ Beurteilung

Die Homöopathie wird bei Patienten mit allergischen Erkrankungen sowohl als pauschale Therapiealternative als auch als Therapieergänzung neben der klassischen Schulmedizin eingesetzt.

Angesichts einer nunmehr 200-jährigen Anwendung der klassischen Homöopathie und ihrer ausgesprochenen Popularität – gerade in westlichen Industrienationen – ist es jedoch überraschend, dass sich ihre Wirksamkeit noch immer nicht zweifelsfrei durch Ergebnisse kontrollierter Untersuchungen belegen lässt. So finden sich auch für das atopische Ekzem und das Asthma bronchiale jeweils nur wenige Untersuchungen mit ausreichender Studienqualität, in denen bisher allerdings kein Wirksamkeitsnachweis erbracht werden konnte. Auch kontrollierte Studien zur Effektivität einer homöopathischen Therapie der allergischen Rhinitis zeigten widersprüchliche Ergebnisse. Für andere kinderallergologische Indikationen liegen keine Untersuchungen mit ausreichender Studienqualität vor.

Aufgrund des Mangels an gesicherten Erkenntnissen zu Wirksamkeit und Sicherheit der Homöopathie sollte dieses Verfahren bei Kindern und Jugendlichen mit allergischen Erkrankungen als pauschale Alternativtherapie nicht eingesetzt werden.

■ **Kostenerstattung**

Die gesetzlichen Krankenkassen erstatten in der Regel die Kosten für die homöopathische Behandlung, wenn die Leistung von einem Vertragsarzt mit der Zusatzqualifikation »Homöopathie« erbracht wird. Auch die Kosten für nicht verschreibungspflichtige, aber apothekenpflichtige Arzneimittel der Homöopathie werden übernommen, wenn das Medikament von einem Vertragsarzt mit der Zusatzqualifikation »Homöopathie« verordnet wurde und das Arzneimittel mit einer gültigen Zulassung in einer Apotheke zu beziehen ist.

> ❯ Bisher konnte im Rahmen klinischer Studien nicht zweifelsfrei belegt werden, dass homöopathische Medikamente in der Behandlung kinderallergologischer Erkrankungen effektiv sind.

6.2.2 Akupunktur

■ **Konzept und Durchführung**

Die Akupunktur (lat.: acus pungere = Nadel stechen) wird seit mehr als 2000 Jahren als eines von mehreren Elementen in der Traditionellen Chinesischen Medizin eingesetzt. Nach den Vorstellungen des Taoismus, der ältesten chinesischen Naturphilosophie, wird das Universum nach den Polaritäten Yin und Yang eingeteilt. Zwischen Yin und Yang

liegt Qi, die Spannung oder Lebensenergie. Yin steht für Kälte, Vagotonus und Diastole, Yang für Wärme, Sympathikotonus und Systole. Die Lebensenergie Qi zirkuliert auf definierten Längsbahnen, den Meridianen, und steuert dabei alle Körperfunktionen.

Krankheiten entstehen durch einen gestörten Fluss der Lebensenergie Qi. Sie können durch Stiche in definierte Akupunkturpunkte auf der Meridianlinie ausgeglichen und damit geheilt werden. Ähnliche Methoden sind die Akupressur, bei der stumpfer Druck auf die Akupunkturpunkte ausgeübt wird, und die Moxibustion, bei der diese Punkte erwärmt werden. Nach der ältesten Akupunkturregel werden lokal schmerzhafte Punkte (Locus-dolendi-Punkte, Triggerpunkte oder Ah-Shi-Punkte) ausgewählt und dort Nadeln gesetzt, auch wenn sie nicht auf den kartographierten Medianlinien liegen. Spezifische Punkte werden punktiert, wenn charakteristische Befindlichkeitsstörungen (Schlafstörung, Unruhe, Übelkeit etc.) vorliegen.

Eine Akupunktursitzung dauert etwa eine halbe Stunde. Der Patient liegt dabei entspannt oder sitzt bequem. Vor dem Einstich der Akupunkturnadel werden die Stelle und die unmittelbare Umgebung leicht massiert. Eine komplette Therapie umfasst in der Regel 10–15 Sitzungen, bei der in der Regel bis zu 16 Nadeln gesetzt werden.

■ **Beurteilung**

Studien haben eine klinische Wirksamkeit der Akupunktur bei chronischen Schmerzzuständen, wie z. B. bei Kniegelenksarthrose und Rückenschmerzen, sowie bei Migräneattacken gezeigt. Bislang wurden einige, teils kontrollierte Untersuchungen zur Wirkung der Akupunktur bei verschiedenen allergischen Erkrankungen, insbesondere bei allergischer Rhinitis, veröffentlicht. Dabei konnte gezeigt werden, dass die Akupunktur bei Erwachsenen mit einem Rückgang von Beschwerden und Medikamentenverbrauch einhergeht. Daten im Kindesalter liegen nicht vor. In seltenen Fällen werden potenziell schwerwiegende Nebenwirkungen bei unsachgemäßer Anwendung der Akupunktur beobachtet. Diese reichen von lokalen Schmerzen und Hämatomen an der Einstichstelle bis hin zu (sehr seltenen) lokalen Entzündungen, Kreislaufbeschwerden oder gar Pneumothoraces.

■ **Kostenerstattung**

Die Akupunkturbehandlung bei chronischen Rücken- und Knieschmerzen wurde auf der Basis der Gerac-Studie mit der Entscheidung des Gemeinsamen Bundesausschusses (GBA) von Ärzten und Krankenkassen in den Leistungskatalog der Krankenkassen aufgenommen. Bei allen anderen Indikationen werden bislang keine hinreichenden Belege für eine Wirksamkeit gesehen. Die Behandlung wird daher nicht erstattet.

> ❯ Im Kleinkindesalter ist die Akupunktur aufgrund des invasiven Therapieansatzes und möglicher Nebenwirkungen nicht indiziert. Ihre Wirksamkeit und Sicherheit zur Behandlung älterer Kinder sollte mithilfe kontrollierter Studien untersucht werden, bevor eine abschließende Beurteilung erfolgen kann.

6.2.3 Phytotherapie

■ **Konzept**

Die Phytotherapie versteht sich heute als Bestandteil einer modernen Pharmakologie, die den Kriterien des Nachweises der pharmakologischen Unbedenklichkeit, der spezifischen Wirkung, der Nebenwirkung und der Benennung der jeweiligen Indikation und Kontraindikation unterliegt. Seit jeher werden Allergien und Hauterkrankungen sowohl hierzulande als v. a. auch in China und anderen asiatischen Ländern mit Heilpflanzen therapiert. Die Vielfalt verfügbarer Phytotherapeutika und die Komplexität ihrer Zubereitung macht es unmöglich, an dieser Stelle detailliert auf sie einzugehen. Im Folgenden sollen jedoch an einigen Beispielen Daten zu phytotherapeutischen Einzelsubstanzen dargestellt werden:

1.8-Cineol (Eucalyptol)   1.8-Cineol (Eucalyptol) wird aus den Blättern der Eukalyptuspflanze isoliert. Es ist schon lange bekannt, dass Cineol der wichtigste Bestandteil des zu medizinischen Zwecken genutz-

ten Eukalyptusöls ist. In der Therapie des Asthma bronchiale wurde eine Abnahme von Asthmabeschwerden und Medikamentenverbrauch in kontrollierten, klinischen Studien beobachtet. In Deutschland ist Cineol als Soledum® erhältlich. Als Nebenwirkungen sind das Auftreten von Übelkeit und Durchfall beschrieben.

Pycnogenol®   Pycnogenol® ist der Extrakt der Rinde der französischen Meereskiefer, dem u. a. anti-oxidative und anti-inflammatorische Eigenschaften zugeschrieben werden. In der Therapie des Asthma bronchiale wurden bei Kindern in einer klinischen Studie eine Verbesserung der Lungenfunktion und ein Rückgang der benötigten Notfallmedikamente beobachtet.

Tylophora indica   Tylophora indica (»Asthmakraut«) ist eine indische Kletterpflanze, deren Blätter traditionell in der Therapie des Asthma bronchiale eingesetzt wurden. Mehrere klinische Studien haben widersprüchliche Ergebnisse im Hinblick auf Veränderung von Lungenfunktion und Asthmasymptomen erbracht. Als Nebenwirkung wurden Bauchschmerzen, Erbrechen und Übelkeit berichtet.

Ingwer (Zingiber officinale)   Ingwer ist eines der am meisten verwendeten Heilkräuter überhaupt, insbesondere in Indien und China. Traditionell wird dabei die Ingwerwurzel frisch oder auch getrocknet verwendet. Die Datengrundlage aus kontrollierten wissenschaftlichen Studien zum Einsatz in der Therapie des Asthma bronchiale ist schmal. In einer klinischen Studie wurde der Rückgang von Atemwegsbeschwerden berichtet.

■ **Beurteilung**

Bisher liegen zur Wirksamkeit von Phytotherapeutika lediglich Daten aus wenigen klinischen Studien vor, die Ergebnisse sind teilweise widersprüchlich und die Studienqualität oft mäßig. In Tierversuchen konnte jedoch gezeigt werden, dass einige Mischungen chinesischer Heilkräuter (»herbal formulas«) auf unterschiedliche Weise immunmodulatorisch wirken. So ließ sich z. B. demonstrieren, dass Kräutermischungen zu einer Mastzellstabilisierung, einer verminderten Expression von Adhäsionsmolekülen (ICAM-1, VCAM-1 etc.) oder zu einer verminderten Sekretion pro-inflammatorischer Zytokine (IL-4, IL-5, Eotaxin etc.) führen.

Am besten untersucht ist der Einsatz von Heilkräutern im Rahmen der Traditionellen Chinesischen Medizin (TCM). So wurden in kontrollierten Studien Kräutermischungen der TCM zur Behandlung des atopischen Ekzems in Kombination mit oder anstatt einer konventionellen Therapie eingesetzt. Hierdurch ließ sich der Bedarf an Begleitmedikation senken. Auch im Vergleich zu Placebo ließ sich eine signifikant höhere Wirksamkeit nachweisen. In ähnlicher Weise konnten durch eine anti-asthmatische phytotherapeutische Behandlung (antiasthmatic herbal medicine intervention) z. B. bei Jugendlichen und Erwachsenen mit mittelschwerem bis schwerem Asthma bronchiale eine Beschwerdebesserung und ein Anstieg des FEV1 erreicht werden. Auch bei allergischer Rhinitis ließ sich der nasale Symptomscore im Vergleich zu Placebo in mehreren Studien signifikant senken.

Systematische Übersichtsarbeiten kontrollierter Studien kommen jedoch zu dem Ergebnis, dass aufgrund heterogener Studiendesigns und zu geringer Patientenzahlen weitere Untersuchungen erforderlich sind. Somit kann der Stellenwert einer Behandlung kinderallergologischer Erkrankungen mit chinesischen Heilkräutern aktuell nicht abschließend beurteilt werden.

■ **Kostenerstattung**
Pflanzliche Präparate können entsprechend den geltenden Arzneimittelrichtlinien von einem Vertragsarzt zu Lasten der Krankenkasse verordnet werden. Hier gelten allerdings die gleichen gesetzlichen Zuzahlungsregeln und Ausnahmeregelungen wie für synthetische Arzneimittel.

❯ Obwohl erste Ergebnisse kontrollierter Studien ermutigend sind, kann der klinische Einsatz chinesischer Heilkräuter in der Kinderallergologie bislang nicht empfohlen werden.

6.2.4 Sonstige »unkonventionelle« Therapieverfahren

Die Behandlung des atopischen Ekzems im Rahmen des »Gelsenkirchener Behandlungsverfahrens« nach Stemmann soll auf Prinzipien der sog. Germanischen Neuen Medizin zurückgehen. Es wird davon ausgegangen, dass dem atopischen Ekzem eine Trennungsangst des Kindes zugrunde liegt, die behandelt werden müsse. So wird (auch von betroffenen Familien) berichtet, dass hierbei Kleinkinder während eines stationären Aufenthaltes mehrmals täglich von ihren begleitenden Eltern teilweise für Stunden getrennt werden. Jegliche Lokaltherapie, ob zur anti-inflammatorischen Therapie oder Basispflege, soll auch bei schwer betroffenen Kindern nur im Akutfall eingesetzt werden. Dieser therapeutischen Rigorosität steht ein völliges Fehlen wissenschaftlicher Daten zu Effektivität und Verträglichkeit dieser singulären Praktiken gegenüber. Daher sollte betroffenen Familien von einer derartigen Behandlung abgeraten werden.

Bei der Eigenbluttherapie wird dem Patienten eigenes Blut entnommen und wieder injiziert. Der Grundgedanke dabei ist, durch die Injektion einen unspezifischen Fremdreiz auszulösen, der das Immunsystem stimuliert und die Abwehr gegen Fremdantigene stärkt. Teilweise wird das Patientenblut unverändert nach kurzer Lagerung verwendet oder aber z. B. durch den Zusatz von Ozon aufbereitet. In wissenschaftlichen Studien ließ sich die Wirkungslosigkeit der Eigenbluttherapie demonstrieren. Allerdings können durch die erforderlichen Injektionen Infektionen auftreten, teilweise sind auch Unverträglichkeitsreaktionen bis hin zur Anaphylaxie beschrieben worden. Eine Eigenbluttherapie sollte daher auch bei Kindern und Jugendlichen nicht durchgeführt werden.

Nachdem mittels Bioresonanzmethode eine Allergie diagnostiziert wurde (s. o.), soll mithilfe des entsprechenden Gerätes auch eine Korrektur des allergengestörten Frequenzmusters möglich sein. Hierzu sollen das entsprechende Signal »invertiert« und somit die Allergie »ausgelöscht« werden. In mehreren »Therapiesitzungen« werden in der Vorstellung der Bioresonanztherapeuten die pathologischen Originalmuster schrittweise abgebaut und das Allergie-Engramm im Schwingungssystem des Patienten reduziert. Das Löschen einer Allergie wäre nur dann möglich, wenn während der Therapie eine strikte Allergenkarenz durchgeführt würde. Einige Therapeuten gehen dabei so weit, dass nicht nur der Patient, sondern die gesamte Familie auf ein angeschuldigtes Nahrungsmittelallergen verzichten müssen, da diese Nahrungsmittel auch in der Umgebung »disharmonische Schwingungen« aussenden und so den Therapieerfolg gefährden würden.

Auch wenn dieses Therapieverfahren jeder wissenschaftlichen Plausibilität entbehrt und seine Wirksamkeit bisher in keiner einzigen kontrollierten Studie belegt wurde, erfreut sich die Bioresonanztherapie einer anhaltenden Popularität – gerade im deutschsprachigen Raum. Sie wird jedoch dann zur Gefahr, wenn z. B. Anaphylaxie-Patienten vermittelt wird, dass mittels Bioresonanz eine Allergie gegen das auslösende Nahrungsmittel (z. B. Erdnuss) ausgelöscht worden und ein Konsum nun wieder gefahrlos möglich wäre. Immer wieder werden anaphylaktische Reaktionen in dieser Konstellation beobachtet. Von der Bioresonanztherapie muss betroffenen Familien daher abgeraten werden.

6.3   Umgang mit komplementärmedizinischen Verfahren

Aus kinderallergologischer Sicht sind alternativmedizinische Therapieverfahren in der Diagnostik und Therapie aufgrund fehlender Evidenz zum gegenwärtigen Zeitpunkt abzulehnen. Komplementärmedizinische Verfahren können additiv zur Schulmedizin zum Einsatz kommen, wenn hierdurch zusätzliche Behandlungserfolge objektivierbar sind. Auch hier fehlen aktuell Daten aus kontrollierten klinischen Studien.

Dieser Position der medizinischen Fachverbände steht ein Bedürfnis insbesondere chronisch kranker Patienten und deren Familien nach Alternativtherapien gegenüber. In dieser Situation ist eine demonstrative und »kompromisslose« Ablehnung unkonventioneller Methoden durch den behandelnden Arzt häufig kontraproduktiv. So können sich Patienten und Eltern gezwungen fühlen, eine »Alles-oder-Nichts«-Entscheidung zwischen

Schul- und Alternativmedizin zu treffen. Fällt diese Entscheidung zugunsten der Alternativmedizin aus, wird dem betroffenen Kind unter Umständen die effektive, konventionelle Therapie vollständig vorenthalten. Aber auch bei gleichzeitiger Anwendung beider Therapiemodalitäten kann das für den Therapieerfolg entscheidende Vertrauensverhältnis unter dogmatischen Äußerungen des Arztes leiden. So besteht z. B. die Gefahr, dass eigenständige oder nach alternativmedizinischer Empfehlung eingeleitete Therapieänderungen dem behandelnden Arzt nicht berichtet werden.

Zweifelsohne muss bei einer potenziellen Gefährdung des Patienten – z. B. durch Diätempfehlungen – eindeutig Stellung bezogen werden. Unsinnige Karenzdiäten auf dem Boden zweifelhafter Methoden (Pendeln, Kinesiologie, Bioresonanz etc.), nebenwirkungsträchtige Therapien (z. B. Bioresonanz-gestützte »Allergen-Auslöschung« bei Anaphylaxie) und hohe Therapiekosten müssen im Gespräch mit den Eltern thematisiert und abgelehnt werden.

In nicht bedrohlichen Fällen hat es sich hingegen bewährt, betroffenen Familien orientierende Anhaltspunkte zu vermitteln, mit deren Hilfe potenziell risikoreiche Therapieformen leichter erkannt werden können (Tab. 6.2). Zusätzlich hat das amerikanische Nationale Zentrum für Komplementäre und Alternative Medizin (NCCAM) u. a. folgende Fragen formuliert, die Patienten vor/während einer alternativmedizinischen Behandlung an den entsprechenden Anbieter richten können (▶ Hilfreiche Websites):

Sinnvolle Fragen, die Patienten Anbietern komplementärmedizinischer Verfahren stellen können

- »Existieren wissenschaftliche Studien, die zeigen, dass die Behandlung hilfreich sein könnte?«
- »Welchen Nutzen kann ich von der Behandlung erwarten?«
- »Welche Risiken und Nebenwirkungen sind mit der Behandlung assoziiert?«
- »Wird die Behandlung meine täglichen Aktivitäten beeinträchtigen?«

⬜ **Tab. 6.2**   Bewertungskriterien für Patienten zur Einschätzung des Behandlers und des von ihm empfohlenen alternativen Verfahrens

Argumente für eine mögliche Akzeptanz einer alternativmedizinischen Methode	Argumente für eine Ablehnung oder ein Misstrauen gegenüber einer alternativmedizinischen Methode
Beantwortet der Therapeut Fragen nach anderen Therapien? Lässt der Therapeut Bedenkzeit? Ist die berufliche Qualifikation des Therapeuten nachweisbar und transparent? Ist er bereit, mit Ärzten zu kooperieren, Kontakt aufzunehmen? Nimmt der Therapeut sich Zeit? Erläutert er das »Für und Wider« der Therapie? Erhebt er keinen Absolutheitsanspruch?	Der Therapeut verspricht Heilung. Der Therapeut verlangt sofort Geld. Er verspricht einen sofortigen Behandlungserfolg. Der Therapeut lässt keine Bedenkzeit. Er stellt einen langen und teuren Therapieplan auf. Er macht abfällige Bemerkungen über Schulmedizin. Der Therapeut fordert, alle Medikamente abzusetzen.

— »Wie lange muss ich mich einer Behandlung unterziehen?«
— »Wie oft wird der Therapieerfolg erfasst?«
— »Welche Kosten werden durch die empfohlenen Therapien verursacht? Muss ich zusätzlich technische Geräte oder Ausrüstung kaufen?«
— »Könnte die Behandlung mit konventionellen Behandlungen interferieren?«
— »Gibt es Erkrankungen, für die diese Behandlung nicht eingesetzt werden sollte?«

Fazit für die Praxis
— Das Feld komplementärer Therapieangebote in der Kinderallergologie ist für Eltern und Ärzte schwer überschaubar.
— Vor ihrem Einsatz in der Kinderallergologie sind für jede alternative Therapieform kontrollierte Studien hinsichtlich Wirksamkeit und Sicherheit zu fordern.
— Diese liegen nur für wenige Modalitäten überhaupt vor und konnten den Nutzen komplementärer Therapieverfahren bisher nicht eindeutig belegen.
— In nicht bedrohlichen Fällen sollten betroffene Familien sachlich über den (nicht-)wissenschaftlichen Hintergrund komplementärer Diagnose- und Therapieverfahren aufgeklärt werden.
— Risiken nicht-konventioneller Verfahren bestehen u. a. in sinnlosen Karenzdiäten, Vernachlässigung konventioneller Behandlungen und hohen Therapiekosten.

— Sind solche Risiken absehbar, muss Patienten und Eltern kategorisch von der Alternativtherapie abgeraten werden.

Literatur

Boneberger S, Rupec RA, Ruzicka T (2010) Complementary therapy for atopic dermatitis and other allergic skin diseases: facts and controversies. Clin Dermatol 28(1): 57–61

Brinkhaus B, Ortiz M, Witt CM, Roll S, Linde K, Pfab F, Niggemann B et al. (2013) Acupuncture in patients with seasonal allergic rhinitis: a randomized trial. Ann Intern Med 158(4): 225–34

Choi SM, Park JE, Li SS, Jung H, Zi M, Kim TH, Jung S, Kim A, Shin M et al. (2013) A multicenter, randomized, controlled trial testing the effects of acupuncture on allergic rhinitis. Allergy 68(3): 365–74

Ernst E (2005) Komplementärmedizinische Diagnoseverfahren. Dtsch Ärztebl 44: A30–A34

Ernst E (2012) Homeopathy for eczema: a systematic review of controlled clinical trials. Br J Dermatol 166(6): 1170–2

Meyer S, Gortner L, Larsen A, Kutschke G, Gottschling S, Gräber S, Schroeder N (2013) Complementary and alternative medicine in paediatrics: a systematic overview/ synthesis of Cochrane Collaboration reviews. Swiss Med Wkly 143: w13794

Wang S, Tang Q, Qian W, Fan Y (2012) Meta-analysis of clinical trials on traditional Chinese herbal medicine for treatment of persistent allergic rhinitis. Allergy 67(5): 583–92

Weitere Literatur finden Sie unter ▶ http://extras.springer.com.

Hilfreiche Websites

▶ www.quackwatch.com/ – Privatinitiative (Dr. S. Barrett): Umfangreiche Datenbank zu wissenschaftlich nicht fundierten Heilmethoden

► www.gpau.de – Gesellschaft für Pädiatrische Allergologie und Umweltmedizin (GPAU): Leitlinie »Keine Empfehlung für IgG und IgG$_4$-Bestimmung gegen Nahrungsmittel« (D)

► http://nccam.nih.gov/ – National Center for Complementary and Alternative Medicine (NCCAM): Ausführliche Patienteninformationen zu komplementären Therapie- und Diagnoseverfahren

► www.dzvhae.de/ – Deutscher Zentralverein homöopathischer Ärzte: Studienübersicht Homöopathie-Forschung (D)

(D): als Download verfügbar

Allergologische Krankheitsbilder im Kindes- und Jugendalter

Allergische Rhinitis und allergische Konjunktivitis

M. V. Kopp, L. Lange, H. Ott

7.1 Allergische Rhinitis

Matthias V. Kopp

Die allergische Rhinitis (AR) entspricht einer akuten oder chronischen allergischen Entzündungsreaktion der Nasenschleimhäute und tritt mit einer Prävalenz von ca. 15–25% in der Gesamtbevölkerung auf. Für die pädiatrische Population fanden sich im internationalen Vergleich regional stark schwankende Erkrankungshäufigkeiten. Dennoch ergaben sich konsistent höhere Prävalenzen bei Schulkindern/Jugendlichen (1,5% bis ca. 40%) als bei Kleinkindern (0,8% bis ca. 15%) (► Abschn. 2.2). Interessanterweise ließ sich in Regionen mit hoher AR-Prävalenz zuletzt keine weitere Zunahme der Erkrankungshäufigkeit mehr feststellen, so dass ein Häufigkeitsplateau erreicht sein könnte. In Deutschland entwickeln gemäß aktueller Untersuchungen ca. 11% der Kinder bis zum 18. Lebensjahr eine AR, Jungen erkranken häufiger an einer AR als Mädchen (12,5% vs. 8,9%) (KIGGS-Studie, ► Abschn. 2.2).

> **Die allergische Rhinitis besitzt als sehr häufige, atopische Erkrankung eine hohe gesundheitsökonomische Relevanz.**

Auch bei pädiatrischen Patienten wird die AR oft bagatellisiert und untertherapiert, da nur ca. zwei Drittel der betroffenen Patienten wegen dieser Erkrankung einem Arzt vorgestellt werden. Aus einer Reihe von Gründen sollten aber gerade im Kindesalter sowohl eine zielgerichtete Diagnostik als auch eine konsequente und – wenn immer möglich – auch kausale Therapie der AR erfolgen. So kann eine AR die Lebensqualität betroffener Kinder erheblich einschränken, nicht zuletzt aufgrund nächtlicher Symptome und Schlafstörungen, die zu vermehrter Tagesmüdigkeit und geringerer Leistungsfähigkeit führen.

Die AR ist aufgrund einer Obstruktion des osteomeatalen Komplexes oft mit weiteren Erkrankungen des HNO-Traktes assoziiert, z. B. mit sekretorischen Mittelohrentzündungen (»otitis media with effusion«) oder Sinusitiden. Zusätzlich leiden Patienten mit AR häufiger an Atemwegserkrankungen wie einem Asthma bronchiale oder einer obstruktiven Schlafapnoe. Zahlreiche Kinder mit AR weisen während der Pollenflugzeit eine bronchiale Hyperreagibilität auf. Außerdem kann eine zunächst isoliert beobachtete, allergische Rhinitis in ein allergisches Asthma übergehen (sog. Etagenwechsel). Epidemiologische Untersuchungen zeigen, dass über einen Beobachtungszeitraum von zehn Jahren etwa 40% der Patienten mit AR ein Asthma bronchiale entwickeln. Hiervon sind Jungen etwa doppelt so häufig betroffen wie Mädchen.

Besteht bereits ein Asthma bronchiale, so sollte bei diesen Kindern besonders sorgfältig auf Symptome einer AR geachtet werden, da etwa 60–70% der Kinder mit Asthma bronchiale auch eine allergische Rhinitis aufweisen und die nasalen Beschwerden oft nur auf konkrete Nachfrage schildern.

> **Die allergische Rhinitis ist häufig mit einer Einschränkung der Lebensqualität und der Entwicklung eines Asthma bronchiale assoziiert.**

Aufgrund der herausragenden medizinischen und gesundheitsökonomischen Bedeutung der AR wurden von einer internationalen Expertenkommission Vorschläge zu Klassifikation, Diagnostik und Therapie dieser Erkrankung formuliert. Das so entstandene Positionspapier zur allergischen Rhinitis und ihrem Einfluss auf das Asthma bronchiale (»allergic rhinitis and its impact on asthma«, ARIA) wird regelmäßig aktualisiert und ist online abrufbar (► Hilfreiche Websites).

■ Pathogenese

Pathophysiologisch werden bei Patienten mit AR in den oberen Atemwegen – ähnlich wie an den tiefen Atemwegen – eine allergische Früh- und eine Spätreaktion beobachtet. Die Frühreaktion wird insbesondere durch die Freisetzung von Histamin, Prostaglandinen und Leukotrienen vermittelt, während die Spätphase durch die Einwanderung eosinophiler Granulozyten, deren Mediatoren sowie durch die Freisetzung von Zytokinen charakterisiert ist (► Kap. 1).

Die Nase hat eine wichtige Filterfunktion: Volatile Partikel > 10 μm werden hier zurückgehalten, während Teilchen < 2 μm die Nase ungehindert passieren können. Darüber hinaus ist die Nase für die Erwärmung und Befeuchtung der Atemluft zuständig. An diesen Funktionen ist ganz wesentlich der sog. Nasenzyklus beteiligt. Der Nasenzyklus entspricht einem physiologischen Phänomen, das bei 80% der Menschen beobachtet wird, und beschreibt eine wechselseitige An- und Abschwellung der Nasenmuschel in einem Intervall von durchschnittlich 2 (1–14) Stunden.

Erkrankungen der Nasenschleimhaut führen oft langfristig zu einer Störung des Nasenzyklus. Im Rahmen der allergischen Rhinitis bewirkt der Kontakt mit Allergenen eine Schwellung der Atemwegsschleimhaut mit konsekutiv behinderter Nasenatmung. Die Schwellung der Nasenschleimhaut kommt durch die Vasodilatation der venösen Gefäße zustande. Da der obere Respirationstrakt von knöchernen Strukturen umgeben ist, führt die Schleimhautschwellung unmittelbar zu einem erhöhten Widerstand der oberen Atemwege mit Behinderung der Nasenatmung.

Der charakteristische Niesreiz bei Patienten mit AR wird durch Stimulation sensorischer Nervenfasern im Atemwegsepithel hervorgerufen, insbesondere durch Histamin, Bradykinin und Neuropeptide. Die Rhinorrhoe kommt durch direkte Aktivierung submuköser Drüsen und Becherzellen zustande und wird durch eine reflektorische, parasympathische Stimulation verstärkt.

Die allergische Spätreaktion schließlich führt zu einer persistierenden Inflammation der oberen Atemwege. Das Entzündungsgeschehen beschränkt sich dabei nicht nur auf die Nase, sondern führt zu einer Mitreaktion der Nasennebenhöhlen, der Konjunktiven und offenbar auch der tiefen Atemwege. Diese pathophysiologischen Zusammenhänge haben dazu geführt, dass topischen Steroiden ein höherer Stellenwert in der Therapie der AR eingeräumt wird. Sie werden in erster Linie eingesetzt, um in Analogie zur Therapie des Asthma bronchiale die persistierende Entzündungsreaktion der AR zu supprimieren.

■ **Klinik**

Kinder mit allergischer Rhinitis zeigen häufig Niesattacken, nasalen Juckreiz und eine wässrige, nasale Hypersekretion mit anteriorer oder posteriorer Rhinorrhoe. Diese auch als »Sneezers« oder »Runners« bezeichneten Patienten weisen oft eine Sensibilisierung gegen saisonale Allergene auf und werden begrifflich von den »Blockers« abgegrenzt. Bei Letzteren steht die nasale Obstruktion mit Atem- und

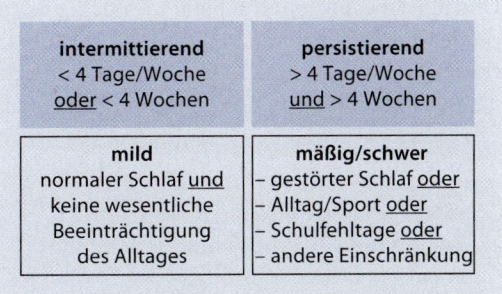

❏ **Abb. 7.1** ARIA-Klassifikation der allergischen Rhinitis gemäß Beschwerdedauer und -frequenz sowie nach Schweregrad. (Mod. nach ARIA 2007; ▶ www.whiar.org)

Riechbehinderung, nasaler Sprache und Tubenventilationsstörung im Vordergrund. Häufig wird bei diesen Patienten eine Sensibilisierung gegen perenniale Allergene detektiert (z. B. Hausstaubmilben), zusätzlich müssen die Differenzialdiagnosen einer nasalen Obstruktion ausgeschlossen werden.

Je nach Beschwerdedauer und -frequenz wird gemäß ARIA-Klassifikation eine intermittierende (IAR) von einer persistierenden (PER) Form der allergischen Rhinitis unterschieden (❏ Abb. 7.1). Hinsichtlich des Schweregrades ist von einer milden AR dann auszugehen, wenn der Patient in seinen Alltagsaktivitäten nicht eingeschränkt ist, die nasalen Symptome nicht als belastend empfindet und keine Störung der Nachtruhe berichtet. Sind jedoch Schlafstörungen oder eine Einschränkung der Alltagsaktivitäten aufgetreten und fühlt sich der Patient subjektiv beeinträchtigt, ist von einer mäßigen bis schweren Form der AR auszugehen (❏ Abb. 7.1). In Deutschland zeigen betroffene Patienten die genannten unterschiedlichen Verlaufsformen in ungefähr folgender Verteilung:

– milde IAR 20%,
– milde PER 5%,
– moderate/schwere IAR 40% und
– moderate/schwere PER 35%.

❯ **Der klinische Schweregrad der allergischen Rhinitis wird unabhängig von der erforderlichen Medikation unter Berücksichtigung der subjektiven Beeinträchtigung sowie der Störung von Alltagsaktivitäten und des Nachtschlafes festgelegt.**

Differenzialdiagnostisch sollte im Kindes- und Jugendalter bei Symptomen einer AR mit Niesattacken, Juckreiz, wässriger Hypersekretion und/oder nasaler Obstruktion v. a. an folgende Erkrankungen gedacht werden:

> **Differentialdiagnosen bei typischen AR-Symptomen im Kindes- und Jugendalter**
> Vorwiegende Hypersekretion
> - Viraler oder (seltener) bakterieller Luftwegsinfekt
> - Nicht-allergische Rhinitis mit Eosinophilie (z. B. bei NSAR-Intoleranz)
> - Nasale Liquorrhoe nach Schädel-Hirntrauma (sehr selten)
>
> Vorwiegende nasale Obstruktion
> - Anatomische Veränderungen wie Septumdeviation oder (einseitige) Choanalatresie
> - Fremdkörper
> - Adenoide Hypertrophie
> - Nasenmuschelhyptertrophie

■ Diagnostik
■■ Anamnese

In der Anamnese sollten zunächst Art und Ausmaß der aktuellen Beschwerden erfasst werden. Neben der genauen Dokumentation nasaler Symptome inkl. Geruchs- und Geschmacksstörungen sollte auch die subjektive Beeinträchtigung im Alltag erfasst werden (Schlafstörung, Minderung der Konzentrationsfähigkeit etc.). Gezielt sollte nach nächtlichen Durchschlafstörungen und Schnarchen sowie nach Asthmabeschwerden und dem Ausmaß der körperlichen Belastbarkeit gefragt werden (▶ Kap. 8). Auch die bisher eingesetzten Präparate (Name, Dosierung, Applikationsform, Anwendungszeitpunkt und -frequenz) sowie deren Effekt sollten aufgezeichnet werden.

Es sollte ebenfalls detektivisch nach möglichen Auslösern rhinitischer Symptome gefahndet werden:
- Treten die Beschwerden vor allem in Innen- oder Außenräumen auf?
- Treten die Beschwerden vor allem bei Kontakt zu Tieren auf?
- Treten die Beschwerden in einer bestimmten Jahreszeit auf?
- Treten die Beschwerden nur an der Nase oder auch an den Augen auf?
- Ist die Nase eher verstopft oder läuft die Nase viel?
- Treten die Beschwerden vor allem tagsüber oder nachts auf?

Zur Abschätzung einer potenziellen Beeinträchtigung von Alltagsaktivitäten sind folgende Fragen hilfreich:
- Bestehen nächtliche Durchschlafstörungen?
- Wurde Schnarchen bemerkt?
- Wird Tagesmüdigkeit beobachtet?
- Hat die Schulleistung in den letzten Monaten abgenommen?

■■ Klinische Untersuchung

Die klinische Untersuchung umfasst die Inspektion der inneren Nase, der äußeren Nase und der Augen sowie umgebender Hautregionen. Im Praxisalltag ist die anteriore Rhinoskopie mit Spiegel und Speculum (alternativ mit dem Otoskop) in der Regel ausreichend. Allerdings sollte bei therapieresistenten Verläufen eine interdisziplinäre Evaluation, ggf. einschließlich posteriorer Rhinoskopie und nasaler Endoskopie, erwogen werden. Eine Otoskopie ist ebenfalls ratsam, insbesondere zum Ausschluss einer sekretorischen Otitis media. Neben einer obligaten klinischen Untersuchung der Lunge dürfen weitere Atopie-Zeichen bzw. ein begleitendes atopisches Ekzem nicht übersehen werden (▶ Kap. 9).

■■ Allergologische Diagnostik

Definitionsgemäß wird die AR durch ein oder mehrere Allergene ausgelöst, so dass eine allergologische Abklärung einen wesentlichen Bestandteil der Diagnostik ausmacht. Initial hat sich ein allergologisches »Inhalationsallergen-Screening« unter Einschluss der wichtigsten Aeroallergene (Hausstaubmilbe, Hunde- und Katzenepithelien, Gräser-, Baumpollen, Schimmelpilze) bewährt. Diese orientierende Untersuchung kann bei ungefähr gleicher Testgüte entweder in vivo mittels Haut-Pricktest oder serologisch mittels Bestimmung der allergenspezifischen IgE-Antikörper erfolgen. Die Auswahl der jeweiligen Testmethode richtet sich nach allgemeinen Prinzipien, die in ▶ Kap. 4 näher erläutert werden.

Bei Patienten mit einer Polysensibilisierung gegen mehrere Aeroallergene sollte zunächst versucht werden, anhand eines Beschwerdetagebuchs die klinische Relevanz der erhobenen Befunde abzuschätzen. Hierzu sind kleine Taschenkalender hilfreich, mit denen Beschwerden an der Nase und den Augen einmal pro Tag erfasst und ggf. mit dem aktuellen Pollenflug abgeglichen werden können. Gibt das Beschwerdetagebuch keine eindeutigen Hinweise, ist häufig eine nasale Provokationstestung indiziert. Alternativ kann eine detaillierte IgE-Diagnostik mit einer Analyse einzelner Allergenfamilien (▶ Kap. 4) zusätzliche Informationen liefern.

▪▪ Nasale Provokationstestung
Die nasale Provokationstestung wird ausführlich in ▶ Abschn. 4.3 dargestellt. Ihr Testprinzip ist die intranasale Applikation eines Allergens mit anschließender Beurteilung der klinischen Reaktion sowie der Messung der allergeninduzierten nasalen Obstruktion mittels Rhinomanometrie.

Bei Kindern mit AR ergeben sich folgende Indikationen für die Durchführung einer nasalen Provokationstestung:

> **Indikationen für die Durchführung einer nasalen Provokationstestung**
> – Diskrepanz zwischen allergologischer Diagnostik und Anamnese
> – Nicht-eindeutige Anamnese (häufig bei perennialer Rhinitis)
> – Verlaufskontrolle unter Spezifischer Immuntherapie (SIT) einer allergischen Rhinitis
> – Vor Einleitung einer SIT mit saisonalen Allergenen bei Patienten mit Sensibilisierung gegen zwei oder mehr co-saisonale Pollenallergene

▪▪ Lungenfunktionsprüfung
Da viele Kinder mit AR gleichzeitig unter einem Asthma bronchiale leiden bzw. ein erhöhtes Asthmarisiko besteht, sollte initial und im weiteren Verlauf mindestens einmal pro Jahr eine Lungenfunktionsprüfung, ggf. mit Bronchospasmolysetest, erfolgen (▶ Kap. 8).

▪ Therapie
Die wichtigsten Behandlungsmaßnahmen bei Patienten mit AR bestehen in einer möglichst vollständigen Allergenmeidung, einer symptomatischen Pharmakotherapie sowie ggf. einer Spezifischen Immuntherapie (◘ Abb. 7.2). Je nach vorherrschender Sensibilisierung sind diese Maßnahmen unterschiedlich erfolgreich (◘ Tab. 7.1).

▪▪ Allergenkarenz
Bei einer klinisch relevanten Sensibilisierung gegen Umweltallergene sollte – soweit möglich – eine Allergenkarenz erfolgen. Diese ist aufgrund klinischer Erfahrung und einer limitierten Anzahl kontrollierter Studien in erster Linie bei Sensibilisierungen gegen Tierhaare (Katze, Hund, Pferd) und gegen Hausstaubmilben effektiv. Entsprechende Maßnahmen zur sog. »Hausstaubmilbensanierung« sind in ▶ Kap. 8 aufgeführt. Auch unspezifische Triggerfaktoren wie z. B. Zigarettenrauch oder andere Dämpfe sollten vermieden werden.

▪▪ Symptomatische Pharmakotherapie
Die medikamentöse Behandlung der AR wird der Beschwerdehäufigkeit und dem Schweregrad angepasst.

Die Grundlage dieser symptomatischen Pharmakotherapie bilden nicht-sedierende H_1-Antihistaminika (H_1-AH) der zweiten Generation, die in ▶ Abschn. 5.1 detailliert dargestellt werden. Systemische H_1-AH (z. B. Cetirizin, Loratadin, Desloratadin, Levocetirizin) können unabhängig von Schweregrad und Frequenz bei allen Verlaufsformen einer AR eingesetzt werden. Bei intermittierenden Verlaufsformen einer AR kann unabhängig vom Schweregrad der zusätzliche Einsatz eines topischen H_1-AH (z. B. Levocabastin, Azelastin, Olopatadin) sinnvoll sein.

In Abhängigkeit von der klinischen Situation sind als gleichwertige bzw. überlegene Therapieoption topische Glukokortikoide zur intranasalen Applikation verfügbar (z. B. Mometason, Fluticason, Ciclesonid). Aufgrund ihres sehr guten Wirkungsprofils und der geringen Nebenwirkungen haben intranasale Glukokortikoide in den letzten Jahren in der pädiatrischen Allergologie an Bedeutung gewonnen. Dabei spielt auch die pathophysiologische Vorstellung von einer »minimal per-

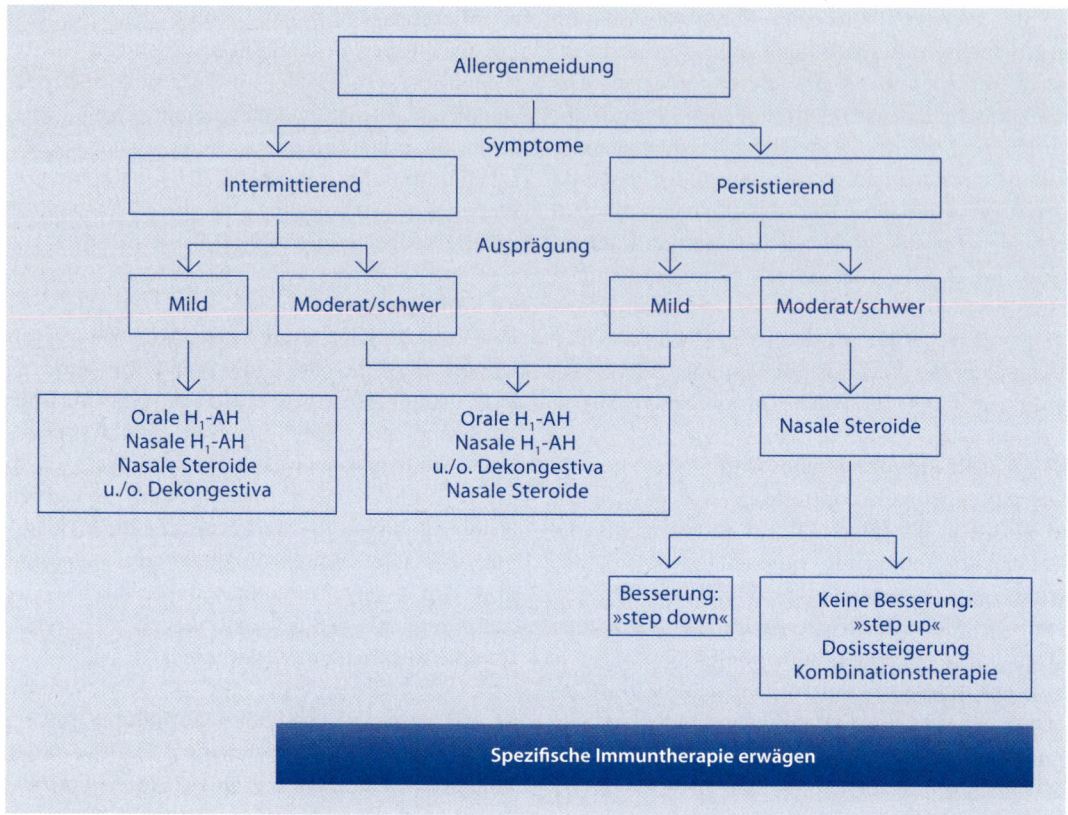

◼ **Abb. 7.2** Algorithmus zur Therapie von Kindern und Jugendlichen mit allergischer Rhinitis (H_1-AH = nicht-sedierende H_1-Antihistaminika der zweiten Generation)

◼ **Tab. 7.1** Effektivität von Allergenmeidung, Pharmakotherapie und Hyposensibilisierung im Falle unterschiedlicher Sensibilisierungen

	Allergenmeidung	Pharmakotherapie	Hyposensibilisierung
Pollen	–	+	++
Tiere	++	+	–
Hausstaubmilbe	++	++	++
Schimmelpilze	++	+	– (außer Alternaria)

sistierenden Entzündung der oberen Atemwege« eine Rolle. Unter diesem Begriff wird – in Analogie zum Asthma bronchiale – eine persistierende Inflammation der Nasenschleimhaut auch bei symptomfreien Patienten nach Ende der Allergenexposition verstanden. Offenbar geht die Glukokortikoid-Behandlung der allergischen Rhinitis mit einer Verbesserung allergischer Begleiterkrankungen, v. a. Konjunktivitis und Asthma bronchiale, einher. Zur Vermeidung systemischer Nebenwirkungen sollten bei Kindern und Jugendlichen bei längerem Gebrauch topische Glukokortikoide mit geringer Bioverfügbarkeit eingesetzt werden (z. B. Mometason; ▶ Abschn. 5.1).

> Die Grundlage der symptomatischen medikamentösen Therapie bei allergischer Rhinitis bilden systemische und topische H$_1$-Antihistaminika sowie topische Glukokortikoide.

Die Cromoglicinsäure kann als Mastzellstabilisator ohne signifikantes Nebenwirkungsrisiko ebenfalls appliziert werden. Allerdings wird ihr klinischer Nutzen durch die geringe Wirkstärke und die Notwendigkeit einer häufigen Applikation stark eingeschränkt. Nasale Antikongestiva, z. B. Xylometazolin, sollten nur kurzfristig über einige Tage und vorwiegend bei schwerer nasaler Obstruktion eingesetzt werden. Bei Adoleszenten (> 15. Lebensjahr) mit allergischer Rhinitis und Asthma bronchiale kann Montelukast (1 × 10 mg täglich per os) innerhalb der Zulassung verordnet werden und gemäß kontrollierter Studien zu einer Besserung der rhinitischen Beschwerden beitragen. Im Gegensatz zu o. g. Therapeutika sind systemische Glukokortikoide im Kindesalter nur in Ausnahmefällen indiziert und sollten auch bei schweren Verlaufsformen nur kurzzeitig verabreicht werden.

■■ Spezifische Immuntherapie
Als einzige kausale Therapieform dient die Spezifische Immuntherapie (SIT) bei AR der Induktion einer Toleranz gegenüber dem auslösenden Aeroallergen. Die SIT basiert auf der regelmäßigen subkutanen oder sublingualen Applikation des auslösenden Allergens über einen Zeitraum von normalerweise drei Jahren (► Abschn. 5.2).
Die Indikation zur Spezifischen Immuntherapie bei allergischer Rhinitis kann unter folgenden Voraussetzungen gestellt werden:

> Indikationen für eine Spezifische Immuntherapie bei AR im Kindesalter
— Allergische Sensibilisierung gegen Außenluftallergen/e (positiver Haut-Pricktest und/oder positives spezifisches IgE ≥0,7 kU/l)
— Klinische Relevanz der Sensibilisierung gesichert (Anamnese, Beschwerdetagebuch, ggf. nasale Provokationstestung)
— Beschwerdedauer ≥ 2 Jahre

— Exposition nicht vermeidbar bzw. Allergenkarenz ohne ausreichenden Effekt
— Standardisierter bzw. qualitativ hochwertiger SIT-Allergenextrakt mit nachgewiesener Effektivität und Sicherheit verfügbar
— Positive Nutzen-Risiko-Kosten-Abwägung

Unter der Voraussetzung einer adäquaten Indikationsstellung ist der klinische Effekt einer spezifischen Immuntherapie zur Reduktion von Symptomen und Medikamentenverbrauch bei AR unbestritten. Besonders geeignet zur SIT sind Pollen- und Hausstaubmilbenextrakte, die in ausreichender Standardisierung kommerziell zur Verfügung stehen. Insbesondere Pollen-Extrakte haben sich sowohl in kontrollierten Studien als auch in der klinischen Erfahrung der vergangenen Jahrzehnte als hochwirksam erwiesen. Im Gegensatz hierzu liegen Daten zur SIT mit Tierepithelien- oder Schimmelpilz-Extrakten nur in sehr begrenztem Umfang vor. Zudem wurden unter SIT mit Tierepithelien-Extrakt gehäuft unerwünschte systemische Reaktionen beobachtet.
Eine spezifische Immuntherapie mit Tierepithel-Allergenen sollte nur in begründeten Ausnahmefällen und in spezialisierten Einrichtungen erfolgen.
Ist die Indikation zur SIT gestellt, so sollte ohne zeitliche Verzögerung mit der Behandlung begonnen werden, da Arbeiten aus den letzten Jahren Hinweise darauf ergaben, dass durch eine SCIT die Entwicklung neuer Sensibilisierungen eingeschränkt werden kann. Außerdem kann möglicherweise das spätere Auftreten eines Asthma bronchiale bei Kindern mit allergischer Rhinokonjunktivitis (der »Etagenwechsel«) durch eine frühzeitige SIT verhindert werden (► Kap. 8).
Derzeit stehen unter dem Gesichtspunkt der Applikation zwei Hauptformen für eine Hyposensibilisierungstherapie zur Verfügung. Die subkutane Immuntherapie (SCIT) und, als lokale Anwendungsform, die sublinguale Immuntherapie (SLIT). Ausschlaggebend für den Erfolg einer SIT ist nach heutigem Kenntnisstand ein erbrachter Nachweis der klinischen Wirksamkeit des jeweiligen Allergenextraktes. Im Kindesalter ist es besonders wichtig, bei Verabreichung einer sublingualen Immuntherapie auf die Compliance der Patienten zu achten. Da lokale Nebenwirkungen, wie z. B.

ein Jucken oder Brennen im Bereich der Mundschleimhaut, häufiger in den ersten Behandlungswochen auftreten, brechen bis zu 30% der Kinder in dieser Phase die Therapie ab. Kinder und Eltern müssen über diese Nebenwirkung informiert sein, der betreuende Arzt sollte sich vergewissern, dass die Therapie entsprechend seiner Verordnung auch durchgeführt wird. Aktuell stehen Langzeitdaten über mögliche sekundärpräventive Effekte einer sublingualen Immuntherapie noch aus.

Fazit für die Praxis
- Die allergische Rhinitis (AR) ist keine Bagatellerkrankung, sondern geht mit z. T. sehr ausgeprägten Beschwerden und einer deutlichen Einschränkung der Lebensqualität der betroffenen Patienten einher.
- Die Atemwege stellen eine funktionelle Einheit dar. Deshalb muss bei Patienten mit AR auch an ein Asthma bronchiale gedacht werden. Umgekehrt muss bei Asthmatikern ebenfalls sorgfältig nach Symptomen einer AR gefragt werden.
- Je nach Beschwerdedauer und -frequenz wird gemäß ARIA-Klassifikation eine intermittierende (IAR) von einer persistierenden (PER) Form der allergischen Rhinitis unterschieden, die jeweils nach Schweregrad in eine milde oder eine mäßige/schwere Ausprägung einzuteilen ist.
- Patienten mit einer Sensibilisierung gegen saisonale Allergene zeigen häufig eine Rhinorrhoe und Niesattacken, so dass sie auch als »Sneezers« oder »Runners« bezeichnet werden.
- Bei Patienten mit einer Sensibilisierung gegen perenniale Allergene (z. B. Hausstaubmilben) steht die nasale Obstruktion mit Atem- und Riechbehinderung, nasaler Sprache und Tubenventilationsstörung im Vordergrund (»Blockers«).
- Nach dem pathophysiologischen Konzept einer »minimal persistierenden Entzündung der oberen Atemwege« sollte auch bei der AR frühzeitig der Einsatz topischer Steroide erwogen werden.
- Die einzige kausale Therapieform für Kinder mit AR ist die Spezifische Immuntherapie.
- Im Kindesalter sind für die subkutane Applikation (SCIT) auch langfristige Therapieeffekte belegt. Zudem konnte gezeigt werden, dass der Einsatz der SCIT das Risiko einer Asthmaentwicklung signifikant reduziert.

7.2 Allergische Konjunktivitis

Lars Lange, Hagen Ott

■ Einleitung
Gemäß Klassifikation der International Ocular Inflammation Society (IOIS) werden allergische Augenerkrankungen unter pathophysiologischen Gesichtspunkten in IgE-vermittelte, nicht-IgE-vermittelte und Mischformen unterteilt:

> **Pathophysiologische Unterteilung der allergischen Augenerkrankungen**
> - IgE-vermittelt: allergische Konjunktivitis
> - Nicht-IgE-vermittelt: Kontaktdermatokonjunktivitis
> - Mischformen: Keratokonjunktivitis vernalis, atopische Keratokonjunktivitis

Die allergische Konjunktivitis (AK) tritt von allen allergischen Augenerkrankungen am häufigsten auf und betrifft in Abhängigkeit von der untersuchten Population bis zu 90% der Patienten mit einer Pollenallergie. Die AK zeigt zwei Altersgipfel und betrifft bevorzugt Adoleszenten sowie Erwachsene im Alter von 35–40 Jahren. Exakte epidemiologische Daten konnten jedoch für das Kindes- und Jugendalter bisher nicht ermittelt werden, da in entsprechenden Untersuchungen vorwiegend die gemeinsame Manifestation mit der allergischen Rhinitis (AR) als »allergische Rhinokonjunktivitis« dokumentiert wurde. Tatsächlich ist davon auszugehen, dass eine isolierte, d. h. ohne allergische Rhinitis auftretende AK in weniger als 10% betroffener Patienten erwartet werden kann.

> ❯ **Die allergische Konjunktivitis tritt in der Regel in Assoziation mit einer allergischen Rhinitis auf, kann sich jedoch auch isoliert manifestieren.**

Nach Allergenkontakt mit der konjunktivalen Mucosa kommt es zunächst zu einer IgE-vermittelten Soforttypreaktion, die mit einer Mastzellaktivierung und Liberation präformierter sowie neu synthetisierter Mediatoren einhergeht (▶ Kap. 1). Wie bei der AR kann im Abstand von einigen Stunden zusätzlich eine allergische Spätreaktion auftreten, die durch

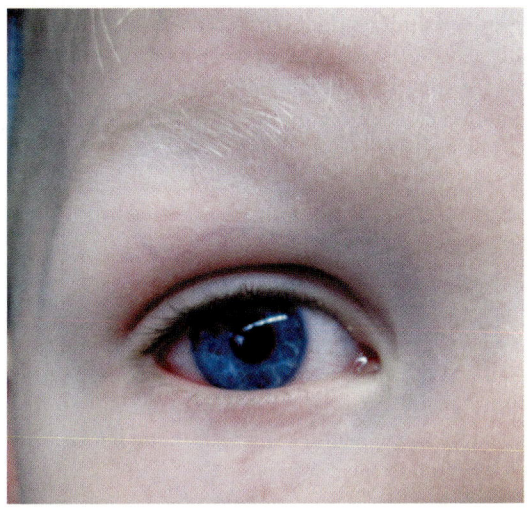

Klinisches Bild einer allergischen Konjunktivitis mit milder Hyperämie und Gefäßinjektion

eine Infiltration der Konjunktiva mit Entzündungszellen charakterisiert ist. Persistiert die AR über einen längeren Zeitraum, kann es zu einer Stimulation weiterer Zellpopulationen kommen (z. B. Epithelzellen, Fibroblasten), die an einer anhaltenden konjunktivalen Entzündungsreaktion beteiligt sind.

■ **Klinik**

Die allergische Konjunktivitis wird analog zur AR in saisonale und perenniale Verlaufsformen untergliedert. Die saisonale AK wird vorwiegend durch Pollenallergene verursacht, wohingegen die perenniale AK in der Regel auf Soforttypallergien gegen Hausstaubmilben, Tierepithelien oder Schimmelpilze zurückzuführen ist. Häufig ist zu beobachten, dass Patienten mit einer Pollen- und/oder Tierhaarallergie stärker ausgeprägte Symptome entwickeln als Patienten mit einer Hausstaubmilben- oder Schimmelpilzallergie.

Klinisch imponieren subjektive und objektive Symptome unterschiedlicher Ausprägung, die insbesondere bei milden Verlaufsformen einer perennialen AK nur mithilfe einer sorgfältigen Untersuchung detektiert werden können. Nach folgenden klinischen Zeichen einer AK sollte aktiv gefragt/gesucht werden:
— Juckreiz (als Kardinalsymptom),
— Hyperämie der Konjunktiven mit Gefäßinjektion (□ Abb. 7.3),

— konjunktivales Ödem (Chemosis),
— Fremdkörpergefühl,
— Tränenfluss,
— Lichtscheu.

Die konjunktivale Rötung ist aufgrund der begleitenden Chemosis häufig leicht bis mäßig ausgeprägt, betroffene Patienten zeigen nicht selten ein durch das Begleitödem verursachtes, »milchiges« Kolorit insbesondere der palpebralen Konjunktiva. Zwar ist aufgrund einer nur ausnahmsweise auftretenden Mitbeteiligung der Cornea nicht mit einer dauerhaften Beeinträchtigung der Sehfunktion zu rechnen. Dennoch wird die Zusammensetzung und Stabilität des Tränenfilms durch die AK derart verändert, dass Patienten in aktiven Krankheitsphasen häufiger über »Verschwommensehen« und Lichtempfindlichkeit klagen.

> **Die allergische Konjunktivitis tritt meist zusammen mit einer allergischen Rhinitis auf. Führende Symptome sind okulärer Juckreiz sowie eine Rötung und Schwellung der Konjunktiva.**

■ **Differenzialdiagnosen**

Klinisch und anamnetisch ist die AK bei Kindern und Jugendlichen zunächst von den häufig auftretenden infektiösen Konjunktivitiden abzugrenzen. Sie werden zumeist durch Bakterien oder Viren hervorgerufen und lassen sich häufig anhand anamnestischer und/oder klinischer Hinweise von der AK abgrenzen:

Klinik der wichtigsten Differenzialdiagnosen
Bakterielle Konjunktivitis:
— Purulentes Sekret
— Häufig gelbliche Krustenbildung periorbital (»morning crusting«)

Virale Konjunktivitis:
— Häufig mit oberem Luftwegsinfekt assoziiert
— Nicht selten stark ausgeprägte, konjunktivale Hyperämie
— Cornea-Mitbeteiligung (z. B. subepitheliale Trübungen)

Weitere, im Kindesalter jedoch sehr seltene Differenzialdiagnosen der AK umfassen parasitäre Infestationen und Pilzinfektionen sowie Autoimmunerkrankungen (z. B. Uveitis, Sjögren-Syndrom).

Aus kinderallergologischer Sicht sind v. a. andere allergische Augenerkrankungen bedeutsam, die hier unter differenzialdiagnostischen Gesichtspunkten kurz dargestellt werden.

▪▪ Keratokonjunktivitis vernalis

Die Keratokonjunktivitis vernalis (VKK) tritt gehäuft bei Kindern und jungen Erwachsenen auf, typischerweise sind Jungen im Alter von 4–12 Jahren betroffen. Die VKK dauert in der Regel einige Jahre an, bevor sie schließlich (häufig peripubertär) spontan ausheilt. Sie entspricht einer saisonal oder perennial auftretenden, allergischen Entzündung, die in ca. 50% der Fälle IgE-vermittelt ist. Allerdings spielen im Unterschied zur AK auch zelluläre Immunreaktionen (v. a. Lymphozyten und Eosinophile) eine entscheidende pathogenetische Rolle.

Klinisch stehen ein starker Juckreiz, vermehrter Tränenfluss, Lichtscheu und die Absonderung von zähem Sekret im Vordergrund. Charakteristisch ist eine papilläre Hypertrophie der Konjunktiva beider Oberlider, die zu einem Pflasterstein-artigen Schleimhautaspekt führt. Eine Beteiligung der Cornea und damit eine Beeinträchtigung der Sehkraft sind möglich, eine permanente Beeinträchtigung der Sehfähigkeit ist jedoch nur in Ausnahmefällen zu befürchten. Typisch für die VKK ist ebenfalls, dass unspezifische Triggerfaktoren (z. B. UV-Licht, Wind) zu einer akuten Exazerbation führen können.

> ❯ Die Keratokonjunktivitis vernalis tritt bevorzugt bei männlichen Kindern und jungen Erwachsenen auf und ist durch ein Pflasterstein-artiges Relief der Schleimhaut des Oberlides gekennzeichnet.

▪▪ Atopische Keratokonjunktivitis

Die atopische Keratokonjunktivitis kann als okuläre Manifestation eines atopischen Ekzems gelten, die im Kindesalter jedoch nur selten zu beobachten ist. Neben einer Konjunktivitis treten Lidekzeme mit ausgeprägten, palpebralen Ödemen und Lid-

randentzündung (Blepharitis) auf. Eine Beteiligung der Cornea ist häufig und kann bei schweren Verläufen durch Narbenbildung und Neovaskularisation mit einer persistierenden Beeinträchtigung der Sehkraft einhergehen. Bei mildem Verlauf kann die Unterscheidung von der Keratokonjunktivitis vernalis erschwert sein, so dass im Zweifelsfall eine augenärztliche Untersuchung – insbesondere der Cornea – erfolgen sollte.

▪▪ Allergische Kontaktdermatokonjunktivitis

Die Kontaktdermatokonjunktivitis entspricht einer Spättypallergie, die sich an Augenlidern und Konjunktiven manifestiert. Als häufige Auslöser können auch im Kindesalter Kosmetika sowie Inhaltsstoffe von Augentropfen oder -salben gelten (z. B. Konservierungsmittel, Antibiotika, Mydriatika; ▶ Abschn. 3.3).

Die klinische Reaktion beginnt bei sensibilisierten Patienten häufig innerhalb von 24–48 Stunden nach Allergenkontakt mit Hyperämie und Chemosis. Bei anhaltender Allergenexposition kann eine Keratinisierung der Bindehaut entstehen, so dass der Glanz der Bindehaut verloren geht. Die Beschwerden sind, der Schwerkraft nach Gabe des Externums folgend, am unteren Lidrand betont. Bei Beteiligung des Lides entstehen ekzematöse Veränderungen wie z. B. Lichenifikationen, eine fein- bis mittellammeläre Schuppung und post-inflammatorische Hyper- oder Hypopigmentierungen (▶ Kap. 10).

▪ Diagnostik

Neben einer ausführlichen Anamnese stützt sich die Diagnostik bei AK analog zum Vorgehen bei allergischer Rhinitis auf den Nachweis einer IgE-vermittelten Soforttypsensibilisierung mittels Haut-Pricktest, Serum-IgE und ggf. konjunktivaler Provokationstestung (▶ Kap. 4). Als Testallergene werden routinemäßig Gräser- und Baumpollen, Hausstaubmilben, Tierepithelien und der Schimmelpilz Alternaria alternata eingesetzt. Bei anamnestischem Verdacht können weitere Allergene (z. B. Vorratsmilben, weitere Schimmelpilze) getestet werden.

Haut-Pricktestung und/oder IgE-Serologie können bei der Keratokonjunktivitis vernalis und der atopischen Keratokonjunktivitis negativ sein.

Besteht jedoch ein hochgradiger anamnestischer Verdacht, kann in diesen Situationen versucht werden, Gesamt-IgE und allergenspezifische IgE-Antikörper in der Tränenflüssigkeit zu bestimmen. Als weiterer Hinweis auf eine okuläre Allergie sind Eosinophile, Basophile oder Mastzellen in Augenabstrich oder Scraping (oberflächlich abgekratzte Bindehautzellen) zu werten. Abschließend kann auch bei den genannten Differenzialdiagnosen eine konjunktivale Provokationstestung hilfreich sein. Abstrich, Provokationstestung und Scraping werden jedoch insbesondere von jüngeren Kindern regelmäßig als unangenehm empfunden und sollten daher nur bei dringender Indikation eingesetzt werden.

Bei der Kontaktdermatokonjunktivitis ist der Epikutantest mit den zuvor eingesetzten Externa bzw. deren Inhaltsstoffen die diagnostische Methode der Wahl. Bei negativer Epikutantestung kann die wiederholte, offene Anwendung des vermuteten Auslösers unter ärztlicher Verlaufsbeobachtung hilfreich sein (repeated open application test, ROAT; ▶ Abschn. 4.3.1).

> **Zur Diagnostik der allergischen Konjunktivitis werden routinemäßig Pricktest und IgE-Serologie eingesetzt, wohingegen Epikutantestung, Zytologie und Provokationstestung nur in Ausnahmefällen erforderlich sind.**

■ **Therapie**

Bei allen Patienten mit AK sollte eine strikte Allergenkarenz versucht werden (z. B. Encasing bei Hausstaubmilbenallergie), die jedoch häufig nicht möglich ist (z. B. bei Pollenallergie). Milde Formen der AK bedürfen nicht immer einer spezifischen Therapie. Bei mäßigen Beschwerden kann z. B. mit kalten Kompressen eine vorübergehende Linderung erzielt werden. Durch die Kühlung stellt sich eine konjunktivale Gefäßkonstriktion ein, die mit einer Reduktion von Juckreiz, Hyperämie und Chemosis assoziiert ist.

Zur pharmakologischen Therapie anhaltender konjunktivaler Symptome stehen verschiedene Wirkstoffklassen zur Verfügung. So sind moderne, nicht-sedierende H_1-Antihistaminika (H_1-AH) sowohl systemisch als auch topisch wirksam. Sie

können einzeln oder kombiniert eingesetzt werden. Bei Kleinkindern stellen die sehr gut verträglichen, systemischen H_1-AH die Therapie der ersten Wahl dar, da Augentropfen in dieser Altersklasse über einen längeren Zeitraum vergleichsweise schwierig zu applizieren sind. Bei Schulkindern und Jugendlichen sollten zunächst topische H_1-AH Anwendung finden. Für die Lokaltherapie werden Emedastin, Levocabastin und Azelastin eingesetzt. Zum Teil werden ihnen zusätzlich anti-inflammatorische Effekte zugeschrieben.

Leichtgradige Beschwerden können alternativ mit dem Mastzellstabilisator Dinatriumcromoglicat (DNCG) behandelt werden. Hier ist jedoch ein rechtzeitiger Therapiebeginn erforderlich, da der therapeutische Effekt des DNCG verzögert erst nach ca. zwei Wochen eintritt. Als neuerer Wirkstoff der gleichen Substanzklasse steht Lodoxamid zu Verfügung. Es ist deutlich stärker wirksam als DNCG und ähnlich effektiv wie lokale H_1-AH.

Lässt sich keine ausreichende Kontrolle erreichen, sind Olopatadin und Ketotifen wirksam, die sowohl anti-histaminerg als auch mastzellstabilisierend wirken (»dual-acting agents«). In Studien zeigte sich eine überlegene Wirksamkeit dieser Substanzen gegenüber DNCG und lokalen Antihistaminika.

Topische Glukokortikoide sind aufgrund ihres ungünstigen Nebenwirkungsprofils nur in Einzelfällen und ausschließlich kurzzeitig (maximal zwei Wochen) indiziert. Interessanterweise stellt sich unter Behandlung einer begleitenden allergischen Rhinitis auch eine Besserung der AK ein, so dass bei entsprechender Symptomatik nasale Glukokortikoide frühzeitig eingesetzt werden sollten.

Topische Vasokonstriktoren sollten aufgrund ihrer nur kurzen Wirksamkeit, potenziell irritativer Effekte und des häufigen Eintritts einer Tachyphylaxie zur Behandlung der allergischen Konjunktivitis im Kindes- und Jugendalter nur in Ausnahmefällen und kurzzeitig verwendet werden.

> **Zur Therapie der allergischen Konjunktivitis werden in erster Linie Mastzellstabilisatoren, topische und systemische H_1-Antihistaminika sowie in Einzelfällen topische Glukokortikoide eingesetzt.**

Fazit für die Praxis

- Allergische Augenerkrankungen, insbesondere die allergische Konjunktivitis (AK), treten im Kindesalter häufig auf.
- Hauptsächliche Auslöser der saisonalen AK sind Pollenallergene, während die perenniale AK v. a. durch Hausstaubmilben und Tierepithelien hervorgerufen wird.
- Zur diagnostischen Abklärung der AK werden in erster Linie Haut-Pricktestungen und/oder serologische IgE-Nachweisverfahren eingesetzt.
- Allergologische Differenzialdiagnosen können mittels Epikutantest und weiteren, selten erforderlichen Untersuchungen ausgeschlossen werden.
- Zur Therapie der AK stehen in erster Linie topische und systemische H_1-Antihistaminika sowie Mastzellstabilisatoren zur Verfügung.
- Anders als z. B. bei der allergischen Rhinitis sollten topische Glukokortikoide bei der AK nur in Ausnahmefällen und kurzzeitig eingesetzt werden.

Literatur

AWMF-Leitlinie (2009) Die spezifische Immuntherapie (Hyposensibilisierung) bei IgE-vermittelten allergischen Erkrankungen. Jörg Kleine-Tebbe, Albrecht Bufe, Christof Ebner, Philippe Eigenmann, Frank Friedrichs, Thomas Fuchs, Isidor Huttegger, Kirsten Jung, Ludger Klimek, Matthias Kopp, Wolfgang Lässig, Hans Merk, Bodo Niggemann, Uta Rabe, Joachim Saloga, Peter Schmid-Grendelmeier, Helmut Sitter, Johann Christian Virchow, Martin Wagenmann, Bettina Wedi, Margitta Worm
Bousquet J, Schünemann HJ, Samolinski B et al. (2012) Allergic Rhinitis and its Impact on Asthma (ARIA): achievements in 10 years and future needs. J Allergy Clin Immunol 130: 1049–62
Calderon MA, Gerth van Wijk R, Eichler I, Matricardi PM, Varga EM, Kopp MV (2012) Perspectives on allergen-specific immunotherapy in childhood: An EAACI position statement. Pediatr Allergy Immunol 23: 300–6
Downie SR, Andersson M, Rimmer J, Leuppi JD, Xuan W, Akerlund A et al. (2004) Association between nasal and bronchial symptoms in subjects with persistent allergic rhinitis. Allergy 59: 320–6
Leonardi A, Bogacka E, Fauquert JL, Kowalski ML, Groblewska A, Jedrzejczak-Czechowicz M et al. (2012) Ocular allergy: recognizing and diagnosing hypersensitivity disorders of the ocular surface. Allergy 67(11): 1327–37
Niggemann B, Jacobsen L, Dreborg S, Ferdousi HA, Halken S, Host A et al. (2006) Five-year follow-up on the PAT study: specific immunotherapy and long-term prevention of asthma in children. Allergy 61: 855–9
Weitere Literatur finden Sie unter ► http://extras.springer.com.

Hilfreiche Websites

- ► www.pollenstiftung.de/ – Stiftung Deutscher Polleninformationsdienst (PID): Pollenflugvorhersage
- ► www.kinderklinik-luebeck.de/pina/buch/4-obere-atemwege – Präventions- und Informationsnetzwerk Asthma und Allergien (PINA e.V.): Informationen für Laien
- ► www.kinderumwelt.de/ – Kinderumwelt gemeinnützige GmbH ist eine Einrichtung der Deutschen Akademie für Kinder- und Jugendmedizin (DAKJ) mit Sitz in Osnabrück: Informationen für Laien und Ärzte
- ► www.allum.de – ALLUM ist ein öffentliches Internetportal, das Eltern, Betroffenen und Fachleuten Informationen zu Stoffen aus der Umwelt sowie zu Allergien, Asthma, Neurodermitis und ihren Auslöser bietet: Informationen für Laien und Ärzte
- ► www.whiar.org/ – ARIA steht für »Allergic Rhinitis and its Impact on Asthma«. Es handelt sich um eine Initiative, die durch verschiedene pharmazeutische Unternehmen gefördert wird und zum Ziel hat, ein evidenzbasiertes Management von Asthma und Allergischer Rhinitis weltweit zu fördern: ARIA Report (D); ARIA Guidelines (D); ARIA Pocket Guide (D)

(D): als Download verfügbar

Asthma bronchiale im Kindesalter

M. V. Kopp

Asthma bronchiale zählt zu den häufigsten chronischen Erkrankungen im Kindes- und Jugendalter. Heute leiden etwa 5–10% aller Kinder in Deutschland unter dieser entzündlichen Atemwegserkrankung, an deren Entstehung sowohl Umwelteinflüsse als auch genetische Faktoren beteiligt sind.

Definiert ist das Asthma bronchiale als eine entzündliche Erkrankung der Atemwege mit einer reversiblen Obstruktion, die auf dem Boden einer bronchialen Hyperreagibilität besteht und durch verschiedene exogene Stimuli ausgelöst wird. Diese Definition beschreibt alle notwendigen Verfahren, um die Diagnose »Asthma« zu stellen: Die Obstruktion der Atemwege wird in der Spirometrie erfasst, die Reversibilität der Obstruktion sollte durch den Bronchospasmolysetest objektiviert werden. Die bronchiale Hyperreagibilität kann durch die Laufband- bzw. Histaminprovokation bestätigt werden. Bei Kindern liegt bei etwa 90% eine allergische Mitbeteiligung vor, hier geben die Anamnese und die Allergiediagnostik wichtige Informationen.

Gleichzeitig macht die Definition auch deutlich, welche Fragen noch unbeantwortet sind: So wird Asthma bronchiale in der aktuellen Diskussion zunehmend als »Oberbegriff« sehr unterschiedlicher Krankheitsentitäten verstanden, die besser als »Asthma-Syndrom« bezeichnet werden. Unter diesem Oberbegriff verbergen sich durchaus unterschiedliche Asthma-Phänotypen mit einer sehr unterschiedlichen Ausprägung der bronchialen Hyperreagibilität, der Reversibilität der Obstruktion oder der Asthmaexazerbationen. Diese Asthmaphänotypen unterscheiden sich darüber hinaus im Hinblick auf das Manifestationsalter (early onset/late onset), das Ausmaß der Lungenfunktionseinschränkungen oder das Inflammationsmuster (eosinophiles bzw. neutrophiles Asthma und Mischformen). Einen Überblick über unterschiedliche Asthmaphänotypen bietet ◘ Abb. 8.1.

■ **Epidemiologie**

Die Prävalenz von Asthma bronchiale liegt in Deutschland zwischen 5 und 10% aller Kinder und Jugendlichen. Jungen sind bis zur Pubertät häufiger betroffen als Mädchen. Bis zum Alter von 11–13 Jahren steigt der Anteil der Asthmatiker an und bleibt dann annähernd gleich. Nach den Daten der Studie zur Gesundheit von Kindern und Jugendlichen in Deutschland (KiGGS) hatte jeder Zweite mit diagnostiziertem Asthma innerhalb der letzten zwölf Monate mindestens einen Asthmaanfall. 7,6% der Kinder, die in den zwölf Monaten einen Asthmaanfall erlitten hatten, wurden deshalb in eine Klinik aufgenommen. Fast 20% der asthmakranken 7- bis 17-Jährigen fehlten wegen der Krankheit im Mittel fünf Tage im Jahr in der Schule. In mehr als der Hälfte (51,1%) der Familien mit einem asthmakranken Kind wurde von mindestens einem Elternteil geraucht.

Weltweit schwankt die Prävalenz des Asthmas ganz erheblich und liegt zwischen 2 und z. T. 20%. Dabei ist Asthma in Ländern mit »westlichem Lebensstil« häufiger, in diesen Ländern ist zudem in den letzten 40 Jahren eine Zunahme der Erkrankung zu verzeichnen.

■ **Pathogenese**

Die Atemnot eines Asthmapatienten kommt über eine Obstruktion in den mittleren und kleinen Atemwegen zustande. Diese wird verursacht durch folgende Faktoren:

— eine Kontraktion der glatten Bronchialmuskulatur,
— eine Hyperämie, ein Ödem und eine entzündliche Infiltration der Schleimhaut,
— eine Verlegung des Atemwegslumens durch Schleim (Dyskrinie) und abgelöste Bronchialepithelzellen.

Basis der Obstruktion ist die bronchiale Hyperreaktivität, die von verschiedenen Faktoren ausgelöst wird (◘ Abb. 8.2). Für den kindlichen Asthmatiker sind dabei von besonderer Bedeutung:

— Allergenkontakt (z. B. Pollen, Hausstaubmilben, Tierhaare),
— Infektionen der Atemwege,
— körperliche Belastungen,
— Umweltfaktoren (Passivrauch Passivrauchen).

Durch diese Trigger kommt es zu einer Stimulation von intraepithelial gelegenen Mastzellen, Basophilen und alveolären Makrophagen, die über immunologische Prozesse (Brückenbildung zwischen

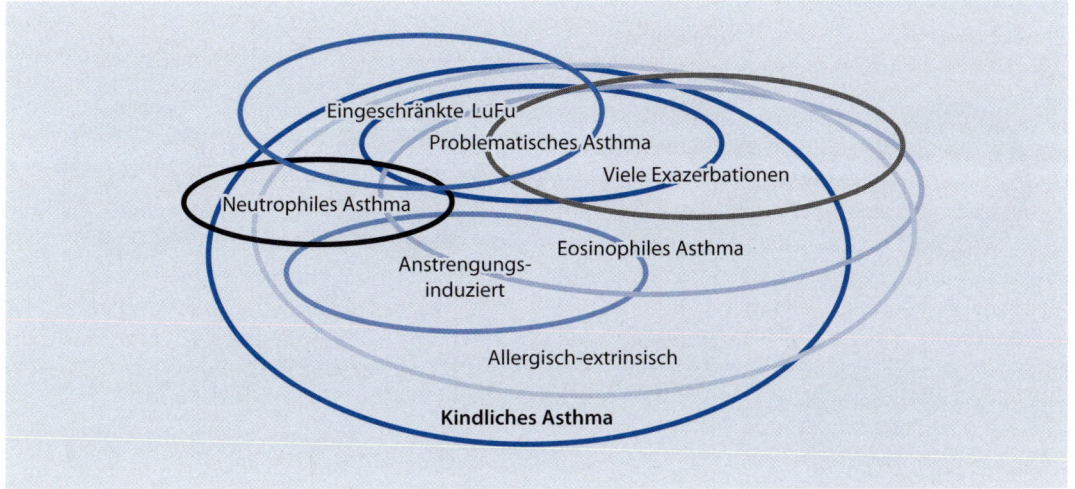

Eingeschränkte LuFu
Problematisches Asthma
Viele Exazerbationen
Neutrophiles Asthma
Eosinophiles Asthma
Anstrengungs-
induziert
Allergisch-extrinsisch
Kindliches Asthma

Abb. 8.1   Das Asthma-Syndrom: Unterschiedliche Phänotypen des kindlichen Asthma bronchiale. (Mod. nach Wenzel 2006)

zwei IgE-Antikörpern auf einer Mastzelle) oder rezeptorgesteuerte Mechanismen Mediatoren freisetzen. Bereits vorhandene, präformierte Mediatoren (z. B. Histamin) führen nach einem Allergenkontakt innerhalb von wenigen Minuten zu einer bronchialen Sofortreaktion unter dem Bild einer akuten Bronchialobstruktion.

Parallel zum Degranulationsvorgang der Mastzellen kommt es auch zur Neusynthese von Lipidmediatoren, die in ihrer biologischen Wirkung die des Histamins um ein Vielfaches übertreffen und zu einer länger anhaltenden Bronchokonstriktion führen. Hierzu zählen die Leukotriene C4, D4, E4 (= »slow reacting substance of anaphylaxis«), Prostaglandin D2 und der plättchenaktivierende Faktor (PAF). Gleichzeitig setzen Mastzellen und auch andere Zellen, wie Eosinophile, Makrophagen und Thrombozyten, chemotaktisch wirkende Mediatoren frei, die eine zweite Phase, die sog. asthmatische Spätreaktion einleiten.

Durch die chemotaktisch wirkenden Mediatoren – in erster Linie Leukotrien B4, neutrophiler-chemotaktischer Faktor (NCF), eosinophiler-chemotaktischer Faktor (ECF) und plättchenaktivierender Faktor (PAF) – werden Entzündungszellen angelockt, etwa Neutrophile, Eosinophile und Makrophagen. Sie wandern in die Bronchialschleim-

haut ein, setzen eigene Mediatoren frei und erhalten dadurch den Entzündungsprozess aufrecht. Die chronische asthmatische Entzündung führt so zu einem weiteren Anstieg der bronchialen Hyperreaktivität.

Diagnostik

Im Vorschulalter stützt sich die Diagnose des Asthma bronchiale v. a. auf die Anamnese und die körperliche Untersuchung. Auch bei älteren Kindern steht zunächst die Anamnese im Mittelpunkt der Diagnostik. Hier sind die Lungenfunktionsprüfung (Spirometrie, Bodyplethysmographie) mit Bronchospasmolysetest, ggf. die Provokationstestung und die Allergietestung die ergänzenden Pfeiler der Asthmadiagnostik.

Spezifische Anamnese bei Kindern mit Verdacht auf Asthma bronchiale

Für das Asthma bronchiale lässt sich mit 13 Fragen aus den Themenkomplexen »Beeinträchtigung im Alltag«, »Beeinträchtigung bei körperlicher Anstrengung« und »Anfalls-Anamnese und Umweltbedingungen« oft schon eine sehr gute Einschätzung über den Schweregrad, die Therapiekontrolle und Auslöser treffen. Wichtig ist dabei, sich nicht mit allgemeinen Informationen zufrieden zu geben,

8

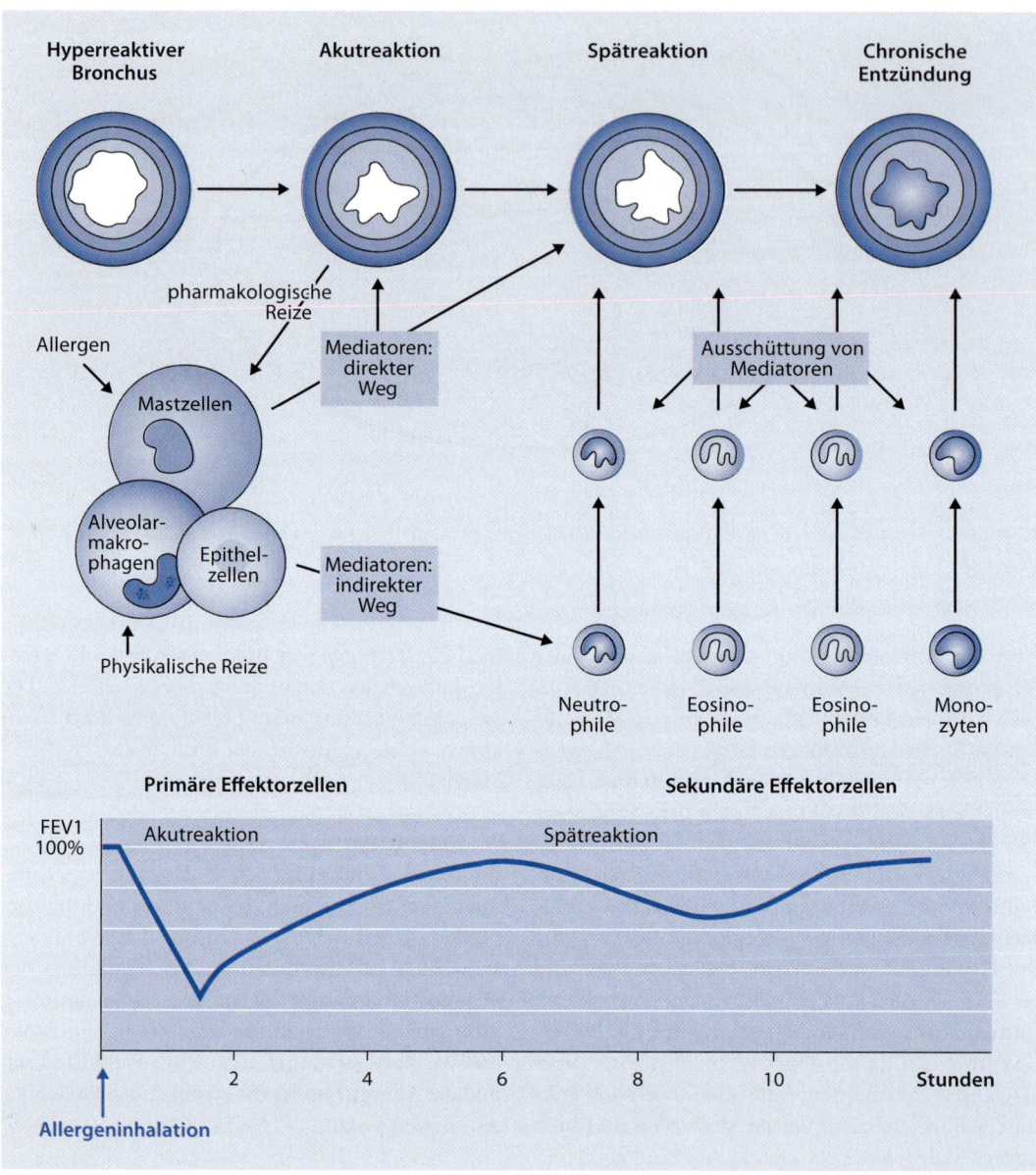

Hyperreaktiver Bronchus — **Akutreaktion** — **Spätreaktion** — **Chronische Entzündung**

pharmakologische Reize

Allergen

Mastzellen

Mediatoren: direkter Weg

Alveolar-makro-phagen

Epithel-zellen

Mediatoren: indirekter Weg

Physikalische Reize

Ausschüttung von Mediatoren

Neutro-phile   Eosino-phile   Eosino-phile   Mono-zyten

Primäre Effektorzellen   Sekundäre Effektorzellen

FEV1 100%   Akutreaktion   Spätreaktion

2   4   6   8   10   Stunden

Allergeninhalation

Abb. 8.2   Schematische Darstellung des Reaktionsablaufs einer asthmatischen Reaktion am Bronchus mit Früh- und Spätreaktion

sondern exakt nachzufragen. So ist die Information »Mein Kind macht Sport« nicht ausreichend, vielmehr sollte präzise erfasst werden, welche Sportart wie oft und wie lange pro Woche betrieben wird und ob hier eine Leistungseinschränkung beobachtet wurde.

Themenkomplex »Beeinträchtigung im Alltag«
1. Besteht nächtlicher Husten?
2. Besteht morgendlicher Husten?

3. Besteht Auswurf? (Farbe?)
4. Besteht Fieber?
5. Kann das Kind durchschlafen?

Themenkomplex »Beeinträchtigung bei körperlicher Anstrengung«

1. Besteht Husten bei Anstrengung?
2. Muss das Kind beim Sport pausieren?
3. Wie belastet sich das Kind beim Sport? (Die berühmte »Torwartfrage«: Steht das Kind »nur« im Tor oder rennt es als Stürmer über den Platz?)

Themenkomplex »Anfalls-Anamnese und Umweltbedingungen«

1. Wie oft werden Beta-2-Mimetika wegen akuter Atembeschwerden benötigt?
2. War das Kind wegen eines Asthmaanfalls schon einmal im Krankenhaus?
3. Was löst die Atembeschwerden aus?
4. Haben Sie Haustiere?
5. Wird bei Ihnen zu Hause geraucht?

▪▪ Klinik

Die charakteristischen Symptome des Asthma bronchiale sind anfallsartige, vorwiegend exspiratorische Atemnot sowie Husten, Kurzatmigkeit und Giemen. Gelegentlich kann auch ein persistierender, oft nächtlicher Husten das einzige Symptom sein. Andere Kinder berichten v. a. über anstrengungsinduzierte Beschwerden oder verminderte körperliche Belastbarkeit. Im klinischen Alltag begegnen uns dabei unterschiedliche Erscheinungsmuster, die oft auch in Kombination auftreten:

- chronische obstruktive Bronchitis,
- chronischer Husten,
- Beschwerden bei körperlicher Anstrengung,
- prolongierter Husten bei/nach Luftwegsinfektionen,
- Häufigkeit und Verlauf von Luftwegsinfektionen,
- Asthmaanfall und Status asthmaticus.

Im ersten Gespräch bei Diagnosestellung geht es in der Anamnese darum, die wichtigsten Informationen über das Ausmaß und die Auslöser von Asthmasymptomen (Beeinträchtigung im Alltag) zusammenzutragen. Aus der Vorgeschichte sind Informationen zur familiären Atopiebelastung, zur Passivrauchexposition, Haustierhaltung und Vorgeschichte des Patienten wichtig (▶ Abschn. 4.1).

Eine gute Anamnese eines asthmakranken Kindes im Krankheitsverlauf zeichnet sich dadurch aus, dass das Ausmaß der körperlichen Einschränkung und der Gebrauch von Medikamenten, insbesondere von notfallmäßig eingesetzten Betamimetika, möglichst exakt erfasst sind. Die wichtigsten Fragen in der Anamnese sind also:

- Wie oft benötigst Du ein bronchienerweiterndes Notfallspray? In welchen Situationen wurde das Spray eingesetzt?
- Wie gut kannst Du dich im Alltag belasten? (Hier reicht es nicht aus, nach Sport in der Schule oder im Verein zu fragen; wichtig ist auch, welche Sportart betrieben wird, ob Pausen eingelegt werden müssen, wie das Kind im Vergleich zu Altersgenossen belastbar ist und ob Husten nach körperlicher Anstrengung beobachtet wird.)
- Werden dauerhaft Medikamente eingenommen? Ist die Einnahme regelmäßig?

Anamnestisch erfasst werden müssen auch Beschwerden der oberen Atemwege: Ist die Nase oft verstopft? Atmet das Kind nachts durch den offenen Mund? Schnarcht das Kind nachts?

Zur Einschätzung der Asthmakontrolle kann der »Asthmakontrolltest« hilfreich sein. Dieser Fragebogen, der sich an Erwachsene bzw. Kinder mit Asthma wendet, liegt in unterschiedliche Ausarbeitungen für die jeweiligen Altersstufen vor. Für Kinder zwischen 4 und 11 Jahren werden vier Fragen direkt an die Kinder gestellt, drei Fragen richten sich an die Eltern. Hinweise finden sich z. B. unter ▶ http://www.lungenaerzte-im-netz.de.

▪▪ Körperliche Untersuchung

Die Erfassung von Größe und Gewicht sind bei jeder körperlichen Untersuchung im Kindesalter obligat. Bei Kindern mit schwerem Asthma kann das Längenwachstum aufgrund einer chronischen

Hypoxie vermindert sein, ein Teil dieser Kinder ist auch dystroph. Unter einer Therapie mit inhalativen Steroiden muss die Zunahme der Körpergröße regelmäßig dokumentiert sein. Bei einer Dystrophie muss man differenzialdiagnostisch u. a. auch an eine Zystische Fibrose denken.

Inspektion   Bei der Inspektion ist auf die Thoraxform besonders zu achten (Fassthorax, Trichterbrust, Harrison-Furche). Die Atemfrequenz ist in der Regel in Ruhe normal. Zeichen der Dyspnoe müssen dokumentiert werden. Bei der Inspektion der Mundhöhle ist bei Kindern unter inhalativen Steroiden auf möglichen Soorbefall zu achten.

Auskultation   Bei der Auskultation ist auf eine seitengleiche Belüftung, eine verlängerte Expirationszeit und Nebengeräusche (Giemen, Brummen) zu achten. Neben der Ruheatmung müssen die Kinder auch bei forcierter Expiration auskultiert werden, um eine latente Obstruktion zu erfassen. Eine schwere Obstruktion der kleinen Atemwege macht sich auskultatorisch als abgeschwächtes Atemgeräusch bemerkbar. Dieses Phänomen wird als »stille Obstruktion« bezeichnet.

Bei der Funktionsprüfung ist auf die Durchgängigkeit der Nase zu achten.

> ❯ **Die oberen und unteren Atemwege stellen eine funktionelle Einheit dar. Anders formuliert: »Die Nase ist der Teil der Lunge, den wir mit dem Finger erreichen« (D. Berdel, mündl. Mitteilung). Daher ist es wichtig, die oberen Atemwege in die körperliche Untersuchung mit einzubeziehen.**

■■   **Lungenfunktionsprüfung**

Bodyplethysmographie und Spirometrie   Die Lungenfunktionsprüfung ist für die Diagnose und Verlaufsbeurteilung essentiell. Bei Diagnosestellung und dann mindestens einmal pro Jahr sollte eine Bodyplethysmographie bei einem Kinderpneumologen durchgeführt werden, um sicher obstruktive und restriktive Ventilationsstörungen differenzieren zu können und um das Ausmaß der Überblähung zu quantifizieren. Im Verlauf sind Fluss-Volumen-Kurven (Spirometrien) mindestens alle 3–4

Monate ausreichend, um das Therapieansprechen zu überwachen. Typische Konfigurationen der Fluss-Volumen-Kurve sind in ◪ Abb. 8.3 dargestellt.

Die 2008 gegründete Arbeitsgruppe »Global Lung Function Initiative (GLI)« hat sich zum Ziel gesetzt, global gültige Referenzwerte unter Einbeziehung aller Altersgruppen und Ethnizitäten zu erstellen. Die Veröffentlichung der Ergebnisse im Sommer 2012 ist ein großer Schritt in Richtung Qualitätsverbesserung spirometrischer Diagnostik: Erstmals stehen multi-ethnische Normwertgleichungen für die forcierte Vitalkapazität (FVC), die 1-Sekunden- sowie die 0,75-Sekunden-Kapazität (FEV_1, $FEV_{0,75}$) und deren Verhältnis zur FVC sowie exspiratorische Flusswerte bei 75% bzw. zwischen 25 und 75% der FVC (FEF_{75}, FEF_{25-75}) in allen Altersgruppen zur Verfügung, die auf der Basis von Daten von 74.187 gesunden Nichtrauchern im Alter zwischen 3 und 95 Jahren errechnet wurden. Die Website der GLI unter ❯ www.lungfunction. org bietet Informationen, Publikations-Links und einen kostenlosen Download sowohl der Normwertegleichungen als auch einer selbst entwickelten Interpretations-Software.

Bronchospasmolysetest   Bei Kindern mit einer obstruktiven Ventilationsstörung muss ein Bronchospasmolysetest erfolgen, um die (zumindest teilweise) Reversibilität der Obstruktion zu dokumentieren. Gut trainierte Kinder können (noch) normale Messwerte haben, sie reagieren aber deutlich auf ein Betamimetikum. Ein Reversibilitätstest wird mit rasch wirkenden Beta-2-Sympathomimetika und einer Messung der Lungenfunktion etwa 15–30 Minuten nach Inhalation durchgeführt. Bei einer Zunahme der FEV1 um 15% spricht man von einer Reversibilität der Obstruktion. Alternativ kann die Reversibilität auch im Verlauf, z. B. nach einer vierwöchigen Behandlung mit inhalativen Steroiden, dokumentiert werden.

> ❯ **Die Dokumentation der (Teil-)Reversibilität einer obstruktiven Ventilationsstörung ist ein notwendiges – aber kein alleine ausreichendes – Kriterium für die Diagnose »Asthma bronchiale«.**

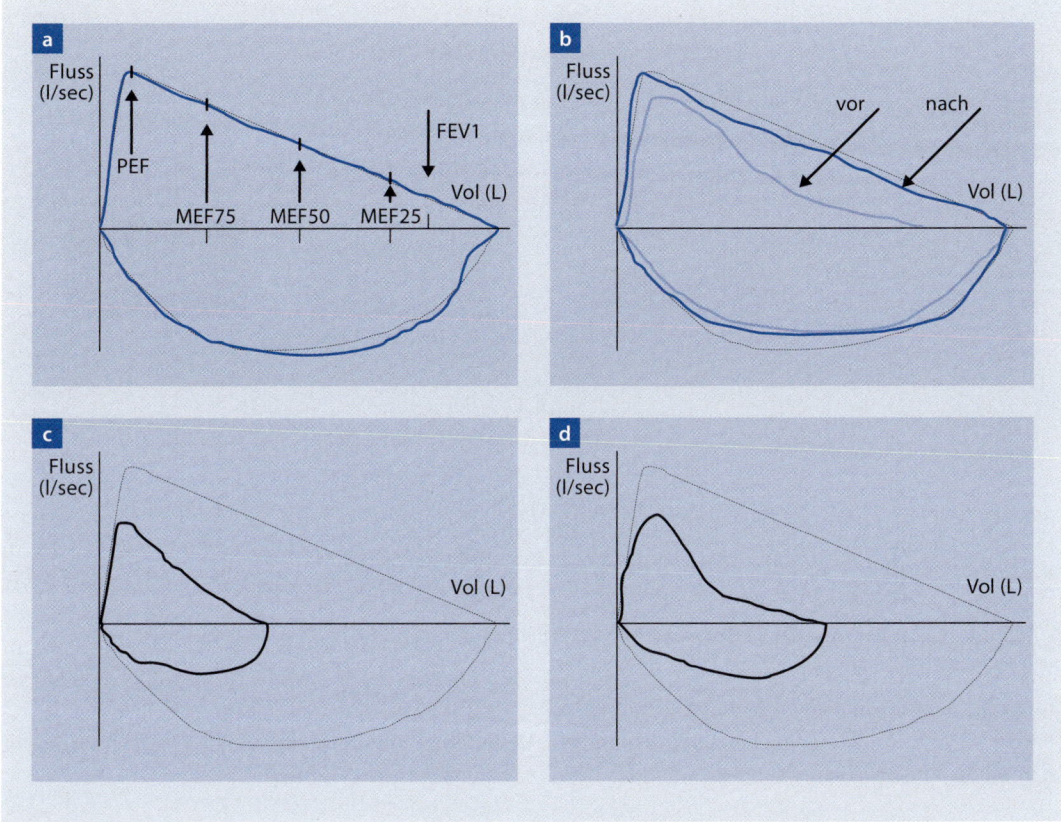

Abb. 8.3 a–d Typische Konfigurationen der Fluss-Volumen-Kurve. **a** Normale Fluss-Volumen-Kurve; **b** Kurve eines Asthmatikers mit einer obstruktiven Ventilationsstörung (»durchhängende Wäscheleine«) vor (hellblaue) und nach (dunkelblaue) Bronchospasmolyse; **c** Beispiel für eine restriktive Ventilationsstörung; **d** Kombination einer restriktiven und obstruktiven Ventilationsstörung

▪▪ Provokationstestungen

Wenn die Ruhelungenfunktion nicht eingeschränkt ist, aber ein Asthma wahrscheinlich ist, ist eine Provokationstestung zum Nachweis einer bronchialen Hyperreagibilität indiziert. Der Nachweis einer bronchialen Hyperreagibilität ist ein sensitiver Parameter für die Asthmadiagnose, allerdings ist die Spezifität gering. Eine Hyperreagibilität kann auch bei anderen chronischen Lungenerkrankungen oder postinfektiös nach Bronchitis und/oder Pneumonie vorliegen. Eine Provokationstestung kann erfolgen als

— standardisierte Belastung mittels Laufband,
— Kaltluftprovokation,
— Methacholin-Provokation,
— Histamin-Provokation.

Als Kriterium für einen positiven Test gilt in der Regel bei einer Laufband-Provokation ein FEV1-Abfall von ≥ 10% gegenüber dem Basiswert und bei einer Inhalation mit Methacholin ein FEV1-Abfall von ≥ 20%.

Allergietestung Im Kindesalter liegt häufig ein exogen-allergisches Asthma bronchiale vor. Daher ist eine allergologische Abklärung Teil der Basisdiagnostik. Initial sollte entweder spezifisches IgE gegen die wichtigsten Innenraumallergene (Hausstaubmilbe, Hunde- und Katzenepithelien) und Außenluftallergene (Gräser-, Baumpollen, Schimmelpilze) detektiert oder ein Haut-Prick-Test durch-

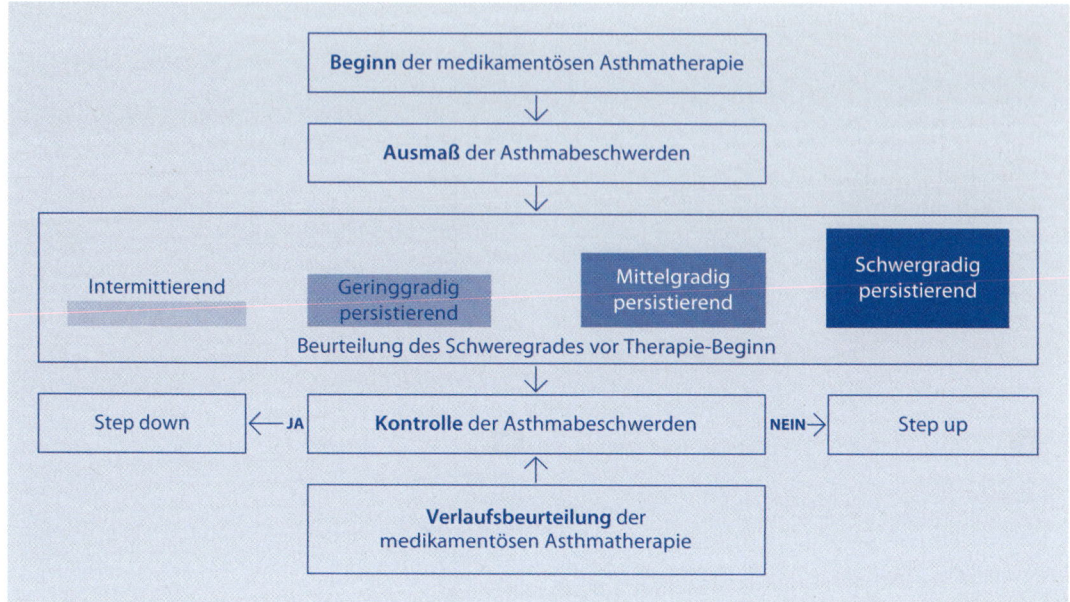

Abb. 8.4   Beurteilung des Asthma-Schweregrades vor Beginn der Asthmatherapie. (Mod. nach Nationale Versorgungsleitlinie [NVL] Asthma)

geführt werden. Das Vorgehen bei diesen Testungen ist in ▸ Kap. 4 beschrieben.

■ ■   Andere diagnostische Verfahren

Schweißtest   Differenzialdiagnostisch muss immer auch eine Zystische Fibrose (= CF; Mukoviszidose) ausgeschlossen sein. Hierzu muss ein Schweißtest (Pilocarpin-Iontophorese) mit Bestimmung der Chloridkonzentration durchgeführt werden. Selbst wenn ein Neugeborenen-Screening auf CF durchgeführt worden ist, muss bei einer entsprechenden Klinik eine CF-Diagnostik veranlasst werden.

NO-Testung   Die Bestimmung des exhalierten Stickoxids (NO) gehört nicht zur Routinediagnostik beim Asthma bronchiale. Hilfreich ist dieser Parameter, um im Verlauf z. B. einen Abfall der NO-Werte unter inhalativer Steroidtherapie zu überwachen.

Röntgen-Thorax   Bei der Diagnose eines Asthma bronchiale sollte einmalig eine Röntgen-Thoraxaufnahme durchgeführt werden. Diese Untersuchung dient zum Ausschluss angeborener Fehlbildungen, intrathorakaler Raumforderungen (Lymphom)

oder einer anderen pulmonalen Grunderkrankung (Bronchiektasen, Infiltrate).

■   Therapie

■ ■   Medikamentöse Therapie zu Behandlungsbeginn

Die medikamentöse Therapie des Asthma bronchiale orientiert sich zu Beginn der Behandlung an dem Schweregrad der Symptome. In der weiteren Behandlung sind dann nicht mehr das initiale Beschwerdebild und die dabei vorgenommene Schweregradeinteilung entscheidend, sondern die Frage, inwieweit eine Kontrolle der Beschwerden erreicht wird. Dies ist in ▪ Abb. 8.4 dargestellt.

Die Kriterien für ein kontrolliertes, teilweise kontrolliertes und unkontrolliertes Asthma sind in ▪ Tab. 8.1 aufgeführt, das Stufenschema zur Eskalation bzw. Step-down-Therapie in ▪ Abb. 8.5.

❯ Jede Exazerbation in einer Woche bedeutet definitionsgemäß ein »unkontrolliertes Asthma«. Dabei wird von einer Asthmaexazerbation gesprochen, wenn es eine Episode mit Zunahme von Atemnot, Hus-

Tab. 8.1 Grad der Asthmakontrolle bei Kindern und Jugendlichen

Kriterium	Kontrolliertes Asthma	Teilweise kontrolliertes Asthma	Unkontrolliertes Asthma
Symptome tagsüber	Nein	Ja	Drei oder mehr Kriterien des teilweise kontrollier-ten Asthmas innerhalb einer Woche erfüllt
Eingeschränkte Aktivität im Alltag	Nein	Ja	
Symptome nachts	Nein	Ja	
Einsatz von Bedarfsme-dikamenten/Notfallme-dikamenten	Nein	Ja	
Lungenfunktion	Normales FEV1 oder PEF	< 80% des Sollwertes FEV1 oder des persönlichen Bestwertes PEF	
Exazerbationen	Nein	Eine oder mehrere pro Jahr	Eine pro Woche

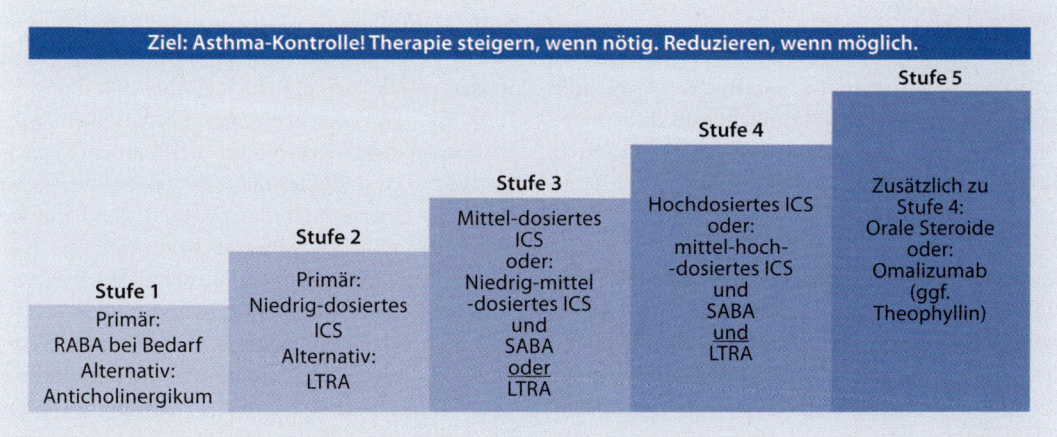

Abb. 8.5 Stufenschema der Asthmatherapie (RABA = rasch wirkendes Betamimetikum; SABA = spät wirkendes Beta-mimetikum; LTRA = Leukotrien-Rezeptorantagonist; ICS = inhalatives Kortikosteroid)

ten, pfeifenden Atemgeräuschen und/oder Brustenge gibt, die mit einem Abfall von PEF oder FEV1 einhergeht.

Initial ist folgendermaßen zu verfahren:

Stufe 1 (intermittierendes Asthma) Die Beschwer-den beschränken sich auf intermittierenden Husten und maximal leichte Atemnot. Die symptomfreien Intervalle müssen größer als zwei Monate sein, die Ruhelungenfunktion ist unauffällig. Bestehen nur intermittierend Asthmabeschwerden, so wird ein rasch wirkendes Beta-2-Sympathomimetika (RABA) als Bedarfsmedikament eingesetzt. Hier-zu zählen

— Fenoterol,
— Salbutamol,
— Terbutalin.

◘ **Tab. 8.2**   Angaben über eine niedrige, mittlere und hohe Tagesdosis inhalativer Steroide

Wirkstoff	Niedrige Dosis	Mittlere Dosis	Hohe Dosis
Beclometason	100–200 µg	> 200–400 µg	> 400 µg
Budesonid	100–200 µg	> 200–400 µg	> 400 µg
Fluticason	< 200 µg	200–250 µg	> 250 µg
Mometason (ab 12 Jahren)	200 µg	> 200–400 µg	> 400–800 µg
Ciclesonid (ab 12 Jahren)	80 µg	160 µg	–

Für Beclometason beziehen sich die Informationen auf Inhalationssysteme, die Beclometasondipropionat (BDP) mit einer normalverteilten Partikelgröße abgeben (z. B. Trockenpulverformulierungen, BDP-haltige DA mit Glyzerol-Zusatz). Für ein BDP-haltiges Dosieraerosol, das eine feinere Partikelgrößenverteilung hat und damit eine höhere Lungendeposition, ist eine Dosisanpassung nach der Formel BDP feinverteilt : BDP normalverteilt = 1 : 2–2,5 vorzunehmen

Formoterol hat einen raschen Wirkungseintritt und wird daher sowohl unter den rasch als auch unter den lange wirkenden Beta-2-Sympathomimetika (LABA) aufgeführt. Als Nebenwirkungen können Unruhe, Tachykardie, Herzpalpitationen und Tremor auftreten. Bei parenteraler Gabe oder bei hoher Dosis sind Hypokaliämie, Störungen des Geschmacksempfindens, Muskelkrämpfe, Kopfschmerzen und Schlafstörungen zu beobachten.

Stufe 2 (geringgradig persistierendes Asthma)   Die initialen Beschwerden beschränken sich wie bei Stufe 1 auf intermittierenden Husten und maximal leichte Atemnot, aber die symptomfreien Intervalle können kürzer als zwei Monate sein, die Ruhelungenfunktion ist nur episodisch obstruktiv. Besteht ein geringgradig persistierendes Asthma, so wird ein inhalatives Steroid in niedriger Dosis oder ein Leukotrien-Rezeptorantagonist eingesetzt (◘ Tab. 8.2). Bei den Nebenwirkungen inhalativer Steroide sind insbesondere die lokalen Beschwerden wie Heiserkeit, Dysphonie und Soorbefall zu beachten. Klinische Studien zeigen, dass Becolmethason, Budesonid und Fluticason einen messbaren, wenn auch geringgradigen Effekt auf die Körperlänge haben. Daher sollte immer die geringste Menge an ICS eingesetzt werden, die ausreicht, um die Asthmabeschwerden zu kontrollieren. Als Nebenwirkungen der Leukotrien-Rezeptorantagonisten sind abdominelle Beschwerden, Kopfschmerzen und Pavor nocturnus zu beobachten.

Stufe 3 (mittelgradig persistierendes Asthma)   Die Atemwegsbeschwerden treten an mehreren Tagen in der Woche auf, ggf. auch nachts. Die Lungenfunktion zeigt Zeichen einer obstruktiven Ventilationsstörung mit einer 1-Sekunden-Kapazität (FEV1), die kleiner als 80% des Sollwertes ist und/oder einer mittleren expiratorischen Flussrate (MEF50) < 65% des Sollwertes bzw. einer Variabilität des Peak-Flows von > 30% entspricht.

Besteht ein mittelgradig persistierendes Asthma, so wird ein inhalatives Steroid in mittlerer Dosis eingesetzt oder eine Kombinationstherapie eines inhalativen Steroids in niedriger-mittlerer Dosis mit einem lange wirksamen Betamimetikum (Formoterol oder Salmeterol) *oder* einem Leukotrien-Rezeptorantagonist.

Stufe 4 (schwergradig persistierendes Asthma)   Hier werden anhaltende Atemwegsbeschwerden am Tag und häufig auch in der Nacht (> 2 Nächte/Woche) berichtet. Die Lungenfunktion zeigt deutliche Zeichen einer obstruktiven Ventilationsstörung mit einer 1-Sekunden-Kapazität (FEV1), die kleiner als 60% des Sollwertes ist.

Besteht ein schwergradig persistierendes Asthma, so wird ein inhalatives Steroid in mittlerer bis hoher Dosis in Kombination mit einem lange wirksamen Betamimetikum und/oder einem Leukotrien-Rezeptorantagonist eingesetzt.

> ❯ Die medikamentöse Therapie des Asthma bronchiale orientiert sich nur zu Beginn der Behandlung an der dargestellten Schweregradeinteilung. Im Krankheitsverlauf ist entscheidend, inwieweit eine Kontrolle der Beschwerden erreicht wird. Die Therapiestufen sind dann nicht dem Asthmaschweregrad des Patienten zuzuordnen.

▪▪ Medikamentöse Therapie im Verlauf

Die medikamentöse Therapie im Verlauf richtet sich nach dem Grad der Asthmakontrolle. Therapieziel ist das Erreichen der Asthmakontrolle, das von einem teilweise kontrollierten und einem unkontrollierten Asthma unterschieden wird. Die Kriterien hierfür sind in Tab. 8.1 aufgeführt. In Abb. 8.4 ist dargestellt, wie die Therapie im Fall eines nur teilweise kontrollierten Asthmas eskaliert bzw. wie eine Step-down-Therapie bei kontrolliertem Asthma umgesetzt werden kann.

Wird bei einem initial schwergradig persistierenden Asthma unter den medikamentösen Maßnahmen keine Asthmakontrolle erreicht, so sind orale Steroide bzw. der Einsatz des monoklonalen Anti-IgE-Antikörpers Omalizumab zu erwägen. Omalizumab ist zugelassen für Kinder ab 6 Jahren mit einer nachgewiesenen allergischen Sensibilisierung gegen ein ganzjährig auftretendes Aeroallergen, bei denen häufige Symptome während des Tages oder nächtliches Erwachen auftreten und trotz täglicher Therapie mit hoch dosierten inhalativen Kortikosteroiden und einem lange wirkenden inhalativen Beta-2-Agonisten mehrfach dokumentierte, schwere Asthma-Exazerbationen vorkommen. Omalizumab wird subkutan alle 14 Tage bzw. 4 Wochen verabreicht, die Dosis richtet sich nach dem Körpergewicht und dem Gesamt-IgE-Wert. Das Ansprechen auf die Therapie muss nach spätestens 16 Wochen nachvollziehbar und dokumentiert sein.

▪▪ Prinzipien der Inhalationstherapie im Kindesalter

Die Inhalationstherapie im Kindesalter ist eine besondere Herausforderung, da es aufgrund physiologischer Unterschiede wie den kleineren Atemwegen, einer schnelleren Atemfrequenz, einem gerin-geren Atemzugvolumen und anderer Atemmuster zu beträchtlichen Hindernissen kommt. Daher ist es bei Kindern besonders wichtig, situationsabhängig das geeignete Inhalationsgerät zu verordnen (◘ Tab. 8.3).

Dosieraerosole Eine mögliche Inhalationsform im Kindesalter stellen Dosieraerosole dar. Hier wird die Wirksubstanz rasch abgegeben. Das Gerät muss vor Gebrauch geschüttelt werden und setzt Partikel mit einer mittleren Partikelgröße von 3–5 μm frei. Diese Inhalationsform ist von der inspiratorischen Atemstromstärke unabhängig, so dass eine Atemflussrate < 30 l/min ausreicht. Somit eignen sich Dosieraerosole für die Applikation von Notfallmedikamenten in allen Altersgruppen. Bei Dosieraerosolen sollten immer Inhalationshilfen wie Spacer und Haltekammern verwendet werden. Dies verringert eine oropharyngeale Ablagerung und verbessert die pulmonale Deposition. Bei der Inhalation ist auf eine gut abgedichtete Maske zu achten. Frühzeitig, d. h. ab dem 2. Lebensjahr, ist eine Umstellung auf eine Inhalierhilfe mit Mundstück sinnvoll, um den unerwünschten Depositionsverlust auf den Wangen und im Nasenrachenraum zu vermeiden. Während der Inhalation sollte auf eine langsame und tiefe Ruheatmung geachtet werden.

Pulverinhalatoren Pulverinhalatoren verwenden Trockenaerosole ohne Einsatz von Treibmitteln. Aufgrund des hier notwendigen inspiratorischen Flows eignet sich diese Darreichungsform erst bei Schulkindern ab etwa 6 Jahren, und zwar nach ausführlicher Instruktion und Überprüfung der Inhalationstechnik. Als Vorteil gilt, dass die meisten Pulverinhalatoren atemzugbetätigte Geräte sind. Sie eignen sich jedoch nicht für die Behandlung schwerer obstruktiver Lungenerkrankungen mit verminderter Atemflussrate, wie z. B. im akuten Notfall.

Vernebler Vernebler basieren in der Regel auf einem Druckluftsystem und erfordern nur eine geringe Koordination seitens des Patienten, so dass eine regelmäßige Ruheatmung ausreicht. Zudem kann ein breites Spektrum an Medikamenten vernebelt und inhaliert werden. Vernebler sind jedoch

Tab. 8.3 Gegenüberstellung einzelner Inhalationssysteme

Geräte	Vorteile	Nachteile
Dosieraerosole	Portabel und handlich Dosis und Partikelgröße unabhängig vom Atemfluss Kurze Inhalationszeit Verfügbarkeit für viele Medikamente Für Notfälle geeignet Niedrige Anschaffungskosten	Nicht ohne Spacer einsetzbar Treibmittel
Pulverinhalatoren	Portabel und handlich Weniger Koordination nötig Kurze Inhalationszeit Atemadaptierte Auslösung Verfügbarkeit für viele Medikamente Niedrige Anschaffungskosten	Nicht für Kinder < 6 Jahre Teilweise bei Feuchtigkeit nicht auslösbar Nicht für Notfallsituationen Atemflussabhängig Oropharyngeale Disposition
Vernebler	Geeignet für Ruheatmung Zugelassen für alle Altersgruppen Keine Koordination nötig Für Notfälle geeignet Zusätzliche O_2-Gabe möglich Verfügbarkeit für viele Medikamente	Unhandlich und stromabhängig Inhalationsdauer bis zu 10–15 min Zusätzliche Reinigung notwendig Hohe Anschaffungskosten

aufgrund ihrer Größe unhandlich, auf Strom angewiesen, regelmäßig zu reinigen und zeitaufwändig in der Durchführung. Im Mittel sind für eine Inhalation zwischen 5 und 15 Minuten erforderlich, um eine ausreichende Menge des Medikaments zu applizieren. Sie kommen daher in der Dauertherapie des Asthma bronchiale nur in besonderen Ausnahmefällen zum Einsatz.

> **Vor jeder medikamentösen Therapie muss eine Inhalationsschulung stehen. Auch im Verlauf muss sich der Arzt vergewissern, dass die Inhalation richtig angewendet wird. Dosieraerosole sollten grundsätzlich nur mit einer Inhalierhilfe verwendet werden.**

Es sollte immer nur ein Inhalationssystem zur Anwendung kommen, um Fehler bei der Anwendung zu minimieren (**Tab. 8.4**).

▪▪ Spezifische Immuntherapie
Kinder mit einem kontrollierten, exogen-allergischen Asthma bronchiale, die eine Sensibilisierung auf Hausstaubmilben, Gräser- oder Baumpollen aufweisen und klinische Beschwerden nach Aller-

Tab. 8.4 Häufige Fehler bei Inhalationen mit Dosieraerosolen

Fehler	Häufigkeit in %
Hand-Atem-Diskoordination	27
Atemanhalten zu kurz (< 5 s)	26
Atemfluss zu hoch	19
Dosieraerosol nicht geschüttelt	13
Vorzeitiger Inhalationsstopp	6

genexposition zeigen, profitieren von einer Spezifischen Immuntherapie (SIT). In der Nationalen Versorgungsleitlinie (NVL) Asthma (Stand 2013) wird der Stellenwert der SIT im Kindesalter unterschätzt. Die dort zitierte Literatur ist nicht aktuell und die daraus gezogene Schlussfolgerung nicht korrekt. Wichtig ist es, dass die Indikation sorgfältig gestellt wird. Der Zusammenhang zwischen einem auslösenden Allergen und dem Beschwerdebild muss klar nachgewiesen sein. Dies kann mit einem Symptomtagebuch über die Pollensaison oder mithilfe nasaler Provokationstestungen geschehen. Es sollten nur Präparate eingesetzt werden, für die die Wirksamkeit in klinischen Studien im Kindesalter für Asthma belegt ist. Voraussetzung für die SIT beim Asthma bronchiale ist auch, dass die respiratorischen Beschwerden kontrolliert sind. Im Umkehrschluss ist bei einem teilweise kontrollierten Asthma, z. B. bei einer eingeschränkten Ruhelungenfunktion, eine SIT kontraindiziert. Als Therapieform beim Asthma ist die subkutane Applikationsform vorzuziehen, da es für die Wirksamkeit einer sublingualen Therapie für die Indikation Asthma keine überzeugenden Daten gibt.

▪▪ Asthmaschulung

Der Begriff Compliance beschreibt das Befolgen der Anweisungen des Arztes durch den Patienten. Der moderne Begriff der Adherence beschreibt die Übereinstimmung der gemeinsamen Therapieentscheidung zwischen Arzt und Patient und dessen Einhaltung. Um die Compliance und Adherence von Patienten mit Asthma bronchiale und deren Eltern zu gewährleisten, sind praktische und theoretische Schulungen von großer Bedeutung. Konkret geht es dabei insbesondere um die korrekte Einnahme von Medikamenten, die Pflege von Inhalationssystemen und das Management eines Atemnotanfalls. Daher sollte heute jedes Kind mit der Diagnose »Asthma bronchiale« eine Asthmaschulung erhalten, die als Gruppenschulung unter ärztlicher Anleitung interdisziplinär nach einem standardisierten Programm der Arbeitsgemeinschaft Asthmaschulung im Kindes- und Jugendalter e.V. durchgeführt werden (▶ Abschn. 5.3). Die wichtigsten Schulungsinhalte umfassen u. a. folgende Punkte:

- Aufklärung über Krankheitsmechanismen, auslösende Stimuli und Beschwerden,
- Unterscheidung zwischen Dauer- und Bedarfsmedikation,
- richtige Inhalationstechnik,
- Körperselbstwahrnehmung, Erkennen einer Asthmaexazerbation und möglichst auch der Auslöser,
- Selbsthilfemaßnahmen und Selbstmedikation,
- Verhaltenstraining, Asthmasport und Atemübungen,
- Umgang mit emotionalen Auswirkungen.

▪▪ Therapie des akuten Asthmaanfalls

Der Asthmaanfall beginnt oft mit Husten und ist v. a. durch eine plötzlich einsetzende und sich bis zur bedrohlichen Atemnot steigernde, exspiratorische Dyspnoe gekennzeichnet. Die Patienten reduzieren ihre körperliche Aktivität und stützen oft die Arme auf, um damit den Einsatz der Atemhilfsmuskulatur zu ermöglichen. Der Thorax ist überbläht und die heftigen Atemanstrengungen können zu interkostalen, jugulären oder epigastrischen Einziehungen bei der Einatmung führen. Die Kinder haben einen ängstlichen Gesichtsausdruck und sehen blass, im fortgeschrittenen Stadium auch zyanotisch aus. Die Exspirationsphase ist verlängert. Auskultatorisch hört man ein raues, oft aber auch ein sehr leises und von Giemen überdecktes Atemgeräusch. Der Status asthmaticus ist ein intensivmedizinischer Notfall, definiert als schwerer Anfall, der über mehr als 24 Stunden anhält und in dieser Zeit nicht auf adäquate Therapiemaßnahmen anspricht. Zur Einschätzung eines akuten Asthmaanfalles sind neben der Anamnese (Auslöser?, bisherige Therapie?, Einsatz von Betamimetika?) und der klinischen Untersuchung (Tachy-/Dyspnoe?, seitengleiches Atemgeräusch?, endexspiratorisches Giemen?, transkutane Sättigung?) eine Bestimmung der Blutgase, des Blutbildes und des CrP sowie eine Röntgen-Thorax-Aufnahme (Überblähung? Pneumothorax? Pneumonie? Fremdkörper?) erforderlich.

> **Das Leiserwerden von Atem- und Nebengeräuschen im Rahmen eines schweren Asthmaanfalls ist ein Alarmsignal für die weitere Verschlechterung.**

Die Therapie des Asthmaanfalls besteht in der Gabe eines rasch wirksamen Beta-Sympathomimetikums, ggf. alle 10 Minuten, Sauerstoffapplikation (Ziel ist eine transkutane Sättigung von > 93%) sowie die Gabe von Prednisolon (2 mg/kg Körpergewicht). Weitere Maßnahmen umfassen

- die Inhalation mit Ipratropiumbromid,
- Flüssigkeitsgabe,
- Ausgleich der metabolischen Azidose ab einem pH < 7,2,
- eine atemerleichternde Stellung und
- die Beruhigung des Kindes.

Sollte sich darunter die Situation nicht stabilisieren lassen, so ist die weitere Behandlung auf der Intensivstation indiziert. Hier können ggf. Magnesiumsulfat unter Herzfrequenzkontrolle, Beta-2-Sympathomimetika i.v (z. B. Reproterolhydrochlorid) und Theophyllin zum Einsatz kommen.

Expositionsprophylaxe
Tabakrauch
Die aktive oder passive Exposition gegenüber Tabakrauch verschlimmert das Asthma bronchiale sowohl bei Erwachsenen als auch bei Kinder und Jugendlichen. Daher sollen Ärzte rauchenden Patienten bzw. rauchenden Eltern zur Tabakabstinenz raten und Empfehlungen zur Tabakentwöhnung aussprechen und nicht-medikamentöse (z. B. Informationsmaterialien bzw. Zugang zu qualifizierten Tabakentwöhnungskursen) und medikamentöse Hilfen zur Raucherentwöhnung anbieten.

Hausstaubmilben
Besteht bei Kindern oder Jugendlichen eine klinisch relevante Hausstaubmilbenallergie, so kann mit Milbensanierungsmaßnahmen der Bedarf an Asthmamedikamenten sowie die Häufigkeit von Asthmaexazerbationen wirkungsvoll reduziert werden. Zu den Milbensanierungsmaßnahmen zählen u. a.:
- Verwendung geprüfter allergendichter Bezüge von Matratzen,
- wöchentliches Wechseln und Waschen der Bettwäsche bei mindestens 60°C,
- regelmäßiges (d. h. mindestens alle 3 Monate) Waschen von Decken und Kissen (bei 60°C),
- Vermeidung von Kuscheltieren im Bett oder regelmäßiges Waschen bei 60°C,
- Vermeidung von langhaarigen Teppichen oder Staubfängern, insbesondere im Schlafzimmer.

Differenzialdiagnosen
Spricht ein Patient mit Asthma bronchiale nicht oder nicht ausreichend auf die medikamentöse Therapie an, muss in dieser Situation die Diagnose nochmals kritisch auf die Prüfstand gestellt werden. Die wichtigsten Differenzialdiagnosen sind im Folgenden stichwortartig aufgeführt:

Exogen allergische Alveolitits
Die exogen allergische Alveolitis (Synonyme: exogene Alveolitis, Hypersensitivitätspneumonitis oder unter Bezug auf die Herkunft der verantwortlichen Allergene z. B. Vogelhalterlunge oder

Farmerlunge). Es handelt sich um eine Reaktion gegenüber organischen Stäuben (z. B. Schimmelpilze, Vogelkot, Bakterien), die zu einer nicht-infektiösen, immunologischen Entzündungsreaktion führt. Die exogen allergische Alveolitis ist damit eine hypererge Reaktion, an der die Immunreaktionen des Typs III und IV beteiligt sind. Neben den akuten Krankheitsformen, bei denen es im Rahmen einer Allergenexposition ca. 4–6 Stunden nach Exposition (z. B. Spielen in feuchtem Heu) zu Husten, Atemnot und Fieberanstieg kommt, sind schleichende Verläufe mit uncharakteristischen Beschwerden wie Leistungsminderung, Gewichtsverlust, Husten und Belastungsdyspnoe häufig.

Mukoviszidose
Die Mukoviszidose oder Zystische Fibrose (cystic fibrosis, CF) ist eine autosomal-rezessiv vererbte Stoffwechselerkrankung. Ursächlich ist eine Mutation auf dem langen Arm von Chromosom 7. Das Gen kodiert für ein Protein (Cystic Fibrosis Transmembrane Regulator = CFTR), das in der Zellmembran als Chloridkanal fungiert. Bei Menschen mit Mukoviszidose ist die Zusammensetzung aller Sekrete exokriner Drüsen verändert. Die erhöhte Viskosität führt zu unterschiedlichen Organmanifestationen. Betroffen sind insbesondere die Lunge (rezidivierende Pneumonien, chronischer Husten, Besiedelung u. a. mit Staph. aureus und Pseudomonas aeruginosa), die Bauchspeicheldrüse (exokrine, später auch endokrine Pankreasinsuffizienz), Leber, Galle und innere Geschlechtsorgane. Bisher sind über 1800 verschiedene Mutationen des CFTR-Gens bekannt. Die mittlere Lebenserwartung für Patienten mit CF liegt in Deutschland aktuell etwa bei 40 Jahren.

Primäre Ziliendyskinesie
Die primäre Ziliendyskinesie (primary ciliary dyskinesia, PCD) ist eine phänotypisch und genetisch heterogene Erkrankung, die überwiegend autosomal-rezessiv vererbt wird. Die Erkrankung ist charakterisiert durch eine Fehlfunktion respiratorischer Flimmerhärchen (Zilien), embryonaler Zilien und Spermienschwänze. Im Respirationstrakt kommt es hierdurch zu einer gestörten Mukus-Clearance und rezidivierenden bzw. chronischen Infektionen der oberen und unteren Atemwege. Die Kinder fallen auf mit chronischem Husten,

Tab. 8.5 Symptome und radiologische Befunde bei Kindern mit nachgewiesenem Fremdkörper	
Symptome bei Kindern mit nachgewiesenem Fremdkörper	**Radiologische Befunde bei Kindern mit nachgewiesenem Fremdkörper**
Husten: 35%	Air trapping: 65%
Fieber: 30%	Atelektase: 15%
Kurzatmigkeit: 25%	Pneumonie: 13%
Wheezing: 25%	Ohne Befund: 12%
Keine Symptome: 2%	Fremdkörper: 4%

rezidivierenden Pneumonien, Otitiden und Sinusitiden sowie Auswurf.

■ ■ Fremdkörperaspiration

Die Fremdkörperaspiration ist nicht nur im Kleinkindesalter eine wichtige Differenzialdiagnose bei chronischem Husten und anhaltenden respiratorischen Beschwerden. Tückischerweise gibt es kein Leitsymptom, auch die radiologischen Veränderungen sind oft unspezifisch. Die häufigsten Symptome und radiologischen Befunde bei Kindern mit nachgewiesenem Fremdkörper sind in ■ Tab. 8.5 dargestellt.

■ ■ Allergische bronchopulmonale Aspergillose

Die allergische bronchopulmonale Aspergillose (ABPA) ist eine gemischte Typ-I- und Typ-III-Allergie, die durch Schimmelpilze wie z. B. Aspergillus fumigatus ausgelöst wird. Sie tritt als Komplikation bei Mukoviszidose und beim Asthma bronchiale auf. Von der allergischen Aspergillose ist eine infektiöse Aspergillose abzugrenzen, die bei Patienten mit angeborener oder erworbener Immundefizienz auftritt. Die Symptome der ABPA sind Gewichtsverlust, Fieber, Tachy- und/oder Dyspnoe sowie ein Engegefühl. Bei der Blutuntersuchung findet man eine Eosinophilie, deutlich erhöhte IgE-Werte (i.d.R. > 1000 kU/l) sowie spezifische IgE-Antikörper gegen Aspergillus fumigatus.

■ ■ Vocal cord dysfunction (Stimmlippendysfunktion)

Die Stimmlippendysfunktion zählt zu den dysfunktionellen, respiratorischen Symptomen. Bei dieser Funktionsstörung der Stimmbänder kommt es intermittierend zu einem kompletten bzw. teil-

weisen Verschluss während der Atemphase. Dieser Vorgang führt zu einer anfallsartigen Atemnot, die von den betroffenen Personen oft als ausgesprochen beängstigend empfunden wird. Eine VCD kann auch in Kombination mit einem Asthma bronchiale auftreten.

■ ■ Gastro-ösophagealer Reflux

Nach wie vor ist umstritten, ob primär ein gastro-ösophagealer Reflux aufgrund rezidivierender Mikoraspirationen zu einer bronchialen Hyperreagibilität mit Asthmasymptomen führt oder ob alternativ die Überblähung bei einem Asthmatiker eine Refluxsymptomatik begünstigt. Therapeutisch sind Maßnahmen wie 30°-Hochlagerung oder zeitliches Vorziehen der Abendmahlzeit nützlich. Medikamentös können Protonenpumpenhemmer eingesetzt werden.

Weitere Differenzialdiagnosen bei Asthma bronchiale umfassen

- exogene Kompression der Atemwege (Lymphome, Lymphknoten, Gefäße),
- strukturelle Atemwegsdefekte (z. B. Bronchomalazie),
- rezidivierende Entzündungen bei Immundefekt,
- Tuberkulose oder Infektion mit atypischen Mykobakterien,
- Bronchiolitis obliterans,
- kardiovaskuläre Erkrankungen,
- Spontanpneumothorax,
- neuromuskuläre Erkrankungen.

Fazit für die Praxis

- Asthma bronchiale ist eine der häufigsten chronischen Erkrankungen im Kindes- und Jugendalter mit einer Prävalenz von 5–10% in Deutschland. In einigen Industrienationen werden Asthmaprävalenzen bis 20% berichtet.
- Im Vorschulalter wird die Diagnose des Asthma bronchiale v. a. klinisch gestellt (Anamnese, Untersuchung). Bei älteren Kindern sind die Lungenfunktionsprüfung (Spirometrie, Bodyplethysmographie) mit Bronchospasmolysetest, ggf. die Provokationstestung und die Allergietestung ergänzende Pfeiler der Asthmadiagnostik.
- Kinder mit Asthma bronchiale zeigen in der Spirometrie häufig eine obstruktive Ventila-

tionsstörung. Die Obstruktion ist dabei charakteristischerweise nach Inhalation von Beta-Sympathomimetika reversibel.

- Die Symptome des Asthma bronchiale sind anfallsartige, vorwiegend expiratorische Atemnot mit Husten, Kurzatmigkeit und Giemen. Bei manchen Kindern ist ein persistierender, oft nächtlicher Husten das einzige Symptom.
- Obere und untere Atemwege stellen eine funktionelle Einheit dar. Daher ist es wichtig, Symptome der oberen Atemwege zu erfragen und die oberen Atemwege in die körperliche Untersuchung mit einzubeziehen.
- Die medikamentöse Therapie des Asthma bronchiale orientiert sich zu Beginn der Behandlung an dem Schweregrad der Symptome. Im Behandlungsverlauf ist das Therapieziel die vollständige Kontrolle der Asthmabeschwerden.
- Inhalative Steroide, Beta-Sympathomimetika und Leukotrien-Rezeptorantagonisten sind die wichtigsten Medikamente für die Behandlung des leichten bis mittelschweren Asthma bronchiale. Entscheidend für eine wirksame medikamentöse Therapie ist die Auswahl und Schulung mit dem richtigen Inhalationssystem.
- Die Indikation zu einer Spezifischen Immuntherapie (SIT) ist bei Kindern mit einem kontrollierten, exogen-allergischen Asthma bronchiale immer dann zu überprüfen, wenn eine Sensibilisierung gegen Hausstaubmilben, Gräser- oder Baumpollen vorliegt und klinische Beschwerden nach Allergenexposition bestehen.
- Alle Kinder mit einem diagnostizierten Asthma bronchiale sollten eine Asthmaschulung erhalten, die nach einem standardisierten Programm der Arbeitsgemeinschaft Asthmaschulung im Kindes- und Jugendalter e.V. durchgeführt wird.

in children with inadequately controlled allergic (IgE-mediated) asthma. J Allergy Clin Immunol 124: 1210–6

Martinez FD, Wright AL, Taussig LM, Holberg CJ, Halonen M, Morgan WJ (1995) Asthma and wheezing in the first six years of life. The Group Health Medical Associates. N Engl J Med 332: 133–8

Quanjer PH, Stanojevic S, Cole TJ et al. (2012) Multi-ethnic reference values for spirometry for the 3–95 year age range: the Global Lung Function 2012 equations. Eur Respir J; 40: 1324–43

Wenzel SE (2006) Asthma: defining of the persistent adult phenotypes. Lancet 368: 804–13

Weitere Literatur finden Sie unter ► http://extras.springer.com.

Hilfreiche Websites

- ► www.lungfunction.org – Website der GLI: bietet Informationen, Publikations-Links und einen kostenlosen Download für Normwertegleichungen für Lungenfunktionsparameter als auch einer selbst entwickelten Interpretations-Software
- ► www.pina-infoline.de – Website des Präventions- und Informationsnetzwerkes Asthma und Allergie e.V. (PINA e.V): bietet unter der Rubrik »Das Allergiebuch« zahlreiche Informationen für Eltern betroffener Kinder
- ► www.asthma.versorgungsleitlinien.de/ – Kurz- und Langfassung der im Dezember 2009 überarbeiteten Auflage der Nationalen-Versorgungsleitlinie Asthma: Informationen für Patienten sind über diese Webseite abrufbar
- ► www.daab.de/ – Deutscher Allergie- und Asthmabund: setzt sich als Patienten- und Verbraucherorganisation für die Belange von Kindern und Erwachsenen mit Allergien, Asthma/COPD und Neurodermitis ein
- ► www.paediatrische-pneumologie.eu/cms/ – Die Gesellschaft für Pädiatrische Pneumologie (GPP): hält aktuelle Informationen sowie einen Link zu relevanten Leitlinien für Atemwegserkrankungen im Kindesalter bereit
- ► www.asthmaschulung.de/: Informationen für Eltern und Asthmaschuler
- ► www.atemwegsliga.de/richtig-inhalieren.html - Informationen und Filme zu allen gängigen Inhalationsformen

Literatur

Halken S, Høst A, Niklassen U, Hansen LG, Nielsen F, Pedersen S et al. (2003) Effect of mattress and pillow encasings on children with asthma and house dust mite allergy. J Allergy Clin Immunol 111: 169–76

Lanier B, Bridges T, Kulus M, Taylor AF, Berhane I, Vidaurre CF (2009) Omalizumab for the treatment of exacerbations

Atopisches Ekzem

H. Ott

Als häufigste chronisch-entzündliche Hauterkrankung des Kindesalters führt das atopische Ekzem (AE) regelmäßig zu einer Vorstellung betroffener Patienten bei Kinder-, Haus- und Hautärzten. Es kann davon ausgegangen werden, dass bis zu 90% aller AE-Patienten zum Zeitpunkt der Erstmanifestation jünger als 6 Jahre alt sind. Es leiden also vorwiegend Säuglinge und Kleinkinder an dieser juckenden, äußerlich sichtbaren und somit stigmatisierenden Hauterkrankung. Dadurch ist die Lebensqualität der Betroffenen und ihrer Familien häufig eingeschränkt, so dass jedes Kind mit AE frühzeitig eine qualifizierte ärztliche Betreuung benötigt.

Hierbei ist es nicht zielführend, das AE entweder als ausschließliche Barrierestörung oder als primär immunologische Dysfunktion zu kategorisieren, die entweder dermatologisch oder kinderallergologisch zu behandeln wäre. Vielmehr sollte das AE als genetisch komplexe Erkrankung mit multifaktorieller Pathogenese und ausgesprochen heterogenem Krankheitsverlauf verstanden werden. Im Interesse der Patienten ist daher eine interdisziplinäre Betreuung unabdingbar.

■ **Epidemiologie**
Es liegen zahlreiche epidemiologische Daten zur Prävalenz und Inzidenz des atopischen Ekzems vor (▶ Abschn. 2.2). Allerdings wurden die entsprechenden Studien in heterogenen Populationen mit unterschiedlichen Untersuchungsmethoden und unter Berücksichtigung verschiedener Diagnosekriterien durchgeführt. Folglich sind die bisher verfügbaren epidemiologischen Kennzahlen sehr uneinheitlich und zeigen auch im regionalen Vergleich ausgeprägte Schwankungen.

In der bisher größten Untersuchung zur Epidemiologie atopischer Erkrankungen, der International Study of Asthma and Allergies in Childhood (ISAAC; ▶ Abschn. 2.2.3), ließ sich eine extreme Variabilität der 1-Jahres-Prävalenz des AE nachweisen. Während sich bei 6- bis 7-jährigen Kindern in Industrienationen vorwiegend hohe 1-Jahres-Prävalenzen von bis zu 20,5% (UK) ergaben, waren in den meisten Ländern anderer Lebensstandards viel weniger Patienten gleichen Alters betroffen (minimal 0,3% in Albanien).

❯ **Das atopische Ekzem tritt in westlichen Industrienationen sehr häufig auf, wohingegen es nur in wenigen Schwellenländern eine hohe Prävalenz erreicht.**

Im Rahmen des Kinder- und Jugendgesundheitssurveys (KiGGS; ▶ Abschn. 2.2.2) wurde für in Deutschland lebende Kinder und Jugendliche eine Gesamt-Lebenszeitprävalenz des AE von ca. 13% ermittelt. Dies bedeutet, dass bis zum Untersuchungszeitpunkt ca. ein Siebtel bis ein Achtel der minderjährigen Gesamtbevölkerung zu irgendeinem Zeitpunkt die ärztliche Diagnose »Atopisches Ekzem« erhalten hatte. Die aktuelle 1-Jahres-Prävalenz (»Neurodermitis in den letzten 12 Monaten«) betrug nach Elternangaben ca. 7%, was mit den Angaben der beiden deutschen Zentren in der o. g. ISAAC-Studie vergleichbar war.

In der KIGGS-Studie und anderen Untersuchungen zeigte sich ebenfalls, dass das AE bei Patienten mit Migrationshintergrund und Familien mit niedrigem Sozialstatus im Vergleich zu Familien ohne Migrationshintergrund und mittlerem bis hohem Sozialstatus seltener aufgetreten war. Dies ist mit der sog. Hygiene-Hypothese vereinbar, nach der atopische Erkrankungen und verbesserte Hygiene- und Wohnbedingungen eng miteinander verknüpft sind. Allerdings sind durch diese Hypothese nicht alle epidemiologischen Aspekte des AE erklärbar, so dass andere Einflussfaktoren berücksichtigt werden müssen (▶ Abschn. 2.2.6).

❯ **Etwa 13% der in Deutschland lebenden Kinder und Jugendlichen erkranken bis zu ihrem 18. Lebensjahr an einem atopischen Ekzem.**

Der natürliche Verlauf des AE wurde im Rahmen der deutschen Multicenter Atopy Study (MAS) in einer großen Geburtskohorte (n=1314) langfristig beobachtet. In dieser prospektiven Untersuchung betrug die kumulative Erkrankungsprävalenz in den ersten zwei Lebensjahren nahezu 22%. Von diesen frühzeitig an einem AE erkrankten Patienten hatten ca. 43% nach Ablauf des zweiten Lebensjahres bereits eine vollständige Remission erreicht. Andererseits litten nach einem Beobachtungszeitraum von 7 Jahren noch ca. 19% aller Patienten an

einem persistierenden (mind. jährlich auftretenden) AE und ca. 38% an einem intermittierenden
AE.

> **Fast 45% der Patienten, die in den ersten
> beiden Lebensjahren ein atopisches Ek-
> zem entwickeln, erreichen nach Beginn
> des dritten Lebensjahres eine vollständige
> Remission.**

Nachdem sich die AE-Prävalenz in den vergangenen 30 Jahren vielerorts verdoppelt bis verdreifacht
hat, deuten aktuelle Befunde darauf hin, dass sich
dieser Trend deutlich abschwächen könnte. Eine
generelle Abnahme der Erkrankungshäufigkeit
lässt sich aus den bisher vorliegenden Daten jedoch
nicht ableiten (▶ Abschn. 2.2.4).

Daher bleibt das AE auch aus gesundheitsöko-
nomischer Sicht relevant, zumal es in Deutschland
im Vergleich zu anderen westlichen Industrienationen besonders hohe direkte und indirekte Therapiekosten verursacht. Diese sind auch dadurch bedingt, dass gerade in unseren Breiten nicht-medizi-
nische Behandlungsformen, wie z. B. die Homöopathie, in Anspruch genommen werden.

◼ Ätiologie und Pathogenese

Das AE wird als komplexe, polygen vererbte Hauterkrankung mit verschiedenen Kandidatengenen
in Verbindung gebracht, ohne dass bisher ein ein-
heitliches, pathognomonisches Genexpressions-
profil betroffener Patienten etabliert werden konnte
(▶ Abschn. 2.1).

Zahlreiche intrinsische und extrinsische Triggerfaktoren können zur Pathogenese des AE beitragen (◻ Tab. 9.1). Ein entscheidendes pathophysio-
logisches Charakteristikum des AE besteht in einer
komplexen Störung der epidermalen Barrierefunktion sowohl läsionaler als auch nicht-läsionaler
Hautareale (◻ Abb. 9.1). Diese äußert sich u. a. in
einem erhöhten transepidermalen Wasserverlust,
einer ausgeprägten Hauttrockenheit sowie einer
massiven mikrobiellen Kolonisation v. a. mit Staphylococcus aureus.

◼◼ Störung der epidermalen Barrierefunktion

In genomweiten Screening-Untersuchungen fanden sich zunächst reproduzierbare Suszeptibili-
täts-Loci innerhalb des sog. Epidermalen Differen-

◻ **Tab. 9.1** Auswahl klinisch relevanter Triggerfaktoren des AE

Triggerfaktor	Beispiele
Allergene	Nahrungsmittel-, Aero-, Kontaktallergene
Immunstimulation	Systemische Infektionen, Impfung, spezifische Immuntherapie
Irritanzien	Tabakrauch, Detergenzien, Textilien, Duftstoffe
Kolonisation, Superinfektion	Staph. aureus, Malassezia furfur, Herpes-simplex-Virus
Physikalische Faktoren	Hitze, Kälte, UV-Strahlung, Wind
Pseudoallergene	Nahrungsmittelzusatzstoffe, Histamin-haltige Nahrungs- mittel
Psyche	Stress, Müdigkeit, sekundärer Krankheitsgewinn
Sonstige Faktoren	Schwitzen, Speichel, Denti- tion, hormonelle Faktoren

zierungskomplexes (EDC) auf Chromosom 1q21.
Dieser enthält funktionell assoziierte Gene, die bei
der terminalen Differenzierung humaner Keratinozyten eine entscheidende Rolle spielen. In weiteren Studien konnte dann vor wenigen Jahren das
»Filament-aggregierende Protein« Filaggrin (FLG)
als pathophysiologisch wichtigster Bestandteil des
EDC identifiziert werden.

Zunächst als inaktive Vorstufe in Keratohyalingranula des Stratum granulosum gespeichert,
wird FLG unter dem Einfluss von Proteasen in den
äußeren Schichten der Epidermis aus Profilaggrin
gebildet. Dort übernimmt es eine zentrale Rolle in
der Aggregierung intrazellulärer Keratinfilamente,
die für die Ausbildung eines regelrechten Stratum
corneum mit flachen, dicht gepackten Korneozyten entscheidend sind. Durch Proteolyse des FLG
entstehen in den Korneozyten zusätzlich hygros-
kopische Aminosäuren, die als natürliche Feucht-
thaltefaktoren (»natural moisturizing factors«)
Wasser binden und einer Austrocknung der Haut
entgegenwirken.

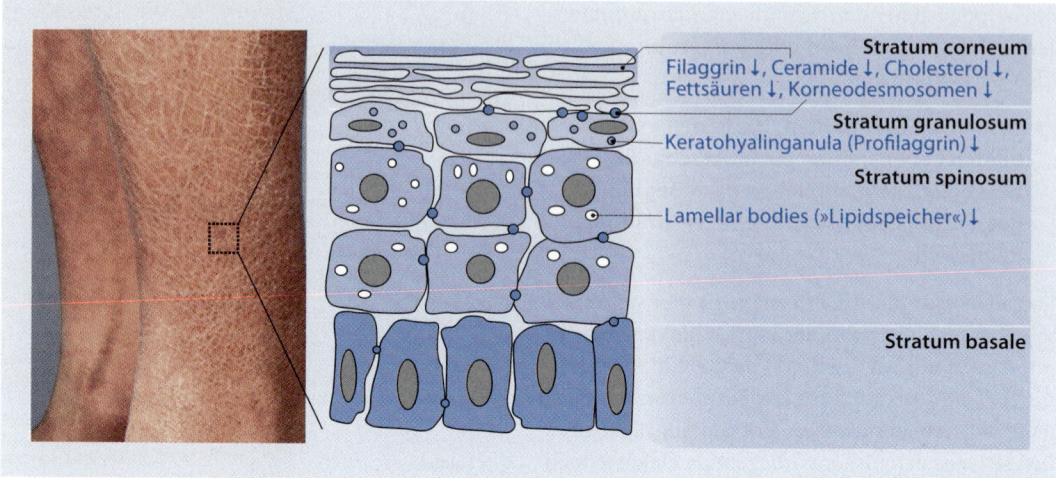

□ **Abb. 9.1**   Schematische Darstellung der Epidermis und einer Auswahl von Faktoren, die bei Patienten mit AE zu einer Beeinträchtigung der epidermalen Barrierefunktion beitragen

FLG-Nullmutationen, die zu einem vollständigen Fehlen von FLG führen, gehen mit dem Vollbild einer Ichthyosis vulgaris einher. Patienten mit anderen Mutationen, bei denen FLG zumindest partiell exprimiert wird, zeigen v. a. eine Hauttrockenheit unterschiedlicher Ausprägung sowie eine Hyperlinearität an Handinnenflächen und Fußsohlen (□ Abb. 9.2). Die zugrunde liegenden FLG-Mutationen werden bei mindestens 15% aller AE-Patienten und bei bis zu 50% der schwer betroffenen Patienten nachgewiesen.

Die herausragende pathophysiologische Relevanz des FLG wird auch dadurch deutlich, dass AE-Patienten mit dem »Filaggrin-Phänotyp« im Vergleich zu Patienten ohne FLG-Mutationen signifikant längere Krankheitsverläufe sowie ein erhöhtes Risiko für assoziierte Erkrankungen aufweisen (z. B. Eczema herpeticatum, Asthma bronchiale, Nahrungsmittelallergie).

> 15–50% der Kinder mit AE weisen Filaggrin-Mutationen auf, die mit einem protrahierten Krankheitsverlauf und einem erhöhten Risiko für Asthma bronchiale und Nahrungsmittelallergien assoziiert sind.

Zur Hauttrockenheit tragen auch Störungen der Synthese epidermaler Barrierelipide sowie deren beschleunigte Degradation bei. Insbesondere Ceramide und freie Fettsäuren finden sich im Stratum

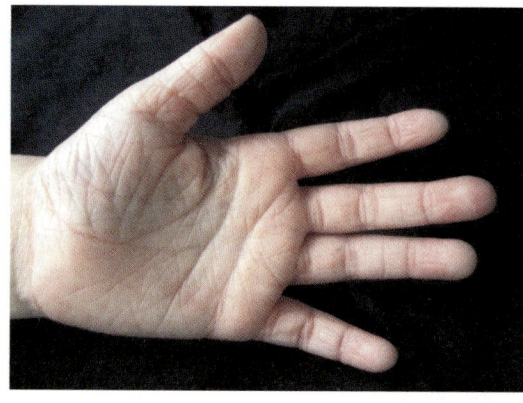

□ **Abb. 9.2**   Palmare Hyperlinearität bei einem Kleinkind mit AE und Filaggrin-Mutation

corneum von Patienten mit AE signifikant vermindert. Andere Störungen der epidermalen Barrierefunktion bei AE umfassen eine verminderte Anzahl von Korneodesmosomen, eine verminderte Aktivität von Protease-Inhibitoren (z. B. LEKTI) und eine Störung anderer Faktoren des Epidermalen Differenzierungskomplexes (z. B. Loricrin, Involucrin).

■■ **Immunologische Dysregulation**
Zahlreiche immunkompetente Zellen (u. a. Keratinozyten, dendritische Zellen, Langerhanszellen, eosinophile Granulozyten, Mastzellen, T-Lymphozyten) sind an der Pathogenese des AE beteiligt.

Haben pathogene Keime die gestörte epidermale Barriere von Patienten mit AE überwunden, wird das angeborene Immunsystem aktiviert. Keratinozyten und Antigen-präsentierende Zellen erkennen pathogen-assoziierte, molekulare Strukturen (pathogen-associated molecular patterns, PAMPs), die an angeborene Immunrezeptoren auf ihrer Oberfläche (z. B. Toll-like-Rezeptoren, TLR) oder im Zytosol binden (z. B. nucleotide-binding oligomerization domain-containing proteins, NOD). In der Folge werden neben pro-inflammatorischen Mediatoren auch antimikrobielle Peptide synthetisiert (z. B. Cathelicidin, Dermcidin, Defensine). Bei Patienten mit AE kommt es u. a. auf dem Boden genetischer Polymorphismen in den TLR- und NOD-Genen zu einer gestörten Synthese antimikrobieller Peptide, die zu einer erhöhten Suszeptibilität gegenüber bakteriellen und viralen Infektionen führt.

> **Störungen der angeborenen Immunität können bei Patienten mit AE zu einer erhöhten Suszeptibilität gegenüber bakteriellen und viralen Infektionen führen.**

Auch das adaptive Immunsystem zeigt bei Kindern mit AE eine Vielzahl von Veränderungen, die hier nur zusammenfassend dargestellt werden können. So ließen sich bei AE-Patienten eine bevorzugte Apoptose Th1-lymphozytärer Zellen und ein Anstieg von Th2-Lymphozyten sowie eine gestörte Aktivität bestimmter regulatorischer T-Zellen (CD4$^+$, CD25$^+$, FOXP3$^+$) und anderer T-Zell-Populationen (z. B. Th17, Th22) nachweisen (▶ Kap. 1).

Im Rahmen des akuten AE exprimieren Th2-Zellen vorzugsweise Interleukin-4 (IL-4) und IL-13 mit konsekutiv gesteigerter Synthese allergenspezifischer IgE-Antikörper sowie IL-5, das zur Differenzierung und Liberation eosinophiler Granulozyten aus dem Knochenmark beiträgt. Neuerdings wird auch dem IL-31 eine besondere Bedeutung in der Pathogenese des AE beigemessen, da es maßgeblich an der Juckreizentstehung beteiligt sein soll und offensichtlich als Aktivitätsmarker herangezogen werden könnte.

Die genannten Zellen und ihre Mediatoren üben negative Einflüsse auf die epidermale Differenzierung aus und vermindern so die Expression von Filaggrin und antimikrobieller Peptide. Hier-

durch wird die Entzündungsreaktion verstärkt, so dass ohne therapeutische Intervention ein Circulus vitiosus entsteht.

Im Verlauf der Erkrankung verändert sich das Zytokin-Milieu läsionaler Hautareale, so dass bei Patienten mit chronischem AE aktivierte Th1-Lymphozyten dominieren, die charakteristische Mediatoren synthetisieren (z. B. Interferon-γ, IL-12). Langerhanszellen und die sog. inflammatorischen dendritischen epidermalen Zellen (IDEC) sind ebenfalls maßgeblich an der Entzündungsreaktion bei AE beteiligt. Sie fungieren als Antigen-präsentierende Zellen, auf deren Oberfläche der hochaffine IgE-Rezeptor I (FcεRI) exprimiert wird. So wird nach transkutanem Allergenkontakt eine spezifische T-Zellproliferation induziert, die klinisch mit einer ekzematösen Reaktion im Bereich allergenexponierter Hautareale einhergehen kann.

Interessanterweise lassen sich v. a. bei Patienten mit schwerem, chronischem AE spezifische IgE-Autoantikörper gegen humane Proteine wie z. B. Cytokeratine (Hom s 5) nachweisen. Ob diese Befunde klinisch relevant sind und das AE somit auch autoimmunologisch bzw. »autoallergisch« bedingt ist, konnte bislang nicht abschließend geklärt werden.

> **Jenseits des stark vereinfachten Modells einer Th1/Th2-Imbalance sind in unterschiedlichen Erkrankungsstadien zahlreiche andere Immunmechanismen an der Pathogenese des AE beteiligt.**

■■ **Pruritus**

Juckreiz kann als eine akute oder chronische Missempfindung definiert werden, die bei Betroffenen das Verlangen auslöst, sich zu kratzen. Er ist das Kardinalsymptom zahlreicher entzündlicher Hauterkrankungen und gilt als essentielles Symptom des AE.

Im ersten Schritt der Pruritogenese führen endogene und exogene Triggerfaktoren zu einer Aktivierung nicht-myelinisierter C-Fasern der Haut. Dies kann direkt durch o. g. Stimuli, indirekt durch kutane Neuropeptide (z. B. Substanz P, Neurotensin) oder durch aktivierte Immunzellen und ihre Mediatoren (z. B. Histamin, Cytokine) verursacht werden. Der so entstandene Reiz wird über pru-

Tab. 9.2 UK-Diagnosekriterien des atopischen Ekzems. (Mod. nach Williams et al. 1994)

Schulkinder, Jugendliche, Erwachsene	Säuglinge und Kleinkinder
Majorkriterium (obligat)	
Juckende Hautveränderungen in den vergangenen 12 Monaten	Elterliche Beschreibung von Hautkratzen oder -reiben/-scheuern in den vergangenen 12 Monaten
Minorkriterien (3 von 5)	
Kinder > 4 Lebensjahre	Kinder < 4 Lebensjahre
Positive Eigenanamnese für Asthma bronchiale oder saisonale allergische Rhinitis	Positive Familienanamnese für atopische Erkrankung bei Verwandten ersten Grades
Beschwerdebeginn < 2. Lebensjahr	–
Sichtbare Beugenekzeme	Ekzeme an Wangen, Stirn, Extremitätenstreckseiten
Positive Eigenanamnese für »trockene Haut« in den vergangenen 12 Monaten	
Anamnestische Beteiligung der Beugenregionen (z. B. Kniekehlen, Ellenbeugen, Hand-/Fußgelenke)	
Die Diagnose eines AE kann gestellt werden, wenn das Majorkriterium und mindestens drei Minorkriterien erfüllt sind.	

rizeptive Projektionsneurone des Rückenmarks in unterschiedliche Hirnareale weitergeleitet.

Bei Patienten mit AE wurden u. a. eine erhöhte Anzahl sensorischer C-Fasern der Haut und eine Veränderung des kutanen Neuropeptid-Profils nachgewiesen. Zusätzlich ließ sich bei Patienten mit AE im Vergleich zu Hautgesunden eine erhöhte Anzahl von Hirnarealen nachweisen, die durch Hautkontakt mit pruritogenen Substanzen aktiviert wurden. Diese und andere Forschungsergebnisse lassen auf eine erniedrigte Juckreizschwelle bei Patienten mit AE schließen. Klinisch mündet dies häufig in einen Kreislauf, der auch als Juckreiz-Kratz-Spirale oder Juckreiz-Kratz-Zirkel bezeichnet wird.

■ **Klinik und Diagnosekriterien**

Es existieren noch immer keine objektiven diagnostischen Parameter, mit denen sich die Diagnose eines AE zweifelsfrei sichern ließe. Zusätzlich zeigt das AE eine starke Variabilität klinischer Erscheinungsformen, die u. a. durch das Patientenalter, den Krankheitsschweregrad, Vorbehandlungen oder die ethnische Zugehörigkeit beeinflusst wird.

In diesem Kontext ist es entscheidend, allgemein verbindliche Diagnosekriterien anzuwenden. Zusätzlich müssen die charakteristischen Läsionen

des AE sowie häufig assoziierte Hautveränderungen und kutane Komplikationen bekannt sein, damit eine verlässliche Diagnose gestellt werden kann.

■■ **Diagnosekriterien**

Es ist nicht nur im Hinblick auf epidemiologische Untersuchungen, sondern auch im Praxisalltag wichtig, dass einheitliche Kriterien für die Diagnose eines atopischen Ekzems berücksichtigt werden. Zur Anwendung im Rahmen wissenschaftlicher Untersuchungen haben sich die von einer britischen Arbeitsgruppe formulierten »UK diagnostic criteria« durchgesetzt, die in Evaluationsstudien eine sehr hohe diagnostische Spezifität (90–99%) und eine wechselnde Sensitivität (10–100%) aufwiesen. Sie umfassen neben dem Majorkriterium »Juckreiz in den vergangenen 12 Monaten« fünf weitere, teils altersabhängige Kriterien, die in ■ Tab. 9.2 dargestellt werden. Sind das Majorkriterium und mindestens drei weitere Kriterien erfüllt, kann die Diagnose eines AE gestellt werden.

In der klinischen Routine haben sich hingegen die von Hanifin und Rajka formulierten Diagnosekriterien langfristig bewährt. Bereits vor mehr als 40 Jahren definierten diese beiden Dermatologen vier Majorkriterien und insgesamt 23 Minorkrite-

◼ **Tab. 9.3** Diagnosekriterien des atopischen Ekzems nach Hanifin und Rajka (1980)

Majorkriterium	Minorkriterium
Juckreiz	Xerosis cutis
Chronische oder chronisch-rezidivierende Dermatitis	Ichthyose, palmare Hyperlinearität, Keratosis pilaris
Typische Morphologie und Verteilung:	Hauttest-Reaktion vom Soforttyp (Typ I)
– Beugenbetonte Lichenifikation oder Linearität bei Erwachsenen	Erhöhter Serum-IgE-Spiegel
– Gesichts- und Streckseitenbeteiligung bei Säuglingen und Kindern	Frühes Manifestationsalter
»Eigen- oder familienanamnestisch Atopie (Asthma, allergische Rhinitis, atopisches Ekzem)«	Neigung zu kutanen Infektionen (v. a. Staph. aureus, Herpes simplex)
	Neigung zu unspezifischen Hand- oder Fußekzemen
	Mamillenekzem
	Cheilitis
	Rezidivierende Konjunktivitis
	Dennie-Morgan-Unterlidfalte
	Keratoconus
	Anteriore, subkapsuläre Katarakt
	Periorbitale Verschattung
	Gesichtsblässe oder –erythem
	Pityriasis alba
	Vordere Halsfalte
	Juckreiz beim Schwitzen
	Woll- und Fettlösungsmittel-Intoleranz
	Perifollikuläre Akzentuierung
	Nahrungsmittelunverträglichkeit
	Durch Umwelt- oder emotionale Faktoren beeinflusster Krankheitsverlauf
	Weißer Dermographismus

Die Diagnose eines AE kann gestellt werden, wenn mindestens drei Major- und drei Minorkriterien erfüllt sind.

rien, die sowohl klinische Befunde als auch anamnestische Angaben berücksichtigen (◼ Tab. 9.3). Die Diagnose AE ergibt sich demnach, wenn mindestens drei Major- und drei Minorkriterien erfüllt sind. Erfahrungsgemäß ist es nicht sinnvoll und vergleichsweise zeitaufwändig, die zahlreichen Minorkriterien anhand einer Checkliste einzeln zu erfassen. Vielmehr ergibt sich die Diagnose eines AE mit einiger Übung »automatisch«, wenn bei einem Kind mit chronisch-rezidivierendem Juckreiz und charakteristischen Hautveränderungen eine sorgfältige Eigen- und Familienanamnese sowie ein eingehender klinischer Untersuchungsbefund erhoben werden.

❯ **Als Diagnosekriterien für das AE können in epidemiologischen Studien die UK-Diagnosekriterien, im klinischen Alltag die Hanifin/Rajka-Diagnosekriterien verwendet werden.**

■ ■ **Charakteristische klinische Manifestationsformen**

Die typischen kutanen Symptome des AE beginnen üblicherweise nach Ablauf des dritten Lebensmonats und können in ganz unterschiedlicher Weise kategorisiert werden. Am weitesten verbreitet ist die Unterscheidung nach den Prädilektionsstellen in verschiedenen Altersstufen:

– Säuglinge: Wangen, behaarter Kopf, Streckseiten der Extremitäten;
– Klein- und Schulkinder: Körperbeugen (Ellenbeugen, Kniekehlen, Halsregion);
– Adoleszenten, Erwachsene: zusätzlich Hand- und Fußekzeme.

Auch wenn diese relativ starre Einteilung in Bezug auf manche Ekzemformen zutrifft (z. B. Wangenekzeme beim Säugling), kann das AE altersunabhängig mit wechselnder Morphologie und in ganz unterschiedlichen Hautarealen auftreten.

9

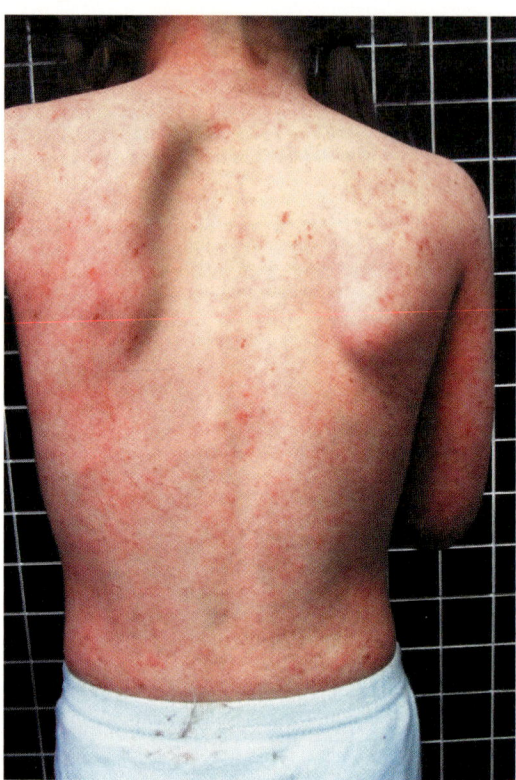

◻ **Abb. 9.3** Schweres, akutes AE bei einem Schulkind: multiple, unscharf begrenzte, großflächig konfluierende, erythematöse Patches mit multiplen Exkoriationen

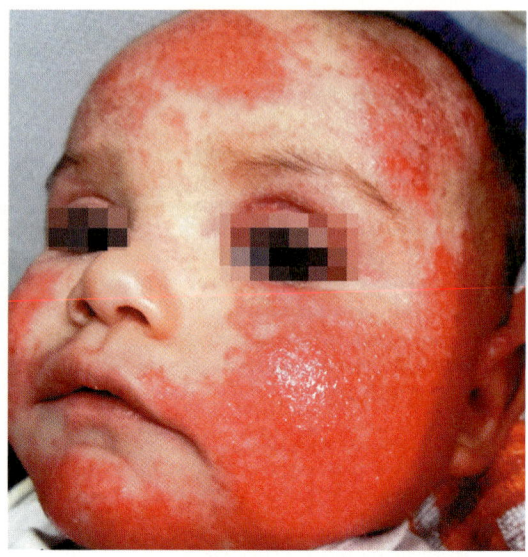

◻ **Abb. 9.4** Schweres, akutes AE bei einem Säugling: konfluierende, teils papulöse, größtenteils erodierte Erytheme mit starker Exsudation

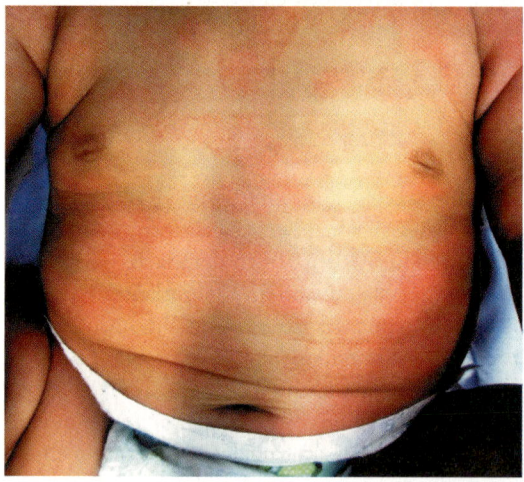

◻ **Abb. 9.5** Subakutes AE bei einem Säugling: nicht-exkoriierte, unscharf begrenzte, erythematöse Plaques

Typische Morphologie In der **Akutphase** des AE dominieren als Ausdruck der kutanen Entzündungsreaktion unscharf begrenzte, leicht erhabene (»infiltrierte«), teils ödematöse, erythematöse Plaques. Zahlreiche Patienten zeigen zusätzlich Papulovesikel und teils ausgeprägte Exkoriationen als Korrelat des häufig quälenden Juckreizes (◻ Abb. 9.3). Bei fortschreitender Exazerbation können nässende Erosionen entstehen, die im Säuglingsalter bevorzugt an den Wangen auftreten (◻ Abb. 9.4) und im Verlauf eine Krustenbildung zeigen (Crusta lactea: Milchschorf). Stark betroffene Patienten weisen konfluierende, großflächige Läsionen auf und können eine Beteiligung von > 90% der Körperoberfläche (Erythrodermie) entwickeln. Häufig ist jedoch – aus noch immer nicht vollständig verstandenen Gründen – das Windelareal ausgespart.

In der **subakuten und chronischen Phase** nach Abklingen akuter Exazerbationen imponieren in subakuten Stadien fein- bis mittellamellär schuppende, nicht nässende Erytheme (◻ Abb. 9.5). Der Übergang in chronische Verlaufsformen ist v. a. durch eine Vergröberung des Hautfaltenreliefs und eine Hautverdickung gekennzeichnet. Diese Lichenifikationen manifestieren sich im Verlauf

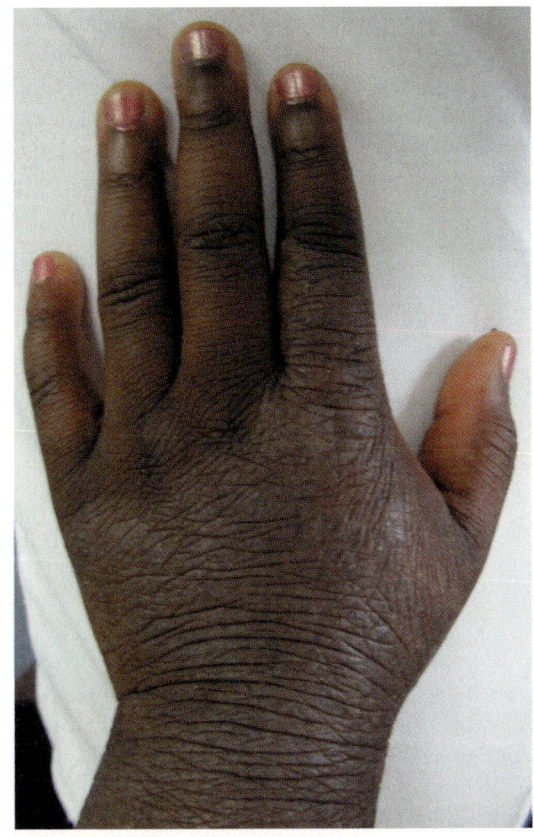

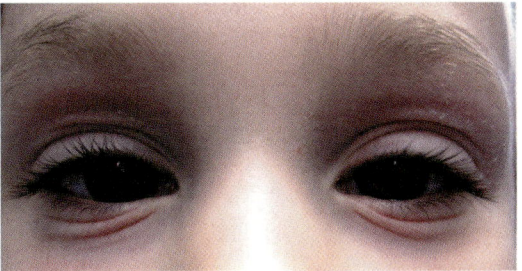

Abb. 9.7 Doppelte Unterlidfalte (Dennie-Morgan-Falte) bei einem Kleinkind mit leichtem AE

Abb. 9.6 Chronisches AE bei einem Kleinkind: ausgeprägte Lichenifikationen an Handrücken und Handgelenk

des Kleinkindes- und Schulalters besonders in den Beugenregionen (Ellenbeugen, Kniekehlen, Halsregion, Hand- und Fußgelenke) (■ Abb. 9.6).

Im späteren Schul- und Jugendalter können extrem juckende und daher häufig exkoriierte, persistierende Papeln und Knoten hinzukommen (pruriginöse Variante des AE). Häufig fallen in der klinischen Untersuchung zusätzlich post-inflammatorische Hyper- oder Hypopigmentierungen auf.

■■ **Assoziierte Hautveränderungen**

Betroffene Patienten zeigen oft einige »Atopie-Stigmata«, die mit dem AE assoziiert, aber nicht pathognomonisch sind. Hierzu zählen neben der Hauttrockenheit (Xerosis cutis) die palmoplantare Hyperlinearität (■ Abb. 9.2) und eine verstärkte perifolliküläre Verhornung, v. a. an den dorsalen

Oberarmen sowie den Oberschenkelvorderseiten (Keratosis pilaris). Weiterhin lassen sich regelmäßig Ohrläppchenrhagaden, eine doppelte Unterlidfalte (Dennie-Morgan-Falte, ■ Abb. 9.7) und eine periorbitale Verschattung (»Halo«) sowie ausgedünnte laterale Augenbrauen (Hertoghe-Zeichen) beobachten. Unscharf begrenzte, fein schuppende Hypopigmentierungen, die insbesondere bei dunklerer Hautfarbe sehr gut sichtbar sind, werden als Pityriasis alba bezeichnet. Interessanterweise entwickeln Patienten mit AE nach Reiben der Haut mit dem Holzspatel kein Reflexerythem, sondern zeigen eine streifenförmige Abblassung (Dermographismus albus). Diese manifestiert sich v. a. in nicht-ekzematösen Hautarealen und wird auf eine gesteigerte Kontraktilität kutaner Gefäße zurückgeführt.

Zu erwähnen ist ebenfalls, dass bei Kindern mit AE häufig eine Vergrößerung »dermopathischer«, regionärer Lymphknoten auftritt (z. B. okzipital, inguinal), die dokumentiert und den besorgten Eltern als harmlos erläutert werden sollte.

■■ **Sonderformen des atopischen Ekzems**

In ca. 70% der Fälle sind **nummuläre Ekzeme** (Syn.: diskoide, mikrobielle Ekzeme) mit einem AE assoziiert, während umgekehrt nur ca. 6% aller AE-Patienten auch ein nummuläres Ekzem aufweisen. Klinisch imponieren scharf begrenzte, münzförmige Plaques mit fein- bis mittellamellärer Schuppung. Diese zeigen häufig Exkoriationen sowie eine Krustenbildung und erreichen Durchmesser von ca. 1–5 cm (■ Abb. 9.8). Als Prädilektionsstellen gelten die (unteren) Extremitäten, während die Gesichtsregion nur selten betroffen ist.

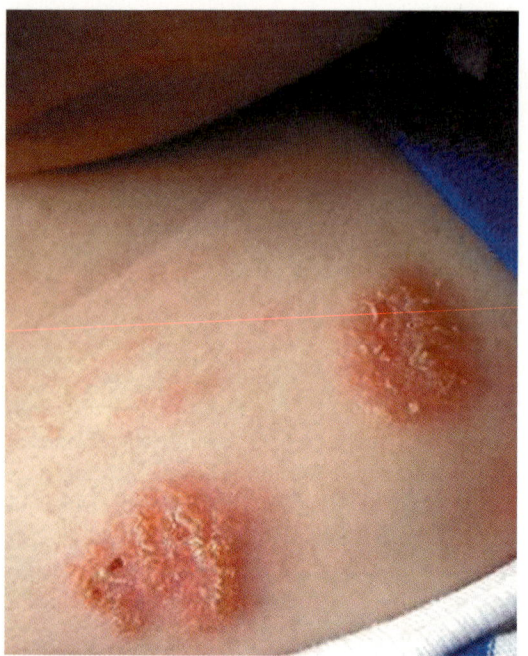

◘ **Abb. 9.8** Nummuläres Ekzem bei einem Säugling:
scharf begrenzte, infiltrierte, teils krustös belegte Plaques
im Brustbereich

Dyshidrosiforme **Hand- und Fußekzeme** treten bei Schulkindern und Adoleszenten häufig in Assoziation mit einem AE auf, wohingegen andere Triggerfaktoren (Nickelallergie, Mykose) in dieser Altersstufe selten relevant sind. Anders als die Bezeichnung suggeriert, spielt eine übermäßige oder gestörte Schweißsekretion keine führende pathogenetische Rolle. Klinisch imponieren palmoplantar sowie an Fingern und Zehen kleine (»Sagokorn-artige«) Papulovesikel. Sie gehen mit starkem Juckreiz einher und können eine Konfluenz bis hin zu ausgeprägter Blasenbildung zeigen.

Typisch für das Erwachsenenalter sind **pruriginöse Verlaufsformen** des AE, die jedoch auch bei Schulkindern und Adoleszenten auftreten. Betroffene Patienten zeigen häufig beugenbetonte, aber auch in anderer Lokalisation auftretende Papeln und Knoten, die stark jucken und daher oft mit den Fingernägeln ausgekratzt (»ausgelöffelt«) werden. In der Folge können Narben auftreten, so dass betroffene Kinder und Jugendliche frühzeitig und effektiv behandelt werden müssen.

Besondere **Lokalisationen** des AE schließen in erster Linie die Lid- und Perioralregion, die Mamillen, den Anogenitalbereich sowie die Hände und Füße ein. In den genannten Arealen können Hautveränderungen entweder isoliert oder in Kombination mit anderen Ekzem-Läsionen auftreten. Ihre sichere Erkennung ist klinisch bedeutsam, da sie differenzialdiagnostische Schwierigkeiten bereiten können und ggf. eine weiterführende Diagnostik erforderlich machen. Zusätzlich sind insbesondere bei der anti-inflammatorischen Lokaltherapie topographische Besonderheiten dieser größtenteils Glukokortikoid-sensitiven Areale zu berücksichtigen.

▪▪ Komplikationen

Virale Infektionen   Virale Infektionen mit besonderer klinischer Relevanz für Kinder mit AE werden hauptsächlich durch Viren der Herpesgruppe verursacht.

So werden kutane Herpes-simplex-Virus (HSV)-Infektionen, die bei Patienten mit AE auftreten, unabhängig vom Ausmaß der betroffenen Körperoberfläche als Eczema herpeticatum bezeichnet. Hierbei handelt es sich im Kindesalter in der Regel um eine HSV1-Primärinfektion, die in allen Altersstufen auftreten kann und anamnestisch häufig mit einem Herpes labialis der Eltern oder anderer erwachsener Kontaktpersonen assoziiert ist. Klinisch zeigen sich monomorphe, oft zentral genabelte (»eingedellte«) Papulovesikel, die gruppiert auftreten und konfluieren können. Juckreiz und Kratzen führen zu frühzeitiger Exkoriation, so dass teils exsudative Erosionen zurückbleiben, die »wie ausgestanzt« wirken (◘ Abb. 9.9).

Mehr als die Hälfte der Patienten mit Eczema herpeticatum entwickeln extrakutane Infektionszeichen bis hin zu einer systemischen Entzündungsreaktion und Sepsis-ähnlichen Krankheitsverläufen mit hohem Mortalitätsrisiko. Da die Prognose betroffener Patienten maßgeblich von einer frühzeitigen und konsequenten Therapie abhängt, muss bei entsprechendem klinischem Verdacht schon in der Initialphase konsequent behandelt werden.

Auch nach Infektion mit anderen Viren kann es bei Kindern mit AE zu einem protrahierten Krankheitsverlauf mit einer deutlich höheren Anzahl kutaner Läsionen kommen (z. B. Mollusca

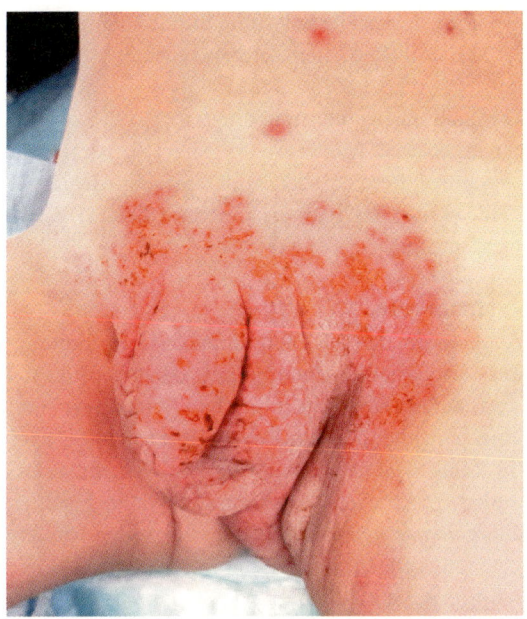

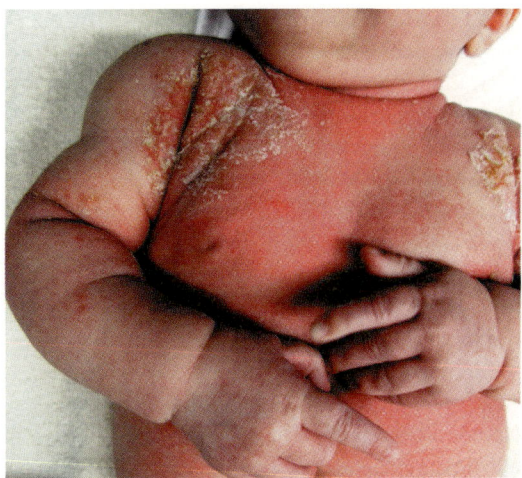

■ **Abb. 9.10**   Bakterielle Superinfektion bei schwerem AE

■ **Abb. 9.9**   Eczema herpeticatum: ausgestanzt wirkende Erosionen und Ulzerationen im Windelbereich eines Säuglings mit AE

contagiosa: Eczema molluscatum; Verruca vulgaris: Eczema verrucatum; Coxsackie-Infektion: Eczema coxsackium).

❯ **Bei Verdacht auf ein Eczema herpeticatum ist die stationäre Aufnahme betroffener Patienten zur weiterführenden Diagnostik und intravenösen Aciclovir-Therapie dringend indiziert.**

Bakterielle Infektionen

Staphylococcus aureus (Staph. aureus) lässt sich bei Patienten mit AE in > 90 % der Hautabstriche nachweisen. Begünstigt durch eine gestörte epidermale Hautbarriere, eine immunologische Dysfunktion und andere patientenseitige Faktoren (▶ Abschn. 9.2) sowie bakterielle Virulenzfaktoren (z. B. Adhäsine, Toxine), kommt es zu einer Kolonisation läsionaler und nicht-läsionaler Haut. Klinisch zeigen betroffene Kinder eine Impetiginisierung und Exazerbation des AE, die mit Exsudation und honiggelben Krusten einhergehen (■ Abb. 9.10). Zusätzlich können andere Manifestationen einer kutanen Staph.-aureus-Infektion be-

obachtet werden (z. B. Follikulitis, Impetigo contagiosa). In seltenen Fällen kann der klinische Verlauf durch eine Sepsis oder eine Bakteriämie mit folgender Osteomyelitis kompliziert werden.

Pilzinfektionen

Aufgrund der gestörten epidermalen Barrierefunktion weisen Kinder und Jugendliche mit AE eine Prädisposition zu kutanen Dermatophyten- und Candida-Infektionen auf, die sich wie bei Patienten ohne AE manifestieren (z. B. als Nagel- oder Fußpilz).

Zusätzlich kann die Kolonisation mit dem lipophilen Hefepilz Malassezia bei einigen AE-Patienten sowohl zu einer IgE-vermittelten als auch einer zellulären Sensibilisierung führen. Diese wird als Hauptursache einer Malassezia-assoziierten Variante des AE diskutiert, die sich hauptsächlich am behaarten Kopf sowie in der Hals- und Schulterregion manifestiert (»head-neck-shoulder-dermatitis«).

Erythrodermie und Dystrophie

Zeigen sich an ≥ 90 % der Körperoberfläche entzündliche Hautveränderungen (Erytheme mit z. B. Schuppung, Infiltration), wird dies als Erythrodermie bezeichnet. Betroffene Patienten werden häufig in reduziertem Allgemeinzustand vorgestellt und können u. a. Temperaturregulationsstörungen, eine hypertone Dehydratation und eine Hypopro-teinämie aufweisen. Insbesondere Säuglinge und Kleinkinder sind durch diese Maximalvariante des AE akut gefährdet und bedürfen in der Regel einer stationären Betreuung.

Chronische Verläufe eines schweren AE gehen bei Säuglingen und Kleinkindern mit dem Risiko einer Gedeihstörung einher. Diese kann auf eine Erythrodermie mit Hypoproteinämie zurückge-hen, zusätzlich können eine Fehlernährung bei restriktiven Diäten oder eine Malabsorption bei as-soziierter Nahrungsmittelallergie ursächlich sein. Außerdem müssen seltene, ebenfalls mit einer Dys-trophie assoziierte und potenziell lebensbedrohli-che Differenzialdiagnosen berücksichtigt werden (■ Tab. 9.4).

> **Säuglinge und Kleinkinder mit AE und Erythrodermie sollten aufgrund potenziell schwerwiegender Komplikationen statio-när überwacht und therapiert werden.**

Psychosoziale Belastung

Als chronisch-juckende, therapieintensive und häufig mit einer Störung der Nachtruhe assoziierte Hauterkrankung führt das AE bei vielen Kindern und ihren Familien zu einer teils schweren, psy-chosozialen Belastung. So weisen Untersuchungen darauf hin, dass die globale Lebensqualität schwer betroffener AE-Patienten stärker beeinträchtigt ist als bei anderen chronischen Erkrankungen, wie z. B. Asthma bronchiale, Diabetes mellitus oder Epilepsien. Als Faktoren mit starkem Einfluss auf die Lebensqualität von Kindern mit AE werden u. a. diskutiert:

- Stigmatisierung und vermindertes Selbstwert-gefühl aufgrund sichtbarer Hautläsionen,
- Schlafstörungen, auch seitens der Eltern bei häufigem Co-Sleeping,
- Konzentrationsstörungen aufgrund des Pru-ritus,
- hoher Zeitaufwand für die Lokaltherapie,
- Interaktionsstörungen im Rahmen der Lokal-therapie,
- Kindergarten-/Schulfehlzeiten bei akuten Krankheitsschüben,
- hohe finanzielle Belastung durch Therapiekos-ten und elterlichen Verdienstausfall.

Da sich diese ekzembedingten psychosozialen Stressfaktoren wiederum in einer Zunahme ek-zematöser Beschwerden widerspiegeln, droht ein Teufelskreis, der früh erkannt und durchbrochen werden muss.

■ **Diagnostik**

Auch wenn das AE die komplexeste Erkrankung des atopischen Formenkreises darstellen dürfte, sind außer einer ausführlichen Anamnese und einer eingehenden klinischen Untersuchung häu-fig keine weiteren diagnostischen Schritte erfor-derlich. Nur nach sorgfältiger Abwägung sollten allergologische, mikrobiologische oder andere Untersuchungen veranlasst werden. Insbesondere schmerzhafte Prozeduren wie Blutentnahmen oder gar eine Hautbiopsie sollten nicht leichtfertig er-folgen.

■ ■ **Anamnese**

Das Erstgespräch mit den Eltern und ggf. betrof-fenen Patienten ist der entscheidende Schritt hin zu der Etablierung einer tragfähigen Arzt-Patient- bzw. Arzt-Eltern-Beziehung. Es sollte in ruhiger Umgebung geführt werden und der Familie ausrei-chend Zeit gewähren, um den Krankheitsverlauf, bisherige Therapieversuche und Auswirkungen auf das Alltagsleben zu schildern.

Auch bei Kindern mit AE ist eine allgemeine kinderallergologische Anamnese unverzichtbar (▶ Abschn. 4.1). Als entscheidende Informationen mit unmittelbarer Bedeutung für das weitere Pro-cedere sollten u. a. erfragt werden:

Erkrankungsverlauf

- Beschwerdefrequenz (z. B. kontinuierlich, täg-lich, wöchentlich),
- Beschwerdezunahme zu bestimmten Tageszei-ten (z. B. frühmorgens, nachts),
- Beschwerdezunahme zu bestimmten Jahres-zeiten (z. B. ganzjährig, saisonal).

Triggerfaktoren

- Exposition gegenüber Aeroallergenen (z. B. Haustiere, Schimmelpilze),

▣ Tab. 9.4 Auswahl klinisch relevanter Differenzialdiagnosen des AE im Säuglingsalter sowie im Klein- und Schulkindalter

Erkrankung	Anamnestische und klinische Unterscheidungsmerkmale	Weiterführende Diagnostik
Manifestation im Säuglingsalter: Leichter bis mäßiger Krankheitsverlauf		
Seborrhoisches Ekzem	– Manifestation < 3. Lebensmonat – Windelbereich, Beugen betroffen	– In der Regel nicht erforderlich – Malassezia-Nachweis
Skabies	– Typische Prädilektionsstellen – Papeln, Vesikel, Knoten – Andere Familienmitglieder häufig mitbetroffen	– Auflichtmikroskopie – Mikroskopie Schuppenpräparat
Manifestation im Säuglingsalter: Schwerer Krankheitsverlauf und/oder Erythrodermie		
Biotinidase-Mangel	– Alopezie, periorifiziell betonte Läsionen – Ketoazidose, Hyperammonämie, Hypoglykämie	– Blutgasanalyse, BZ – Enzymdefizienz-Nachweis
Hyper-IgE-Syndrom	– Häufige kutane Infektionen, »kalte Abszesse« – Rezidivierende Pneumonien, Pneumatozelen – Chronische Candida-Infektion (Nägel, Schleimhaut)	– Serum-IgE: extrem erhöht – STAT3-Mutationsanalyse
Langerhanszell-Histiozytose	– Extremer Pruritus – Erosive Papeln intertriginös und am Capillitium	– Hautbiopsie (CD1a, CD 207) – Vollständiges Staging
Netherton-Syndrom	– Ichthyosiforme Erythrodermie – Spärliches, kurzes (»spiky«) Haar, Alopezie – Ichthyosis linearis circumflexa	– Trichoskopie: Bambushaar – Hautbiopsie: LEKTI-Mangel – SPINK5-Mutationsanalyse
Omenn-Syndrom	– Ichthyosiforme Erythrodermie, Alopezie – Lymphadenopathie – Hepatosplenomegalie	– Serum-IgE: extrem erhöht – Eosinophilie – Mutationsanalyse (u. a. RAG1/2)
Wiskott-Aldrich-Syndrom	– Ekzematöse Effloreszenzen – Petechien, Sugillationen – Rezidivierende Infektionen	– Blutbild: Thrombopenie – WASP-Mutationsanalyse
Manifestation im Klein- oder Schulkindalter		
Allergisches Kontaktekzem	– Ekzem in Allergen-exponierten Arealen – Crescendo-Reaktion	– Expositionsanamnese – Epikutantest
Dermatomykosen	– Randständig betonte, erythematöse Plaques – Häufig feinlamelläre Schuppung	– Expositionsanamnese – Mykologie
Lichen ruber	– Polygonale Papeln und Plaques, starker Pruritus – Wickham-Striae	– Histologie
Psoriasis vulgaris	– Erythematosquamöse Plaques – Prädilektionsstellen: Capillitium, Rima ani etc.	– In der Regel nicht erforderlich – Hautbiopsie

– Beschwerdezunahme nach Verzehr bestimmter Nahrungsmittel,
– Beschwerdezunahme an bestimmten Orten (z. B. im Haus, Garten),
– Tabakrauchexposition,
– Stress, emotionale Belastungsfaktoren.

Bisherige Diagnostik
– allergologische, mikrobiologische Befunde,
– histopathologische Befunde (Hautbiopsie),
– Befunde alternativer, komplementärer Diagnoseverfahren.

Bisherige Therapiemaßnahmen

- Lokaltherapie (Präparatenamen, Galenik, Dosis/Menge, Therapiedauer),
- Systemtherapie,
- Karenzdiät,
- psychologische Betreuung,
- Elternschulung, Rehabilitationsmaßnahmen,
- alternative, komplementäre Therapieverfahren.

Psychosoziale Belastung

- Störung des Nachtschlafes,
- Stigmatisierungserfahrungen,
- Belastung durch Therapieaufwand,
- Schulfehlzeiten des Patienten, Arbeitsfehlzeiten der Eltern,
- finanzielle Belastung durch Arzneimittelkosten und alternative Heilmethoden.

▪▪ Körperliche Untersuchung und Erfassung des Schweregrades

Um die aktuelle Krankheitsaktivität und potenzielle Komplikationen zu erfassen, sollte jedes Kind mit AE bei jeder Vorstellung in Praxis oder Ambulanz eingehend untersucht werden. Eine Fotodokumentation des Ausgangsbefundes und auffälliger Befunde im Verlauf ist anzuraten.

Vor allem bei schweren, chronischen Krankheitsverläufen und/oder Erythrodermie sind zusätzlich auxologische Parameter zu dokumentieren (Größe, Gewicht, BMI). Selbstverständlich erfolgt bei vorbekannten atopischen Begleiterkrankungen oder anamnestischem Verdacht eine allgemeinpädiatrische Untersuchung einschließlich Auskultation, Otoskopie, Palpation der regionären Lymphknoten und ggf. einer anterioren Rhinoskopie.

❯ **Um die aktuelle Krankheitsaktivität zu erfassen und assoziierte Komplikationen sowie potenzielle Differenzialdiagnosen auszuschließen, ist eine vollständige klinische Untersuchung von Kindern mit atopischem Ekzem unverzichtbar.**

Zur Ermittlung des AE-Schweregrades hat sich der von der European Task Force on Atopic Dermatitis vor 30 Jahren entwickelte SCORAD-Index im klinischen Alltag bewährt (◻ Abb. 9.11). Er setzt sich aus drei Abschnitten zusammen, die mit ein wenig

Übung innerhalb weniger Minuten bearbeitet werden können.

Zunächst wird die Flächenausdehnung ekzematöser Hautveränderungen gemäß Neunerregel erfasst. Hierbei ist die bei Säuglingen und Kleinkindern < 2 Lebensjahren höhere Gewichtung der Kopf- und Gesichtsregion zu berücksichtigen.

In einem zweiten Schritt wird die Ausprägung von sechs kutanen Symptomen semiquantitativ dokumentiert. Mit Ausnahme der Hauttrockenheit, die in einem ansonsten erscheinungsfreien Areal bewertet werden soll, wird die Intensität der anderen Kriterien an jeweils einem repräsentativen Hautareal erfasst.

Anschließend werden die Eltern bzw. der Patient gebeten, das durchschnittliche Ausmaß von Pruritus und Schlaflosigkeit innerhalb der vergangenen drei Tage auf einer visuellen Analogskala zu vermerken.

Abschließend wird der sog. SCORAD-Score ermittelt, der Werte zwischen 0 und 103 Punkten annehmen kann. Von vielen Autoren wird die Erkrankung bei 0–25 Punkten als leichtes, bei 26–50 Punkten als mäßiges und bei > 50 Punkten als schweres AE kategorisiert. Es kann davon ausgegangen werden, dass ca. 83% aller betroffenen Kinder ein leichtes AE aufweisen, während ca. 15% an einem mäßigen AE und nur ca. 2% an einem schweren AE leiden.

Der SCORAD-Index weist eine hohe Variabilität bei Erhebung durch verschiedene Untersucher auf (»interobserver variability«), die häufig auf einer unterschiedlichen Einschätzung der Flächenausdehnung beruht. Um innerhalb einer Einrichtung dennoch eine möglichst einheitliche Bewertung einzuüben, steht u. a. ein Online-Trainingsprogramm zur Verfügung (▶ Hilfreiche Websites).

❯ **Anhand des SCORAD-Scores kann der Schweregrad des AE orientierend erfasst werden: 0–25 Punkte leichtes, 26–50 Punkte mäßiges, > 50 Punkte schweres AE.**

▪▪ Allergologische Diagnostik

Es ist noch immer nicht gelungen, mithilfe kontrollierter Studien klare Indikationen für eine weiterführende allergologische Diagnostik bei Kindern und Jugendlichen mit AE zu definieren. Es herrscht

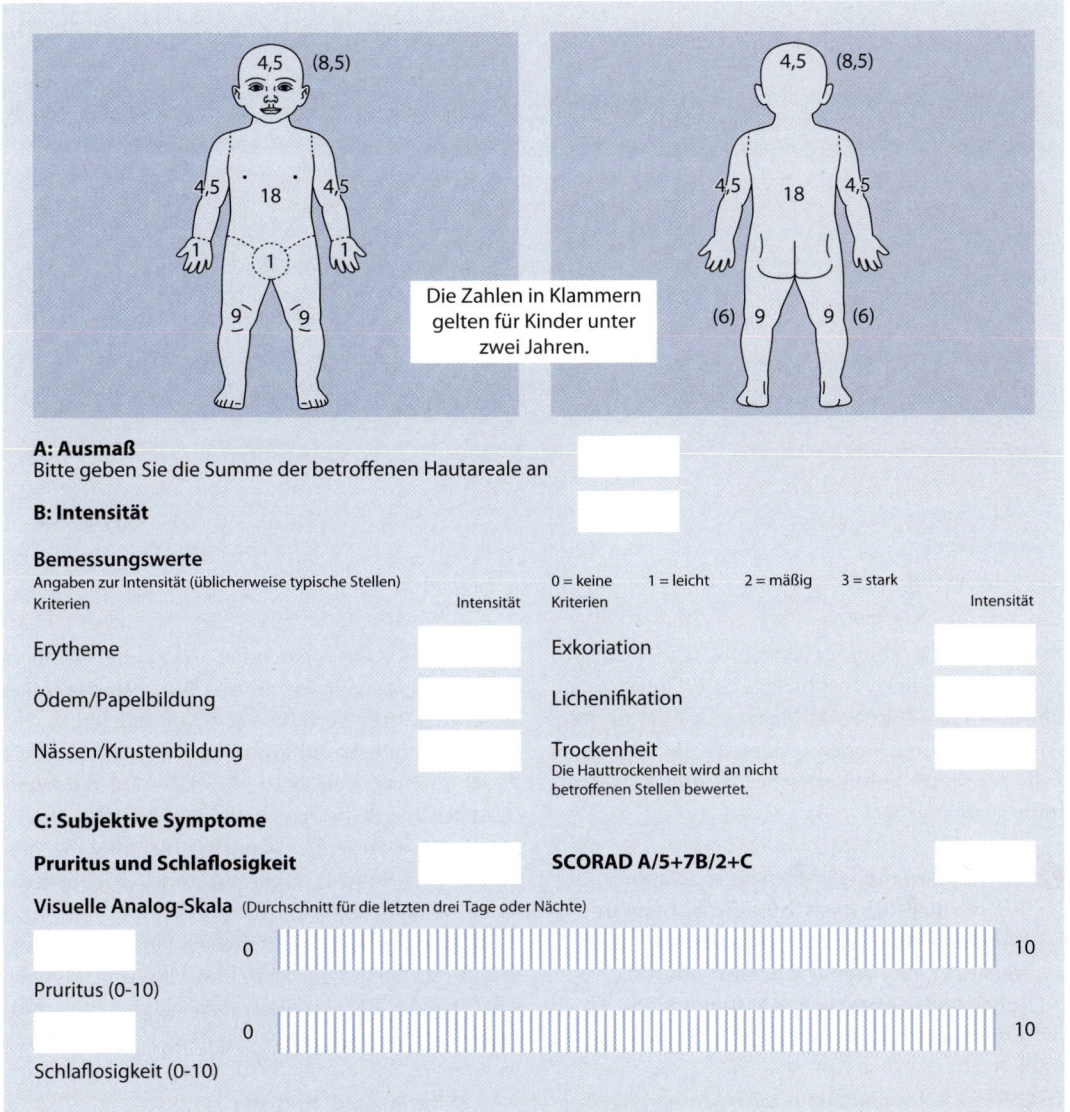

A: Ausmaß
Bitte geben Sie die Summe der betroffenen Hautareale an

B: Intensität

Bemessungswerte
Angaben zur Intensität (üblicherweise typische Stellen)

Kriterien	Intensität	0 = keine 1 = leicht 2 = mäßig 3 = stark Kriterien	Intensität
Erytheme		Exkoriation	
Ödem/Papelbildung		Lichenifikation	
Nässen/Krustenbildung		Trockenheit Die Hauttrockenheit wird an nicht betroffenen Stellen bewertet.	

C: Subjektive Symptome

Pruritus und Schlaflosigkeit   **SCORAD A/5+7B/2+C**

Visuelle Analog-Skala (Durchschnitt für die letzten drei Tage oder Nächte)

0 |||||||||||||||||||||||||||||||||||||||||||||||||| 10
Pruritus (0-10)

0 |||||||||||||||||||||||||||||||||||||||||||||||||| 10
Schlaflosigkeit (0-10)

Abb. 9.11   SCORAD-Score der European Task Force On Atopic Dermatitis

jedoch weitgehend Konsens darüber, dass weitere Testungen nicht erforderlich sind, wenn Patienten mit leichtem bis mäßigem AE auf eine Basistherapie gut ansprechen.

Sehr häufig werden Symptome des AE von Patienten und Eltern jedoch als Ausdruck einer allergischen Reaktion interpretiert, deren Auslöser es um jeden Preis zu entdecken gilt. Trotz-

dem ist von unselektiven, automatisch bei jedem Patienten durchgeführten Screenings abzuraten, z. B. von »Pricktest-Standardreihen«, der Bestimmung des Serum-Gesamt-IgE oder serologischen »Nahrungsmittelallergie-Screenings«. Gerade bei Kindern mit AE finden sich häufig stark erhöhte Gesamt-IgE-Werte und/oder allergenspezifische IgE-Antikörpertiter gegen Aero- und Nahrungs-

□ Tab. 9.5   Mögliche Indikationen für eine weiterführende allergologische Diagnostik bei Kindern und Jugendlichen mit AE

Anamnese/Klinik	Potenzielle(r) Auslöser	Diagnostik
Exazerbation nach Verzehr bestimmter Speisen	Nahrungsmittel	IgE-Serologie oder Haut-Pricktest Zeitlich begrenzte Allergenkarenz und Beschwerdeprotokoll Ggf. orale Provokationstestung
Exazerbation nach Anwendung bestimmter Externa	Externa-Inhaltsstoffe (z. B. Konservierungsmittel, Duftstoffe, Wirkstoffe)	Epikutantest Wiederholte, offene Anwendung (repeated open application test, ROAT)
Exazerbation v. a. an luftexponierten Hautarealen	Aeroallergene (z. B. Tierepithelien, Pollen, Hausstaubmilben)	IgE-Serologie oder Haut-Pricktest Atopie-Patchtest (nur im Einzelfall sinnvoll)
Chronische, lokalisierte Ekzeme (v. a. Hand- und Fußekzeme)	Kontaktallergene (z. B. Leder-, Gummi-Inhaltsstoffe, Metalle)	Epikutantest
Therapieresistentes, mäßiges bis schweres AE	Unbekannt	Sequenzielle Durchführung ggf. aller o. g. Untersuchungen

mittelallergene ohne jegliche klinische Relevanz. Dies ist den Eltern ausführlich zu erläutern, auch um unsinnige Karenzmaßnahmen zu verhindern. Andererseits sind weitere diagnostische Schritte im Falle konkreter anamnestischer Hinweise zweifelsohne gerechtfertigt.

> ❯ **Bei Kindern mit leichtem bis mäßigem AE, die auf eine Basistherapie gut ansprechen, ist ohne konkreten anamnestischen Verdacht eine weiterführende allergologische Diagnostik in der Regel nicht erforderlich.**

In □ Tab. 9.5 sind Situationen zusammengefasst, in denen eine allergologische Diagnostik bei Kindern mit AE sinnvoll sein kann. Die vorgeschlagenen Untersuchungsmethoden und ihr klinischer Stellenwert werden in den entsprechenden Kapiteln ausführlich dargestellt (▶ Kap. 4).

▪▪   Mikrobiologische Diagnostik
Mikrobiologische Untersuchungen sind bei Impetiginisierung und Verdacht auf eine bakterielle Superinfektion zum Nachweis von Staph. aureus und (seltener) Streptococcus pyogenes sowie zur Anfertigung eines Resistogramms indiziert. Insbeson-

dere bei häufig rezidivierenden Infektionen kann es zusätzlich sinnvoll sein, durch Nasenabstriche ein potenzielles Erregerreservoir zu lokalisieren.

Schon bei erstem klinischem Verdacht auf ein Eczema herpeticatum ist zusätzlich ein läsionaler Abstrich zur PCR-Diagnostik erforderlich.

Bei vorwiegender Lokalisation des AE im Kopf-, Hals- und Schulterbereich ist eine mykologische Diagnostik zum Nachweis von Malassezia sinnvoll. In mikroskopischen Schuppen-Präparaten lassen sich typischerweise längliche Hyphen und runde Sprosszellen (»spaghetti and meat balls«) nachweisen.

▪▪   Differenzialdiagnosen
Der klinischen Vielfalt des AE entsprechend sind zahlreiche Differenzialdiagnosen zu berücksichtigen, die in □ Tab. 9.4 zusammengestellt sind. Eine ausführliche Diskussion der erwähnten Krankheitsbilder ist an dieser Stelle nicht möglich. Daher wird auf entsprechende Übersichtsartikel bzw. Monographien verwiesen (▶ Literatur).

▪   Therapeutisches Management
Das Management von Patienten mit AE richtet sich in erster Linie nach Erkrankungsstadium und Patientenalter. Es folgt einem therapeutischen

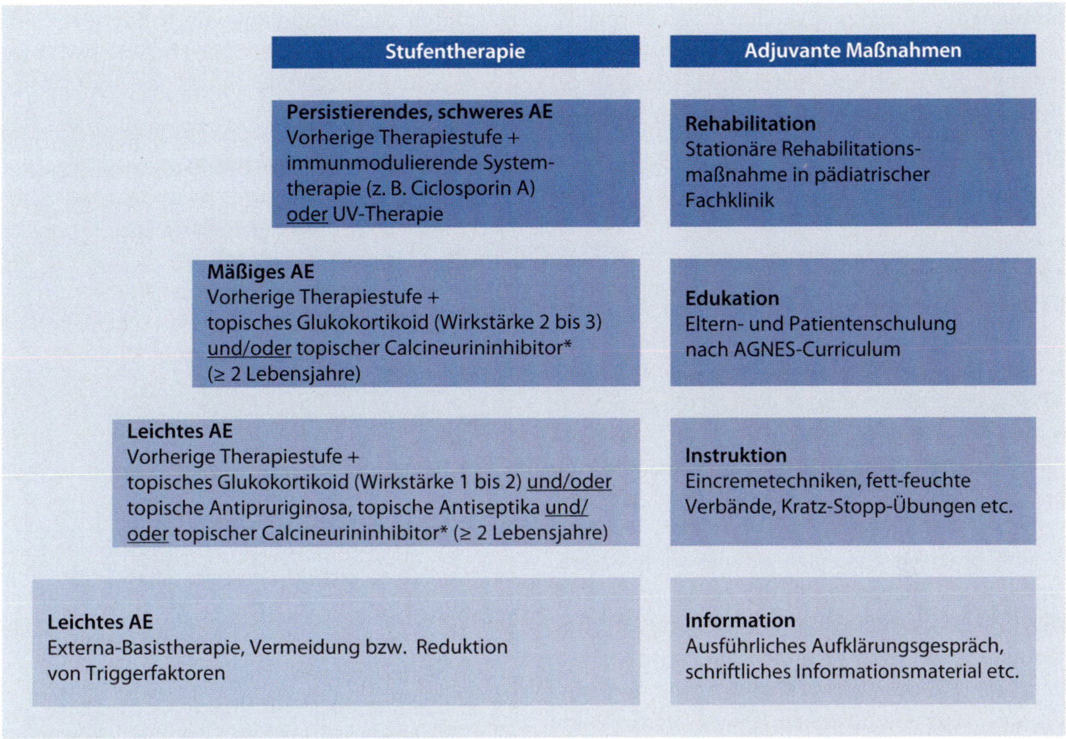

Stufentherapie	Adjuvante Maßnahmen
Persistierendes, schweres AE Vorherige Therapiestufe + immunmodulierende System- therapie (z. B. Ciclosporin A) <u>oder</u> UV-Therapie	**Rehabilitation** Stationäre Rehabilitations- maßnahme in pädiatrischer Fachklinik
Mäßiges AE Vorherige Therapiestufe + topisches Glukokortikoid (Wirkstärke 2 bis 3) <u>und/oder</u> topischer Calcineurininhibitor* (≥ 2 Lebensjahre)	**Edukation** Eltern- und Patientenschulung nach AGNES-Curriculum
Leichtes AE Vorherige Therapiestufe + topisches Glukokortikoid (Wirkstärke 1 bis 2) <u>und/oder</u> topische Antipruriginosa, topische Antiseptika <u>und/ oder</u> topischer Calcineurininhibitor* (≥ 2 Lebensjahre)	**Instruktion** Eincremetechniken, fett-feuchte Verbände, Kratz-Stopp-Übungen etc.
Leichtes AE Externa-Basistherapie, Vermeidung bzw. Reduktion von Triggerfaktoren	**Information** Ausführliches Aufklärungsgespräch, schriftliches Informationsmaterial etc.

Abb. 9.12 Stufenplan zur Behandlung des AE und Vorschläge zu sinnvollen adjuvanten Maßnahmen. (* Einsatz von topischen Immunmodulatoren nur bei Unverträglichkeit/Nichtwirksamkeit topischer Glukokortikoide und in Glukokortikoid-sensitiven Arealen)

Stufenplan, der selbstverständlich individuell umgesetzt und ggf. ergänzt werden muss (■ Abb. 9.12).

■■ Vermeidung von Triggerfaktoren

Bestehen allergenspezifische Sensibilisierungen, deren klinische Relevanz wahrscheinlich oder erwiesen ist, sind entsprechende Karenzmaßnahmen sinnvoll. Diese werden an anderer Stelle in diesem Buch erläutert (z. B. Hochhydrolysat-Nahrung bei Kuhmilchallergie [► Kap. 12], Hausstaubmilbensanierung [► Kap. 8], Duftstoff-freie Externa [► Kap. 10], Abschaffung felltragender Haustiere).

Von ebenso großer Bedeutung ist die Elimination oder Minimierung unspezifischer Triggerfaktoren, die bei Patienten mit AE häufig zu einer Beschwerdezunahme führen. So ist auf die strikte Vermeidung einer Tabakrauchexposition zu achten. Zur Körperreinigung sollten anstelle herkömmlicher Seifen und Shampoos bevorzugt milde, synthetische Detergenzien (Syndets) eingesetzt

werden. Auf irritative Textilien, insbesondere aus Schafwolle und Kunstfasern, sollte nach Möglichkeit zugunsten von Baumwolle, Seiden- oder Mikrofasern verzichtet werden. Störende Etiketten sollten entfernt, die Unterwäsche bei Irritation durch Nähte »auf links« getragen werden. Bei nächtlichem Juckreiz, der nicht selten auf zu eng anliegende Schlafkleidung und eine Irritation durch die Bettwäsche begünstigt wird, ist das Tragen sog. Neurodermitis-Schlafanzüge ebenfalls sinnvoll.

Auch physikalische Triggerfaktoren wie sehr hohe oder sehr niedrige Außentemperaturen, UV-Licht und eine hohe Luftfeuchtigkeit sind zu berücksichtigen. Neben einem konsequenten UV-Schutz sollten entsprechende Expositionen durch bevorzugten Aufenthalt in gemäßigten Klimazonen nach Möglichkeit vermieden werden.

Im klinischen Alltag spielen auch psychische Stressfaktoren eine bedeutende Rolle als Auslöser akuter Juckreizattacken. Sie können ebenfalls für protrahierte Krankheitsverläufe verantwortlich sein, die mit einer starken, psychosozialen Belastung und einer eingeschränkten Compliance/Adherence assoziiert sind. Ergeben sich in einem orientierenden, explorativen Gespräch entsprechende Hinweise, sollten die betroffenen Patienten frühzeitig kinderpsychologisch betreut werden.

▪▪ Lokaltherapie
Basis-Externatherapie Über 80% aller Patienten mit AE zeigen leichte Krankheitsverläufe und können sehr häufig bereits durch eine individuell adaptierte Basistherapie eine weitgehende Beschwerdefreiheit erreichen. Auch bei mäßigen und schweren Verlaufsformen ist die Auswahl geeigneter Basis-Externa entscheidend für eine erfolgreiche Therapie.

Die phasengerechte Behandlung erfolgt in erster Linie zur Stabilisierung der epidermalen Barrierefunktion, wodurch sich erwiesenermaßen eine Reduktion des transepidermalen Wasserverlusts und somit eine anti-ekzematöse sowie anti-pruriginöse Wirkung erreichen lassen. Hierbei sollte sich die Auswahl geeigneter Basis-Externa an den folgenden patientenseitigen und externen Faktoren orientieren:

- Klima/Jahreszeit,
- Patientenalter,
- Ekzemlokalisation,
- Krankheitsstadium,
- Verträglichkeit/Akzeptanz,
- Erstattungsfähigkeit/Behandlungskosten.

Für eine derart individualisierte Basistherapie steht die gesamte Bandbreite wirkstofffreier Grundlagen zur Verfügung, die unterschiedliche Wasser- und Lipidgehalte aufweisen. Allerdings finden Schüttelmixturen, Pasten, Puder oder alkoholische Lösungen in der Therapie des kindlichen AE kaum bzw. keine Anwendung. Im Gegensatz hierzu werden wässrige Lösungen, hydrophile Öl-in-Wasser-Emulsionen (O/W), hydrophobe Wasser-in-Öl-Emulsionen (W/O), wasserfreie Fettsalben und (Bade-)Öle regelmäßig eingesetzt. Diese sind als Fertigarzneimittel sowie als standardisierte Magistralrezepturen erhältlich.

Zu den wirkstofffreien Basis-Externa, die als Wollwachs-freie und standardisierte Magistral-

rezepturen zur Behandlung von Kindern mit AE häufig verwendet werden, zählen beispielsweise (n. Garbe u. Reimann 2005):

Wirkstofffreie Basis-Externa
- Unguentum emulsificans aquosum (wasserhaltige hydrophile Salbe DAB)
  - Hydrophile Creme
  - Fettgehalt 21%, Wassergehalt 70%
  - Wenig fettend, gut einziehend, kühlend
  - Hauptindikation: akute und subakute Ekzeme
- Basiscreme DAC
  - Ambiphile Creme
  - 33% Fett-, 40% Wassergehalt
  - Universelle Grundlage für zahlreiche Wirkstoffe
  - Rückfettende Cremegrundlage, gut einziehend
  - Hauptindikation: subakute bis chronische Ekzeme
- Hydrophobe Basiscreme DAC (Lipophile Cremegrundlage, NRF 11.104)
  - Hydrophobe Creme
  - 27% Fett-, 64,29% Wassergehalt
  - Gut geeignet zur Einarbeitung von Wirkstoffen
  - Gut einziehend, schlecht abwaschbar
  - Hauptindikation: Xerosis cutis bei chronischem AE

Ihr Einsatz erfolgt stadienadaptiert und richtet sich nach den Grundprinzipien der Dermatotherapie: Je akuter und nässender das Ekzem, desto hydrophiler (wässriger) die Grundlage. Je chronischer und verhornter das Ekzem, desto lipophiler die Grundlage.

> **Für die Basis-Externatherapie gilt: Feucht auf feucht, fett auf trocken.**

Dies bedeutet, dass akute, exsudative Ekzeme in der Initialphase zunächst nur mittels feuchter Umschläge behandelt werden. Am häufigsten werden hierzu Schwarztee-getränkte Tupfer verwendet: 3–4 Beutel nicht-aromatisierte Tee pro Liter Wasser, 20–30 Minuten »ziehen lassen«, Tee-getränkten Tupfer auflegen und vor dem Antrocknen erneuern.

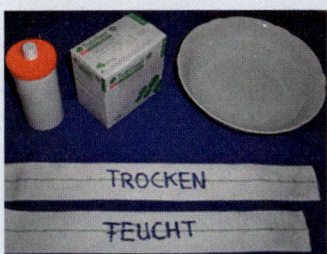

1) Abmessen und Zuschnitt der Verbände
Verbandsmaterial
Elastischer, längs- und querdehnbarer Schlauchverband
Verbandsgröße (Farbcodierung)
s. Tabelle 9.6
Verbandslänge
– Arme: Schulteransatz bis Fingerspitze plus ca. 7 cm
– Beine: Beinansatz bis Zehenspitzen plus ca. 7 cm
– Rumpf: Halsansatz bis Gesäß

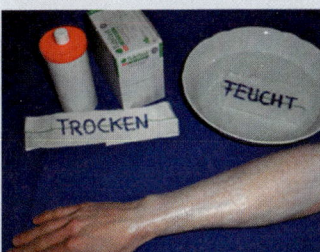

2) Auftragen des Externums
– Stadien-adaptiertes Externum wählen
– Ausreichende Externummenge auftragen
– Gleichzeitig wird die erste Verbandslage angefeuchtet
Merke
– Einwirkzeit ca. 6–8 h, dann erneutes Auftragen
– Erneutes Anfeuchten im Abstand von ca. 3–4 h

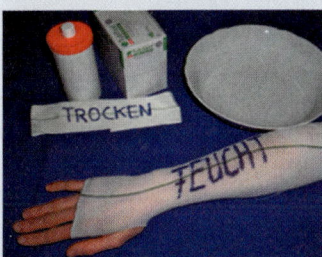

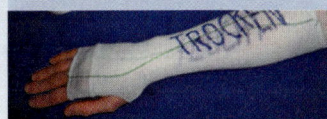

3) Verbandanlage
– Feuchten Verband auswringen und anlegen
– Darüber Anlage des trockenen Verbandes
– Auf faltenfreien Sitz achten!
Merke
– Über den Verbänden kann Alltagskleidung getragen
  werden
– Bei Säuglingen alternierende Verbandanlage an Stamm
  und Extremitäten, um Auskühlung zu vermeiden
– Erhöhte Resorption wirkstoffhaltiger Externa unter
  Verbandsokklusion
– Anwendungsdauer im Akutstadium: 2–4 x 24 h, dann
  über Nacht bis zum Abklingen der akuten Exazerbation

◘ **Abb. 9.13** Anlagetechnik fett-feuchter Schlauchverbände (»wet wrap dressings«); (Bildrechte: Fr. A. Britsch; mit freundl. Genehmigung)

Bei akuten, nicht-exsudativen sowie subakuten Ekzemen ist die Anlage fett-feuchter Verbände sinnvoll. Diese wirken nicht nur kühlend und rehydrierend, sondern auch als mechanische Barriere gegen ständiges Kratzen. Durch fett-feuchte Verbände kann auch der Verbrauch wirkstoffhaltiger Externa signifikant gesenkt werden. Um eine korrekte, häusliche Verbandanlage zu gewährleisten, sollten die entsprechenden Techniken den Eltern zuvor ausführlich erläutert und demonstriert werden (◘ Abb. 9.13 sowie ◘ Tab. 9.6).

Jenseits der Akutphase erfolgt die Applikation der entsprechenden Creme, Cremesalbe oder (Fett-)Salbe mindestens zweimal täglich, um eine ausreichende Rückfettung zu gewährleisten. Insbesondere bei chronischen Verlaufsformen sollte dem Basis-Externum ein Feuchthaltefaktor (»Moisturizer«) wie z. B. Harnstoff, Glycerin oder Dexpanthenol zugesetzt werden. Besonders zu beachten ist jedoch, dass harnstoffhaltige Externa v. a. im Säuglings- und frühen Kleinkindesalter kurz nach dem Auftragen ein irritatives Hautbrennen (»Stinging«-Effekt) hervorrufen können, dessen Ursache unbekannt ist. Säuglinge und Kleinkinder < 2 Lebensjahren sollten daher in der Regel nicht mit harnstoffhaltigen Externa therapiert werden.

◻ Tab. 9.6 Fett-feuchte Schlauchverbände (z. B. Tubifast®): Auswahl der adäquaten Größe mithilfe farbkodierter Umfangsangaben

Größe	Farbcode	Umfang Gliedmaße (cm)	Körperareal
1	rot	9–18	Kinderarm, -fuß
2	grün	14–24	Kinderbein, -arm
3	blau	24–40	Kinderkopf, Arm, Unterschenkel
4	gelb	35–64	Kinderkopf, -rumpf, -bein
5	beige	64–130	Rumpf

Obwohl die Basistherapie mit wirkstofffreien Externa durchgeführt wird, ist auch hier das Risiko weiterer Nebenwirkungen zu beachten (z. B. bakterielle Follikulitis, Hautirritationen, Mazeration, Kontaktallergie). Zur Vermeidung einer im klinischen Alltag nicht selten eintretenden Therapiemüdigkeit sollte die Applikation der Externa als möglichst angenehmes Ritual etabliert werden. So kann der Behandler den Vorgang gegenüber den betroffenen Kindern als »Gespräch zwischen Hand und Haut«, »Streicheleinheiten« oder »Massage« darstellen und ihnen so näher bringen.

Zusätzliche Bäder bei einer Wassertemperatur von 35°–37°C über 5–10 Minuten erfüllen im Rahmen der Basistherapie wichtige Funktionen, z. B. Kühlung, Keratolyse, Rehydratation oder das Abspülen von Externa-Resten. Sie können im akuten Stadium bis zu 2-mal täglich erfolgen, während in chronischen Phasen 2- bis 3-mal wöchentliche Bäder sicher ausreichend sind. Es stehen kommerzielle medizinische Ölbäder zur Verfügung, die sich in ihrer Wirksamkeit nicht grundsätzlich voneinander unterscheiden. Nach dem Baden und vorsichtigen Abtrocknen/Trockentupfen sollte unmittelbar das Basis-Externum appliziert werden.

> **❯ Fett-feuchte Verbände und Ölbäder besitzen in der Behandlung mäßiger bis schwerer Ekzeme einen hohen Stellenwert.**

Bei der Verschreibung von Basis-Externa sollte auf eine adäquate Verordnungsmenge geachtet werden. Hilfreich ist in diesem Zusammenhang die sog. Fingerspitzeneinheit (»finger tip unit«, FTU), die einen Creme- oder Salbenstrang bezeichnet, der bei Erwachsenen von einer Fingerspitze bis zur ersten Fingerfurche reicht. Eine FTU entspricht ca.

0,5 g Externum und ist ausreichend, um z. B. bei einem 3–6 Monate alten Säugling die Brust- und Bauchregion zu behandeln. Mithilfe klinischer Untersuchungen konnten in verschiedenen Altersgruppen die Externa-Einheiten ermittelt werden, die zur Behandlung unterschiedlicher Körperregionen erforderlich sind (◻ Tab. 9.7).

Eine Kostenerstattung von Basistherapeutika durch die Krankenkasse ist für AE-Patienten bis zum vollendeten 11. Lebensjahr möglich, wenn es sich um apothekenpflichtige Arzneimittel handelt. Diese Voraussetzung erfüllen alle standardisierten und (nach Plausibilitätsprüfung durch den Apotheker) auch alle individuellen Magistralrezepturen aus unterschiedlichen Arzneibüchern (z. B. Neues Rezepturformularium: NRF; Deutsches Arzneimittelbuch: DAB). Im Gegensatz hierzu sind in dieser Altersgruppe nur sehr wenige, in der Roten Liste® entsprechend gekennzeichnete Fertigpräparate (apothekenpflichtig, ap) zu Lasten der gesetzlichen Krankenkasse rezeptierbar. Bei Kindern und Jugendlichen ≥ 12 Lebensjahren ist eine Kostenerstattung nur in Ausnahmefällen vorgesehen (Entwicklungsverzögerung, Ichthyosis congenita).

> **❯ Magistralrezepturen können Patienten bis zum vollendeten 11. Lebensjahr zu Lasten der gesetzlichen Krankenkassen verordnet werden.**

Anti-inflammatorische Lokaltherapie   Neben einer Externa-Basistherapie können zur topisch-antiinflammatorischen Behandlung leichter Ekzeme weitgehend nebenwirkungsfreie und über Jahrzehnte bewährte Wirkstoffe eingesetzt werden (z. B. Zinkoxid, Schieferöl, Gerbstoffe). Allerdings

□ **Tab. 9.7** Fingerspitzeneinheiten: Berechnung einer ausreichenden Externum-Menge zur Behandlung unterschiedlicher Körperareale im Säuglings-, Klein- und Schulkindalter. (Mod. nach Long et al. 1998)

	3 Monate	6 Monate	12 Monate	18 Monate	2 Jahre	4 Jahre	7 Jahre	12 Jahre
Gesicht und Hals	1	1	1,5	1,5	1,5	1,75	2	2,5
Arm und Hand	1	1	1,25	1,5	1,5	2	2,5	4
Stamm (eine Seite)	1	1,5	1,75	2	2	2,75	3,5	5
Glutealregion	0,5	0,5	0,5	0,75	1	1	1,5	2
Bein und Fuß	1,25	1,5	2	2	2	3,5	4,5	7
»Ganzkörperbehandlung«	8	9,5	12	13,25	13,5	19,25	24,5	36,5

1 Fingerspitzeneinheit = ca. 0,5 g Externum

stehen ausreichend umfangreiche, kontrollierte Studien zu deren Wirksamkeit weiterhin aus, so dass bei anhaltenden Beschwerden frühzeitig eine Therapie mit niedrigpotenten Glukokortikoiden zu erwägen ist.

Die **topischen Glukokortikoide** stellen nach wie vor die anti-entzündliche Therapie der ersten Wahl bei Patienten mit atopischem Ekzem dar. Wirkmechanismen, potenzielle Nebenwirkungen und eine Klassifikation dieser Substanzgruppe sind ausführlich in ▶ Abschn. 5.1 dargestellt, der die Grundlage der folgenden Abschnitte bildet.

Kaum ein anderes, in der Kinderallergologie eingesetztes Medikament bewegt die Gemüter der Patienten und ihrer Eltern so sehr wie die topischen Glukokortikoide. So gehen aktuelle Untersuchungen davon aus, dass aus diffuser Angst vor schwerwiegenden Nebenwirkungen in nahezu 25% der Fälle die verschriebenen Präparate gar nicht oder nur mit erheblicher Verzögerung eingesetzt werden. Zusätzlich empfinden 50–75% der Patienten bzw. Eltern die Anwendung topischer Glukokortikoide zumindest als »besorgniserregend«. Es ist daher die primäre Aufgabe des behandelnden Arztes, dieser Kortikophobie durch eine ausführliche Aufklärung, Empathie und Engagement entgegenzuwirken.

❯ Um eine Kortikophobie-bedingte Beeinträchtigung des Therapieerfolges zu vermeiden, sollten Eltern ausführlich über den hohen Nutzen und die (geringen) Risiken einer adäquat durchgeführten topischen Glukokortikoid-Therapie informiert werden.

Grundsätzlich sollten nur topische Glukokortikoide mit geringem Nebenwirkungspotenzial eingesetzt werden, die unter Berücksichtigung des Patientenalters sowie der Ekzemlokalisation auszuwählen sind. Im Praxisalltag können die folgenden Anwendungsempfehlungen hilfreich sein:

Topische Glukokortikoid-Therapie: Anwendungsempfehlungen
- Applikationsfrequenz: einmal tägliches Auftragen aufgrund einer intraepidermalen Depotbildung zumeist ausreichend
- Anwendungsdauer: unabhängig vom eingesetzten Präparat 10 (bis maximal 14) Tage täglicher Anwendung
- Säuglings- und frühes Kleinkindalter: schwaches bzw. verdünntes, mittelstarkes Glukokortikoid mit hohem Therapeutischen Index (z. B. Hydrocortisonacetat 1% bzw. Prednicarbat 0,25% Creme 10.0 in Basiscreme DAC ad 30.0)
- Schulkind- und Adoleszentenalter: mittelstarkes, in Ausnahmefällen starkes Glukokortikoid mit hohem therapeutischen

Index; z. B. Methylprednisolonaceponat, Hydrocortisonbutyrat, Prednicarbat bzw. Mometasonfuroat
- »Glukokortikoid-sensitive« Hautareale sollten nur kurz behandelt werden oder gänzlich ausgespart bleiben (Windelregion, Genitalbereich, Axillae, Gesichtsregion)

In folgenden Situationen sollte die Indikation zur topischen Glukokortikoid-Therapie überprüft bzw. die Lokaltherapie unterbrochen werden:
- akute virale oder bakterielle Hautinfektion,
- Beschwerdezunahme unter regelrecht durchgeführter Glukokortikoid-Behandlung (= Kontaktallergie?),
- nachlassende Wirkung (Tachyphylaxie?),
- Auftreten anderer Nebenwirkungen (z. B. periorale Dermatitis).

Zur Vermeidung einer erneuten Exazerbation nach abruptem Therapieende ist eine langsame Dosisreduktion empfehlenswert (»Step down«-Therapie, »Ausschleichen«):
- Reduktion der Applikationsfrequenz: eine Woche 1-mal täglich, dann 1 Woche alternierend (alle 2 Tage), in der letzten Woche in dreitägigem Abstand;
- alternativ: Umstellung eines initial höherpotenten auf ein schwächer wirksames Präparat mit anschließender Dosisreduktion.

Aktuelle Untersuchungen deuten darauf hin, dass eine proaktive Fortführung der Lokaltherapie mit topischen Glukokortikoiden, d. h. eine 2-mal wöchentliche Intervalltherapie häufig betroffener Hautareale über 1–3 Monate, zu einer verlängerten Remissionsphase beitragen kann.

Topische Calcineurininhibitoren (TCI) werden unter pharmakologischen Gesichtspunkten sowie hinsichtlich potenzieller Nebenwirkungen ausführlich in ▶ Abschn. 5.1.5 diskutiert.

Aktuell stehen als Vertreter dieser Wirkstoffgruppe Pimecrolimus in einer hydrophilen Cremegrundlage (Elidel® 1% Creme) und Tacrolimus in einer hydrophoben Salbe (Protopic® 0,03% bzw. 0,1%) für die Lokaltherapie des AE zur Verfügung.

Beide Substanzen sind in o. g. Konzentrationen für Klein- und Schulkinder ab dem vollendeten 2. Lebensjahr zugelassen. Tacrolimus ist zusätzlich in höherer Konzentration erhältlich (Protopic® 0,1% Salbe), die für Jugendliche ab dem vollendeten 16. Lebensjahr und Erwachsene zugelassen ist.

Die TCI sind weiterhin – v. a. aufgrund noch immer unzureichender Langzeitstudien zu ihrer Sicherheit – nicht als Erstlinientherapie des kindlichen AE anzusehen. Aus pädiatrisch-dermatologischer Sicht sind sie jedoch in folgenden klinischen Situationen indiziert:

Klinische Situationen, in denen TCI indiziert sind:
- Beschwerdepersistenz trotz Meidung von Triggerfaktoren, adäquater Basistherapie und Lokaltherapie mit Glukokortikoiden
- Erforderliche Langzeittherapie mit topischen Glukokortikoiden und drohende, potenziell irreversible Glukokortikoid-Nebenwirkungen
- Chronische Ekzeme in Glukokortikoid-sensitiven Hautarealen (v. a. Zervikofazial-/Periorbitalregion, Intertrigines, Windelregion)
- Unverträglichkeit topischer Glukokortikoide (z. B. Kontaktallergie).

Die Wirksamkeit der TCI wurde in zahlreichen kontrollierten Studien belegt. So zeichnet sich ab, dass Pimecrolimus ähnlich wirksam ist wie schwache Glukokortikoide (z. B. Hydrocortisonacetat), während Tacrolimus in seiner Wirksamkeit den mittelstarken Glukokortikoiden ähnelt (z. B. Methylprednisolonaceponat). Obwohl nicht alle Patienten auf eine TCI-Behandlung ansprechen und lokale Nebenwirkungen (Hautrötung, Brennen) auftreten können, führen die TCI bei der Mehrzahl behandelter Kinder innerhalb weniger Tage zu einer Abnahme der Entzündungsreaktion und des Pruritus.

❯ **Pimecrolimus-Creme kann bei gegebener Indikation zur Behandlung leichter bis mittelschwerer Ekzeme eingesetzt werden,**

◘ **Tab. 9.8**   Antiseptika zur antimikrobiellen Lokaltherapie des atopischen Ekzems (Auswahl)

Wirkstoff	Konzentration	Zubereitung	NRF*
Chlorhexidingluconat	1%	Hydrophile Creme	11.116
Eosin-Dinatrium	0,5–1%	Wässrige Lösung	11.95
Kaliumpermanganat 1%	16 Tropfen/l	Lösungskonzentrat	11.82
Methylrosaniliniumchlorid	0,1%	Wässrige Lösung	11.69
Polihexanid	0,04%	Hydrophiles Gel	11.131
Triclosan	1%	Lipophile Creme	11.122

* Neues Rezepturformularium (NRF): Sammlung standardisierter Rezepturvorschriften

während Tacrolimus-Salbe zur Behandlung mittelschwerer und schwerer Formen des AE verwendet wird.

Beide TCI können zur Kurzzeit- und intermittierenden Langzeitbehandlung über bis zu zwölf Monate verschrieben werden, wohingegen eine kontinuierliche Dauertherapie nicht empfohlen wird. Ihre Anwendung erfolgt 2-mal täglich über drei Wochen (Tacrolimus) bzw. sechs Wochen (Pimecrolimus). Nach dieser Anwendungsdauer sollte eine klinische Verlaufskontrolle erfolgen.

Im klinischen Alltag sind die folgenden praktischen Aspekte und einige Fachinformationen besonders zu berücksichtigen:

Topische Calcineurininhibitoren: Anwendungshinweise
- Therapieeinleitung durch Arzt mit Erfahrung in der Behandlung des AE
- Kontraindikationen:
  - Immundefizienz, schwere kongenitale Ichthyosen
  - aktive virale oder bakterielle Infektion im Anwendungsgebiet
  - gleichzeitige Anwendung von CYP3A4-Inhibitoren wie z. B. Erythromycin, Itraconazol (gilt nur für Tacrolimus)
  - Überempfindlichkeit gegenüber Makroliden (Tacrolimus)
- Anwendung bei Kindern unter 2 Lebensjahren nicht empfohlen (Off-label-Therapie

in Einzelfällen jedoch insbesondere mit Pimecrolimus möglich/erforderlich!)
- Keine Anwendung unter Okklusion und/oder gleichzeitiger UV-Therapie
- Abklärung einer interkurrenten Lymphadenopathie und Therapieabbruch bei unklarer Genese oder EBV-Infektion
- Impfungen bei Patienten mit ausgedehnter Erkrankung bevorzugt während behandlungsfreier Intervalle
- Obligate Beratung der Eltern über UV-Schutzmaßnahmen (textiler Sonnenschutz, Vermeiden starker Sonnenexposition, Solarium-Verbot, Sonnencreme mit hohem Lichtschutzfaktor etc.)

■■   **Antimikrobielle Therapie**

Bakterielle Superinfektionen mit kleinflächiger Ausbreitung sollten in Abwesenheit extrakutaner Symptome lokal therapiert werden. Da Lokalantibiotika bei häufiger bzw. langfristiger Anwendung mit dem Risiko einer Kontaktsensibilisierung und der Entwicklung von Resistenzen assoziiert sind, werden bevorzugt topische Antiseptika eingesetzt (◘ Tab. 9.8).

Bei multilokulärem oder großflächigem Befall und bei Allgemeinsymptomen ist die systemische Therapie mit einem Betalaktam-Antibiotikum vorzuziehen, das eine sichere Wirksamkeit gegen Staph. aureus aufweist (z. B. Cefadroxil, Cefaclor, Cefuroxim). Bei rezidivierenden Superinfektionen und mittels Abstrich nachgewiesenen Kolonisation ist eine topisch-antiseptische Rezidivprophylaxe sinnvoll, z. B. mit dem halogenierten Diguanid Chlorhexidingluconat. Eine orale Antibiotikaprophylaxe hat sich bei Patienten mit AE in kontrollierten Studien hingegen als nicht sinnvoll erwiesen.

Kutane Herpes-simplex-Infektionen bzw. das Eczema herpeticatum müssen frühzeitig intravenös mit Aciclovir behandelt werden (3-mal 10 mg/kg Körpergewicht täglich über 5–7 Tage).

Malassezia-assoziierte Hautveränderungen (»head, neck and shoulder dermatitis«) sprechen sehr gut auf eine topisch-antimykotische Therapie an, z. B. mit Ketoconazol oder Ciclopirox-Olamin.

▪▪ Systemische Therapieoptionen, UV-Therapie

In der Behandlung von Kindern und Jugendlichen mit AE sind systemische Therapien mit Ausnahme der oben genannten, oralen Antibiotika nur selten wirklich indiziert.

H₁-Antihistaminika (H₁-AH) Sie werden bei starkem Juckreiz traditionell zwar häufig und nicht selten über längere Zeiträume täglich eingesetzt. Allerdings hat sich ihr therapeutischer Nutzen bislang nicht in kontrollierten Studien belegen lassen, und auch in der klinischen Erfahrung profitieren nur wenige Patienten mit AE tatsächlich von einer anti-histaminergen Behandlung. Eine kurzfristige Anwendung sedierender H₁-AH der ersten Generation kann jedoch in Ausnahmefällen (stärkster Pruritus, Störung der Nachtruhe) gerechtfertigt sein, wohingegen eine Langzeittherapie mit diesen Wirkstoffen aufgrund ihres Nebenwirkungspotenzials abzulehnen ist (▶ Abschn. 5.3.1).

Ciclosporin A Ciclosporin A kann als einziges systemisches Immunsuppressivum auch im Kindesalter für die systemische Behandlung des schweren AE empfohlen werden. Es ist als Reservemedikament zu betrachten und sollte nach Möglichkeit nicht vor dem Schulalter eingesetzt werden. Es ist Patienten mit stark beeinträchtigter Lebensqualität vorbehalten und sollte nur zur Behandlung schwerer, ansonsten therapierefraktärer Krankheitsverläufe verwendet werden. Ausgehend von einer Startdosis, die bei Kindern mit AE üblicherweise 2–5 mg/kg KG beträgt, kann bei adäquatem An-

sprechen in zweiwöchigen Abständen eine Dosisreduktion um jeweils ca. 0,5 mg/kg bis zum Erreichen einer individuellen Erhaltungsdosis versucht werden. Eine CsA-Dauertherapie (> 6 Monate) ist jedoch aufgrund seiner geringen therapeutischen Breite und des photokarzinogenen Potenzials nicht empfehlenswert. In jedem Fall sind unter Anwendung von CsA dessen Nebenwirkungen, pharmakologische Interaktionen und die erforderlichen Verlaufskontrollen zu beachten (▶ Abschn. 5.1.5).

Systemische Glukokortikoide Systemische Glukokortikoide sollten zur Langzeittherapie des AE aufgrund ihres sehr ungünstigen Nutzen-Nebenwirkung-Profils nicht mehr verwendet werden. Ist ihr Einsatz z. B. bei akuter Exazerbation eines schweren AE dennoch erforderlich, sollte die Behandlung mit einer Substanz ohne mineralokortikoide Wirkung durchgeführt werden. Im klinischen Alltag hat sich Methylprednisolon in einer Anfangsdosierung von 0,5–1 mg/kg KG bewährt. Im Verlauf sollte eine vorsichtige Dosisreduktion erfolgen, um ein Rebound-Phänomen zu vermeiden (▶ Abschn. 5.1.3).

Spezifische Immuntherapien Spezifische Immuntherapien (SIT, Hyposensibilisierungen) können bei gegebener Indikation (Asthma bronchiale, allergische Rhinitis, Insektengiftallergie) auch bei Patienten mit AE durchgeführt werden. Der Stellenwert einer SIT zur Behandlung des AE bleibt aufgrund fehlender, pädiatrischer Studiendaten jedoch weiterhin unklar. Zwar weisen erste Untersuchungen bei Erwachsenen und älteren Jugendlichen mit AE und Hausstaubmilbenallergie darauf hin, dass insbesondere schwer betroffene Patienten von einer SIT profitieren könnten. Ob sich diese Ergebnisse auf Kinder mit AE übertragen lassen, die sehr häufig eine polyvalente Sensibilisierung mit geringer klinischer Relevanz aufweisen, müssen zukünftige Langzeitstudien mit adäquatem Studiendesign zeigen.

UV-Therapien UV-Therapien werden bei Erwachsenen mit AE regelhaft zur Behandlung mäßiger bis schwerer, chronischer Krankheitsverläufe eingesetzt. Es kommen unterschiedliche Therapiemodalitäten mit verschiedenen UV-Spektren zum Einsatz. Sowohl für photochemische Verfahren wie z. B. Psoralen plus UVA (PUVA), die aufgrund ihres hohen photokarzinogenen Potenzials im Kindesalter streng kontraindiziert sind, als auch für die sehr wirksame UVA1-Therapie liegen keine ausreichenden pädiatrischen Studiendaten vor. Einzig die Effektivität einer Schmalband-UVB-Therapie (»narrow band«, UVB311) konnte auch bei Kindern mit AE in prospektiven Studien belegt werden. Bis Ergebnisse aus Langzeitstudien zu ihrer Sicherheit vorliegen, kann aber auch die UVB311-Therapie nur für ältere Schulkinder (> 12 Lebensjahre) mit schwerem Ekzem als Reservetherapie empfohlen werden.

▪▪ Adjuvante Maßnahmen

Als entscheidendes Ziel begleitender Maßnahmen bei Auftreten eines AE im Kindesalter muss die Befähigung betroffener Familien stehen, selbstbestimmt und eigenverantwortlich handeln zu können. Dieser auch als »Empowerment« bezeichnete Prozess kann schweregradabhängig durch Informationsvermittlung (z. B. Arztgespräch, Merkblätter), Instruktion (z. B. Demonstration von Eincreme-, Verbandstechniken) und Edukation (Neurodermitisschulung, ▶ Abschn. 5.3) unterstützt werden.

Sind durch die genannten Schritte jedoch keine oder nur kurze Phasen einer weitgehend unbeeinträchtigten Lebensqualität zu erreichen, ist eine stationäre Rehabilitationsmaßnahme in einer spezialisierten, auf die Bedürfnisse pädiatrischer Patienten eingerichteten Fachklinik indiziert. Zusätzlich sollte bei ersten Hinweisen auf eine anhaltende psychische Belastung frühzeitig eine kinderpsychologische Mitbetreuung veranlasst werden. Von vielen Patienten und deren Familien werden Kontakte mit anderen Betroffenen ebenfalls als sehr positiv und hilfreich empfunden, so dass aktiv auf entsprechende Eltern- und Selbsthilfegruppen hingewiesen werden sollte (▶ Hilfreiche Websites).

Fazit für die Praxis

- Jedes achte Kind erkrankt an einem atopischen Ekzem, das somit die häufigste chronisch-entzündliche Hauterkrankung in dieser Altersgruppe darstellt.
- 90% aller Patienten mit atopischen Ekzem sind bei Erstmanifestation jünger als 6 Jahre alt.
- Das atopische Ekzem stellt eine komplexe, polygen vererbte Erkrankung mit multifaktorieller Pathogenese dar.

- Von entscheidender pathophysiologischer Bedeutung sind eine Störung der epidermalen Barrierefunktion, eine immunologische Dysregulation, eine bakterielle Kolonisation sowie eine erniedrigte Juckreizschwelle.
- Im klinischen Alltag lässt sich das atopische Ekzem anhand der Hanifin/Rajka-Kriterien diagnostizieren.
- Die Symptome des atopischen Ekzems und seine Lokalisation sind altersabhängig und variieren auch in Abhängigkeit vom Erkrankungsschweregrad.
- Sonderformen des atopischen Ekzems umfassen u. a. das nummuläre Ekzem, dyshidrosiforme Hand- und Fußekzeme sowie pruriginöse Verlaufsformen.
- Potenziell schwere Komplikationen bestehen u. a. in einem Eczema herpeticatum, bakteriellen Superinfektionen sowie in einer starken Beeinträchtigung der Lebensqualität.
- Eine sorgfältige Anamnese und eine gründliche klinische Untersuchung bilden die Grundlage der Diagnostik bei Patienten mit atopischem Ekzem.
- Die stadienadaptierte Basis-Externatherapie und die Ausschaltung von Triggerfaktoren stellen die erste Stufe der Behandlung dar.
- In zweiter Linie kann anti-inflammatorisch mit topischen Glukokortikoiden und bei deren fehlender Wirksamkeit mit topischen Immunmodulatoren behandelt werden.
- Nur bei wenigen Kindern und Jugendlichen mit atopischem Ekzem werden eine systemisch-immunsuppressive Behandlung oder eine UV-Therapie benötigt.
- Auf jeder Therapiestufe sind zusätzliche adjuvante Maßnahmen angezeigt, die von der Vermittlung erkrankungsspezifischer Informationen über die Demonstration von Eincreme-Techniken bis zu Elternschulungen und stationären Rehabilitationsmaßnahmen reichen.

Literatur

Garbe C, Reimann H (2005) Dermatologische Rezepturen. Schlüssel zur individualisierten topischen Therapie, 2., vollst. neu bearb. Aufl. Thieme, Stuttgart

Hanifin JM, Rajka G (1980) Diagnostic features of atopic dermatitis. Acta Derm Venereol Suppl 92: 44–7

Long CC, Mills CM, Finlay AY (1998) A practical guide to topical therapy in children. Br J Dermatol 138(2): 293–6

Williams HC, Burney PG, Hay RJ et al. (1994) The U.K. Working Party's Diagnostic Criteria for Atopic Dermatitis. I. Derivation of a minimum set of discriminators for atopic dermatitis. Br J Dermatol 131: 383–96

Wollenberg A, Ehmann LM (2012) Long term treatment concepts and proactive therapy for atopic eczema. Ann Dermatol 24(3): 253–60

Weitere Literatur finden Sie unter ▶ http://extras.springer.com.

Hilfreiche Websites

▶ www.gpau.de – Gesellschaft für Pädiatrische Allergologie und Umweltmedizin (GPAU): Elternratgeber zu Basistherapie und adjuvanten Maßnahmen (D)
▶ www.neurodermitisschulung.de – Arbeitsgemeinschaft Neurodermitisschulungen im Kindes- und Jugendalter e.V.: Informationen zum Schulungsprogramm; Adressen von Schulungs- und Ausbildungszentren
▶ www.daab.de/haut/ – Deutscher Allergie- und Asthmabund e. V.: Umfangreiche Patienteninformationen
▶ http://adserver.sante.univ-nantes.fr/ – AD Server; Universität Nantes: Web-basierter SCORAD-Trainingskurs
▶ www.awmf.org – Arbeitsgemeinschaft der Wissenschaftlichen Medizinischen Fachgesellschaften (AWMF): S3-Leitlinie Neurodermitis (D)

(D): als Download verfügbar

Allergisches Kontaktekzem

H. Ott

Kontaktekzeme bilden eine heterogene Gruppe unterschiedlicher Erkrankungen, denen eine nicht-infektiöse, zumeist durch externe Noxen hervorgerufene Entzündungsreaktion der Haut gemeinsam ist. Sie können nach pathophysiologischen Gesichtspunkten in allergische und nicht-allergische Kontaktekzeme unterteilt werden, die von anderen Dermatitis-Formen abzugrenzen sind (□ Abb. 10.1). Während im angloamerikanischen Sprachraum der Begriff »Dermatitis« gebräuchlicher ist, hat sich hierzulande die Bezeichnung »Ekzem« für die Mehrzahl entsprechender Krankheitsbilder durchgesetzt. Beide Termini können im klinischen Alltag jedoch synonym eingesetzt werden.

Die Bedeutung allergischer Kontaktekzeme bei Kindern und Jugendlichen liegt vor allem darin, dass sie sowohl das Freizeitverhalten als auch die spätere Berufswahl und damit den weiteren Lebensweg maßgeblich beeinflussen können. Es ist daher dringend erforderlich, dass bei entsprechendem Verdacht auch in dieser Altersgruppe eine konsequente Diagnostik und ggf. strikte Maßnahmen zur Expositionsprophylaxe eingeleitet werden.

> ❯ **Allergische Kontaktekzeme entsprechen nicht-infektiösen, immunologisch vermittelten, allergenspezifischen Entzündungen der Haut.**

■ **Epidemiologie**

Anders als noch vor wenigen Jahrzehnten auch in Fachkreisen angenommen, sind allergische Kontaktekzeme im Kindes- und Jugendalter keineswegs selten. Bei der Interpretation entsprechender epidemiologischer Daten ist jedoch zu berücksichtigen, dass die ihnen zugrunde liegenden Untersuchungen nicht einheitlich durchgeführt wurden. So ergeben sich signifikante Unterschiede hinsichtlich Studiendesign, rekrutierter Patientenpopulation, getesteten Allergenen und Modalität der Epikutantestungen.

Dennoch kann in unselektierten pädiatrischen Populationen eine Prävalenz positiver Epikutantestungen von bis zu 25% angenommen werden. Bei Kindern mit manifesten Ekzemen erhöht sich die Prävalenz positiver Epikutantestungen auf bis zu 70%. Allerdings wurde die Relevanz der gesicherten Sensibilisierungen, d. h. die Rate tatsächlicher Kontaktallergien, nicht in allen Studien systematisch erfasst. In der Folge sind exakte Angaben zur Gesamtprävalenz allergischer Kontaktekzeme im Kindes- und Jugendalter nicht möglich. Für die Allgemeinbevölkerung Mitteleuropas wird die Jahresprävalenz hingegen auf ca. 7% und die Lebenszeitprävalenz auf ca. 15% geschätzt.

> ❯ **Allergische Kontaktekzeme treten im Kindes- und Jugendalter nicht selten auf, so dass bei entsprechendem klinischen Verdacht eine sorgfältige kinderallergologische Abklärung stets indiziert ist.**

Eine eindeutige Geschlechtspräferenz allergischer Kontaktekzeme ist für das Kindesalter nicht sicher belegt, obwohl Mädchen und weibliche Jugendliche signifikant häufiger eine Allergie gegen die am weitesten verbreiteten Kontaktallergene aufweisen. Dies ist insbesondere durch die kulturell bedingte, höhere Expositionsrate gegenüber Nickelsulfat (Modeschmuck) und Duftstoffen erklärbar. Auch postpubertär zeigten weibliche Jugendliche in der Mehrzahl der Untersuchungen eine höhere Kontaktekzem-Prävalenz. Ob dies auf hormonellen oder anderen geschlechtsspezifischen Faktoren beruht, konnte bisher nicht abschließend geklärt werden.

Kontaktsensibilisierungen werden in jedem Lebensalter beobachtet. Sie lassen sich schon bei Neugeborenen und jungen Säuglingen nachweisen, so z. B. gegen Epoxidharz in Identifikationsarmbändern oder gegen Parabene in Feuchttüchern. In späteren Lebensjahren scheint die Häufigkeit von Kontaktsensibilisierungen zuzunehmen. Auch die Rate positiver Epikutantestungen gegen multiple Kontaktallergene erhöht sich offenbar mit steigendem Lebensalter. Allerdings häufen sich Berichte über hohe Sensibilisierungsraten bereits im frühen Kindesalter, insbesondere in selektierten Populationen. So konnte z. B. bei Säuglingen und Kleinkindern mit persistierenden Ekzemen im Verlauf der ersten drei Lebensjahre in bis zu ca. 60% ein positiver Epikutantestbefund erhoben werden.

> ❯ **Allergische Kontaktekzeme können in jedem Lebensalter auftreten, auch bei Neugeborenen und Säuglingen.**

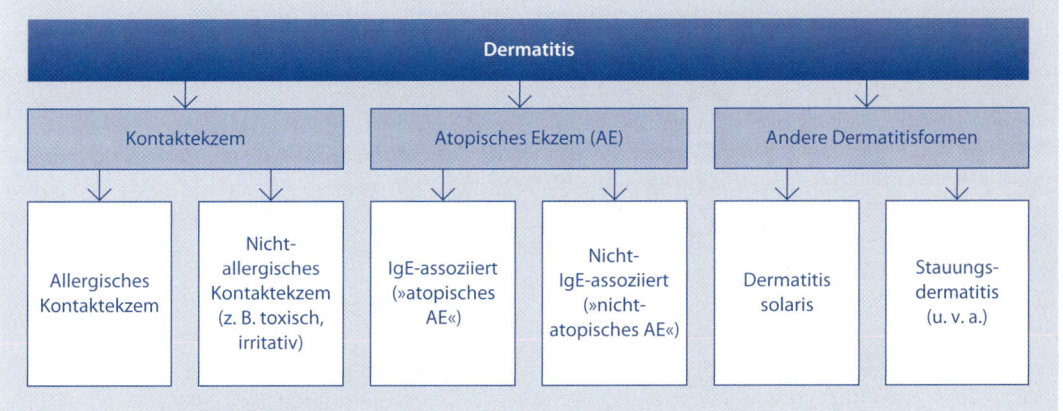

Abb. 10.1 Vereinfachte Klassifikation der Ekzemerkrankungen. (Mod. nach Johansson et al. 2004)

Das Spektrum häufiger Kontaktallergene, mit denen im Verdachtsfall Epikutantestungen erfolgen sollten, unterliegt regionalen Schwankungen. In Deutschland, der Schweiz und Österreich werden Ergebnisse von Epikutantestungen und deren klinische Bewertung durch den Informationsverbund Dermatologischer Kliniken (IVDK) in Kooperation mit der Deutschen Kontaktallergie-Gruppe (DKG) erfasst (► Hilfreiche Websites). Als epidemiologisches Überwachungssystem wertet der IVDK die übermittelten Daten aus und informiert regelmäßig über die häufigsten bzw. klinisch relevantesten Kontaktallergene.

■ Ätiologie und Pathogenese
Allergische Kontaktekzeme entsprechen allergischen Typ-IV-Reaktionen, die aus pathophysiologischer Sicht in eine Sensibilisierungs- und eine Effektorphase unterteilt werden können (◘ Abb. 10.2).

■■ Sensibilisierungsphase
Bei Erstexposition durchdringt das Kontaktallergen das Stratum corneum und wird von Antigen-präsentierenden Zellen der Haut (Langerhanszellen, dendritische Zellen) aufgenommen (1 in ◘ Abb. 10.2). Diese werden aktiviert und wandern durch afferente lymphatische Gefäße zu den regionalen Lymphknoten (2 in ◘ Abb. 10.2). Dort entstehen nach Allergenkontakt aus unreifen T-Lymphozyten spezifische CD4$^+$- und CD8$^+$-T-Effektorzellen (3 in ◘ Abb. 10.2). Diese zirkulieren zwischen den lymphoiden Organen und der Haut (4 in ◘ Abb. 10.2).

■■ Effektorphase
Bei erneutem Allergenkontakt wird das Kontaktallergen von Langerhanszellen aufgenommen und wandernden spezifischen T-Zellen präsentiert (5 in ◘ Abb. 10.2). Diese werden dadurch aktiviert, proliferieren und initiieren den Entzündungsprozess (6 in ◘ Abb. 10.2).

Im Gegensatz zu den allergischen Soforttypreaktionen, die vorwiegend auf einer Sensibilisierung gegen Protein-Antigene beruhen, wird das allergische Kontaktekzem zumeist durch kleinmolekulare Substanzen ausgelöst (Molekulargewicht < 1000 Dalton). Diese werden erst nach Bindung an nukleophile Reste körpereigener Proteine zu Haptenen, die eine spezifische T-Zell-Antwort induzieren können. Andere Kontaktallergene müssen als sog. Prohaptene zunächst zu reaktiven Haptenen metabolisiert werden, um einen Hapten-Protein-Komplex bilden und immunogen wirken zu können. Im Falle der im Kindesalter sehr seltenen photoallergischen Reaktionen ist zur Bioaktivierung potenzieller Kontaktallergene zusätzlich UV-Strahlung erforderlich.

Häufige Kontaktallergene des Kindes- und Jugendalters sind in der »DKG-Standardreihe für Kinder« zusammengefasst, die in ► Abschn. 3.3 mit anderen klinisch relevanten Kontaktallergenen ausführlich besprochen wird.

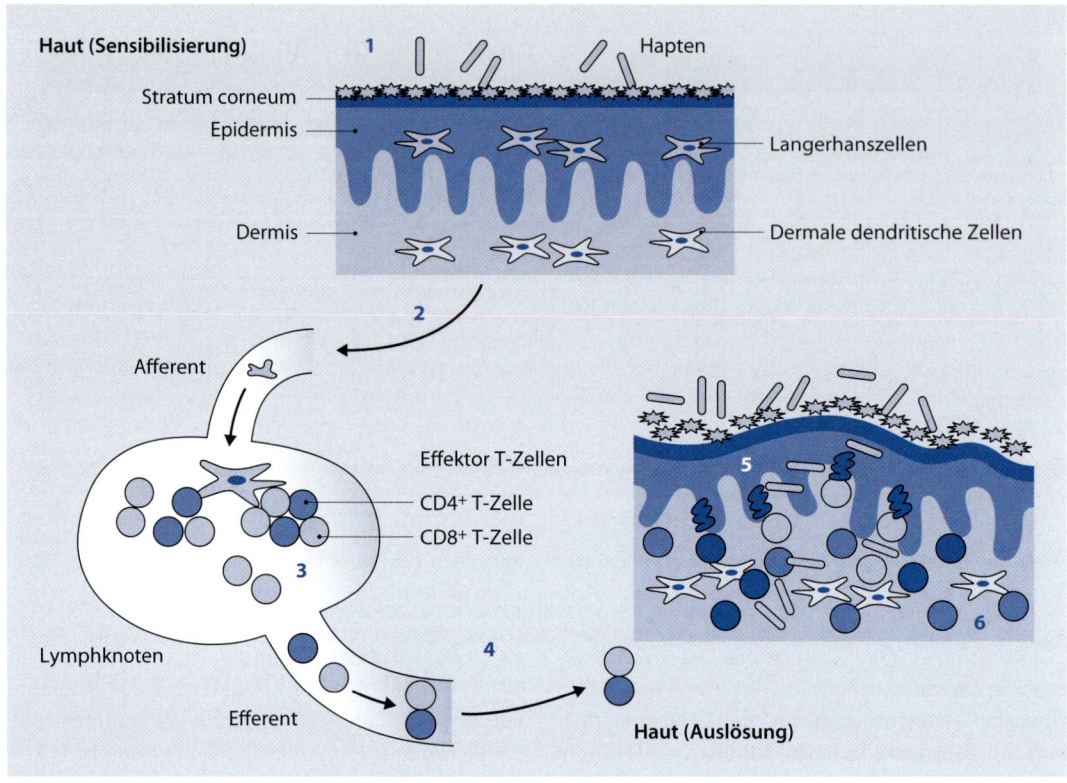

Abb. 10.2   Pathophysiologie des allergischen Kontaktekzems. (Bildrechte: Dr. C. Skazik; mit freundl. Genehmigung)

■   Klinik

Die Symptomatik des allergischen Kontaktekzems zeigt bei Erwachsenen und Kindern keine grundsätzlichen Unterschiede. Je nach Akuität bzw. Chronizität, der Lokalisation des Allergenkontaktes oder individuellen genetischen Faktoren manifestiert es sich jedoch mit unterschiedlichem klinischen Bild. Daher sind auch im Kindesalter etliche Differenzialdiagnosen zu berücksichtigen. (■ Tab. 10.1)

■ ■   Akutes allergisches Kontaktekzem

In typischen Fällen schreitet das akute allergische Kontaktekzem auch nach Unterbrechung des Allergenkontaktes voran (Crescendo-Reaktion) und zeigt einen stadienhaften Verlauf. Zunächst entwickeln betroffene Patienten innerhalb von 24–48 Stunden nach Allergenexposition eine akute Dermatitis mit starkem Pruritus. Es treten unterschiedlich scharf begrenzte erythematöse, teils exsudative Plaques und kutane Ödeme variabler Ausprägung

auf (Stadium erythematosum et oedematosum, ■ Abb. 10.3). Anschließend können zusätzlich Papulovesikel und Blasen entstehen (Stadium vesiculosum et bullosum, ■ Abb. 10.4), die im weiteren Verlauf erodieren und nässen können (Stadium madidans). Die Abheilung findet unter Krustenbildung, Schuppung und unterschiedlich stark ausgeprägter Desquamation statt (Stadium squamosum).

Streuphänomene   Gleichartige Ekzemreaktionen in Hautarealen ohne vorherigen Allergenkontakt werden als Streuphänomene bezeichnet. Sie sind für das allergische Kontaktekzem charakteristisch, kommen nach Exposition gegenüber bestimmten Allergenen (z. B. Chromate) gehäuft vor und können das gesamte Integument betreffen. Diese generalisierten Streuphänomene werden insbesondere bei Patienten mit starker Sensibilisierung und unter protrahiertem Allergenkontakt beobachtet.

▣ Tab. 10.1 Auswahl klinisch relevanter Differenzialdiagnosen des allergischen Kontaktekzems im Kindes- und Jugendalter

Erkrankung	Klinische und diagnostische Unterscheidungsmerkmale
Irritativ-toxisches Kontaktekzem	Ekzemreaktion auf Expositionsareal beschränkt, kein Streuphänomen Schnelles Abklingen nach Ausschalten der Noxe (Decrescendo-Reaktion) Cave: Häufig Co-Manifestation allergischer und irritativer Kontaktekzeme, insbesondere bei Handekzemen
Atopisches Ekzem	Charakteristische kutane Stigmata (Dennie-Morgan-Unterlidfalte, palmoplantare Hyperlinearität, Keratosis pilaris etc.) Charakteristische Prädilektionsstellen (Beugenregionen der Extremitäten, Wangen etc.) Positive Eigen-/Familienanamnese für andere atopische Erkrankungen Cave: Häufig Co-Manifestation allergischer Kontaktekzeme mit atopischem Ekzem, insbesondere bei Hand- und Fußekzemen
Dermatomykose	Charakteristische Prädilektionsstellen und kutane Symptome (z. B. Alopezie bei Tinea capitis) Positive Umgebungsanamnese (Tierkontakt, ebenfalls betroffene Kontaktpersonen) Positive mykologische Diagnostik (Mikroskopie, Kultur) Cave: Tinea pedis und Tinea manuum klinisch häufig nicht auszuschließen ▸ frühzeitig Mykologie veranlassen
Seborrhoisches Ekzem	Typischer Manifestationszeitraum im Säuglingsalter: < 3. Lebensmonat Prädilektionsstellen: seborrhoische Areale (Zentrofazialregion, Capillitium, dorsal, sternal) Im Säuglings- und Kleinkindalter auch intertriginös: DD irritatives/allergisches Windelekzem
Skabies	Charakteristische Prädilektionsstellen: intertriginös, genital, umbilikal, interdigital, bei Säuglingen zusätzlich palmoplantar Positive Umgebungsanamnese: ebenfalls betroffene Kontaktpersonen Krätzmilbennachweis in der Dermatoskopie
Periorale Dermatitis	Charakteristische Effloreszenzen: periorale, teils auch perinasale oder suborbitale Papeln und Pusteln auf erythematösem Grund Typische Anamnese: Z. n. topischer Langzeittherapie mit Glukokortikoiden und/oder lipidreichen Externa
Kutane Lymphome	Im Kindesalter sehr selten und klinisch heterogen Cave: bei langfristig persistierenden, therapieresistenten »Ekzemen« frühzeitig Hautbiopsie erwägen
DD des photoallergischen Kontaktekzems	
Phototoxisches Kontaktekzem	Manifestation bereits bei Erstkontakt mit der auslösenden Noxe Effloreszenzen im Kontaktareal, keine Streuphänomene Hauptsächlicher Auslöser im Kindesalter: pflanzliche Photosensibilatoren in z. B. Bärenklau, Knorpelmöhre (Phytophotodermatitis)
Phototoxische Arzneimittelreaktion	Manifestation bereits nach erstmaliger Einnahme Typische Auslöser: Doxycyclin, Furosemid, Methotrexat, NSAR etc.
Polymorphe Lichtdermatose	Inter- und intraindividuell variable Effloreszenzen in lichtexponierten Arealen Manifestation nach intensiver Sonnenbestrahlung, zumeist im Frühjahr Charakteristischer Gewöhnungseffekt im Verlauf der Sommermonate (»hardening«)

❯ Akute allergische Kontaktekzeme sind häufig auf den Ort des primären Allergenkontaktes beschränkt, können aber Streuphänomene zeigen und somit das gesamte Integument betreffen.

■■ **Chronisches allergisches Kontaktekzem**

Bei persistierendem oder häufig rezidivierendem Allergenkontakt kann sich ein chronisches allergisches Kontaktekzem entwickeln, das mit wenig entzündlichen Effloreszenzen einhergeht. In den

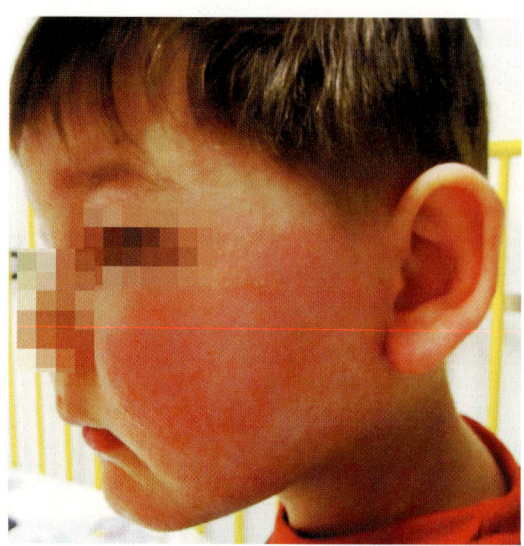

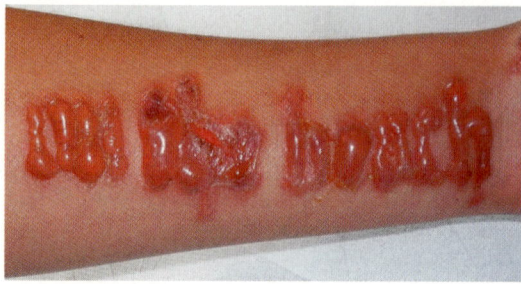

Abb. 10.4 Stadium vesiculosum et bullosum des akuten allergischen Kontaktekzems

Abb. 10.3 Stadium erythematosum et oedematosum des akuten allergischen Kontaktekzems

Kontaktarealen zeigen betroffene Patienten neben geringgradigen Erythemen und Papulovesikeln v. a. eine Hauttrockenheit, Lichenifikationen und Hyperkeratosen. Zusätzlich können schmerzhafte Rhagaden auftreten, während Exsudationen in der Regel nicht zu beobachten sind.

▪▪ Allergische Kontaktekzeme in spezifischer Lokalisation

Wie bei Erwachsenen kann auch bei Kindern und Jugendlichen nicht selten von der Lokalisation des allergischen Kontaktekzems auf den spezifischen Auslöser geschlossen werden. In ▪ Abb. 10.5 sind häufig betroffene Körperareale und charakteristische Allergenquellen im Kindesalter dargestellt. Zusätzlich werden in den folgenden Abschnitten klinisch besonders relevante Prädilektionsstellen und korrespondierende Kontaktallergene zusammengefasst.

Zervikofazialregion Allergische Kontaktekzeme der **Gesichts- und Halsregion** werden häufig durch pflegende Externa oder Kosmetika, aber auch durch abwaschbare (»rinse-off«) Produkte nach Anwendung auf der Kopfhaut hervorgerufen. Betroffene Patienten zeigen Sensibilisierungen gegen Wollwachsalkohole, Duftstoffe inkl. Perubalsam, Konservierungsmittel (z. B. Octylgallat, Methylisothiazolinon) oder Emulgatoren (z. B. Propylenglycol, Triethanolamin, Cetylstearylalkohol). Auch vermeintlich harmlose Naturkosmetika, die pflanzliche Kontaktallergene enthalten (z. B. Kompositen/Sesquiterpenlactone) und Lichtschutzsubstanzen (z. B. Oxybenzon, Benzophenon-4) stellen potenzielle Kontaktallergene dar.

In der **Periorbitalregion** können Kontaktekzeme zusätzlich durch Ophthalmika-Inhaltsstoffe wie Arzneimittel (z. B. Neomycin, Kanamycin, Atropin) sowie Antiseptika und Konservierungsmittel (z. B. Chlorhexidin, Benzalkoniumchlorid, Thiomersal) hervorgerufen werden. In Brillengestellen und Schwimmbrillen enthaltene Werkstoffe können in seltenen Fällen ebenfalls eine Kontaktallergie induzieren (z. B. Nickelsulfat, Methylmetacrylat, Gummi-Inhaltsstoffe) (▪ Abb. 10.6).

Allergische Kontaktekzeme der **Perioralregion** beruhen im Säuglings- und Kleinkindesalter nicht selten auf Materialien in Schnullern und Trinkflaschensaugern (z. B. Gummi-Inhaltsstoffe). Im Schulkind- und Adoleszentenalter sind jedoch Lippenkosmetika und pflegende Externa die Hauptallergenquellen, während Kontaktallergien gegen Dentalmaterialien (z. B. Kupfersulfat, Zinnchlorid) oder Zahnpasta- und Kaugummi-Bestandteile (z. B. Zimtaldehyd, Limonen) nur selten auftreten.

❯ **In der Zervikofazialregion sind Externa-Inhaltsstoffe, Kosmetika sowie Werkstoffe in Schmuck und Brillen häufige Kontaktallergene.**

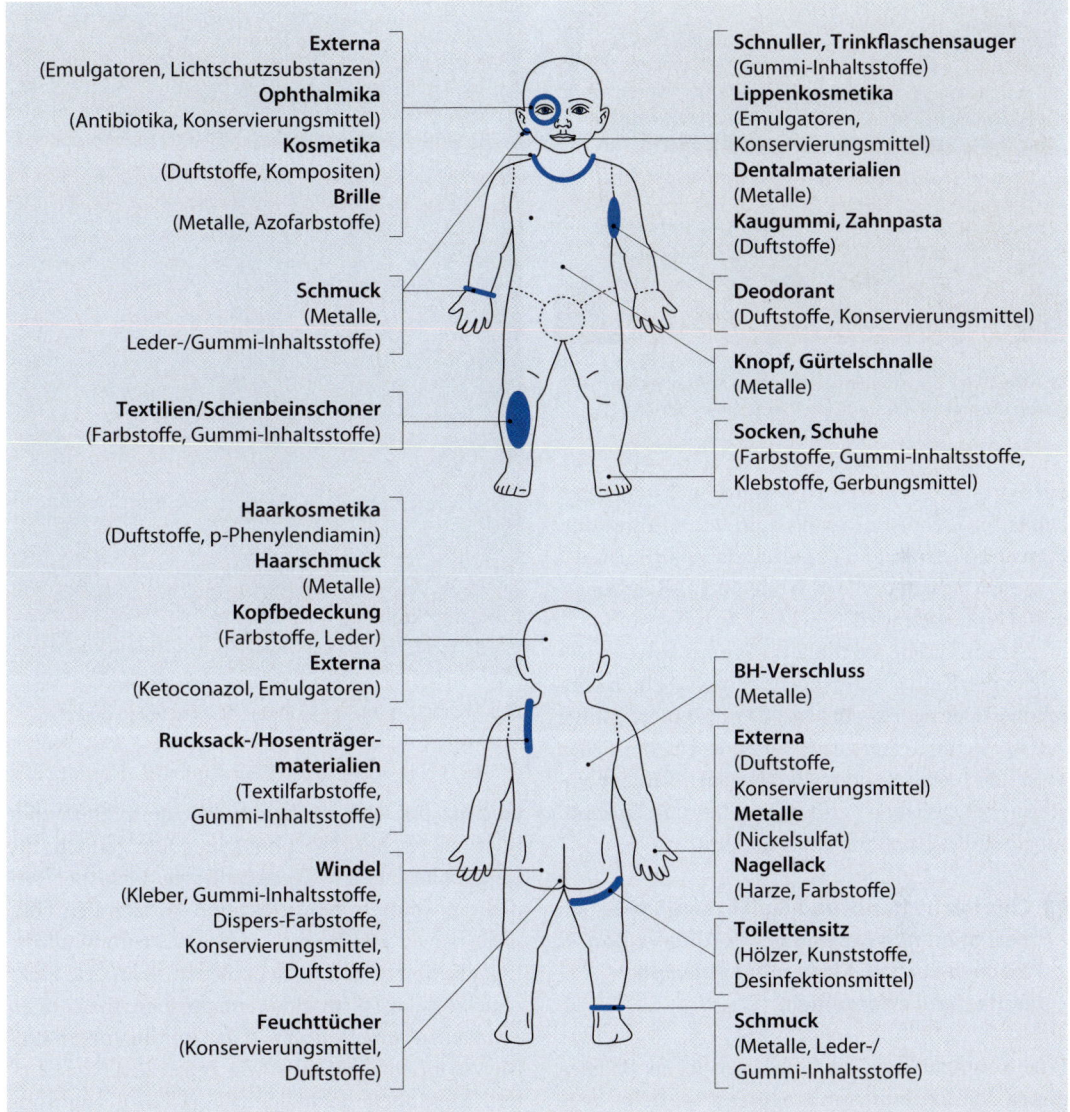

Externa
(Emulgatoren, Lichtschutzsubstanzen)
Ophthalmika
(Antibiotika, Konservierungsmittel)
Kosmetika
(Duftstoffe, Kompositen)
Brille
(Metalle, Azofarbstoffe)

Schmuck
(Metalle,
Leder-/Gummi-Inhaltsstoffe)

Textilien/Schienbeinschoner
(Farbstoffe, Gummi-Inhaltsstoffe)

Schnuller, Trinkflaschensauger
(Gummi-Inhaltsstoffe)
Lippenkosmetika
(Emulgatoren,
Konservierungsmittel)
Dentalmaterialien
(Metalle)
Kaugummi, Zahnpasta
(Duftstoffe)

Deodorant
(Duftstoffe, Konservierungsmittel)

Knopf, Gürtelschnalle
(Metalle)

Socken, Schuhe
(Farbstoffe, Gummi-Inhaltsstoffe,
Klebstoffe, Gerbungsmittel)

Haarkosmetika
(Duftstoffe, p-Phenylendiamin)
Haarschmuck
(Metalle)
Kopfbedeckung
(Farbstoffe, Leder)
Externa
(Ketoconazol, Emulgatoren)

Rucksack-/Hosenträger-
materialien
(Textilfarbstoffe,
Gummi-Inhaltsstoffe)

Windel
(Kleber, Gummi-Inhaltsstoffe,
Dispers-Farbstoffe,
Konservierungsmittel,
Duftstoffe)

Feuchttücher
(Konservierungsmittel,
Duftstoffe)

BH-Verschluss
(Metalle)

Externa
(Duftstoffe,
Konservierungsmittel)
Metalle
(Nickelsulfat)
Nagellack
(Harze, Farbstoffe)

Toilettensitz
(Hölzer, Kunststoffe,
Desinfektionsmittel)

Schmuck
(Metalle, Leder-/
Gummi-Inhaltsstoffe)

■ **Abb. 10.5** Allergen-typische Lokalisationen des allergischen Kontaktekzems. (Mod. nach Dirschka et al. 2011)

Extremitäten Handekzeme bilden eine polyätiologische Erkrankungsgruppe, die bei Kindern und Jugendlichen mit einer Punktprävalenz von bis zu 25% auftritt und ein breites morphologisches Spektrum umfasst (nummulär, hyperkeratotisch-rhagadiform, dyshidrosiform). Da eine eindeutige ätiologische Zuordnung klinisch nur selten gelingt, sind zur weiteren Abklärung chronischer Handekzeme auch im Kindesalter Epikutantestungen erforder-

lich (▶ Abschn. 4.3.1). Mit ihrer Hilfe gelingt bei bis zu einem Drittel betroffener Patienten der Nachweis einer Kontaktsensibilisierung, am häufigsten gegen Nickelsulfat sowie gegen Duftstoffe und Konservierungsmittel in Pflege- und Hygieneprodukten.

Persistierende Fußekzeme können auf einer Kontaktallergie gegen Schuh- oder Sockenmaterialien beruhen. Häufige Auslöser sind Klebstoffe (z. B. Kolophonium, Epoxidharz, p-tert.-Butylphe-

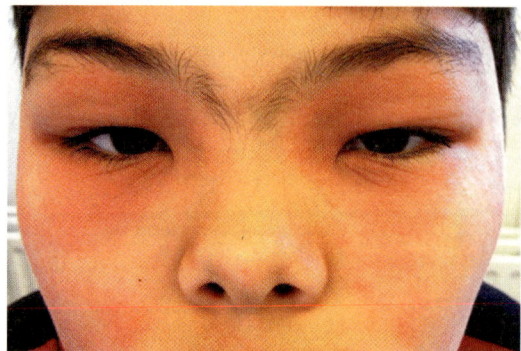

◘ **Abb. 10.6** Periorbitales allergisches Kontaktekzem gegen Gummi-Inhaltsstoffe in einer Schwimmbrille

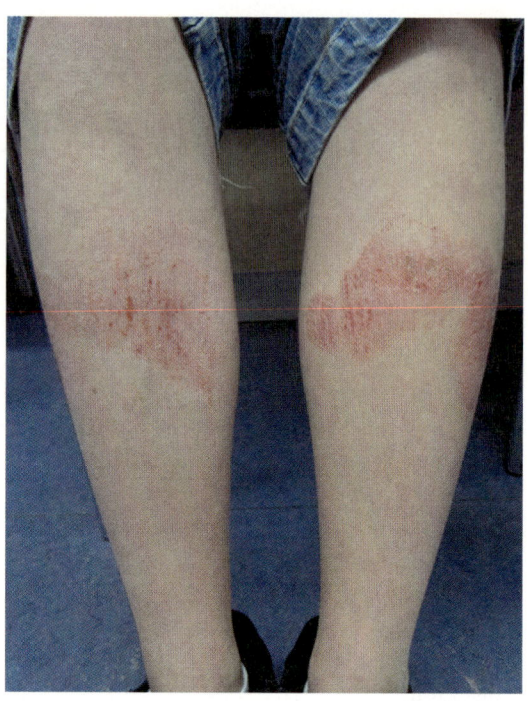

◘ **Abb. 10.7** Schienbeinschoner-Ekzem (»shin guard dermatitis«)

nol-Formaldehydharz), Farbstoffe (z. B. p-Phenylendiamin), Gummi-Inhaltsstoffe (z. B. Thiurame, Mercaptobenzothiazol) und Kaliumdichromat, das u. a. zum Färben dunkler Wolle und als Gerbungsmittel eingesetzt wird.

Symmetrische, prätibiale Ekzeme bei fußballspielenden Kindern und Jugendlichen (»Schienbeinschoner-Dermatitis«, ◘ Abb. 10.7) sind nicht immer irritativ bedingt, sondern können in einigen Fällen auch durch eine Kontaktallergie gegen Schienbeinschoner-Materialien verursacht sein (z. B. Gummi-Inhaltsstoffe, Thioharnstoff-Derivate).

❯ **Chronische Hand- und Fußekzeme sowie persistierende Ekzeme der Prätibialregion machen auch im Kindesalter eine Epikutantestung erforderlich.**

Eine kontaktallergische Reaktion gegen Pflaster, die an den Extremitäten eingesetzt werden – z. B. nach Traumata oder Anlage peripher-venöse Zugänge –, beruht oft auf einer Sensibilisierung gegenüber Kolophonium. Als weiterer Auslöser teils massiver Kontaktekzeme mit drohender Blasenbildung und Angioödemen ist p-Phenylendiamin zu nennen. Diese Substanz ist z. B. als »Farbverstärker« in den ansonsten harmlosen Henna-Tattoos enthalten, die vorzugsweise an den Extremitäten aufgetragen werden (◘ Abb. 10.4).

Windelregion Ekzemreaktionen in der Windelregion entsprechen am häufigsten einer irritativen Dermatitis, die mehr als 50% aller Säuglinge betrifft. Bei chronischer Windeldermatitis und/oder atypischer Morphologie sollte jedoch die Möglichkeit einer Kontaktallergie bedacht werden. So können Windelekzeme im lateralen Glutaeal- sowie Hüftbereich, deren Verteilung an die Lokalisation von Pistolenhalftern erinnert, einer »Lucky-Luke-Dermatitis« entsprechen. Ihr können Sensibilisierungen gegen den Gummi-Inhaltsstoff Mercaptobenzothiazol sowie gegen den Kleber p-tert.-Butylphenolformaldehyd (PTBF) zugrunde liegen. Andere potenziell in Windeln enthaltene Kontaktallergene umfassen v. a. Dispers-Farbstoffe (»diaper dye dermatitis«), Konservierungsmittel (z. B. Iodpropinylbutylcarbamat) und Duftstoffe. Die beiden letztgenannten Substanzgruppen können als Bestandteile von Feuchtwischtüchern ebenfalls eine Kontaktallergie induzieren.

❯ **Bei jeder therapierefraktären bzw. klinisch ungewöhnlichen Windeldermatitis sollte eine Sensibilisierung gegen potenzielle Kontaktallergene in Windeln und Feuchtwischtüchern ausgeschlossen werden.**

Sonderformen Das **aerogene allergische Kontaktekzem** (»airborne contact dermatitis«) wird vorwiegend durch volatile Substanzen mit hohem Sensibilisierungspotenzial ausgelöst. Zu den im Kindesalter relevantesten Allergenen gehören die in Kompositen (Korbblütlern) enthaltenen Sesquiterpenlactone sowie Duftstoffe. Bei Adoleszenten, die ein Berufspraktikum absolvieren, können zusätzlich Werkstoffe Auslöser einer aerogenen allergischen Kontaktdermatitis sein (z. B. Epoxidharze, Terpentin). Häufig entwickeln betroffene Patienten ein Ekzem in unbekleideten Hautarealen, auch ohne sich an einen direkten Allergenkontakt zu erinnern. Im Gegensatz zur photoallergischen Dermatitis, die klinisch ähnlich imponieren kann, sind bei der aerogenen Kontaktdermatitis auch nicht oder gering lichtexponierte Lokalisationen betroffen (z. B. Retroaurikulär-, Submentalregion).

Eine weitere Sonderform stellt das **hämatogene allergische Kontaktekzem** dar, bei dem das Kontaktallergen (z. B. Arzneimittel) nach systemischer Zufuhr auf hämatogenem Wege in die Haut gelangt. Dort ruft es bei zuvor kontaktsensibilisierten Patienten eine Ekzemreaktion hervor, die am Ort des primären Allergenkontaktes wiederaufflammen oder aber generalisiert auftreten kann.

Die im Kindesalter sehr seltenen photoallergischen Kontaktekzeme treten in der Regel erst bis zu 24 Stunden nach UV-Exposition und ausschließlich in Sonnenlicht-exponierten Hautarealen auf. Sie werden nach topischer Applikation am häufigsten (bis zu 80%) durch UV-Filtersubstanzen wie z. B. Benzophenone oder p-Aminobenzoesäure (PABA) hervorgerufen. Nach systemischer Applikation und hämatogenem Transport können auch Arzneimittel photoallergische Hautreaktionen induzieren. Im Kindesalter sind photoallergische Arzneimittelreaktionen im Vergleich zu phototoxischen Reaktionen (vgl. ◘ Tab. 10.1) jedoch extrem selten. Zu den möglichen Auslösern zählen in der Pädiatrie NSAR (Piroxicam), Sulfonamide (z. B. Hydrochlorothiazid, Sulfamethoxazol) und Antimalaria-Medikamente (z. B. Chloroquin, Hydroxychloroquin).

■ **Diagnostik**
■ ■ **Anamnese und klinische Untersuchung**
Anamnese Eine detaillierte Anamnese bildet die Grundlage aller diagnostischen und therapeutischen Schritte bei Verdacht auf ein allergisches Kontaktekzem. Detektivisch sollten mögliche Expositionsquellen im häuslichen, schulischen oder beruflichen Umfeld erfragt werden. Auch sollte eine genaue Beschreibung aller Freizeitaktivitäten dokumentiert werden. Nur in Zusammenschau dieser Informationen können potenzielle Allergenquellen zur Epikutantestung identifiziert und anschließend die klinische Relevanz positiver Reaktionen beurteilt werden. In manchen Fällen kann das Führen eines Patiententagebuches sinnvoll sein.

Die strukturierte Anamnese bei Patienten mit allergischem Kontaktekzem sollte neben allgemeinen kinderallergologischen Fragen (► Abschn. 4.1) folgende Aspekte erfassen:

> **Strukturierte Anamnese bei Patienten mit allergischem Kontaktekzem**
> Aktuelle Anamnese
> — Beschwerdedauer (akut, chronisch)
> — Symptomatik (Ekzemlokalisation, Streuphänomene, Blasenbildung etc.)
> — Subjektive Beschwerden (Pruritus, Hautbrennen, Schmerzen)
> — Befunddynamik (Crescendo, Decrescendo)
> — Bisherige Therapie (lokal, systemisch)
>
> Allergenexposition, Vordiagnostik
> — Erinnerlicher Allergenkontakt (Nickel-haltiger Schmuck, Kosmetika, Pflegeprodukte etc.)
> — Freizeitaktivitäten (Musikinstrumente, Bastelmaterialien etc.)
> — Ggf. Berufsanamnese (Werkstoffe, Schutzkleidung etc.)
> — Beschwerdebesserung unter Allergenkarenz (Urlaubsreise etc.)
> — Vorbefunde (Epikutantestung)
> — Bisherige Maßnahmen zur Allergenkarenz

Klinische Untersuchung In der klinischen Untersuchung sollten die vorherrschenden Effloreszenzen, ihre Lokalisation sowie das Verteilungsmuster genau erfasst werden. Eine Fotodokumentation ist insbesondere bei Verdacht auf berufsbedingte Kontaktekzeme dringend zu empfehlen. Klinisch lassen sich einige Verlaufsformen direkt diagnostizieren, z. B. die »Henna-Tattoo-Dermatitis«. Allerdings bereiten andere klinische Varianten des allergischen Kontaktekzems aufgrund ihrer morphologischen Vielfalt nicht selten differenzialdiagnostische Probleme. Zur besseren Übersicht sind die im Praxisalltag wichtigsten Differenzialdiagnosen des allergischen Kontaktekzems sowie ihre klinischen Unterscheidungsmerkmale in ◘ Tab. 10.1 zusammengefasst. Eine definitive Diagnose wird nicht selten auch dadurch erschwert, dass Mischformen eines allergischen Kontaktekzems und anderer Ekzemformen vorliegen (z. B. irritativ, atopisch, seborrhoisch) oder eine Superinfektion akuter Kontaktekzeme eingetreten ist.

■ ■   **Epikutantestungen**
Epikutantestungen bilden die Grundlage der allergologischen Diagnostik bei Verdacht auf eine Kontaktallergie. Sie sollten als Testmodalität in allen Einrichtungen zur Verfügung stehen, in denen Kinder mit Ekzemerkrankungen betreut werden. Die Selektion geeigneter Testsubstanzen, die Testdurchführung sowie die Ablesung und abschließende Befundinterpretation sind anspruchsvoll. Daher findet sich in ▶ Abschn. 4.3.1 eine ausführliche Darstellung dieser Untersuchungsmethode.

■   **Therapie**
■ ■   **Expositionsprophylaxe**
Eine kurative Behandlung des allergischen Kontaktekzems, z. B. in Form einer spezifischen Immuntherapie, ist bisher nicht möglich. Daher kommt der möglichst vollständigen Expositionsprophylaxe eine Schlüsselrolle zu.

Nach sicherer Identifikation des verantwortlichen Allergens mittels Anamnese und Epikutantestung ist ein Allergiepass auszustellen. Eltern und Patienten sollten in einem ausführlichen Gespräch hinsichtlich spezifischer Auslöser, potenzieller Kreuzallergene, pathogenetischer Co-Faktoren und effektiver Karenzmaßnahmen geschult werden. Zusätzlich wurden in den vergangenen Jahren interdisziplinäre Konzepte zur Berufsberatung allergiekranker Jugendlicher etabliert, entsprechende Informationsbroschüren stehen zur Verfügung (▶ Hilfreiche Websites). Sie bilden die Grundlage einer ausführlichen Beratung und individuellen Risikoanalyse vor Eintritt atopischer Jugendlicher und junger Erwachsener ins Berufsleben.

Ist eine umfassende Meidung des auslösenden Allergens für Patienten mit Kontaktekzem bzw. für Patienten mit erhöhtem Kontaktallergierisiko nicht möglich, sollten geeignete Schutzmaßnahmen ergriffen werden (z. B. Handschuhe, Hautschutzprodukte). Wird ein beruflich bedingtes Kontaktekzem vermutet, sollte ein Hautarztbericht erstellt werden. Bei begründetem Verdacht auf eine Berufserkrankung muss die zuständige Berufsgenossenschaft informiert werden (▶ Hilfreiche Websites).

❯ Da eine kurative Therapie nicht möglich ist, bildet eine möglichst vollständige Expositionsprophylaxe die Basis der Behandlung allergischer Kontaktekzeme.

■ ■   **Symptomatische Therapie**
Die symptomatische Behandlung des allergischen Kontaktekzems erfolgt in erster Linie mit pflegenden Basis-Externa sowie mit **topischen Glukokortikoiden** der Wirkstärke II bis III und hohem therapeutischen Index (▶ Abschn. 5.1). Analog zur Lokaltherapie des atopischen Ekzems ist es erforderlich, den geeigneten Wirkstoff in adäquater Galenik entsprechend der Krankheitsaktivität, der Ekzemlokalisation und der Beschwerdedauer auszuwählen. Eine langfristige topische Glukokortikoid-Therapie (> 10 Tage täglicher Anwendung) sollte aufgrund der bekannten Nebenwirkungen unter allen Umständen vermieden werden. Insbesondere in der Zervikofazial-, Axilla- und Windelregion ist die Applikationsdauer strikt auf das notwendige Zeitmaß zu begrenzen. Eine Anwendung unter Okklusion (Handschuhe, okklusive Verbände) ist im Allgemeinen nur selten, häufiger jedoch bei Hand- und Fußekzemen erforderlich.

Wird in der Subakut- oder chronischen Krankheitsphase trotz initialer Glukokortikoid-Therapie eine Persistenz pruriginöser Ekzemherde beobachtet, können **topische Immunmodulatoren** (Pimecrolimus, Tacrolimus) eingesetzt werden. Die Eltern sollten in diesem Fall auf die Anwendung außerhalb der Zulassung hingewiesen werden. Auf die üblichen Anwendungsmodalitäten (Sonnenschutz, Therapiepause bei kutaner Infektion etc.) ist streng zu achten (▶ Abschn. 5.1 sowie ▶ Kap. 9).

10

Bei ausgeprägter Symptomatik (Ödeme, Blasenbildung, exanthematische Streureaktionen) kann kurzzeitig mit **systemischen Glukokortikoiden** behandelt werden (z. B. Methylprednisolon 1 mg/kg KG über 3–5 Tage, dann ausschleichendes Absetzen).

Andere, in der Erwachsenenmedizin häufig eingesetzte Therapiemodalitäten – wie z. B. eine Phototherapie (z. B. Creme-PUVA) oder systemische Retinoide (Alitretinoin) – kommen bei pädiatrischen Patienten mit allergischem Kontaktekzem aufgrund ihres Nebenwirkungsspektrums nicht zum Einsatz.

> **Eine stadien- und lokalisationsadaptierte Lokaltherapie mit modernen Glukokortikoiden stellt die Grundlage der symptomatischen Therapie allergischer Kontaktekzeme dar.**

Fazit für die Praxis

- Allergische Kontaktekzeme sind im Kindes- und Jugendalter nicht selten und können bereits bei Neugeborenen und Säuglingen auftreten.
- Sie entsprechen allergischen Typ-IV-Reaktionen, die eine Sensibilisierungsphase bei Erstkontakt erfordern und sich erst bei Re-Exposition klinisch manifestieren.
- Die relevantesten Kontaktallergene sind in der Kinder-Standardreihe der Deutschen Kontaktallergie-Gruppe zusammengefasst.
- Das allergische Kontaktekzem manifestiert sich häufig in allergen-typischer Lokalisation und zeigt einen stadienhaften Verlauf.
- Es kann auch nach Beendigung der Allergenexposition andauern (Crescendo-Reaktion) und generalisierte Streureaktionen im Bereich des gesamten Integuments zeigen.
- Als diagnostischer Goldstandard steht die standardisierte Epikutantestung mit inkriminierten Allergenen zur Verfügung.
- Eine strikte Allergenkarenz bildet die Basis der Behandlung allergischer Kontaktekzeme.
- Die symptomatische, anti-inflammatorische Lokaltherapie erfolgt vorwiegend mit Glukokortikoiden, wohingegen topische Immunmodulatoren nur selten eingesetzt werden.

Literatur

Bonitsis NG, Tatsioni A, Bassioukas K, Ioannidis JP (2011) Allergens responsible for allergic contact dermatitis among children: a systematic review and meta-analysis. Contact Dermatitis 64(5): 245–57

de Waard-van der Spek FB et al. (2013) Allergic contact dermatitis in children: which factors are relevant? (review of the literature). Pediatr Allergy Immunol 24(4):321-9

Dirschka T et al. (2011) Typ-IV-Allergie: Kontaktekzem. Klinikleitfaden Dermatologie, 3. Aufl. Elsevier, Amsterdam

Jacob SE, Herro EM (2013) Practical patch testing and chemical allergens in contact dermatitis. Springer, Berlin Heidelberg New York

Johansson SG, Bieber T, Dahl R et al. (2004) Revised nomenclature for allergy for global use: Report of the Nomenclature Review Committee of the World Allergy Organization. J Allergy Clin Immunol 113(5): 832–6

Simonsen AB, Deleuran M, Johansen JD, Sommerlund M (2011) Contact allergy and allergic contact dermatitis in children – a review of current data. Contact Dermatitis 65(5): 254–65

Weitere Literatur finden Sie unter ▶ http://extras.springer.com.

Hilfreiche Websites

- ▶ dkg.ivdk.org/ – Deutsche Kontaktallergie-Gruppe e. V.: Epikutantestreihen der DKG; Epikutantest-Ablesetraining
- ▶ www.hautstadt.de/ – Almirall Hermal GmbH: Online-Datenbank mit Suchfunktion für alle relevanten Kontaktallergene
- ▶ www.daab.de/haut/kontakt-allergie/ – Deutscher Allergie- und Asthmabund e. V.: Ausführliche Patienteninformationen; Broschüre »Bewusster Leben mit Kontaktallergien« (D)
- ▶ www.dguv.de/formtexte/aerzte/F_6000/F6000.pdf – Deutsche Gesetzliche Unfallversicherung: Formular »Ärztliche Anzeige bei V. a. eine Berufskrankheit« (D)
- ▶ www.baua.de/de/Publikationen/Broschueren/A79.html – Bundesanstalt für Arbeitsschutz und Arbeitsmedizin: Ratgeber medizinische Berufsberatung allergiekranker Jugendlicher (D)

(D): als Download verfügbar

Urtikaria

H. Ott

Die Urtikaria ist gekennzeichnet durch plötzlich auftretende, transiente und oberflächliche Ödeme der Dermis (Quaddeln, Urticae). Diese gehen häufig mit Juckreiz und einem Umgebungserythem einher. Nicht selten treten zusätzlich Schwellungen auch der tieferen Dermis oder Subkutis auf (Angioödeme). Unter Berücksichtigung ihrer Pathophysiologie, möglicher Auslöser und klinischer Faktoren kann die Urtikaria in spontane und induzierbare Urtikariaformen sowie deren Subtypen unterteilt werden (◘ Tab. 11.1).

Traditionell werden bei den spontanen Urtikariaformen Krankheitsverläufe < 6 Wochen als akute Urtikaria eingestuft, während eine Erkrankungsdauer > 6 Wochen als chronische Urtikaria klassifiziert wird.

Von Patienten und Angehörigen auch als Nesselsucht oder Nesselfieber bezeichnet, kann die Urtikaria zu einer erheblichen Beeinträchtigung der Lebensqualität führen. Diese ist bei Urtikaria im Kindesalter offensichtlich stärker reduziert als z. B. bei Diabetes mellitus, Asthma bronchiale oder Krampfleiden. Zusätzlich können etwa 7% erkrankter Kinder bis zu einer Woche jährlich nicht am Schulunterricht teilnehmen. Den Eltern entstehen in mehr als 3% betroffener Familien Arbeitsfehlzeiten aufgrund der Urtikaria ihres Kindes.

> **Die Urtikaria geht auch im Kindesalter mit einer potenziell schwerwiegenden Minderung der Lebensqualität einher.**

■ **Epidemiologie**

In der Allgemeinbevölkerung erkranken 8–22% aller Menschen mindestens einmal an einer Form der Urtikaria, während chronische Krankheitsverläufe in dieser Population mit einer kumulativen Prävalenz von ca. 2–3% auftreten. Zusätzlich sind im Erwachsenenalter Frauen deutlich häufiger von einer Urtikaria betroffen, ein Häufigkeitsgipfel findet sich bei beiden Geschlechtern zwischen dem 30. und 40. Lebensjahr.

Erstaunlicherweise liegen Ergebnisse systematischer Studien zur Epidemiologie der Urtikaria in der pädiatrischen Bevölkerung bisher nicht vor. Aus populationsbezogenen Untersuchungen mit anderer Fragestellung lässt sich jedoch ableiten, dass urtikarielle Episoden zu den vier häufigsten dermatologischen Erkrankungsgruppen zählen, die im Kindes- und Jugendalter eine hausärztliche Konsultation erforderlich machen. Soweit bei spärlicher Datenlage überhaupt beurteilbar, ergibt sich ein Häufigkeitsgipfel bei 1- bis 9-jährigen Patienten, während eine Geschlechtspräferenz anders als im Erwachsenenalter nicht zu verzeichnen ist.

> **Exakte, evidenzbasierte Aussagen zu wichtigen epidemiologischen Aspekten der Urtikaria können für das Kindes- und Jugendalter bislang nicht getroffen werden.**

■ **Ätiologie und Pathogenese**

Der Urtikaria liegt in erster Linie eine Aktivierung dermaler Mastzellen zugrunde, die durch ein breites Spektrum immunologischer und nicht-immunologischer Faktoren ausgelöst bzw. begünstigt werden kann.

■■ **Mastzellen**

Mastzellen (MZ) finden sich in hoher Anzahl an Grenzflächen zwischen Organismus und Umwelt (Haut, Bronchialsystem, Gastrointestinaltrakt). In gesunder Haut sind sie dermal und dort bevorzugt perivaskulär bzw. -follikulär sowie in der Nähe sensorischer Nervenzellen lokalisiert. In ihren zytoplasmatischen Granula sind zahlreiche präformierte und neu synthetisierte Mediatoren sowie Zyto- und Chemokine gespeichert (▸ Kap. 1).

Nach Stimulation dermaler MZ kommt es zur Freisetzung von Histamin, das bevorzugt an den Histamin$_1$-Rezeptor (H$_1$-R) bindet und die charakteristischen klinischen Zeichen der Urtikaria hervorruft:

- Vasodilatation (Hyperämie, Erythem),
- gesteigerte vaskuläre Permeabilität (Ödem, Quaddel),
- Aktivierung sensorischer Nervenzellen (Reflexerythem, Pruritus).

> **Entscheidend für die Pathogenese der Urtikaria und assoziierter Angioödeme ist die Liberation von Histamin, das präformiert in Granula von Mastzellen und basophilen Granulozyten gespeichert wird.**

◨ Tab. 11.1 Klassifikation der Urtikaria

Urtikariaform	Unterformen	Assoziierte Grunderkrankung[1], Auslöser
Nicht-induzierbar		
Spontane Urtikaria	Akute spontane Urtikaria	Infektion, Allergie
	Chronische spontane Urtikaria	Autoimmunität, Infektion, Pseudoallergie
Induzierbar		
Physikalische Urtikaria	Kälteurtikaria	Kalte Gegenstände, Luft, Flüssigkeit
	Wärmeurtikaria	Lokalisierte Wärme
	Verzögerte Druckurtikaria	Statischer Druck
	Urticaria factitia, dermographische Urtikaria	Scherkräfte
	Vibratorische Urtikaria	Vibrationen
	Lichturtikaria	UV-Licht, sichtbares Licht
Weitere Urtikaria-typen	Aquagene Urtikaria	Wasser
	Cholinergische Urtikaria	Erhöhung der Körperkerntemperatur
	Kontakturtikaria	Kontakt mit urtikariogenen Substanzen
	Anstrengungsinduzierte Urtikaria	Körperliche Anstrengung

[1] Assoziierte Grunderkrankung im Kindesalter bei akuter Urtikaria häufig, bei chronischer Urtikaria seltener vorhanden bzw. klinisch relevant

▪▪ Autoimmunität

Bei 30–50% der erwachsenen und pädiatrischen Patienten ist die chronische spontane Urtikaria mit Antikörper-vermittelten Autoimmunreaktionen assoziiert. So lassen sich bei der Mehrzahl dieser Patienten zirkulierende, Mastzell-aktivierende Faktoren nachweisen, die nach intrakutaner Injektion von autologem Serum zu einer Quaddelbildung führen. Das immunologische Korrelat dieser Reaktionen stellen IgG-Autoantikörper dar, die gegen die alpha-Kette des hochaffinen IgE-Rezeptors (FcεRIα) oder gegen Rezeptor-gebundenes IgE auf der Mastzelloberfläche gerichtet sind (◨ Abb. 11.1).

Außerdem zeigt sich bei Erwachsenen mit chronischer Urtikaria eine deutlich erhöhte Rate weiterer Autoimmunerkrankungen. So lässt sich bei ca. 15–30% der betroffenen Patienten eine Autoimmun-Thyreoiditis beobachten. Kinder mit chronischer Urtikaria sind hiervon seltener betroffen, allerdings können auch in der pädiatrischen Altersgruppe Schilddrüsen-Autoantikörper bei ca. 4–15% der Patienten nachgewiesen werden. Von einer Häufung weiterer Autoimmunerkrankungen muss bei Kindern und Jugendlichen mit chronischer Urtikaria bisher jedoch nicht ausgegangen werden.

> **Die chronische spontane Urtikaria ist sowohl bei Kindern als auch bei Erwachsenen in bis zu 50% mit Antikörper-vermittelten Autoimmunreaktionen assoziiert.**

▪▪ Triggerfaktoren

Auch wenn Eltern und Patienten die Urtikaria sehr häufig als eine allergische Reaktion interpretieren, wird sie bei der Mehrzahl betroffener Kinder durch nicht-allergene Triggerfaktoren hervorgerufen. Da eine allgemein anerkannte Klassifikation bisher nicht vorliegt, werden in den folgenden Abschnitten die klinisch relevantesten Auslöser der Haupt-Urtikariaformen zusammengefasst.

Akute Urtikaria Die Auslöser einer akuten spontanen Urtikaria können bei Kindern und Jugendlichen häufig anamnestisch und klinisch identifi-

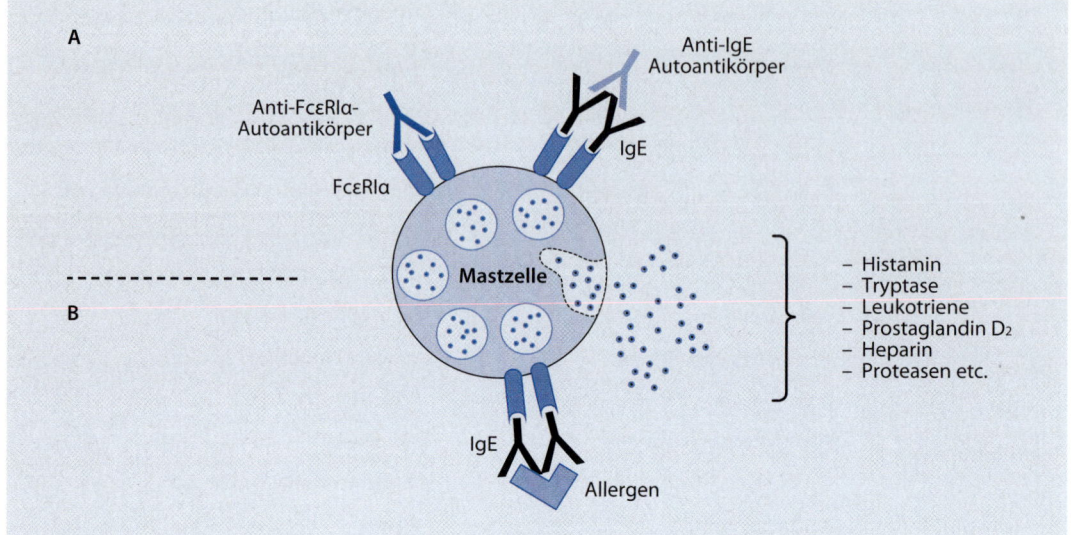

Abb. 11.1   Liberation präformierter und neu-synthetisierter Mediatoren nach Mastzell-Aktivierung durch A) Autoanti-körper bei Autoimmun-Urtikaria oder B) IgE-gebundene Allergene bei allergischer Soforttypreaktion

ziert werden. So stellen Infektionserkrankungen, die mit mindestens 50% aller Urtikaria-Episoden assoziiert sind, den häufigsten Triggerfaktor dar. Entsprechend zeigt sich im klinischen Alltag ein paralleler, saisonaler Häufigkeitsgipfel der akuten Urtikaria und akuter Infektionen der oberen Atemwege. Seltener tritt die akute Urtikaria nach dem Verzehr potenzieller Nahrungsmittelallergene (1–24%), der Applikation von Arzneimitteln (2,5–12%), nach Insektenstichen (1–1,5%) oder nach Exposition gegenüber anderen Faktoren wie z. B. Inhalations- oder Kontaktallergenen auf (jeweils < 1%). Es muss jedoch betont werden, dass diese zeitliche Koinzidenz nicht automatisch als kausaler Zusammenhang interpretiert werden darf, da in der überwiegenden Mehrzahl der bisherigen Studien eine stringente allergologische Abklärung nicht unternommen wurde.

> Die akute spontane Urtikaria tritt im Kindesalter am häufigsten parainfektiös auf und entspricht nur selten einer allergischen Soforttypreaktion.

Chronische Urtikaria   Anders als bei der akuten Urtikaria gelingt die Identifikation eines Auslösers bei pädiatrischen Patienten mit chronischer Urti-

karia nur selten. Vor allem der Einfluss von Infektionen bleibt in dieser Altersgruppe weiterhin unklar. Zwar werden immer wieder bakterielle Infektionen (z. B. Helicobacter pylori, Mycoplasma pneumoniae, Streptokokken, Staphylokokken), virale Infektionen (z. B. Hepatitis-Virus, Parvovirus B 19, Epstein-Barr-Virus) und parasitäre Infestationen (z. B. Giardia lamblia, Entamoeba histolytica) als Triggerfaktoren einer chronischen Urtikaria zitiert. Ausreichend umfangreiche und kontrollierte Studien zum Nachweis einer signifikant erhöhten Infektionsrate bei pädiatrischen Patienten mit chronischer Urtikaria stehen jedoch aus. In gleicher Weise konnte der klinische Nutzen einer antimikrobiellen Behandlung, z. B. einer Eradikationstherapie bei Helicobacter-Infektion, für Kinder und Jugendliche mit chronischer Urtikaria bisher nicht in kontrollierten Studien belegt werden.

> Weder bakterielle oder virale Infektionen noch parasitäre Infestationen zählen zu den häufigen Auslösern einer chronischen Urtikaria im Kindes- und Jugendalter.

Nahrungsmittel werden von Patienten und Eltern häufig als Trigger einer chronischen Urtikaria vermutet. Tatsächlich lässt sich bei 30–40% be-

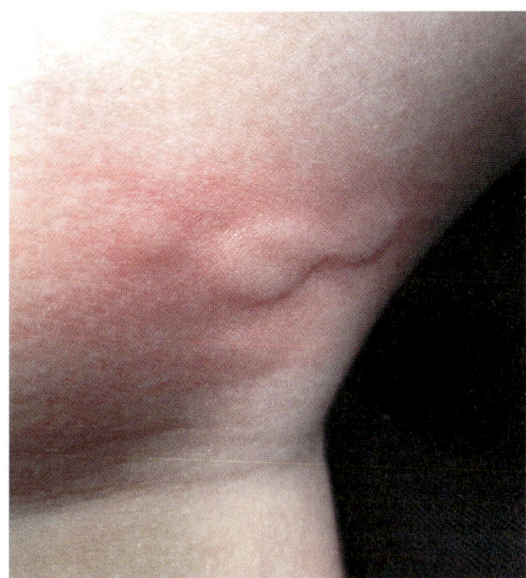

Abb. 11.2 Quaddel (Urtica): oberflächliches, scharf begrenztes, kutanes Ödem mit Umgebungserythem am Oberschenkel eines Kleinkindes mit akuter Urtikaria

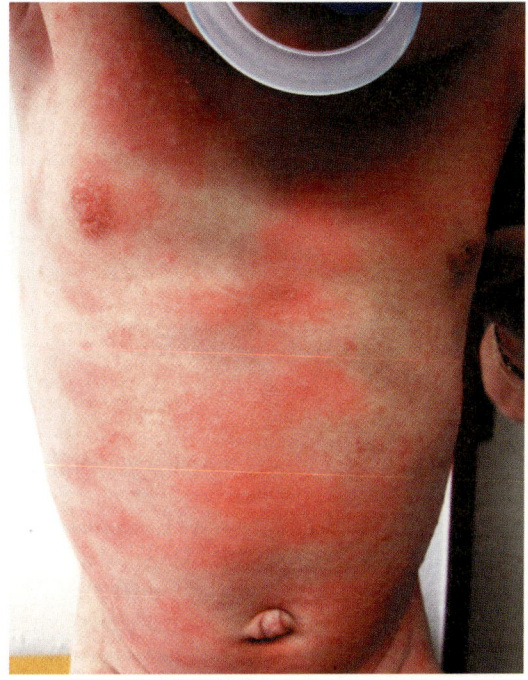

◘ **Abb. 11.3** Akute Urtikaria bei einem Säugling: generalisierte, urtikarielle Papeln und Plaques mit konfluierenden Umgebungserythemen

troffener Erwachsener eine Beschwerdebesserung erreichen, wenn diese eine strikte Karenz gegenüber Pseudoallergenen einhalten (z. B. Farbstoffe, Emulgatoren, Konservierungsstoffe, biogene Amine, Benzoate). Ob eine solche Pseudoallergenfreie Diät auch im Kindesalter zu einer Symptomreduktion führt, ist bisher jedoch nicht eindeutig geklärt.

Im Gegensatz zu den Intoleranzreaktionen spielen IgE-vermittelte Nahrungsmittelallergien bei Kindern mit chronischer Urtikaria keine entscheidende pathogenetische Rolle. Dies gilt ebenfalls für andere, im Erwachsenenalter häufiger inkriminierte Co-Faktoren, wie z. B. neoplastische Erkrankungen oder Arzneimittel.

Physikalische Urtikaria und weitere Urtikariaformen Bei bis zu 50% der Kinder mit chronischrezidivierenden, urtikariellen Beschwerden lassen sich eine physikalische Urtikaria oder weitere induzierbare Urtikaria-Formen diagnostizieren (vgl. ◘ Tab. 11.1). Als häufigste Form der physikalischen Urtikaria gilt die Urticaria factitia, gefolgt von Mischformen, der Druck- und Kälteurtikaria sowie der Wärmeurtikaria. Während die thermisch indu-

zierbaren Urtikaria-Subtypen und die Druck-Urtikaria im Kindesalter insgesamt selten sind, kommt die cholinergische Urtikaria nach der Urticaria factitia am zweithäufigsten vor.

▪ **Klinik**
Als charakteristische Effloreszenzen der Urtikaria entsprechen Quaddeln flüchtigen, millimeterbis zu zentimetergroßen, oberflächlichen, scharf begrenzten Ödemen mit Umgebungserythem (◘ Abb. 11.2). Sie treten plötzlich auf und zeigen sich häufig generalisiert, manchmal zu serpiginösen, anulären oder flächig-erythematösen Plaques konfluierend (◘ Abb. 11.3). Bei zahlreichen Patienten lässt sich durch tangentialen Druck ein urtikarieller Dermographismus auslösen, der isoliert als Urticaria factitia auftreten, aber auch bei allen anderen Formen der Urtikaria als zusätzliches Symptom vorkommen kann (◘ Abb. 11.4).

In bis zu 80% der Fälle sind Quaddeln das einzige Symptom der Urtikaria im Kindesalter. In ca. 15% entwickeln sich zusätzlich Angioödeme, die bei

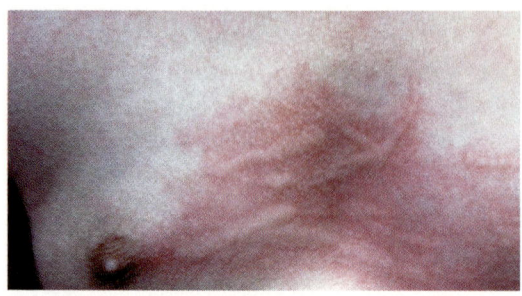

◘ **Abb. 11.4**   Durch Scherkräfte (Kratzen) induzierter urtikarieller Dermographismus bei einem Kleinkind mit Urticaria factitia

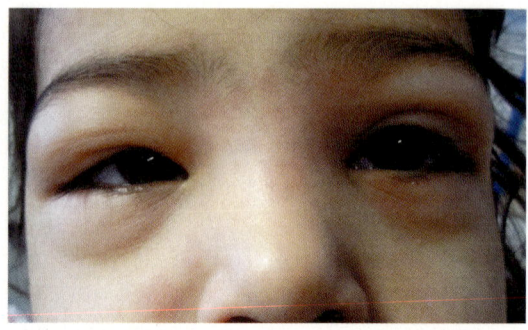

◘ **Abb. 11.5**   Periorbitales Angioödem bei einem Kleinkind mit akuter spontaner Urtikaria

weniger als 10% der Patienten isoliert vorkommen. Angioödeme sind unscharf begrenzt, nur blasserythematös bis hautfarben und manifestieren sich häufig fazial (Augenlider, Lippen), mukosal (Zunge, Pharynx), akral oder genital (◘ Abb. 11.5). Während bei Patienten mit Kälteurtikaria nach massiver Kälteexposition nicht selten systemische, potenziell lebensbedrohliche Reaktionen auftreten können, werden extrakutane Symptome bei anderen Formen der nicht-allergischen Urtikaria nur in Ausnahmefällen beobachtet.

Betroffene Kinder klagen oft über einen quälenden Juckreiz, so dass bei ansonsten fehlender epidermaler Beteiligung multiple Exkoriationen (»Kratzspuren«) zurückbleiben können. Unter Berücksichtigung der Quaddel-Anzahl innerhalb von 24 Stunden und der Pruritus-Intensität kann die Krankheitsaktivität bei Patienten mit spontaner Urtikaria semiquantitativ mithilfe des Urtikaria-Aktivitäts-Scores erfasst werden (◘ Tab. 11.2).

Urtikarielle Einzelläsionen wechseln innerhalb von 24 Stunden ihre Lokalisation, wohingegen Angioödeme erst nach 24–72 Stunden abklingen können. Die Erkrankungsdauer ist bei Urtikaria-Patienten interindividuell sehr unterschiedlich und reicht von einmaligen, nur wenige Stunden dauernden Episoden bis zu jahrelangen Krankheitsverläufen. Wie häufig eine akute Urtikaria in chronische Krankheitsverläufe übergeht und welche prognostischen Faktoren mit einer Beschwerdepersistenz assoziiert sind, bleibt für pädiatrische Patienten weiterhin ungeklärt.

◘ **Tab. 11.2**   Urtikaria-Aktivitäts-Score (UAS)

Score[1]	Quaddeln pro 24 h	Juckreiz
0	Keine	Kein
1	< 20	Leicht: nicht störend
2	20–50	Mittel: störend, aber kein wesentlicher Einfluss auf Alltagsaktivitäten oder Schlaf
3	> 50 (oder große, konfluierende Flächen)	Stark: schwerer Juckreiz, wesentlicher Einfluss auf Alltagsaktivitäten oder Schlaf

[1] Summe der Scores: 0–6 pro Tag, d. h. 0–42 pro Woche (= UAS7)

❯ **Gemäß aktueller Klassifikation werden Beschwerden < 6 Wochen als akute Urtikaria und > 6 Wochen als chronische Urtikaria bezeichnet.**

Da Quaddeln und Angioödeme unspezifische Symptome vieler kutaner und auch systemischer Erkrankungen sein können, ist ein breites differenzialdiagnostisches Spektrum zu berücksichtigen. Allerdings lassen sich die meisten dieser Differenzialdiagnosen bereits aufgrund zusätzlicher Symptome oder anamnestischer Hinweise von der Urtikaria abgrenzen. Eine Auswahl von Haut- und Systemerkrankungen, die mit urtikariellen Effloreszenzen und/oder Angioödemen einhergehen können, gibt ◘ Tab. 11.3 wieder.

11

◘ **Tab. 11.3** Auswahl klinisch relevanter Differenzialdiagnosen bei Urtikaria und/oder Angioödemen im Kindes- und Jugendalter

Erkrankung	Anamnestische und klinische Unterscheidungsmerkmale	Weiterführende Diagnostik
Vorwiegend kutane Manifestation: Urtikaria + Angioödem		
Arzneimittelexanthem	Häufig zusätzliche Effloreszenzen (Maculae, Papeln), Besserung nach Absetzen des Auslösers	Hauttestungen, orale Provokationstestung
Urtikariavaskulitis	Quaddeln persistieren > 24 h in loco	Hautbiopsie, ANA
Kutane Mastozytose (Urticaria pigmentosa)	Multiple, hyperpigmentierte Papeln oder Maculae, positives Darier-Zeichen	Serum-Tryptase, Hautbiopsie
Insektenstichreaktion (papuläre Urtikaria)	Initial lokalisierte Quaddeln, im Verlauf Umwandlung in Papeln oder Papulovesikel, Persistenz in loco	Meist nicht erforderlich (ggf. Hautbiopsie)
Vorwiegend kutane Manifestation: Isoliertes Angioödem		
Hereditäres Angioödem	Kein Juckreiz, Larynxödem, schwere Dyspnoe, krampfartige Bauchschmerzen	C1-Inhibitor-Konz./-Aktivität, C4-Konzentration
Allergisches Kontaktekzem (Akutphase)	Auslöser häufig eruierbar, im Verlauf epidermale Beteiligung, Abklingen unter Allergenkarenz	Epikutantestungen
Cheilitis granulomatosa	Initial rezidivierende, dann persistierende Lippenschwellungen, fakultativ assoziierte Symptome: Fazialisparese, Lingua plicata	Hautbiopsie
Vorwiegend extrakutane Manifestation		
Juvenile idiopathische Arthritis	Arthralgien, Schonhaltung, zusätzlich Fieber und Polyserositis bei systemischer Verlaufsform (M. Still)	Klinische Diagnose durch Kinderrheumatologen
Systemischer Lupus erythematodes	Schmetterlingserythem, Photosensibilität, Arthritis, Serositis, orale Ulzera, diskoide Hautläsionen	ANA, Anti-DNS-AK, Differenzialblutbild
Dermatomyositis	Fliederfarbene Gesichtserytheme, Gottron-Papeln, Nagelfalz-Teleangiektasien, Muskelschwäche	CK, ANA, Anti-Jo1-AK
Polyarteriitis nodosa	Reduzierter Allgemeinzustand, Livedo racemosa, Purpura, Ulzerationen, Hämaturie, Hämatochezie	Hautbiopsie, Labor (Blutbild, Kreatinin etc.)
Kryopyrin-assoziierte periodische Syndrome	FCAS: Arthralgie, Konjunktivitis, Trigger: Kälte MWS: Arthritis, Uveitis, Taubheit, Amyloidose NOMID/CINCA: Arthritis, Optikusneuritis, Taubheit, Amyloidose, aseptische Meningitis	Anamnese: Urtikaria im Säuglingsalter, NLRP3-Mutationsanalyse
Andere autoinflammatorische Syndrome	MKD: Periodisches Fieber, Bauchschmerzen, Aphthen, morbilliformes Exanthem TRAPS: Period. Fieber, Bauchschmerzen, Arthralgie	BSG, CRP, MVK- bzw. TNFRI-Mutationsanalyse

CINCA = chronic infantile neurological, cutaneous and articular syndrome; FCAS = familial cold autoinflammatory syndrome; MKD = Mevalonatkinase-Defizienz (Hyper-IgD-Syndrom); MWS = Muckle-Wells-Syndrom; NOMID = neonatal-onset multisystem inflammatory disease; TRAPS = Tumornekrosefaktor-assoziiertes periodisches Syndrom

Über 24 Stunden in loco persistierende Quaddeln sind verdächtig auf das Vorliegen einer Urtikariavaskulitis, die in der Regel eine läsionale Probebiopsie erforderlich macht. Bei rezidivierenden isolierten Angioödemen sollten neben der verzögerten Druckurtikaria zusätzlich hereditäre Angioödeme und andere, seltene Differenzialdiagnosen ausgeschlossen werden. In der Pädiatrie besonders bedeutsam sind bereits neonatal oder in der Säuglingsperiode auftretende Urtikaria-Episoden, da diese Kryopyrin-assoziierten Syndromen entsprechen und mit potenziell schwerwiegenden Begleiterkrankungen (Taubheit, Amyloidose, aseptische Meningitis) assoziiert sein können (vgl. ◘ Tab. 11.3).

▪ Diagnostik

Noch immer findet bei Kindern und Jugendlichen mit Urtikaria regelmäßig eine Überdiagnostik statt. Parentale Besorgnis und/oder ärztliche Polypragmasie führen dazu, dass insbesondere allergologische und mikrobiologische Untersuchungen zu häufig durchgeführt werden. Das Resultat sind nicht selten Zufallsbefunde fraglicher Relevanz, die Eltern verunsichern und zu Fehlbehandlungen führen können (z. B. antibiotische Therapie eines ansonsten gesunden Kindes mit »erhöhtem Antistreptolysin-Titer«). Die akute Urtikaria bedarf neben Anamnese und klinischer Untersuchung in aller Regel keiner weiteren Untersuchungen.

Als Grundlage einer effektiven Betreuung pädiatrischer Urtikaria-Patienten ist ein abgestuftes, auf den Einzelpatienten zugeschnittenes Vorgehen zu fordern, das in erster Linie aus Anamnese und klinischer Untersuchung besteht.

▪▪ Anamnese und klinische Untersuchung

Bereits eine sorgfältige Anamnese erlaubt bei den meisten Patienten eine Klassifikation der Urtikaria. Sie wird optimalerweise mit einem standardisierten Fragebogen erhoben, der bestimmte Kernpunkte dokumentiert.

Wichtige Aspekte der Urtikaria-Anamnese
- Urtikaria-Dauer (</> 6 Wochen)
- Beschwerdefrequenz (kontinuierlich, täglich, wöchentlich etc.)
- Art der Beschwerden (Urtikaria, Urtikaria und Angioödem, isoliertes Angioödem)
- Quaddelgröße (stecknadelkopf-/linsengroß, größer)
- Anzahl Quaddeln, Schwere des Juckreizes (UAS-Score)
- Persistenz der Einzelläsion: (Urtikaria < 24 h, Angioödeme < 72 h)
- Prädilektionsstellen, Schleimhautbeteiligung
- Extrakutane Symptome (Fieber, Gelenk-, Bauchschmerzen, Dyspnoe, Arthralgien etc.)
- Auslöser (Allergene, Kratzen, Druck, Kälte, Wärme, Wasser, Sonnenlicht etc.)
- Bisherige Therapie (v. a. H_1-Antihistaminika, Glukokortikoide)
- Bisherige Diagnostik (Labor, Hauttestungen, Bildgebung etc.)
- Vorerkrankungen (v. a. Allergien, chron. Infektionen, Autoimmunerkrankungen)
- Sozialanamnese (v. a. Einfluss der Urtikaria auf Lebensqualität, Schulbesuch etc.)

Bei Patienten mit chronischer Urtikaria ist es zusätzlich sinnvoll, ein Urtikaria-Tagebuch führen zu lassen, das mögliche Triggerfaktoren, klinische Parameter (Quaddel-Anzahl, Ausprägung Pruritus) und den Grad der subjektiven Beeinträchtigung dokumentiert.

Neben der Erfassung der aktuellen Krankheitsaktivität und Überprüfung des urtikariellen Dermographismus erfolgt die weitere körperliche Untersuchung – hauptsächlich mit dem Ziel, potenziell assoziierte Grunderkrankungen (v. a. Infektionen) und Differenzialdiagnosen der Urtikaria auszuschließen (vgl. ◘ Tab. 11.3).

▪▪ Weiterführende Diagnostik

Zusätzliche Untersuchungen sind bei Patienten mit milder, Antihistaminika-responsiver Urtikaria ohne weitere anamnestische Hinweise auf Triggerfaktoren oder Grunderkrankungen nicht indiziert. Andererseits sind sie bei Persistenz mäßiger bis schwerer Symptome sowie bei konkretem Verdacht auf einen spezifischen Auslöser erforderlich, um weitere therapeutische Schritte zu planen.

Autologer Serumtest Der autologe Serumtest (»autologous serum skin test«, ASST) dient der Detektion Mastzell-aktivierender Faktoren bei Patienten mit chronischer spontaner Urtikaria (vgl. ■ Abb. 11.1). Er ist im klinischen Alltag vergleichsweise einfach und kostengünstig durchführbar, so dass er von vielen kinderallergologisch tätigen Ärzten eingesetzt wird.

Sowohl die Vorbereitung des Probenmaterials als auch die Durchführung des ASST sind in einem international konsentierten Positionspapier festgelegt (Konstantinou et al. 2009).

Durchführung des autologen Serumtests
- Peripher-venöse Blutentnahme und Aufbereitung des Testmaterials unmittelbar vor Testbeginn zur Vermeidung von Kontamination und Probenverwechslung
- Probengerinnung über 30 min bei Zimmertemperatur in einem sterilen Glas- oder Plastikröhrchen (ohne Antikoagulanzien oder andere Zusätze!)
- Zentrifugation über 10 min bei 450–500 g
- Auswahl der Injektionsstelle:
  - volarer Unterarm, nicht am Handgelenk
  - Hautareal, in dem > 48 h vor Testbeginn keine Quaddeln aufgetreten sind
- Oberflächliche, intrakutane Injektion (1ml-Spritze, 27-G-Kanüle) von jeweils 0,05 ml folgender Testlösungen im Abstand von mind. 3 cm:
  - Frisches, unverdünntes, autologes Patientenserum
  - Negativkontrolle: NaCl0,9%-Lösung
  - Positivkontrolle: Histamin 0,5 bis 1µg-Lösung (alternativ kann die Positivkontrolle auch als Haut-Pricktest mit 10mg/mlHistamin-Lösung erfolgen)
- Ablesung der Testreaktion (= Quaddel) nach 30 min:
  - Kalkulation des Mittelwertes (MW) aus maximalem Quer- und Längsdurchmesser der Quaddel in mm
  - Positive Reaktion:
  - $MW_{ASST} - MW_{Negativkontrolle} \geq 1{,}5$ mm

Bis zu 50% der Erwachsenen und Kinder mit CU weisen einen positiven ASST auf, der auf autoreaktive Antikörper und eine Autoimmun-Urtikaria hinweist. Allerdings ließen sich in einigen Untersuchungen auch bei ca. 40% gesunder Kontrollpersonen positive ASST-Reaktionen nachweisen. Daher ergeben sich Zweifel an einer ausreichenden Spezifität des ASST. Auch sein niedriger positiver Vorhersagewert (ca. 50–80%) erlaubt bei pathologischem Befund keine sichere Identifikation von Patienten mit Autoimmun-Urtikaria. Andererseits scheint der ASST einen guten negativen Vorhersagewert zu besitzen (ca. 80–100%), d. h., dass sich bei Patienten mit CU und negativem ASST in der Regel keine weiteren laborchemischen Hinweise auf eine Autoreaktivität ergeben.

> **Ein positiver ASST ist kein sicherer Hinweis auf eine autoreaktive Urtikaria. Bei einem negativen ASST-Ergebnis ist sie unwahrscheinlich.**

Inwiefern sich hieraus diagnostische, therapeutische oder prognostische Konsequenzen ergeben, bleibt unklar. So ließ sich für das Kindesalter bisher nicht belegen, dass Patienten mit positivem ASST-Befund signifikant häufiger Begleit-Autoimmunerkrankungen (z. B. Thyreoiditis) oder einen besonders schweren bzw. protrahierten Krankheitsverlauf aufwiesen.

Labordiagnostik Bei anamnestischen Hinweisen auf infektiöse, allergene oder andere Auslöser einer CU ist eine zielgerichtete In-vitro-Diagnostik zum Ausschluss v. a. solcher Triggerfaktoren angezeigt, die sich präventiv oder therapeutisch beeinflussen lassen. In der bei Kindern und Jugendlichen erfahrungsgemäß kleinen Gruppe der »Antihistaminika-resistenten« Patienten können auch bei nicht wegweisender Anamnese weiterführende Laboruntersuchungen zum Ausschluss relevanter Differenzialdiagnosen veranlasst werden (vgl. ■ Tab. 11.3).

Zirkulierende Mastzell-aktivierende Faktoren lassen sich außer mit dem ASST auch ex vivo mit dem Basophilen-Histaminfreisetzungstest (»basophil histamine release assay«, BHRA) nachweisen, der als diagnostischer Goldstandard gilt. Hierbei werden basophile Granulozyten gesunder Spender

◘ Tab. 11.4   Diagnostik bei physikalischer und cholinergischer Urtikaria. (Mod. nach Magerl et al. 2009)

Urtikariaform	Testareal	Testdurchführung	Kommentar
Urticaria factitia	Volarer Unterarm, proximaler Rücken	Moderates Reiben mit dem Holzspatel (5–10 s)	Ablesung nach 10 min; positive Reaktion: Quaddel und Juckreiz
Kältekontakturtikaria	Volarer Unterarm, Abdomen	Schmelzender Eiswürfel in dünner Plastiktüte (5 min)	Ablesung nach 10 Minuten; positive Reaktion: Quaddelbildung
Verzögerte Druckurtikaria	Schulter, Oberschenkel, proximaler Rücken, volarer Unterarm	Schulter: 7 kg Gewicht, 3 cm breiter Tragegurt Restl. Lokalisationen: 2,5 kg Gewicht, 6,5 cm Durchmesser Applikation jeweils 15 min	Ablesung 6 h nach Testende; Patienten bitten, spätere Reaktionen zu dokumentieren (Digitalfoto); positive Reaktion: Angioödem
Wärmeurtikaria	Volarer Unterarm	Kontakt mit Wärmequelle (45°C), z. B. warmes Wasser (5 min)	Ablesung nach 10 min; positive Reaktion: Quaddelbildung
Lichturtikaria	Glutealregion	UVA 6 J/cm^2, UVB 60 mJ/cm^2, sichtbares Licht	Ablesung nach 10 min; positive Reaktion: Quaddelbildung
Vibratorische Urtikaria	Volarer Unterarm	Vortex-Schüttler 1000 Umdrehungen/min (10 min)	Ablesung nach 10 Minuten; positive Reaktion: Quaddel, Angioödem
Cholinergische Urtikaria	–	Körperliche Belastung (Ergometer, Laufband, Treppensteigen) bis Schwitzen, dann 15 min fortsetzen	Ablesung sofort und nach 10 Minuten; positive Reaktion: Quaddelbildung

11

mit heterologem Serum von Patienten mit chronischer Urtikaria inkubiert. Ein positiver BHRA weist auf funktionale, autoreaktive Antikörper hin, die in der Mehrzahl der Patienten gegen den hochaffinen IgE-Rezeptor (FcεRIα) gerichtet sind (vgl. ◘ Abb. 11.1). Allerdings wird der klinische Nutzen des BHRA dadurch eingeschränkt, dass seine Durchführung und Auswertung bislang nicht international standardisiert sind.

❯ Der Basophilen-Histaminfreisetzungstest stellt den diagnostischen Goldstandard zum Nachweis Mastzell-aktivierender Faktoren im Serum von Patienten mit CU dar. Er sollte allerdings aufgrund seiner nicht ausreichenden Standardisierung vorzugsweise im Rahmen klinischer Studien eingesetzt werden.

Physikalische Testungen   Ergibt sich der Verdacht auf eine physikalische Urtikaria oder andere induzierbare Urtikariaformen (aquagene Urtikaria, cholinerge Urtikaria, Kontakturtikaria), stehen einfach durchzuführende, kostengünstige und im klinischen Alltag bewährte Testungen zur Identifikation des jeweiligen Triggerfaktors zur Verfügung (◘ Tab. 11.4).

Weitere Untersuchungen sind regelhaft verzichtbar. Lediglich bei Kindern mit Kälteurtikaria sollte laborchemisch nach Kryoglobulinen gefahndet werden. Obwohl nicht evidenzbasiert, erfolgt zusätzlich in vielen Zentren ein Ausschluss zugrunde liegender Infektionserkrankungen (v. a. Mycoplasma pneumoniae, Epstein-Barr-Virus).

Untersuchungen bei Verdacht auf Pseudoallergie   Bei unpräzisierbarem Verdacht auf pseudoallergische Nahrungsmittelreaktionen kann nach entsprechender Ernährungsberatung eine pseudoallergenarme Diät über zunächst vier Wochen empfohlen werden. Unter Verwendung naturbelassener und selbst zubereiteter Nahrungsmittel meiden betroffene Patienten sowohl natürliche Pseudoallergene als auch Lebensmittelzusatzstoffe. Gleichzeitig führen sie ein Ernährungs- und Beschwerdetagebuch inkl. Urtikaria-Score.

Kommt es hierunter zu einer Besserung der Urtikaria, erfolgt die Re-Exposition unter stationärem Monitoring zunächst in Form einer pseudoallergenreichen Provokationskost (»Supermahlzeit«). Ist dieser Suchtest ebenfalls positiv, folgt die Sammelexposition gegenüber einer »Testbatterie« zahlreicher Zusatzstoffe. Bei erneut positivem Befund schließt sich die sukzessive Provokationstestung mit einzelnen Pseudoallergenen an. Angesichts der Tatsache, dass eine chronische Urtikaria im Kindesalter viel seltener mit einer Pseudoallergie assoziiert ist als bei Erwachsenen, wird diese sehr aufwendige Diagnostik bei pädiatrischen Patienten jedoch nur selten vollständig durchgeführt.

▪ Therapie

Die Betreuung von Kindern und Jugendlichen mit Urtikaria erfordert insbesondere bei chronischen Krankheitsverläufen ein individuelles, multimodales Vorgehen. Dieses sollte auf den Entwicklungs- bzw. Kenntnisstand des Patienten und seiner Familie, sicher identifizierte Triggerfaktoren, vorherige Therapieversuche und den Grad der subjektiven Beeinträchtigung abgestimmt sein.

▪▪ Patienten- und Elterninformation

Neben somatischen Beschwerden kann die Urtikaria eine relevante psychische Belastung des Patienten (z. B. Minderung des Selbstwertgefühls, Depression) und seiner Eltern (z. B. Überbehütung, Angststörung) hervorrufen. Zur Vermeidung dieser Krankheitsfolgen ist eine ausführliche, den jeweiligen Vorkenntnissen angepasste Erläuterung von Pathogenese, möglichen klinischen Verlaufsformen und Therapieoptionen unverzichtbar.

Häufig gilt es, teils mystische Vorstellungen zur Krankheitsentstehung zu entkräften (versteckte Allergene, Umweltschadstoffe etc.) und auf tatsächliche Triggerfaktoren oder deren Abwesenheit bei Formen der spontanen Urtikaria hinzuweisen. Es sollte ebenfalls betont werden, dass eine mehrjährige Beschwerdepersistenz und Therapieresistenz bei Kindern und Jugendlichen zwar möglich, aber insgesamt selten sind. Um eine adäquate Compliance zu gewährleisten, ist es zusätzlich empfehlenswert, die eingesetzten Arzneimittel ausführlich zu erläutern und auf das sehr günstige Wirkungs-/Nebenwirkungsverhältnis der hauptsächlich eingesetzten

Substanzen (Antihistaminika, Leukotrienantagonisten) hinzuweisen.

Patientenbroschüren und weiteres Informationsmaterial zur Urtikaria können über Selbsthilfegruppen und verschiedene Kompetenzzentren bezogen werden. Ein »Elternratgeber Nesselsucht« der Gesellschaft für pädiatrische Allergologie ist ebenfalls online abrufbar (▶ Hilfreiche Websites).

▪▪ Behandlung von Grunderkrankungen, Meidung von Triggerfaktoren

Die Behandlung zugrunde liegender Erkrankungen, insbesondere von Infektionen, ist selbstverständlich auch bei Kindern mit Urtikaria indiziert, auch wenn sich nach einer entsprechenden antimikrobiellen Therapie nicht immer eine wahrnehmbare Verbesserung einstellt. Es sei aber noch einmal darauf hingewiesen, dass eine probatorische Antibiotikatherapie aufgrund grenzwertiger Laborbefunde bei ansonsten beschwerdefreien Patienten nicht indiziert ist. Auch eine ungezielte »Darmsanierung« durch die Behandlung einer intestinalen Candidiasis ist in der Regel nicht zielführend.

> ❯ **Bei Kindern mit chronischer Urtikaria sollte eine antimikrobielle Therapie nur bei gesicherter Infektionserkrankung, nicht aber probatorisch oder aufgrund fraglich relevanter Laborbefunde veranlasst werden.**

Bei jedem Patienten mit Urtikaria ist jedoch eine möglichst weitgehende Expositionsprophylaxe gegenüber sicher identifizierten Triggerfaktoren anzustreben (z. B. Allergen-, Pseudoallergen-Karenz). Zusätzlich können bei Patienten mit induzierbarer Urtikaria bereits einfache, vermeintlich banale Maßnahmen zu einer deutlichen Beschwerdebesserung führen. So profitieren Kinder und Jugendliche mit Kälteurtikaria noch im Frühjahr bzw. schon in den Spätsommermonaten von konsequent getragener, warmer Kleidung. In den Herbst- und Wintermonaten können in Abhängigkeit von der individuellen Reaktionsschwelle und Expositionsmustern zusätzliche Textilien und Hilfsmittel eingesetzt werden (Thermo-Unterwäsche, Handwärmer, Auto-Standheizung etc.). Betroffenen Patienten sollte auch vom Verzehr gekühlter Speisen und Ge-

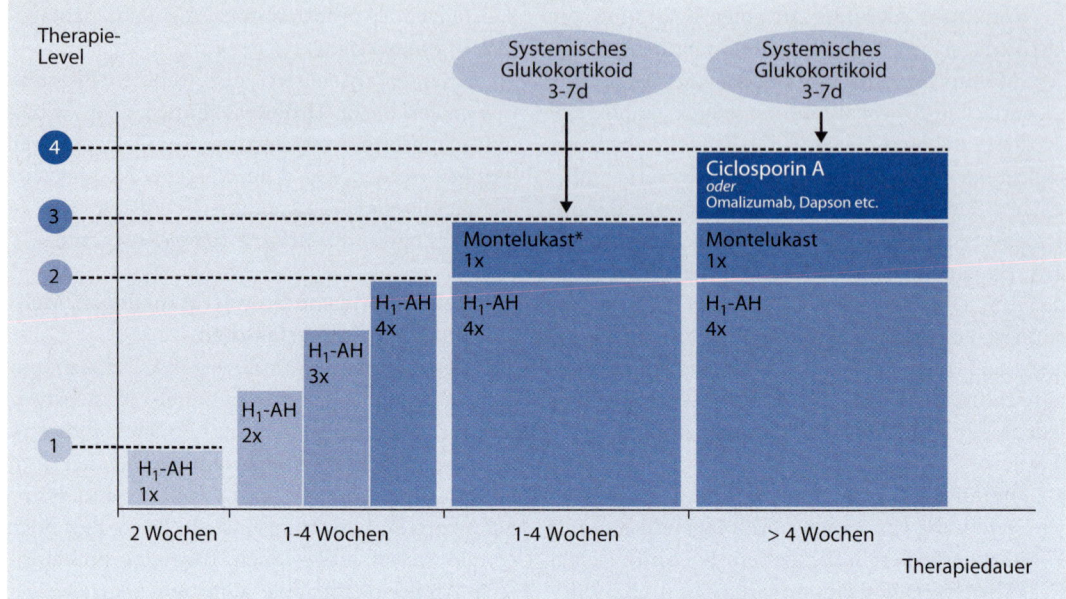

Abb. 11.6 Stufentherapie der chronischen Urtikaria (H_1-AH = nicht-sedierende Antihistaminika der zweiten Generation; * Therapie-Level 3: alternativ initiales H_1-AH in Kombination mit Montelukast oder Monotherapie nach Wechsel auf anderes H_1-AH)

tränke abgeraten werden, da dieser mit potenziell schwerwiegenden Larynxödemen assoziiert sein kann. Auch auf die Gefahr schwerer anaphylaktoider Reaktionen nach raschem und ausgeprägtem Absinken der Umgebungstemperatur, insbesondere beim Baden (Kopfsprung in kaltes Wasser), sollte hingewiesen werden.

Bei Kindern mit Urticaria factitia ist auf zu eng anliegende Kleidung, enge Gürtel oder andere, das Auftreten von Scherkräften begünstigende Textilien zu achten. Patienten mit verzögerter Druckurtikaria sollten versuchen, kleinflächige Druckeinwirkungen an Prädilektionsstellen nach Möglichkeit zu vermeiden (z. B. durch Schaumstoff-/Silikon-Einlegesohlen, Entlastungsschuhe, breite Rucksack-/Kindersitzgurte).

> Insbesondere bei Patienten mit physikalischer Urtikaria kann die sichere Identifikation und konsequente Meidung individueller Triggerfaktoren zu einer deutlichen Beschwerdebesserung führen.

■■ Symptomatische Therapie
Ergebnisse kontrollierter Studien zur Pharmakotherapie von Kindern mit chronischer Urtikaria liegen nicht in ausreichendem Umfang vor. Dennoch können betroffene Patienten unter Berücksichtigung international akzeptierter Leitlinien einer effektiven und sicheren Stufentherapie (Level 1 bis 4) zugeführt werden (■ Abb. 11.6).

Antihistaminika (Level 1–3) Die pharmakologische Behandlung der chronischen Urtikaria sollte sowohl bei Erwachsenen als auch bei Kindern in erster Linie mit H_1-Antihistaminika (H_1-AH) der zweiten Generation erfolgen (▶ Abschn. 5.1). Als Vertreter dieser Substanzgruppe sind in Deutschland für das frühe Kindesalter lediglich Desloratadin (≥ 1 Lebensjahr) bzw. Cetirizin und Levocetirizin (jeweils ≥ 2 Lebensjahre) zugelassen. Sie stehen in kindgerechter Applikationsform (Saft, Tropfen) zur Verfügung. Ab dem vollendeten 12. Lebensjahr können dann auch Fexofenadin, Rupatadin und Mizolastin im Rahmen ihrer Zulassung zur Behandlung der Urtikaria eingesetzt werden.

Alle genannten Präparate sind nur eingeschränkt liquorgängig und daher viel seltener mit zentralnervösen Nebenwirkungen (z. B. Vigilanzminderung, paradoxe Agitation, Störung des REM-Schlafes) assoziiert als die sedierenden H_1-AH der ersten Generation (z. B. Dimetinden, Diphenhydramin, Clemastin). Zusätzlich werden einige der modernen H_1-AH nicht oder in nur geringem Umfang durch hepatische Cytochrom-P-450-Enzyme metabolisiert (v. a. Desloratadin, Levocetirizin, Fexofenadin), so dass für diese Wirkstoffe das Risiko unerwünschter Arzneimittelinteraktionen besonders niedrig ist.

> **Zur antihistaminergen Behandlung der chronischen Urtikaria im Kindesalter sollten ausschließlich nicht-sedierende H_1-Antihistaminika der zweiten Generation eingesetzt werden.**

Zunächst erhalten betroffene Kinder und Jugendliche über zwei Wochen die übliche H_1-AH-Tagesdosis (Level 1). Bei Beschwerdepersistenz kann diese Dosierung innerhalb von vier Wochen auf das 4-Fache gesteigert werden (Level 2). Diese Empfehlung beruht insbesondere auf Beobachtungen an erwachsenen Patienten mit Kälteurtikaria, bei denen sich eine deutliche Abhängigkeit des Therapieerfolges von der H_1-AH-Dosis belegen ließ. Im Kindesalter werden relevante Nebenwirkungen unter diesem Therapieregime nur selten beobachtet. Allerdings sollten die Eltern darauf hingewiesen werden, dass die anti-histaminerge Therapie in hoher Dosierung off-label durchgeführt wird und daher bei Auftreten unerwünschter Wirkungen frühzeitig eine Wiedervorstellung erfolgen sollte.

Stellt sich auf Therapiestufe 2 innerhalb von vier Wochen keine Symptomregredienz ein, kann dieser Behandlungszyklus ein- oder mehrfach mit jeweils einem anderen H_1-AH wiederholt werden (Level 3).

Leukotrienantagonisten (Level 3) Alternativ zu einem Wechsel des H_1-AH-Präparates kann bei persistierender Symptomatik zusätzlich mit einem Leukotrienantagonisten therapiert werden. Hierzu steht in Deutschland der Rezeptorantagonist Montelukast in altersadaptierter Dosierung und Applikationsform zur Verfügung (6 Monate bis 5 Jahre: 4 mg; 6 bis 14 Jahre: 5 mg; > 14 Jahre: 10 mg).

Bei insgesamt spärlicher Datenlage zur Effektivität dieser Behandlung ist ein Therapieversuch auch im Kindesalter aufgrund des sehr günstigen Nebenwirkungsprofils von Montelukast möglich. Stellt sich innerhalb von 1–4 Wochen keine Beschwerdebesserung ein, sollte der kurzzeitige Einsatz systemischer Glukokortikoide oder die Behandlung mit einem Medikament der Therapiestufe 4 erwogen werden.

Systemische Glukokortikoide (Level 3 und 4) Auch wenn Mastzellen bei der chronischen Urtikaria eine pathogenetische Schlüsselrolle spielen, tragen weitere Zellpopulationen zur Krankheitsentstehung bei (u. a. CD4-positive Lymphozyten, Monozyten, eosinophile Granulozyten).

Antihistaminika üben keine oder nur geringe Wirkungen auf diese zumeist perivaskulär lokalisierten Zellen aus, so dass bei H_1-AH-Resistenz und akuter Exazerbation die zusätzliche Behandlung mit systemischen Glukokortikoiden sinnvoll sein kann. Diese Therapie sollte aufgrund der bekannten, potenziell schwerwiegenden Nebenwirkungen nur kurzzeitig erfolgen (z. B. Methylprednisolon 1 mg/kg KG, dann rasche Dosisreduktion über maximal 7 Tage).

> **Die langfristige Therapie der chronischen Urtikaria mit systemischen Glukokortikoiden ist aufgrund ihres Nebenwirkungspotenzials nicht vertretbar.**

Immunmodulatoren und andere Arzneimittel (Level 4) Während die Mehrzahl pädiatrischer Patienten mit chronischer Urtikaria auf H_1-AH anspricht, stellt sich hierunter bei ca. 50% der betroffenen Erwachsenen keine Besserung ein. In beiden Altersstufen werden Non-Responder zusätzlich mit Substanzen anderer Wirkstoffgruppen behandelt:

- Ciclosporin A,
- Omalizumab,
- H_2-Antihistaminika,
- Hydroxychloroquin,
- Dapson,
- Colchicin,
- Sulfasalazin.

Im Kindesalter ist die Einsetzbarkeit dieser Arzneimittel jedoch aufgrund nicht unerheblicher Nebenwirkungsrisiken und teils sehr hoher Therapiekosten limitiert. Lediglich Ciclosporin A (CsA) wird regelmäßig zur Behandlung der schweren chronischen Urtikaria bei Kindern verwendet, wenn zuvor durch hochdosierte H_1-AH in Kombination mit Montelukast innerhalb von vier Wochen keine Beschwerdebesserung erzielt worden ist. In zumeist retrospektiven, aber auch in prospektiven und kontrollierten Untersuchungen an Erwachsenen konnte die Effektivität von CsA eindrucksvoll belegt werden. So erreichten durchschnittlich 70% der behandelten Patienten eine Remission, die in ca. einem Drittel der Fälle auch nach Absetzen des CsA andauerte.

In der bisher einzigen pädiatrischen Studie (n = 7) erreichten Antihistaminika-refraktäre Kinder mit chronischer Urtikaria unter systemischer Therapie mit CsA in niedriger Dosierung (≤ 3 mg/kg) innerhalb von einer bis acht Wochen eine weitgehende Beschwerdefreiheit. Selbstverständlich sind bei Einsatz dieses Medikaments eine ausführliche Aufklärung des Patienten und seiner Eltern sowie ein adäquates Therapie-Monitoring unerlässlich (▶ Abschn. 5.1).

> ❯ **Bei therapierefraktärer, chronischer Urtikaria im Kindes- und Jugendalter kann ein Therapieversuch mit Ciclosporin A unternommen werden.**

Der humanisierte monoklonale Anti-IgE-Antikörper Omalizumab wurde in ersten kontrollierten Untersuchungen bei Erwachsenen und Jugendlichen (> 12 Lebensjahre) zur Behandlung der chronischen spontanen Urtikaria mit Erfolg eingesetzt. Allerdings bleiben entscheidende Fragen zu dieser Therapie unbeantwortet (z. B. exakter Wirkmechanismus, optimale Dosierung, Therapiedauer), so dass die Anwendung von Omalizumab bei Kindern mit chronischer Urtikaria aktuell nicht empfohlen werden kann.

Fazit für die Praxis
- Die Urtikaria und begleitende Angioödeme beruhen in erster Linie auf einer Aktivierung dermaler Mastzellen, die Histamin und andere Mediatoren freisetzen.

- Es wird die akute Urtikaria (Krankheitsdauer < 6 Wochen) von der chronischen Urtikaria (> 6 Wochen) unterschieden.
- Im Kindesalter ist die akute Urtikaria häufig mit Infektionserkrankungen und nur selten mit allergischen Reaktionen assoziiert.
- Auch bei Kindern mit chronischer Urtikaria lassen sich häufig autoreaktive, Mastzell-aktivierende Faktoren nachweisen.
- Therapierbare Grunderkrankungen finden sich bei pädiatrischen Patienten mit chronischer Urtikaria nur selten.
- Insbesondere bei chronischer und physikalischer Urtikaria kann auch bei Kindern und Jugendlichen die Lebensqualität stark eingeschränkt sein.
- Eine ausführliche Anamnese und eine sorgfältige klinische Untersuchung, nicht aber eine Vielzahl ungezielter Laboruntersuchungen stellen die entscheidenden diagnostischen Schritte dar.
- Bei Verdacht auf physikalische Urtikariaformen sollten entsprechende Provokationstestungen erfolgen.
- Die Behandlung chronischer und chronisch-rezidivierender Urtikariaformen wird hauptsächlich mit modernen, nicht-sedierenden Antihistaminika in unterschiedlicher Dosierung durchgeführt.

Literatur

Konstantinou GN et al. (2009) EAACI/GA(2)LEN task force consensus report: the autologous serum skin test in urticaria. Allergy 64: 1256–68

Magerl M et al. (2009) The definition and diagnostic testing of physical and cholinergic urticarias – EAACI/GA2LEN/EDF/UNEV consensus panel recommendations. Allergy 64(12): 1715–21

Marrouche N, Grattan C (2012) Childhood urticaria. Curr Opin Allergy Clin Immunol 12(5): 485–90

Sahiner UM et al. (2011) Chronic urticaria: etiology and natural course in children. Int Arch Allergy Immunol 156: 224–30

Zitelli KB, Cordoro KM (2011) Evidence-based evaluation and management of chronic urticaria in children. Pediatr Dermatol 28(6): 629–39

Weitere Literatur finden Sie unter ▶ http://extras.springer.com.

Hilfreiche Websites

► www.awmf.org – Arbeitsgemeinschaft der wissenschaftl.
  med. Fachgesellschaften: S3-Leitlinie Urtikarial/II (D)
► www.dha-allergien.de – Deutsche Haut- und Allergiehilfe
  e. V.: Patienteninformation Urtikaria (D)
► www.gpau.de – Gesellschaft für Pädiatrische Allergologie
  und Umweltmedizin (GPAU): Elternratgeber »Nesselsucht« (D)
► www.chronichives.com – International Chronic Urticaria
  Society (ICUS): Umfangreiche Patienteninformationen
► www.urtikaria.net – Urticaria Network e. V. (UNEV): Umfangreiche Patienteninformationen, Urtikaria-Tagebuch
  (D), Symptomkalender (D), Anamnesebogen (D)

(D): als Download verfügbar

Nahrungsmittelallergie

L. Lange

Dank einer fein regulierten gastrointestinalen Immunantwort sind Menschen in der Lage, eine Toleranz gegenüber oral aufgenommenen Fremdproteinen zu entwickeln. Nur wenn diese Toleranzentwicklung gestört ist, kann sich eine Allergie gegen ein oder mehrere Nahrungsmittel entwickeln. Diese ist definiert als eine immunologisch vermittelte Überempfindlichkeitsreaktion, die auf IgE-vermittelten oder zellulären Mechanismen beruhen kann.

Damit ist eine klare Abgrenzung gegenüber der Nahrungsmittelintoleranz möglich, die einer nicht-immunologisch vermittelten Überempfindlichkeitsreaktion entspricht. Auch die Kohlenhydrat-Malabsorption ist klar abzugrenzen, bei der die aufgenommenen Kohlenhydrate durch das gastrointestinale Enzymsystem nicht ausreichend aufgespalten werden können (z. B. Laktose-, Fruktoseintoleranz).

> **Der Nahrungsmittelallergie liegt eine immunologische Überempfindlichkeitsreaktion gegenüber pflanzlichen oder tierischen Proteinen zugrunde.**

Anhand des Sensibilisierungsmechanismus unterscheidet man primäre und sekundäre Nahrungsmittelallergien. Primäre Nahrungsmittelallergien beruhen auf einer »direkten« Sensibilisierung gegen das auslösende Nahrungsmittelprotein, z. B. gegen Lactalbumin bei der Kuhmilchallergie des Säuglings. Sekundäre Nahrungsmittelallergien basieren auf der Entwicklung von Sensibilisierungen gegen Aeroallergene, die zu einer immunologischen Kreuzreaktion gegen zuvor meist tolerierte Nahrungsmittelproteine führen. Die Grundlage dieser Kreuzreaktionen bilden strukturverwandte (homologe) Proteine oder auch Kohlenhydrat-Seitenketten, die Spezies-übergreifend in verschiedenen Pflanzen- und Tierarten enthalten sind. Beispielsweise kommen die sog. PR-10-Proteine sowohl in Pollen als auch in Nahrungsmitteln vor (▶ Abschn. 3.1). Daher entwickeln zahlreiche Birkenpollenallergiker im Laufe der Jahre Kreuzreaktionen bei Konsum PR-10-haltiger Kernobstsorten (z. B. Äpfel, Kirschen).

Entsprechend der Klassifikation in primäre und sekundäre Nahrungsmittelallergien lassen sich sog. Klasse-1- und Klasse-2-Nahrungsmittelallergene voneinander unterscheiden (◻ Tab. 12.1). Klasse-1-Nahrungsmittelallergene führen zu primären Nahrungsmittelallergien wie z. B. gegen Hühnerei, Kuhmilch oder Fisch. Klasse-2-Allergene entsprechen typischerweise Nahrungsmitteln, bei denen eine Allergie zumeist über eine Kreuzreaktion entsteht, wie z. B. gegen Apfel, Sellerie oder Pfirsich.

Zahlreiche Nahrungsmittel können sowohl den Klasse-1- als auch den Klasse-2-Allergenen zugerechnet werden. Typisch ist dies z. B. für Haselnuss, nach deren Verzehr sowohl eine primäre als auch eine sekundäre Nahrungsmittelallergie auftreten kann.

Nahrungsmittelallergien
— Primäre Nahrungsmittelallergie: Sensibilisierung gegen Klasse-1-Nahrungsmittelallergene (z. B. Kuhmilch, Hühnerei)
— Sekundäre Nahrungsmittelallergie: Kreuzreaktion gegen Klasse-2-Nahrungsmittelallergen nach Sensibilisierung gegen homologes Aeroallergen

■ **Epidemiologie**

Nahrungsmittelallergien gehören zu den häufigsten Gründen für die Konsultation eines Allergologen. Dabei klafft wie in kaum einem anderen Gebiet der Allergologie eine Kluft zwischen der großen Anzahl vermuteter und der deutlich kleineren Anzahl bestätigter Erkrankungen. Dies dürfte zum einen auf die sehr vielfältige klinische Symptomatik der Nahrungsmittelallergie zurückzuführen sein. Zum anderen ist es sehr aufwändig, die allergologische Abklärung bis zum Erhalt einer definitiven Diagnose durchzuführen. In der Folge wird bei ca. 12% (je nach Studie 3–35%) der Kinder und Jugendlichen eine Nahrungsmittelallergie von Eltern und/oder Patient vermutet. Erfolgt jedoch eine konsequente allergologische Diagnostik mit dem Endpunkt einer Nahrungsmittelprovokation, ergibt sich eine tatsächliche Prävalenz von nur noch ca. 3%.

Betrachtet man das gesamte Kindes- und Jugendalter, repräsentiert Kuhmilch das häufigste Nahrungsmittelallergen (0,5–4%), gefolgt von Erdnuss (0,2–1,9%), Nüssen (0,8–1,6%), Meeresfrüchten inklusive Fisch (0,2–5,2%) und Hühnerei (0,2–2%).

▫ **Tab. 12.1**	Einteilung der Nahrungsmittelallergene	
Primäre Nahrungsmittelallergene (Kindesalter)	**Sekundäre Nahrungsmittelallergene**	**Typischerweise keine Nahrungsmittelallergene**
Kuhmilch, Hühnerei, Erdnuss, Schalenfrüchte, Fisch, Weizen, Soja, Saaten (z. B. Sesam)	Apfel, Haselnuss, Steinobst, Karotte, Sellerie	Zucker, Farbstoffe, Konservierungsmittel

Im Gegensatz zur Wahrnehmung der Eltern spielen Intoleranzreaktionen gegen Nahrungsmittelzusatzstoffe wie Konservierungsmittel oder Farbstoffe eine allenfalls untergeordnete Rolle als Auslöser nahrungsmittelassoziierter Überempfindlichkeitsreaktionen.

❯ **Vermutete Nahrungsmittelallergien bei Kindern und Jugendlichen lassen sich nur in der Minderzahl der Patienten durch orale Provokationstestungen bestätigen.**

Populationsbezogene epidemiologische Daten zur Nahrungsmittelallergie im Kindes- und Jugendalter liegen nur in begrenztem Umfang vor. Zusätzlich zeigen diese Daten ausgeprägte, geographische Schwankungen, die auf unterschiedliche Ernährungsgewohnheiten der untersuchten Populationen und andere Umgebungsfaktoren (z. B. Pollenexposition) zurückgehen. So existieren bereits innerhalb Europas signifikante Unterschiede in der Erkrankungshäufigkeit, die ein deutliches »Nord-Süd-Gefälle« aufweist. Weltweit differieren die Prävalenzraten noch stärker und Nahrungsmittel, die in unseren Breitengraden als Allergene keine Rolle spielen, können in anderen Regionen häufige Anaphylaxieauslöser darstellen (z. B. Schwalbennester, die in Singapur als Delikatesse konsumiert werden). Umgekehrt ist eine Allergie gegen Erdnuss, die sich in den westlichen Staaten zum wichtigsten Nahrungsmittelallergen entwickelt hat, im asiatischen Raum nicht so bedeutend. Dies hängt damit zusammen, dass Erdnüsse in Asien sehr häufig in anderer Zubereitung, nämlich zumeist gekocht, verzehrt werden.

Eine weitere Schwierigkeit in der Abschätzung ihrer Prävalenz liegt in der starken Altersabhängigkeit der Nahrungsmittelallergien. Typische Allergien des Kleinkindesalters, z. B. gegen Kuhmilch

und Hühnerei, werden im späteren Lebensalter weniger relevant, da sich eine hohe Rate an spontaner Toleranzentwicklung einstellen kann. Im Gegensatz hierzu nehmen pollenassoziierte oder andere sekundäre Nahrungsmittelallergien, wie z. B. Allergien gegen Haselnuss, Apfel oder Krustentiere, mit dem Lebensalter zu. Das bedeutet, dass epidemiologische Untersuchungen in den verschiedenen Altersstufen separat erfolgen müssen.

❯ **Epidemiologische Kennzahlen der Nahrungsmittelallergie unterliegen starken geographischen Schwankungen, die v. a. durch eine unterschiedliche Allergenexposition bedingt sind.**

Immer wieder wird berichtet, dass die Inzidenz der Nahrungsmittelallergie deutlich zunähme. Auch diesbezüglich sind nur wenige, überzeugende Daten vorhanden, da die meisten Studien auf Telefonbefragungen beruhen und damit sehr stark von der steigenden Präsenz des Themas in der Öffentlichkeit beeinflusst sind. Jedoch verdichten sich Hinweise darauf, dass sich die Rate an Erdnussallergien zumindest in den USA und Großbritannien binnen 5–8 Jahren ungefähr verdoppelt hat. Für andere Allergene liegen jedoch keine ausreichenden Informationen vor.

Bei den nicht-IgE-vermittelten Nahrungsmittelallergien sind ebenfalls keine zuverlässigen Zahlen zur Inzidenz vorhanden. Es ist allerdings bekannt, dass sich ca. die Hälfte der allergischen Reaktionen auf Kuhmilch im ersten Lebensjahr in Form einer nicht-IgE-vermittelten Erkrankung wie der allergischen Proktokolitis oder des sehr seltenen food-protein-induced-enterocolitis syndrome (FPIES) manifestiert. Die eosinophile Ösophagitis scheint seit ihrer Erstbeschreibung in den 1990-er Jahren mit zunehmender Inzidenz aufzutreten.

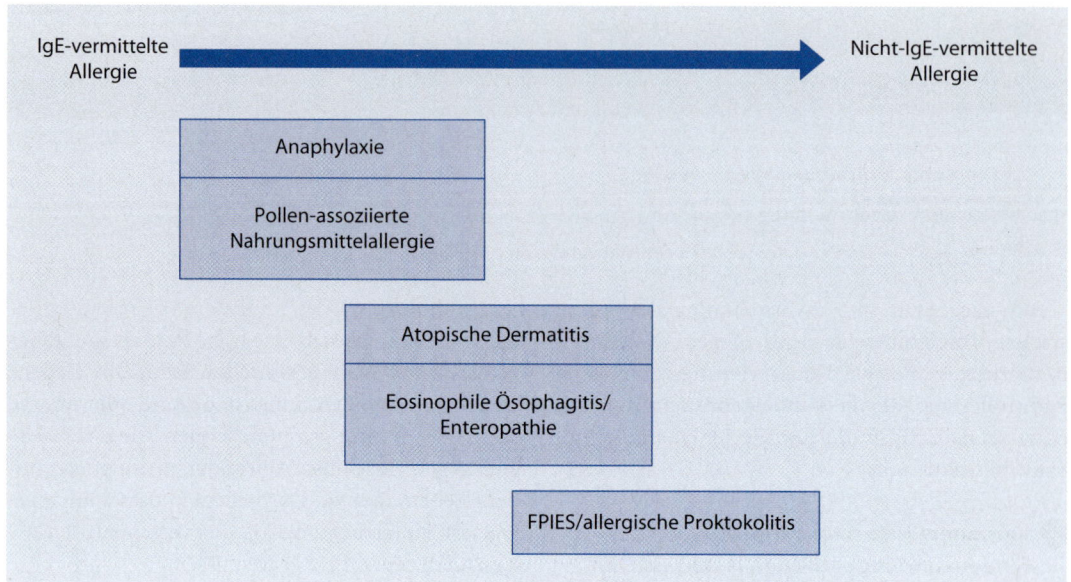

Abb. 12.1   Spektrum der Nahrungsmittelallergien (FPIES: Food Protein-induced Enterocolitis Syndrome)

Allerdings werden in verschiedenen Regionen der Welt stark unterschiedliche Erkrankungszahlen beobachtet, ohne dass es hierfür bislang eine Erklärung gibt.

■ Ätiologie und Pathogenese

Jeder Mensch entwickelt nach Kontakt mit einem Nahrungsmittel zunächst eine physiologische Immunreaktion. Durch Stimulation des zellulären Immunsystems werden unter Beteiligung von T- und B-Lymphozyten nahrungsmittelspezifische IgG-Antikörper gebildet. Diese IgG-Synthese wird schon bei Säuglingen beobachtet und entspricht nicht einer pathologischen, sondern einer physiologischen Immunantwort.

Bei einer Nahrungsmittelallergie entsteht hingegen eine immunologische Überempfindlichkeitsreaktion, die u. a. mit allergenspezifischen T-Zellen, Eosinophilen-Chemotaxis und IgE-Synthese einhergehen kann. So werden nach dem vorherrschenden Reaktionsmechanismus IgE-vermittelte Soforttypreaktionen von nicht-IgE-vermittelten Spättypreaktionen unterschieden. Allerdings ist eine klare Trennung nicht immer eindeutig möglich, da z. B. Exazerbationen des atopischen Ekzems oder die eosinophile Ösophagitis sowohl

IgE- als auch nicht-IgE-vermittelt entstehen können (■ Abb. 12.1).

Zusätzlich existieren Hinweise darauf, dass ein IgA-Mangel zur Nahrungsmittelallergie prädisponiert. Eine mögliche Erklärung ist eine vermehrte Resorption von Nahrungsmittelallergenen durch eine verminderte Bindung auf der Schleimhautoberfläche aufgrund fehlender mukosalen Antikörper.

■ ■ Primäre, IgE-vermittelte Nahrungsmittelallergien

Die Sensibilisierungswege bei primärer Nahrungsmittelallergie sind noch immer nicht eindeutig nachvollziehbar. Aus zahlreichen Hinweisen sind aber plausible Hypothesen hinsichtlich ihrer Entstehung abzuleiten. So kann eine intestinale Toleranzentwicklung aufgrund einer zu seltenen Exposition ausbleiben, wenn ein Nahrungsmittelallergen nur einmalig konsumiert und dann längere Zeit gemieden wird. Entsprechend deuten bisherige Untersuchungen auf ein erhöhtes Risiko für die Entstehung einer Kuhmilchallergie hin, wenn in den ersten Lebenstagen des Säuglings eine Kuhmilchformula gefüttert wird, im weiteren Verlauf aber das Kind voll gestillt wird und eine Zufütterung von Kuhmilch unterbleibt.

Es wurde ebenfalls postuliert, dass gestillte Säuglinge über die Muttermilch sensibilisiert werden können. So konnte klar gezeigt werden, dass Muttermilch intakte, primäre Proteine der zuvor von der Mutter konsumierten Nahrungsmittel (z. B. Erdnuss, Kuhmilch) enthält. Ob diese aber tatsächlich das Potenzial besitzen, bei einigen Säuglingen zu einer klinisch relevanten Sensibilisierung zu führen, ist noch immer nicht sicher belegt.

Aktuelle Präventionsempfehlungen berücksichtigen, dass die frühe Einführung auch potenziell hochallergener Nahrungsmittel in die Säuglingsernährung die Rate an Nahrungsmittelallergien zu senken scheint. Zahlreiche Untersuchungen deuten darauf hin, dass sich ein optimales Zeitfenster für die Einführung dieser Beikost zwischen dem 4. und 6. Lebensmonat öffnet (»window of opportunity«). Allerdings sind weitere Studien erforderlich, bevor in diesem Zusammenhang differenziertere Handlungsempfehlungen ausgesprochen werden können (▶ Abschn. 2.3).

> **Die immunologische Toleranzentwicklung gegenüber Nahrungsmittelallergenen setzt eine regelmäßige, intestinale Allergenexposition voraus.**

Als weitere, möglicherweise entscheidende Sensibilisierungsroute wird zunehmend die transkutane Sensibilisierung im Falle einer gestörten epidermalen Barrierefunktion diskutiert. So gehen genetische Erkrankungen, die mit einer defekten Hautbarriere assoziiert sind, mit einer deutlich erhöhten Rate an Nahrungsmittelallergien einher. Eine klare Assoziation zeigt sich z. B. bei Patienten mit Filaggrin-Defizienz, und zwar unabhängig davon, ob betroffene Kinder eine Hautkrankheit aufweisen oder nicht (▶ Abschn. 2.1 und ▶ Kap. 9).

Überwinden Nahrungsmittelallergene die Hautbarriere, treffen sie auf kutane immunkompetente Zellen, die üblicherweise nicht in Kontakt mit großmolekularen Nahrungsmittelallergenen kommen. Antigen-präsentierende Zellen der Haut, wie z. B. Langerhanszellen, prozessieren das Allergen und präsentieren es kutanen T-Lymphozyten, was zur allergenspezifischen Sensibilisierung beitragen kann. Offensichtlich wirkt in diesem Prozess eine vorher schon etablierte orale Toleranz protektiv.

> **Die transepidermale Aufnahme von Nahrungsmittelallergenen über eine defekte Hautbarriere stellt einen wichtigen Schritt in der Pathogenese primärer Nahrungsmittelallergien dar.**

■■ **Sekundäre, IgE-vermittelte Nahrungsmittelallergien**

Sekundäre Allergien gegen Nahrungsmittel beruhen auf Kreuzreaktionen zwischen Nahrungsmittel- und Aeroallergenen, v. a. Pollenallergenen (◘ Tab. 12.2). Hierbei sensibilisiert sich der Patient gegen das pflanzliche oder, in selteneren Fällen, nicht-pflanzliche Allergen (z. B. Tropomyosin aus Hausstaubmilben). Im Verlauf der Erkrankung treten dann allergische Reaktionen bei Kontakt mit solchen Nahrungsmitteln auf, die homologe Proteine der gleichen »Allergenfamilie« enthalten und die Bindung spezifischer IgE-Antikörper ermöglichen (▶ Abschn. 3.1 und 3.2).

Durch gastrale Digestion werden Protein-Allergene häufig so weit denaturiert, dass eine IgE-Bindung nicht mehr erfolgen kann. Die meisten sekundären Nahrungsmittelallergene sind thermo- und digestionslabil, so dass sie nach Verzehr nur selten zu systemischen Reaktionen führen.

Wird jedoch eine große Allergenmenge in kurzer Zeit aufgenommen, können die Digestionskapazitäten des Magens überschritten werden. So gelangt möglicherweise nicht ausreichend denaturiertes Allergen in den tieferen Gastrointestinaltrakt, wo es resorbiert wird und zu systemischen Symptomen führen kann. Gleiches gilt bei einer reduzierten Digestionskapazität des Magens, beispielsweise nach Einnahme von Protonenpumpen-Inhibitoren.

> **Sekundäre Nahrungsmittelallergien treten meist nach Verzehr roher Nahrungsmittel auf und sind auf den oberen Gastrointestinaltrakt begrenzt, da die auslösenden Proteine meist digestionslabil sind.**

■■ **Nicht-IgE-vermittelte, zelluläre Nahrungsmittelallergien**

Es ist weitgehend unbekannt, auf welchem Wege spezifische Sensibilisierungen bei nicht-IgE-ver-

⊡ Tab. 12.2   Klassische Gruppen pollenassoziierter Nahrungsmittelallergene

Zugrunde liegende Pollensensibilisierung	Mögliche sensibilisie-rende Proteinfamilie	Nahrungsmittelallergen	Eigenschaften
Birkenpollen	PR-10-Proteine Profiline	Haselnuss, Apfel, Sellerie, Karotte, Pfirsich, Kirsche, Mandel, Erdnuss, Soja	Meist thermo- und digestionsla-bil (Ausnahme: Gly m4 aus Soja)
Beifußpollen	nsLTP PR-10-Proteine Profiline	Sellerie, Gewürze wie Pfeffer, Paprika, Zwiebel, Karotte, Sonnenblumen-samen, Mango	Bei Beifuß-Sellerie-Assoziation meist thermo- und digestions-stabil Bei Beifuß-Birke-Sellerie-As-soziation meist thermo- und digestionslabil
Gräserpollen	CCD Profiline	Tomate, rohe Kartoffel, Sellerie, Melone, Orange	Thermo- und digestionslabil

mittelten Nahrungsmittelallergien entstehen. Patienten, die an klassischen Erkrankungen dieses Formenkreises leiden (z. B. allergische Säuglings-Proktokolitis, FPIES), weisen keine oder eine nur geringfügig erhöhte Atopierate auf.

Anders stellt sich dies bei der eosinophilen Ösophagitis dar, bei der ein deutlicher Zusammenhang mit einer atopischen Disposition beobachtet wird. Betroffene Patienten zeigen eine eosinophile Entzündungsreaktion mit gesteigerter, lokaler TGF-β-Synthese, die zu Remodeling mit subepithelialer Fibrose führt.

In den Biopsien läsionaler Mucosa-Abschnitte finden sich bei Patienten mit Nahrungsmittelallergie gemischtzellige Infiltrate (Eosinophile, Lymphozyten, Plasmazellen, Mastzellen). Zusätzlich ergeben sich immer wieder Hinweise auf eine lokale, intestinale IgE-Synthese, die in Lavagen nachgewiesen werden kann. Bei welchen Formen der gastrointestinalen Allergien dies aber pathogenetisch relevant ist, bleibt weiter ungeklärt.

▪ Klinik

Entsprechend den unterschiedlichen Pathomechanismen ist das Spektrum potenzieller Symptome bei Nahrungsmittelallergien besonders groß (⊡ Abb. 12.1). Zur Orientierung werden hier Beschwerden bei primären und sekundären Soforttypallergien von Nahrungsmittel-assoziierten Symptomen bei atopischem Ekzem und den nicht-

IgE-vermittelten Nahrungsmittelallergien des Gastrointestinaltraktes unterschieden.

▪▪ IgE-vermittelte Soforttypreaktionen

Primäre Nahrungsmittelallergien Primäre Nahrungsmittelallergien führen zu den typischen Symptomen einer systemischen allergischen Soforttypreaktion bis hin zum Vollbild der Anaphylaxie (▶ Kap. 13).

Nach dem zeitlichen Ablauf der Reaktion wird in schnelle, innerhalb von Sekunden bis zu 60 Minuten auftretende und sich später manifestierende Reaktionen unterschieden. Bei verzögerter Resorption des Allergens kann der Beginn der allergischen Reaktion erst bis zu 2–3 Stunden nach Ingestion eintreten. Dies ist besonders für allergische Reaktionen gegen Fleisch beschrieben. In der Regel zeigen Soforttypreaktionen eine Spontanregression innerhalb eines Tages. Dies hilft häufig bei der Differenzierung zwischen einer Urtikaria anderer Ursache (z. B. infektassoziiert) und einer Nahrungsmittelallergie.

Das häufigste Manifestationsorgan ist die Haut. Sie zeigt oft eine Kontakturtikaria im Bereich der unmittelbaren Berührung durch das inkriminierte Allergen, zumeist in der Perioralregion. Interessanterweise kann sie v. a. bei Säuglingen und Kleinkindern isoliert bestehen. Dies bedeutet, dass trotz eindeutiger Kontakturtikaria eine Verträglichkeit bei oraler Nahrungsaufnahme möglich ist. Weitere

Symptome umfassen eine generalisierte Urtikaria und/oder Angioödeme (■ Abb. 12.2).

Bronchopulmonale Soforttyp-Symptome entsprechen denen bei Anaphylaxie (▶ Kap. 13). Sie reichen von Beschwerden im Bereich der oberen bis zu den tiefen Atemwegen. Es sind jedoch jeweils nur Akutsymptome vorhanden. Wiederholte, obstruktive Bronchitiden oder dauerhafte respiratorische Symptome sind keine typischen Folgen einer Nahrungsmittelallergie.

In gleicher Weise äußert sich eine gastrointestinale Beteiligung vor allem in akut auftretender Übelkeit, Erbrechen und Bauchschmerzen. Durch eine Aktivierung der Darmmotilität treten Stuhldrang und Durchfall auf. Es werden in diesem Fall häufig krampfartige Bauchschmerzen beobachtet. Untypisch sind chronische Bauchschmerzen als Folge einer Nahrungsmittelallergie. Der Zusammenhang zwischen Aufnahme des Allergens und Symptomen ist in aller Regel klar herstellbar und damit nur episodisch vorhanden. Die Beschwerden sind nur selten ausschließlich auf den Gastrointestinaltrakt begrenzt, sondern eher begleitet von Symptomen an weiteren Organsystemen, besonders der Haut.

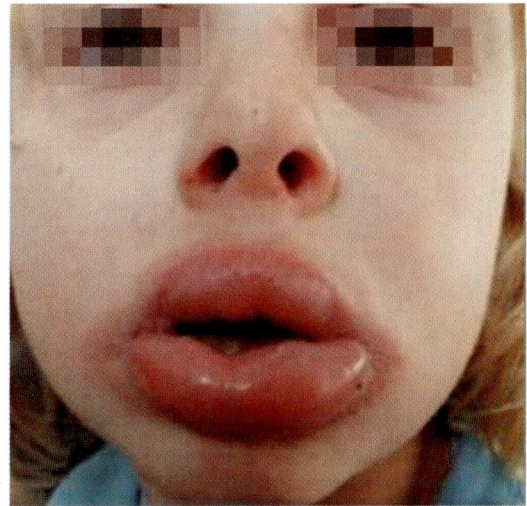

■ **Abb. 12.2**   Allergische Soforttypreaktion gegen Kiwi: faziales Angioödem

> **Die Symptome einer primären Nahrungsmittelallergie vom Soforttyp treten episodisch auf und können nahezu alle Organsysteme betreffen.**

■ ■ **Pollenassoziierte, sekundäre Nahrungsmittelallergien**

Pollenassoziierte Nahrungsmittelallergien (PAN) treten bei bis zu 80% der Patienten mit einer saisonalen allergischen Rhinokonjunktivitis auf und führen typischerweise zu einem oralen Allergiesyndrom (OAS). Hierbei verspüren die Patienten bereits in den ersten Minuten nach Ingestion enorale und pharyngeale Parästhesien, die häufig als Kribbeln oder Brennen der Schleimhaut beschrieben werden. Zusätzlich kann es zu Ödemen von Lippen, Zunge oder Gaumen kommen. Wenn das Schleimhautödem den unteren Rachenraum betrifft, können sich Dyspnoe und eine obere Atemwegsobstruktion einstellen. Klinisch relevante Befunde im Sinne eines Stridors bis hin zur Hypoxie sind jedoch selten. In sehr ausgeprägten

Fällen treten auch systemische Beschwerden auf. Am häufigsten ist eine generalisierte Urtikaria zu beobachten, aber auch gastrointestinale Symptome und eine Obstruktion der tiefen Atemwege sind beschrieben.

Die Symptomatik bei PAN unterliegt in Schwere und Ausprägung ausgeprägten saisonalen Schwankungen. Häufig ist sie in oder kurz nach der Pollensaison stark ausgeprägt, während die Beschwerden unmittelbar vor der nächsten Pollensaison am mildesten sind.

> **Pollenassoziierte Nahrungsmittelallergien führen in der Regel zu leichten, oropharyngealen Beschwerden (orales Allergiesyndrom). Nur bei Exposition gegenüber großen Allergenmengen innerhalb kurzer Zeit besteht ein signifikantes Risiko schwerer Reaktionen.**

■ ■ **Zellulär vermittelte, gastrointestinale Nahrungsmittelallergien**

Allergische Proktokolitis Allergische Proktokolitiden des Säuglings können sich bereits in den ersten Lebenstagen manifestieren, in denen sich sowohl unter ausschließlicher Muttermilchernährung als auch nach Beginn der Kuhmilch-Beifütterung entsprechende Beschwerden entwickeln. Sie

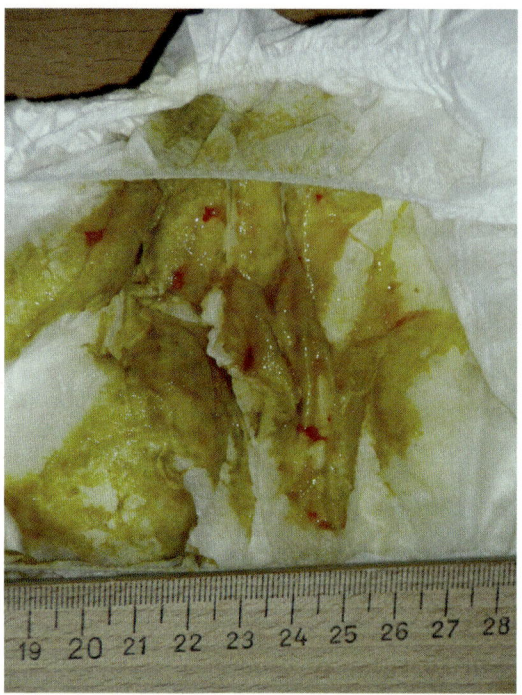

■ **Abb. 12.3**   Stuhlbefund bei allergischer Proktokolitis des Säuglings. (Bildrechte: S. Buderus; mit freundl. Genehmigung)

äußert sich in blutigen Stühlen, typischerweise erkennt man Blutfäden in der Windel (■ Abb. 12.3). Es können kolikartige Bauchschmerzen auftreten, aber meist ist der Allgemeinzustand der Kinder nicht beeinträchtigt. Nur selten sind die beobachteten Blutungen Ursache einer Anämie. Hauptauslöser der allergischen Säuglings-Proktokolitis ist die Kuhmilch.

FPIES   FPIES können im Gegensatz hierzu durch zahlreiche verschiedene Nahrungsmittel ausgelöst werden. Im frühen Säuglingsalter kommen v. a. Kuhmilch und Soja in Betracht, während in der später eingeführten Beikost vergleichsweise ungewöhnliche Nahrungsmittelallergene wie Reis, Hafer oder Geflügelfleisch ursächlich sein können. Hingegen wurde bislang kein Kind beschrieben, das ein FPIES unter ausschließlicher Muttermilchernährung entwickelt hätte. Der klinische Verlauf des FPIES gestaltet sich meist akut und dramatisch. Betroffene Patienten fallen durch einen massiv ein-

geschränkten Allgemeinzustand auf. Sie können ein Sepsis-ähnliches Krankheitsbild entwickeln, das mit Erbrechen, Durchfällen und Hämatochezie einhergeht. Zusätzlich kann das FPIES unter dem klinischen Bild einer akuten Stoffwechselentgleisung verlaufen, die mit Azidose und Hypovolämie assoziiert ist. Hiervon betroffene Säuglinge wirken lethargisch und sind hypotherm. Bei der chronischen Verlaufsform dominiert eine z. T. schwere Gedeihstörung mit Anämie und Ödemen, die durch eine Hypalbuminämie bedingt sind.

Eosinophile Ösophagitis   Eosinophile Ösophagitiden werden im Kleinkindalter v. a. durch Kuhmilch sowie andere primäre Nahrungsmittel ausgelöst (Soja, Hühnerei, Erdnuss, Weizen). Meist zeigen die Patienten eine Polysensibilisierung, so dass das auslösende Allergen nur schwer zu identifizieren ist. Mit zunehmendem Alter spielen dann kreuzreaktive Proteine in Aeroallergenen eine wichtigere Rolle.

Auch die Symptomatik der eosinophilen Ösophagitis ist altersabhängig. Bei stabilem bis gutem Allgemeinzustand fallen betroffene Säuglinge und Kleinkinder aufgrund von Erbrechen, Irritabilität oder Bauchschmerzen auf. Im späteren Kindesalter werden zusätzlich Übelkeit, Regurgitationen, Dysphagien oder retrosternales Brennen geschildert. Endoskopisch lässt sich eine Ösophagitis nachweisen.

Betroffene Patienten essen oft auffällig langsam und kauen sehr gründlich. Bereits in diesem Alter kann ebenfalls die häufiger bei Jugendlichen und Erwachsenen beobachtete Nahrungsmittel-Impaktion auftreten. Hierunter versteht man ein Bolus-Ereignis, bei dem nicht ausreichend gekaute Nahrung (v. a. Fleisch, Brot) im Ösophagus »stecken bleibt« und akute Schmerzen verursacht. Diese Impaktionen sind häufig so hartnäckig, dass eine endoskopische Entfernung des Speise-Bolus notwendig wird.

Schluckbeschwerden werden besonders dann beschrieben, wenn die Patienten schnell oder hastig essen. Sie berichten teilweise, jeden Bissen mit einem Getränk »nachspülen« zu müssen, um das Lebensmittel vollständig schlucken zu können. Eine Akutsymptomatik direkt nach Verzehr des auslösenden Allergens zeigt sich nur selten, so dass ein anamnestischer Zusammenhang zwischen Auslöser und Beschwerden nicht immer sicher herzustellen ist.

> ❯ Die Klinik der nicht-IgE-vermittelten, gastrointestinalen Nahrungsmittelallergien ist entsprechend ihrer Pathogenese sehr variabel und reicht von Blutfäden im Stuhl (Säuglings-Proktokolitis) über Dysphagien (eosinophile Ösophagitis) bis hin zu schweren, septisch imponierenden Erkrankungsverläufen (FPIES).

▪▪ Nahrungsmittelallergien bei atopischem Ekzem

Interessanterweise können bei Kindern und Jugendlichen mit atopischem Ekzem sowohl isolierte Sofort- und Spättypreaktionen als auch eine Kombination von Sofort- und Spättypreaktionen beobachtet werden. Hierbei können Exazerbationen des atopischen Ekzems schon wenige Stunden nach Ingestion eines Nahrungsmittelallergens oder aber erst nach einer erheblich längeren Latenz von bis zu 72 Stunden auftreten.

Im Säuglings- und Kleinkindalter sind typischerweise Grundnahrungsmittel für eine Nahrungsmittelallergie verantwortlich, die häufig mit einem persistierenden, meist therapierefraktären Ekzem einhergeht. Im Umkehrschluss ist eine Nahrungsmittelallergie jedoch unwahrscheinlich, wenn von den Eltern längere Phasen weitgehender Beschwerdefreiheit bei unveränderter Ernährung beobachtet werden.

Säuglinge können Nahrungsmittelallergene sowohl direkt mit der Säuglingsnahrung als auch über die Muttermilch aufnehmen. Die wichtigsten Allergene sind Kuhmilch, Hühnerei, Weizen und Erdnuss bzw. Nuss. Bei gestillten Kindern sollten auch die Ernährungsgewohnheiten der Mütter erfragt werden. Diese können ethnisch unterschiedlich sein, was in der Diagnostik berücksichtigt werden muss (z. B. Reis bei asiatischen Familien).

Während die Nahrungsmittelallergie im Säuglingsalter einen relevanten Triggerfaktor darstellt, ist ein Ekzem bei größeren Kindern jenseits des dritten Lebensjahres nur noch in Ausnahmefällen durch eine Nahrungsmittelallergie beeinflusst. Auch bei Ekzemen, die erst nach dem ersten Le-

bensjahr beginnen, spielt eine Nahrungsmittelallergie in der Regel eine untergeordnete Rolle.

> ❯ Nahrungsmittelallergien sind v. a. im Säuglings- und Kleinkindalter als Triggerfaktoren des atopischen Ekzems von Bedeutung, während sie bei Schulkindern und Jugendlichen nur selten klinisch relevant sind.

▪ Diagnostik

Eine weiterführende Diagnostik bei Nahrungsmittelallergie zielt einerseits darauf, das Risiko erneuter Allergenexpositionen durch eine gezielte Allergenkarenz zu minimieren. Andererseits müssen unnötige Maßnahmen zur Allergenvermeidung verhindert werden, da sie mit einer beeinträchtigten Lebensqualität und dem Risiko einer Fehlernährung assoziiert sind.

▪▪ Anamnese

Der Anamnese kommt zur Planung der weiteren Diagnostik wie in allen Bereichen der Allergologie eine entscheidende Bedeutung zu (▶ Abschn. 4.1). Zunächst ist festzuhalten, welche Symptome nach Verzehr welcher Nahrungsmittel und in welchem zeitlichen Ablauf aufgetreten sind. Da die Entwicklung einer zwischenzeitlichen Toleranz möglich ist, müssen zusätzlich der Zeitpunkt des letztmaligen Verzehrs des vermuteten Auslösers und die entsprechende Reaktion erfragt werden. Zur Analyse der infrage kommenden Allergene sollte die möglichst exakte Zusammensetzung der inkriminierten Mahlzeit dokumentiert werden. Bei Fertigprodukten kann hierfür die Zutatenliste auf der Verpackung herangezogen werden.

Des Weiteren sollten die Ernährungsgewohnheiten des Patienten und seiner Familie dokumentiert werden. Zu erfragen ist, welche Nahrungsmittel regelmäßig oder bisher überhaupt nicht konsumiert bzw. bewusst gemieden wurden. Es ist ebenfalls sinnvoll, nach Allergenen zu fragen, die erfahrungsgemäß eine große Kreuzreaktivität zum vermutlichen Auslöser aufweisen (z. B. Ziegen- und Kuhmilch, Cashew und Pistazie). Auch sollte nach Produkten gefragt werden, die aus dem ursprünglichen Allergen gefertigt werden, z. B. Käse und Joghurt bei Verdacht auf Kuhmilchallergie oder

Schokolade und Nuss-Nougat-Brotaufstriche bei Verdacht auf Nussallergie. Durch eine eingehende Befragung wird in vielen Fällen deutlich, dass bereits eine folgenlose Exposition stattgefunden hat, so dass sich jede weitere Diagnostik erübrigt. Eine Beratung durch eine qualifizierte Ernährungsfachkraft und/oder das Führen eines Ernährungstagebuches sind hierbei schon im Vorfeld eine große Hilfe.

Bei anamnestisch unklaren Reaktionen ist es sinnvoll, Hinweise auf bestehende Allergien gegen solche Aeroallergene zu sammeln, die für Kreuzreaktionen bekannt sind (v. a. Birkenpollen, Beifußpollen, Hausstaubmilben). Gerade bei größeren Kindern beruhen unklare Reaktionen oft auf sekundären Nahrungsmittelallergien.

> **Bei der Anamnese sind der Charakter der vergangenen Reaktionen und insbesondere die aktuelle Diät des Kindes zu erfragen. Dies ist die Basis für die Planung der weiteren Diagnostik.**

■■ Hauttestungen

Für die kutane Testung zur Abklärung einer Nahrungsmittelallergie stehen verschiedene Verfahren zur Verfügung (▶ Abschn. 4.3.1). Aus methodischen Gründen kommen unzureichend standardisierte Testungen allerdings nicht zum Einsatz (z. B. Reibe-, Scratch-Tests). Auch Intrakutantestungen mit Allergenextrakten sind aufgrund ihrer Schmerzhaftigkeit und des erhöhten Risiko irritativer (falschpositiver) Reaktionen nicht empfehlenswert.

Als In-vivo-Testmethode der Wahl erfolgt häufig ein Haut-Pricktest mit kommerziell erhältlichen Testlösungen oder mit nativen Nahrungsmitteln in Prick-zu-Prick-Technik (▶ Abschn. 4.3.1). Als problematisch bei der Pricktestung ist die fehlende Stabilität der Nahrungsmittelallergene in wässriger Lösung anzusehen. Insbesondere im Fall von Obst- und Gemüse-Extrakten ist daher eine Prick-zu-Prick-Testung sinnvoll. Andererseits weisen einige Nahrungsmittel biogene Amine und andere irritative Substanzen auf, die bei kutaner Exposition zu einem hohen Prozentsatz falsch-positiver Befunde führen und daher für die Hauttestung ungeeignet sind (◨ Tab. 12.3). Zahlreiche Untersuchungen deuten darauf hin, dass die diagnostische Sensitivität

des Haut-Pricktests mit der Sensitivität der serologischen IgE-Diagnostik vergleichbar ist.

Bei positiver Testreaktion sollte gegenüber Eltern und Patienten deutlich darauf hingewiesen werden, dass diese zunächst nur eine Sensibilisierung (»Möglichkeit einer Allergie«) anzeigt, die ggf. mittels oraler Provokationstestung objektiviert werden muss. Auch eine Korrelation des Quaddeldurchmessers mit der Wahrscheinlichkeit oder Ausprägung einer klinischen Symptomatik ist nicht zuverlässig möglich.

Pricktest bei Nahrungsmittelallergie
- Hauttest-Methode erster Wahl
- Kommerzielle Allergenextrakte aufgrund unzureichender Standardisierung nicht empfehlenswert
- Bevorzugt Prick-zu-Prick-Testung mit nativen Nahrungsmittelallergenen
- Gefahr falsch-positiver Reaktionen durch irritative Nahrungsmittel

---

Zur Abklärung einer T-Zell-vermittelten Spättypreaktion kann die Durchführung eines Atopie-Patch-Tests (APT) erwogen werden. Hierbei wird das Nahrungsmittelallergen in flüssiger Form auf ein Filterplättchen aufgetragen und dann in einer Testkammer auf die Haut aufgebracht (▶ Abschn. 4.3.1). Hierbei ist ein hohes irritatives Potenzial einzelner Nahrungsmittelallergene wie Weizen oder Soja zu bedenken, was die Spezifität des APT mit Nahrungsmittelallergenen stark einschränkt. Aus diesem Grund besitzt der APT für die allergologische Diagnostik bei Patienten mit atopischem Ekzem keinen hohen Stellenwert. Wie groß der klinische Nutzen des APT bei nicht-IgE-vermittelten gastrointestinalen Nahrungsmittelallergien ist, kann zurzeit ebenfalls noch nicht mit Sicherheit gesagt werden.

> **Der Atopie-Patchtest stellt keine Standardmethode zur Abklärung von Nahrungsmittelallergien dar.**

■■ Labordiagnostik

IgE-Serologie Bei klinischem Verdacht auf eine Nahrungsmittelallergie vom Soforttyp können

Tab. 12.3 Eignung verschiedener, pädiatrisch relevanter Nahrungsmittel für den Haut-Pricktest (Auswahl). (Mod. nach Henzgen et al. 2008)

	Kommerzieller Extrakt	Zur Nativtestung geeignet	Zur Nativtestung nur bedingt geeignet
Tierische Nahrungsmittel			
Fisch	+	+	
Fleisch	(+)	+	
Hühnerei	+	+	
Meeresfrüchte	+	+	
Milch	+	+	
Pflanzliche Nahrungsmittel			
Apfel		+	
Erdnuss	+	+	
Haselnuss	+	+	
Sellerie	(+)	+	
Senf			+
Soja	(+)	+	
Tomate			+

serologische Testverfahren zum Nachweis allergenspezifischer IgE-Antikörper eingesetzt werden (▶ Abschn. 4.2.1). Es gilt jedoch zu berücksichtigen, dass ca. 20% der deutschen Kinder mindestens eine IgE-vermittelte Soforttypsensibilisierung gegen Nahrungsmittel aufweisen, während nur wenige dieser Kinder wirklich an einer Nahrungsmittelallergie erkrankt sind. Somit sollten – wie auch nach positiver Pricktestung – Eltern und Patienten auf die häufig fehlende klinische Relevanz positiver IgE-Screenings hingewiesen werden. Gegebenenfalls ist eine orale Provokationstestung zur definitiven Diagnosesicherung erforderlich.

Es wurde lange Zeit angenommen, dass aus der Höhe allergenspezifischer IgE-Titer auf das Risiko einer klinischen Reaktion geschlossen werden kann. So wurden für unterschiedliche Populationen und einige Nahrungsmittelallergene IgE-Grenzwerte publiziert, bei deren Überschreitung eine klinische Reaktion mit hoher Wahrscheinlichkeit vorausgesagt werden sollte (»clinical decision points«). Zunächst wurde aufgrund dieser Ergebnisse davon ausgegangen, dass zukünftig vielen Pa-

tienten eine aufwändige und potenziell gefährliche Provokationstestung erspart werden könnte.

Nach anfänglicher Euphorie hat sich jedoch herausgestellt, dass die Höhe serologischer IgE-Grenzwerte starken Variationen unterworfen ist, die ihre generelle Anwendung erschweren bzw. unmöglich machen. Als wichtige Einflussfaktoren wurden u. a. das Lebensalter betroffener Patienten sowie die Erkrankungsdauer ermittelt. Auch unterschiedliche Studiendesigns hatten einen signifikanten Einfluss auf die ermittelten Grenzwerte (▶ Abschn. 4.2). Zudem lassen sich im klinischen Alltag immer wieder Patienten beobachten, die trotz sehr niedriger IgE-Titer schwere Anaphylaxien gegen das inkriminierte Nahrungsmittel entwickeln oder aber bei sehr hohen spezifischen IgE-Titern keinerlei klinische Reaktionen zeigen.

> **Die Höhe des nahrungsmittelspezifischen IgE-Serumspiegels hat nur eine begrenzte Aussagekraft hinsichtlich des klinischen Reaktionsrisikos oder der zu erwartenden Reaktionsstärke.**

□ Tab. 12.4 Auswahl potenziell hilfreicher Allergenkomponenten zur serologischen Diagnostik IgE-vermittelter Sensibilisierungen gegen Nahrungsmittelallergene

Allergenkomponente	Allergenfamilie	Allergenquelle	Chemische Eigenschaft	Klinische Relevanz
Pru p 1	PR-10-Protein	Pfirsich, ausgeprägte Homologie mit anderen Obstsorten	Thermolabil Digestionslabil	Klassisches OAS bei PAN
Pru p 3	nsLTP		Thermostabil Digestionsstabil	Hohes Risiko einer Anaphylaxie
Gly m 4	PR-10-Protein	Soja	Eingeschränkt thermolabil und digestionslabil	Hohes Risiko einer Anaphylaxie bei Konsum großer Mengen
Ara h 8	PR-10-Protein	Erdnuss	Thermolabil, digestionslabil	Kaum klinische Relevanz bei gleichzeitigem Fehlen einer Speicherproteinsensibilisierung
Ara h 2	Speicherproteine, 2S-Albumin	Erdnuss	Thermostabil, digestionsstabil	Hohe Vorhersagekraft für eine systemische allergische Reaktion
Cor a 1	PR-10-Protein	Haselnuss	Thermolabil, digestionslabil	Klassisches OAS bei PAN
Gad c 1, Cyp p 1	Parvalbumin	Dorsch, Karpfen	Thermostabil, digestionsstabil	Kreuzreaktion zu anderen Fischen mit weißem Muskelfleisch
Act d 8	PR-10-Protein	Kiwi	Thermolabil, digestionslabil	Klassisches OAS bei PAN
Api g 1	PR-10-Protein	Sellerie	Thermolabil, digestionslabil	Klassisches OAS bei PAN

Seit einigen Jahren ist es mithilfe der sog. komponentenbasierten Diagnostik möglich, spezifische IgE-Antikörper gegen Einzelmoleküle zahlreicher Allergenquellen zu detektieren (► Kap. 3 sowie ► Abschn. 4.2.1). Anders als in der Diagnostik mit Allergenextrakten lassen sich auf diese Art Soforttypsensibilisierungen gegen einzelne Nahrungsmittelproteine (Allergenkomponenten) untersuchen (□ Tab. 12.4). Die Kenntnis des auslösenden allergenen Proteins kann in der Diagnostik von Nahrungsmittelallergien hilfreich sein, z. B. um Kreuzsensibilisierungen gegen Proteine einer Allergenfamilie nachzuweisen.

Am besten untersucht ist die komponentenbasierte Diagnostik bei Verdacht auf eine Allergie gegen Erdnuss. So konnten unabhängige Studien zeigen, dass der Nachweis spezifischer IgE-Antikörper gegen das Erdnuss-Speicherprotein Ara h 2

mit einem hohen Risiko systemischer Reaktionen assoziiert ist. Dieses Protein zeichnet sich durch eine Reihe allergologisch relevanter Eigenschaften aus: Es ist ausgesprochen digestions- und thermostabil und entwickelt durch Erhitzen eine teilweise noch stärkere allergene Potenz. Eine signifikante Erhöhung des IgE-Wertes gegen Ara h 2 ist daher in vielen Situationen ein ausreichend gutes Kriterium für die Diagnose einer primären Erdnussallergie und kann so die Durchführung einer Provokation mit Erdnuss ersparen.

Bei Verdacht auf eine pollenassoziierte Nahrungsmittelallergie (PAN) ist die komponentenbasierte Diagnostik nur begrenzt hilfreich. So zeigt sich aufgrund einer ausgeprägten Homologie relevanter Pollen- und Nahrungsmittelallergene (z. B. PR-10-Proteine) häufig eine serologische Kreuzreaktivität, die nicht regelhaft mit einem oralen Allergiesyndrom assoziiert ist (▶ Abschn. 3.1).

Im Praxisalltag kann es zunächst sinnvoll sein, nach spezifischem IgE gegen die Leitallergene Birke, Lieschgras und Beifuß zu fahnden. Zusätzlich kann bei unklarer Anamnese und Verdacht auf eine PR-10-basierte PAN die Bestimmung spezifischer IgE-Antikörper gegen das Markerallergen Pru p 1, das PR-10-Protein aus Pfirsich, erfolgen.

Zum Ausschluss einer systemischen Reaktion bei Verdacht auf eine Obst- oder Gemüse-Allergie ist es ebenfalls sinnvoll, IgE-Antikörper gegen das nicht-spezifische Lipid-Transfer-Protein (nsLTP) aus Pfirsich (Pru p 3) zu analysieren. Es ist bekannt, dass Patienten mit einer Allergie gegen diese Proteinfamilie zu anaphylaktischen Reaktionen neigen. Man findet diese Form der Obstallergie vornehmlich bei Patienten aus dem Mittelmeerraum.

Liegt eine Sensibilisierung gegen die sehr weit verbreiteten Allergene der Profilin-Familie vor, ist der Aussagewert serologischer IgE-Nachweise stark beeinträchtigt. Profiline entsprechen Panallergenen, die sich in nahezu allen eukaryoten Zellen finden. Daher können Sensibilisierungen gegen einen Großteil der pflanzlichen Nahrungsmittelextrakte vorhanden sein, ohne dass gleichzeitig eine klinische Reagibilität besteht (▶ Abschn. 3.1).

> ❯ Neue Methoden der komponentenbasierten In-vitro-Diagnostik erlauben in einigen Fällen zusätzliche Aussagen zur klinischen Relevanz allergenspezifischer Sensibilisierungen oder zu potenziellen Kreuzreaktionen.

Sonstige Laboruntersuchungen Zur Abschätzung der allergischen Entzündungsreaktion und als individueller Verlaufsparameter – z. B. unter anti-inflammatorischer Dauertherapie – kann neben der Eosinophilenanzahl das eosinophile kationische Protein (ECP) bestimmt werden. Dies hat den Vorteil, dass es nicht nur die zirkulierenden Eosinophilen erfasst, sondern die Gesamtzahl der eosinophilen Granulozyten, also auch gewebsständiger Zellen, widerspiegelt. Aufgrund einer mangelnden Spezifität kann der ECP-Serumspiegel jedoch nicht als sicheres Diagnosekriterium allergischer Erkrankungen herangezogen werden (▶ Abschn. 4.2.2).

Bei der allergischen Proktokolitis des Säuglings sind meist keine IgE-Antikörper gegen das auslösende Allergen nachweisbar. Betroffene Säuglinge weisen nur selten zusätzlich eine Anämie auf, häufig zeigt sich eine periphere Eosinophilie. Neben der Anforderung eines Differenzialblutbildes sind jedoch keine weiteren Untersuchungen erforderlich.

Im Gegensatz dazu sind akute Laborveränderungen beim FPIES regelhaft vorhanden. Auch hier ist der IgE-Nachweis negativ. Die Kinder zeigen aber sowohl eine akute Entzündungsreaktion mit peripherer Neutro-/Eosinophilie als auch eine Thrombozytose. Durch Malabsorption und Dehydratation entsteht eine Azidose, die mit transienten Methämoglobinämien verbunden sein kann. Diese entstehen vermutlich auf dem Boden einer Nitriterhöhung im Rahmen der intestinalen Entzündungsreaktion.

Weitere Methoden der Labordiagnostik, insbesondere zelluläre Tests, lassen keinen zusätzlichen Informationsgewinn erwarten. Gänzlich abzulehnen ist eine IgG-basierte Diagnostik, bei der spezifische IgG- und IgG4-Antikörper gegen viele Nahrungsmittelallergenen gemessen werden, um daraus Ernährungsempfehlungen abzuleiten. Dadurch dass die IgG-Synthese eine physiologische Reaktion des Körpers auf Fremdantigene darstellt, finden sich regelhaft zahlreiche falsch-positive Testergebnisse. Daher und wegen der Gefahr völlig unnötiger, potenziell gefährlicher Karenzdiäten wird in aktuellen Positionspapieren nationaler und internationaler Fachgesellschaften von der Bestimmung nahrungsmittelspezifischer IgG-Antikörper in der klinischen Diagnostik abgeraten (▶ Abschn. 4.2).

> ❯ Eine IgG-basierte serologische Diagnostik besitzt im Rahmen der Abklärung vermuteter Nahrungsmittelallergien keinen klinischen Wert.

■■   **Orale Provokationstestungen**
Die orale Provokationstestung stellt den diagnostischen Goldstandard bei Verdacht auf eine Nahrungsmittelallergie dar (▶ Abschn. 4.3.2). Ihre Durchführung ist jedoch aufwendig und meist mit einem voll- oder teilstationären Aufenthalt verbunden. Um den entsprechenden Aufwand zu rechtfertigen, sollte die Provokationstestung daher stets

◻ **Tab. 12.5**   Indikationen für die verschiedenen Formen einer Nahrungsmittelprovokation. (Mod. nach Nigge-mann et al. 2005)

Ausgangspunkt	Provokationstest
Klare Anaphylaxieanamnese + IgE	Keine Provokation, strenge Diät
Fragliche Anaphylaxieanamnese ± IgE	Offene Provokation
Klares OAS + IgE	Keine Provokation, eingeschränkte Diät
Keine Besserung unter Elimination	Keine Provokation, keine Diät
Einführung des NM bei hoch sensibilisierten Patienten ohne bisherige Exposition	DBPCFC oder offen
Re-Provokation nach langer Elimination	DBPCFC oder offen
Spätreaktionen	DBPCFC
Subjektive Symptome	DBPCFC

DBPCFC = »double-blind, placebo-controlled food challenge« (doppelblind durchgeführter, Plazebo-kontrollierter Nahrungsmittel-Provokationstest)

mit dem Ziel unternommen werden, den Verdacht auf eine Nahrungsmittelallergie eindeutig zu bestätigen oder zu entkräften.

Prinzipiell können Provokationstestungen offen oder doppelblind und plazebokontrolliert erfolgen (»double-blind, placebo-controlled food challenge«, DBPCFC). Im letzteren Fall wird das Nahrungsmittel von einer dritten Person, meist der betreuenden Ernährungsfachkraft, so zubereitet, dass es weder für den beurteilenden Arzt noch für den Patienten selbst möglich ist, zwischen verabreichtem Verum und Plazebo zu unterscheiden. Dies erleichtert eine objektive Beurteilung, v. a. uncharakteristischer subjektiver Beschwerden wie beispielsweise pharyngealer Dysästhesien oder Bauchschmerzen. Die bei verschiedenen Fragestellungen empfehlenswerten Provokationsformen sind in ◻ Tab. 12.5 zusammengefasst.

Indikationen   Indikationen für die Durchführung einer Nahrungsmittelprovokation bei vorbekannter Nahrungsmittelsensibilisierung ergeben sich in folgenden Situationen:
- vor Einführung eines potenziell hochallergenen Nahrungsmittels, wenn es zuvor noch nicht konsumiert wurde oder wenn der letzte Konsum lange zurückliegt (z. B. > 6 Monate);
- unklare Befunde in der allergologischen Vordiagnostik bei Zustand nach vermutlich allergischer Reaktion gegen Nahrungsmittel;
- Möglichkeit einer Toleranzentwicklung bei ausreichend langem Abstand zur letzten Reaktion, insbesondere vor Eintritt in eine Fremdbetreuung;
- Bestimmung des Allergen-Schwellenwerts zur Einschätzung des Reaktionsrisikos im Falle akzidenteller Expositionen und der Notwendigkeit einer Verordnung eines Adrenalin-Autoinjektors (der Einfluss von Augmentationsfaktoren ist zu beachten!);
- Beurteilung der Relevanz bei subjektiven und atypischen Beschwerden wie Kopf- oder Bauchschmerzen;
- Beurteilung der Relevanz bei Verdachtsdiagnosen, die auf zweifelhafter oder unkonventioneller Diagnostik beruhen.

Kontraindikationen   Kontraindikationen für die Durchführung einer Nahrungsmittelprovokation umfassen:
- kürzliche, anamnestisch eindeutige Nahrungsmittel-Anaphylaxie;
- Provokation ohne Konsequenz, z. B. bei problemloser Meidung eines Allergens im jungen

Säuglingsalter ohne Fremdbetreuung oder bei sehr seltenen Allergenen;
- anamnestisch klare und ggf. serologisch bestätigte, pollenassoziierte Nahrungsmittelallergie.

Eine Eliminationsdiät ist vor jeder Nahrungsmittelprovokation erforderlich und wird von Patienten mit Anaphylaxiegefahr ohnehin eingehalten. Sie ist aber auch bei Kindern mit atopischem Ekzem, nicht-IgE-vermittelten, gastrointestinalen Allergien oder zur Klärung subjektiver Beschwerden besonders wichtig. So sollte sich unter der Karenzdiät eine Symptombesserung zeigen. Tritt keine Beschwerdebesserung ein (z. B. Abnahme des Ekzem-Schweregrades), ist eine Nahrungsmittelallergie als Ursache der Erkrankung unwahrscheinlich. Eine Provokationstestung ist in dieser Situation nicht sinnvoll (◘ Abb. 12.4).

Es sollten während der Eliminationsdiät alle durch Anamnese oder Vordiagnostik inkriminierten Nahrungsmittel strikt gemieden werden. Lässt sich ein vermutlicher Auslöser nicht identifizieren, kann in Einzelfällen über einen begrenzten Zeitraum eine oligoallergene »Suchdiät« durchgeführt werden. Hier werden ausschließlich Nahrungsmittel verabreicht, die nur selten Allergien auslösen:

Bestandteile einer oligoallergenen Basisdiät
- Getreide (Reis)
- Fleisch (Lamm, Pute)
- Gemüse (Blumenkohl, Broccoli, Gurke)
- Obst (Birne, Banane)
- Fett (raffiniertes Rapsöl, milchfreie Margarine)
- Getränke (Mineralwasser, extensives Kuhmilchhydrolysat, Aminosäureformula)
- Gewürze (wenig Salz, Zucker)

Bei Kindern mit nicht-IgE-vermittelter Nahrungsmittelallergie sollten die Beschwerden im Rahmen der Eliminationsdiät möglichst vollständig kontrolliert sein. Bei Säuglingen mit allergischer Proktokolitis ist in der überwiegenden Mehrzahl der Fälle Kuhmilch für die Reaktion verantwortlich, so dass eine konsequente Kuhmilchkarenz seitens des Kindes und ggf. der stillenden Mutter als erster Schritt sinnvoll ist. Bei der eosinophilen Ösophagitis wird hingegen häufig eine probatorische Elimination von sechs Nahrungsmitteln empfohlen: Kuhmilch, Hühnerei, Soja, Weizen, Erdnuss/Hülsenfrüchte und Fisch/Meeresfrüchte. Für die genannten gastrointestinalen Spättypallergien wird im Allgemeinen ein Eliminationszeitraum von ca. 4–6 Wochen angeraten. Bei atopischem Ekzem beträgt die empfohlene Karenzdauer ca. 2 Wochen.

Es ist zu beachten, dass unter einer längeren und konsequenten Eliminationsdiät eine Änderung des Reaktionsmusters auftreten kann. So kann es im Verlauf zu IgE-vermittelten allergischen Soforttypreaktionen kommen, auch wenn zuvor ausschließlich nahrungsmittelassoziierte Ekzemexazerbationen beobachtet wurden. Es ist daher zu empfehlen, die Eliminationszeit nicht zu lange auszudehnen, auch wenn exakte Grenzwerte bisher nicht definiert wurden. Bei einer Eliminationsdauer > 4 Wochen steigt das Risiko einer Sofortreaktion jedoch mit hoher Wahrscheinlichkeit an, so dass eine Re-Exposition nur unter adäquatem Monitoring erfolgen sollte.

> Vor einer Nahrungsmittelprovokation muss eine Eliminationsdiät durchgeführt werden, die alle verdächtigten Nahrungsmittel und potenzielle Kreuzallergene einschließt. Die Dauer der Eliminationsdiät sollte je nach Erkrankung mindestens 2 bis maximal 6 Wochen betragen.

Die Reihenfolge der zu provozierenden Nahrungsmittel richtet sich nach verschiedenen Gesichtspunkten. Zunächst ist zu berücksichtigen, welches Nahrungsmittel ernährungsphysiologisch für den Patienten am bedeutsamsten ist. Hierbei sind auch individuelle Ernährungsgewohnheiten relevant. Außerdem ist die Reaktionswahrscheinlichkeit anhand der allergologischen Vorbefunde zu berücksichtigen. Allergene mit einer geringen Reaktionswahrscheinlichkeit sollten vor jenen mit einer hohen Reaktionswahrscheinlichkeit getestet werden.

Die konkrete Vorbereitung einer Nahrungsmittelprovokation sollte interdisziplinär erfolgen. Nach einer sorgfältigen kinderallergologischen Vordiagnostik muss geplant werden, in welcher Form das Lebensmittel verabreicht werden kann. Bei offenen

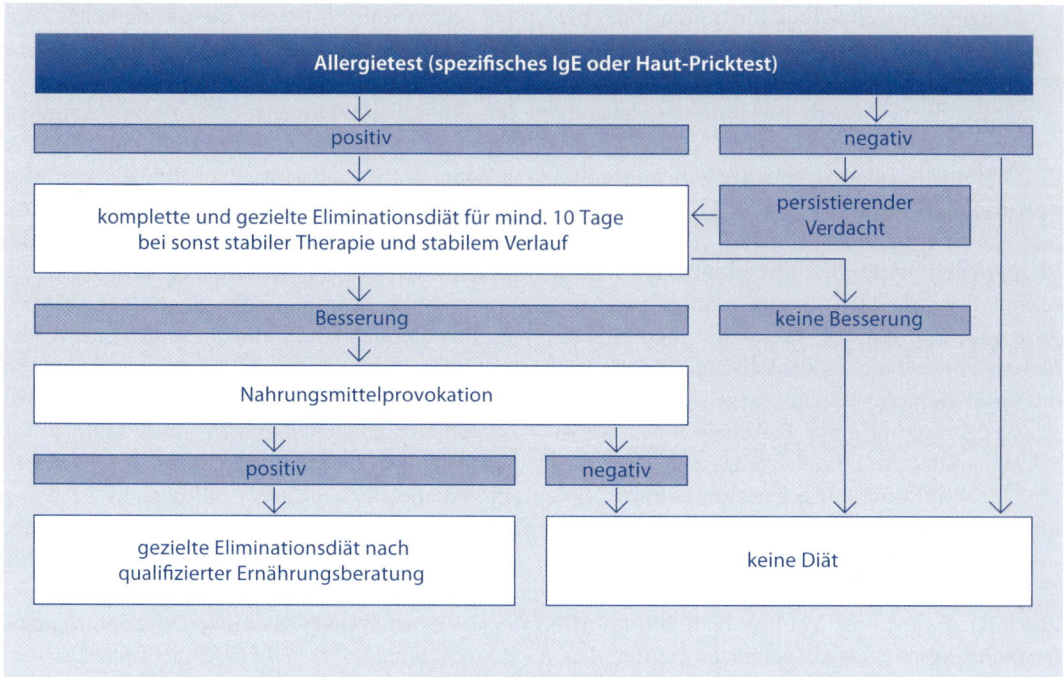

Allergietest (spezifisches IgE oder Haut-Pricktest)

positiv → negativ

positiv → komplette und gezielte Eliminationsdiät für mind. 10 Tage bei sonst stabiler Therapie und stabilem Verlauf ← persistierender Verdacht ← negativ

Besserung — keine Besserung

Besserung → Nahrungsmittelprovokation

positiv — negativ

positiv → gezielte Eliminationsdiät nach qualifizierter Ernährungsberatung

keine Diät

Abb. 12.4 Vorgehen bei vermuteter Nahrungsmittelallergie bei atopischem Ekzem

Provokationen ist es wichtig, dass das Allergen und ggf. dessen Trägersubstanz vom betroffenen Patienten auch akzeptiert werden. Kuh- und Sojamilch sowie Fisch können nahezu immer in reiner Form gegeben werden. Für Saaten und Hühnerei muss jedoch ein weiteres Lebensmittel als Träger gewählt werden, da ihr Verzehr in reiner Form nicht akzeptabel oder die ersten Provokationsdosen zu klein sind. Gegen diesen Träger sollte der Patient selbstverständlich keine Sensibilisierung zeigen. Oft bieten sich Pudding, Joghurt oder Fruchtkompott an. Die Vorlieben des Kindes werden von der Ernährungsfachkraft, die die Provokation vorbereitet, sorgsam berücksichtigt.

Bei doppelblinden Provokationen ist die Zubereitung diffiziler. Als Träger bieten sich extensive Hydrolysatnahrungen an. Idealerweise wählt man die Nahrung, die das Kind bereits kennt und akzeptiert. Ist ein Brei besser geeignet, kann z. B. Sinlac©-Brei gewählt werden. Für Provokationen mit Nüssen oder Erdnuss kann es sinnvoll sein, stückige Zusätze wie Haferflocken-Krokant in die Trägersubstanz zu geben. Dunkler Kakao oder ver-

schiedene Farb- und Geschmacksstoffe helfen zusätzlich bei der Verblindung.

> **Die individuelle Zubereitung von Provokationsnahrungen ist anspruchsvoll und sollte von einer allergologisch versierten Ernährungsfachkraft begleitet werden.**

Die Kumulativdosis des zu testenden Allergens sollte der Tagesdosis entsprechen, die ein Kind üblicherweise verzehrt (z. B. ein Glas Milch oder ein Ei). Die Provokation erfolgt titriert, um eine ungefähre Reaktionsschwelle zu erfassen und die Gefahr einer schweren Reaktion zu minimieren (□ Tab. 12.6). Der Abstand zwischen den einzelnen Gaben beträgt bei Nahrungsmitteln in der Regel 30 Minuten (▶ Abschn. 4.3.2).

Es konnte gezeigt werden, dass bis zu 12% nahrungsmittelallergischer Kinder erst dann reagieren, wenn sie nach Ende der Titrationstestung die kumulative Allergendosis an einem anderen Tag in einer Gabe erhalten. Eine Provokation an einem zweiten Tag ist also dringend erforderlich, um das

◘ **Tab. 12.6** Titrationsstufen bei Nahrungsmittelprovokationen (Menge natives Nahrungsmittel und g Protein in Klammern). (Mod. nach Niggemann 2012)

	Kuhmilch	Hühnerei	Erdnuss	Nuss	Soja	Fisch	Weizen
Stufe 1	0,1 ml (3 mg)	40 mg (5 mg)	12 mg (3 mg)	25 mg (3 mg)	0.1 ml (4 mg)	500 mg (100 mg)	4 mg (3 mg)
Stufe 2	0,3 ml (10 mg)	110 mg (14 mg)	40 mg (10 mg)	80 mg (10 mg)	0.3 ml (11 mg)	1 g (200 mg)	10 mg (8 mg)
Stufe 3	1 ml (33 mg)	380 mg (50 mg)	120 mg (30 mg)	250 mg (30 mg)	1 ml (36 mg)	2 g (400 mg)	35 mg (28 mg)
Stufe 4	3 ml (100 mg)	1,1 g (140 mg)	400 mg (100 mg)	800 mg (100 mg)	3 ml (110 mg)	5 g (1 g)	100 mg (80 mg)
Stufe 5	10 ml (333 mg)	3,8 g (490 mg)	1,2 g (300 mg)	2,5 g (300 mg)	10 ml (360 mg)	10 g (2 g)	350 mg (280 mg)
Stufe 6	30 ml (1 g)	11 g (1.4 g)	4 g (1 g)	8 g (1 g)	30 ml (1,1 g)	20 g (4 g)	1 g (800 mg)
Stufe 7	100 ml (3,3 g)	38 g (4.9 g)	12 g (3 g)	25 g (3 g)	100 ml (3.6 g)	50 g (10 g)	3.5 g (2.8 g)
Kumulative Dosis	145 ml (4,78 g)	55 g (7 g)	17,8 g (4,5 g)	37 g (4,5 g)	145 ml (5,2 g)	100 g (20 g)	5 g (4 g)

Risiko falsch-negativer Provokationstestungen zu minimieren. Diese kumulative Gesamtdosis kann, muss aber nicht am Tag nach der titrierten Gabe erfolgen. Es ist aus Gründen der Zeitersparnis ebenfalls möglich, zunächst andere Lebensmittel zu testen und dann die kumulativen Gaben an einem Tag mit einem ausreichend großen Abstand zu verabreichen (z. B. zwei Stunden).

Spielen Augmentationsfaktoren anamnestisch eine entscheidende Rolle, sollten diese bei der Provokationstestung selbstverständlich berücksichtigt werden. Im Kindesalter ist in diesem Zusammenhang insbesondere körperliche Anstrengung im Rahmen der nahrungsmittelabhängigen anstrengungsinduzierten Anaphylaxie zu beachten. Will man eine solche ausschließen, sollte 30–60 Minuten nach der Provokationsmahlzeit eine altersentsprechende körperliche Belastung erfolgen, z. B. auf dem Laufband.

Vorbereitung, Ablauf und Durchführung einer oralen Provokationstestung sind in ▶ Abschn. 4.3.2 ausführlich beschrieben.

❯ **Nach symptomloser Titration am ersten Provokationstag sollte an einem anderen Tag die kumulative Gesamtdosis als Einzelgabe erneut verabreicht werden.**

Bei nicht-IgE-vermittelten Nahrungsmittelallergien, besonders beim FPIES, wird ein alternatives Vorgehen diskutiert. Da die Reaktionen hier später auftreten, sind größere Abstände zwischen den Einzelgaben mit weniger Titrationsschritten sinnvoll. Entsprechend wird empfohlen, die Provokationsmahlzeit in drei gleich große Dosen aufzuteilen, die im Abstand von 45 Minuten verabreicht werden. Wird die gesamte Mahlzeit vertragen (ca. 3–6 g Protein), sollte nach einer Überwachungszeit von 2–3 Stunden eine erneute Dosis gegeben werden, entsprechend einer altersentsprechenden Portion. Da die Reaktionen v. a. beim FPIES sehr schwer verlaufen können, ist die vorherige Anlage mindestens eines sicheren und großlumigen peripher-venösen Zugangs obligat. Im Falle einer Reaktion sollte zunächst Volumen (20 ml/kg) gegeben werden. Die Behandlung dieser T-Zell-vermittelten Reaktionen mit einem Antihistaminikum ist nicht sinnvoll. Hochdosierte Glukokortikoide (5 mg/kg Prednisolonäquivalent) haben aber in der Akuttherapie durchaus ihre Berechtigung.

Nach jeder Provokationstestung ist ein ausführliches Beratungsgespräch über den Ausgang der Provokation und die sich ergebenden Konsequenzen dringend indiziert. Bei negativem Testergebnis sollte der Patient aufgefordert werden, die provozierten Nahrungsmittel nun in die Ernährung aufzunehmen und diese auch regelmäßig, d. h. mehrmals in der Woche, zu konsumieren. Durch eine nachfolgende Meidung könnte ansonsten die zum Zeitpunkt der Provokation bestehende Toleranz erneut verloren gehen.

Ist eine Allergie gegen das getestete Nahrungsmittel nachgewiesen worden, sollte der Patient auf die Notwendigkeit einer strikten Karenz hingewiesen werden. Hierfür ist auch eine Aufklärung über die Deklarationsrichtlinien verpackter Lebensmittel erforderlich. Handelt es sich um ein essentielles Nahrungsmittel, müssen Alternativen besprochen werden, um eine Mangelernährung zu vermeiden. Die Beratung wird daher am besten von einer Ernährungsfachkraft durchgeführt. Es ist sinnvoll, den Patienten auf Perspektiven der Toleranzentwicklung hinzuweisen und ggf. Re-Provokationen in adäquatem Abstand zu vereinbaren.

> **Nach einer Nahrungsmittelprovokation muss ein Abschlussgespräch mit einer Ernährungsberatung erfolgen, um die weitere Diät und ggf. erforderliche Ernährungsalternativen zu erörtern.**

■ **Therapie**

Trotz intensiver wissenschaftlicher Bemühungen haben sich in den vergangenen Jahren noch immer keine praxistauglichen Therapieoptionen zur ursächlichen Behandlung der Nahrungsmittelallergie ergeben. So bleibt es weiterhin das primäre Ziel, potenziell lebensbedrohliche Reaktionen durch konsequente Meidung des auslösenden Allergens zu verhindern. Durch pharmakologische Therapien wird versucht, die Reaktionsschwelle oder -stärke zu beeinflussen. Hier sind Therapieversuche – u. a. mit Mastzellstabilisatoren, Anti-IgE-Antikörpern und chinesischen Kräutermixturen – aber bislang ohne durchschlagenden Erfolg unternommen wor-

den. Ein weiteres therapeutisches Ziel besteht in der Induktion einer oralen Toleranz gegenüber den auslösenden Nahrungsmittelallergenen.

■■ **Allergenkarenz**

Während sich für Patienten mit Nahrungsmittel-Anaphylaxie keine Alternative zu einer konsequenten Diät ergibt, sollte bei Patienten mit atopischem Ekzem der Nutzen einer Karenzdiät dem Aufwand der Ekzem-Lokaltherapie gegenübergestellt werden. Bei Kindern mit leichtem bis mäßig schwerem atopischen Ekzem, das mit Basismaßnahmen und ohne anti-inflammatorische Lokaltherapie gut zu kontrollieren ist, kann eine Diät aufwändiger und für die Lebensqualität beeinträchtigender sein als eine Basis-Externatherapie. Dies gilt z. B. bei Schulkindern und Jugendlichen mit einem atopischen Ekzem, das durch birkenpollenassoziierte Nahrungsmittel verstärkt wird. Eine konsequente Meidung von Obst und Gemüse, das mit dem Majorallergen der Birke (Bet v 1) kreuzreagiert, wäre in diesen Fällen aus ernährungsphysiologischen Gründen kaum vertretbar.

Allergenkennzeichnung Innerhalb der Europäischen Union wurden einheitliche und verbindliche Deklarationsrichtlinien formuliert, die für verpackte Ware gelten. Es wurden 14 Allergene bzw. Allergengruppen definiert, die auf verpackten Lebensmitteln im Zutatenverzeichnis deklariert werden müssen, wenn sie der Rezeptur absichtlich zugesetzt werden. Hierbei besteht die Kennzeichnungspflicht unabhängig von der zugesetzten Menge und betrifft auch Produkte, die aus den genannten Allergenen hergestellt werden, wie z. B. Fischgelatine oder Erdnussöl. Wenn deklarationspflichtige Allergene enthalten sind, müssen Begriffe wie »pflanzliches Öl«, »Gewürzzubereitung« oder die Zusatzstoffe anzeigenden »E-Nummern« spezifiziert werden (z. B. »Pflanzliches Öl, enthält Erdnussöl«).

Kennzeichnungspflichtige Nahrungsmittelallergene
- Erdnuss
- Schalenfrüchte oder Nüsse (Haselnuss, Walnuss, Cashew, Pistazie, Paranuss, Mandel, Macadamianuss, Pekannuss)

- Soja
- Lupine
- Sesam
- Sellerie
- Senf
- Glutenhaltige Getreide (Weizen, Roggen, Dinkel, Hafer, Gerste, Kamut)
- Hühnerei
- Kuhmilch inkl. Laktose
- Fisch
- Krebstiere
- Weichtiere (z. B. Muscheln, Kopffüßler, Schnecken)
- Schwefeldioxid und Sulfite über 10 mg/l

Diese Regelungen sind bislang aber noch nicht für lose Ware umgesetzt. Eine europäische Richtlinie hierfür tritt voraussichtlich 2014 in Kraft. Außerdem kann es beim Lesen eines Zutatenverzeichnisses für ungeschulte Patienten problematisch sein, dass für manche Allergene nicht verständliche Bezeichnungen gewählt werden. Diese alternativen Begriffe lauten z. B. im Falle der Kuhmilch Molke, Molkepulver, Kasein, Kaseinate, Lactalbumin, Lactoglobulin und im Falle von Hühnerei Lysozym.

> Auch wenn zahlreiche Nahrungsmittelallergene in verpackten Waren deklarationspflichtig sind, kann eine strenge Allergenkarenz schwierig sein, da die gewählten Allergen-Bezeichnungen für den Laien oft nicht verständlich sind.

Noch weniger klar geregelt ist die Deklaration unbeabsichtigter Kreuzkontaminationen bei der Herstellung, die so genannte **Spurenkennzeichnung**. Hiermit werden Allergene angegeben, die nicht Teil der Rezeptur sind, aber aufgrund des Herstellungsprozesses in den Lebensmitteln zu finden sein können. Ursache für eine Kontamination kann sein, dass unterschiedliche Produkte auf denselben Fertigungsstraßen hergestellt werden, oder dass Ausgangszutaten nicht mit der entsprechenden Reinheit zu beziehen sind. Durch Reste eines allergenhaltigen Produktes in den Maschinen können Allergene in andere Produkte gelangen, in

denen eigentlich laut Rezeptur kein Allergen enthalten ist. Dies bedeutet zum einen, dass die Allergenmenge im Endprodukt nicht vorhersehbar ist, und zum anderen, dass der größte Teil der Produkte das Allergen nicht enthält. Viele Patienten gehen fälschlicherweise davon aus, dass in Produkten, auf denen Spuren gekennzeichnet sind, nur kleine Mengen des Allergens enthalten sind, und meiden diese Produkte daher nicht.

Zur Deklaration potenzieller Kreuzkontaminationen finden sich auf den Verpackungen Formulierungen wie
- »Kann Spuren enthalten von ...«,
- »Wird hergestellt in einem Betrieb, der auch ... verarbeitet« oder einfach
- »Kann ... enthalten«.

Quantitativ machen diese Aussagen keinen Unterschied hinsichtlich des zu erwartenden Allergengehalts im Endprodukt. Verschiedene Untersuchungen konnten zeigen, dass bis zu 10% der so deklarierten Nahrungsmittel das Allergen tatsächlich enthielten. Die hierbei gefundene Allergenmenge war keineswegs immer unbedeutend, sondern erreichte durchaus Bereiche, mit denen bei einem Teil der Patienten mit Reaktionen zu rechnen ist. Interessanterweise ist die Kontaminationswahrscheinlichkeit bei Produkten, die in kleinen Betrieben hergestellt werden, höher als in international operierenden Großunternehmen.

Leider ist die Kennzeichnung von Spuren nicht gesetzlich vorgeschrieben. Dies bedeutet, dass Produkte, auf denen keine Spurenhinweise gegeben werden, trotzdem Allergene enthalten können. Eine gewisse Sicherheit bietet die Verwendung von verpackten Nahrungsmitteln dann, wenn eine Spurenkennzeichnung auf dem Produkt angegeben ist, welche das Allergen des Patienten nicht enthält.

Für Patienten und deren Familien ist es eine große Erleichterung, wenn sie die Erlaubnis erhalten, kleinste Mengen des auslösenden Nahrungsmittelallergens zu konsumieren. Diese Erlaubnis kann erwogen werden, wenn Patienten wiederholt erst auf große Mengen des Allergens reagiert haben oder wenn bei einer Provokation nur milde Reaktionen nach maximaler Allergendosis aufgetreten sind.

◘ Tab. 12.7   Kuhmilch-Ersatznahrungen zur Therapie von Kindern mit Kuhmilchallergie (Auswahl)

Handelsname	Hersteller	Proteinquelle	Laktose	Besonderheit
Neocate®	Nutricia	Aminosäuremischung	–	
Althéra®	Nestlé	Hoch hydrolysiertes Molkenprotein	+	
Alfaré®	Nestlé	Hoch hydrolysiertes Molkenprotein	–	Enthält MCT
Alfamino®	Nestlé	Aminosäuremischung	–	Enthält MCT
Pregomin®	Milupa	Hoch hydrolysiertes Molkenprotein	–	Enthält MCT
Aptamil Pepti®	Milupa	Hoch hydrolysiertes Molkenprotein	+	Enthält Prebiotika
Pregomin AS®	Milupa	Aminosäuremischung	–	
Aptamil Soja®	Milupa	Intaktes Sojaprotein	–	Als Hauptnahrung erst ab erstem Lebensjahr empfohlen
Nutramigen LGG®	Mead Johnson, Vertrieb in Deutschland: Infectopharm	Hoch hydrolysiertes Kaseinhydrolysat	–	Enthält LGG
Humana SL®	Humana	Intaktes Sojaprotein	–	Als Hauptnahrung erst ab erstem Lebensjahr empfohlen

> **Durch Kreuzkontaminationen im Herstellungsprozess können Nahrungsmittel Spuren von Allergenen enthalten, die nicht deklarationspflichtig sind und zu allergischen Reaktionen führen können.**

Allergenkarenz im klinischen Alltag   Die Auswahl der alternativen Therapienahrung für **kuhmilchallergische Kinder** ist altersabhängig. Im Säuglingsalter ist eine ernährungsphysiologisch vergleichbare Ersatznahrung notwendig. Zur Verfügung stehen Nahrungen auf der Basis eines extensiven Molken- oder Kasein-Hydrolysats und Aminosäuremischungen (◘ Tab. 12.7). Bei den Extensivhydrolysaten sind die Kuhmilchproteine so weit aufgespalten, dass nur noch kurze Peptide enthalten sind. Etwa 95% der IgE-vermittelten Kuhmilchallergiker reagieren auf diese Peptide nicht mehr. Aufgrund des geringeren Preises und des etwas besseren Geschmacks ist bei der Mehrzahl der Patienten der Einsatz eines Extensivhydrolysats sinnvoll.

Man sollte aber bei persistierenden Symptomen bedenken, dass eine Reaktion auf diese Ersatznahrung in seltenen Fällen ebenfalls möglich ist. Bei den nicht-IgE-vermittelten Allergien wird davon ausgegangen, dass von einem Teil der Patienten kleine Kuhmilchpeptide weiter als Allergene erkannt werden. Daher ist in dieser Gruppe eine Aminosäuremischung die erste Wahl.

Von den Therapienahrungen abzugrenzen sind die partiellen Hydrolysatnahrungen, die »HA-Nahrungen«. Hier ist der Hydrolysegrad der Kuhmilchproteine nicht ausreichend, um sicherzustellen, dass IgE-Antikörper nicht mehr binden können. Sie sind daher als Ersatznahrung für kuhmilchallergische Kinder nicht geeignet.

Sojanahrungen sollten nach Empfehlungen der Deutschen Gesellschaft für Kinderernährung erst nach dem ersten Geburtstag zum Einsatz kommen. Dann aber stellen sie eine gute und preisgünstige sowie ernährungsphysiologisch sinnvolle Alternativnahrung dar (◘ Tab. 12.7). Vor dem erstmaligen Verzehr einer Sojanahrung bei einem kuhmilchallergischen Kind sollte durch gezielte Diagnostik (Pricktest, IgE-Serologie) eine Sensibilisierung gegen Soja ausgeschlossen werden. Weitere häufig gewählte Nahrungsalternativen sind mit Kalzium angereicherte Reismilch oder Hafermilch. Nicht geeignet als Ersatznahrung sind hingegen andere Tiermilch-Sorten wie Ziegenmilch oder Schafsmilch, da das Kreuzreaktivitätsrisiko über 90% beträgt.

Da eine adäquate Nährstoffversorgung für nicht gestillte Säuglinge und Kleinkinder für das Wachstum und die Entwicklung von entscheidender Bedeutung ist, sollte großzügig die Indikation zu einer qualifizierten Ernährungsberatung gestellt werden.

Es ist bekannt, dass 60–70% kuhmilchallergischer Patienten Kuhmilch in stark erhitzter Form tolerieren. Für die Toleranz ist ein hoher und lange dauernder Erhitzungsprozess des Milchproduktes notwendig, der die Proteine ausreichend denaturiert (z. B. Backen). Lässt sich über eine gründliche Ernährungsanamnese nicht klären, ob eine Exposition gegenüber stark erhitzter Milch bereits stattgefunden hat, muss die Verträglichkeit in einer separaten Provokation überprüft werden.

> ❯ Bei Säuglingen mit einer Kuhmilchallergie können als Ernährungsalternative im ersten Lebensjahr extensive Molken- oder Kasein-Hydrolysatnahrungen oder eine Aminosäureformula eingesetzt werden. Nach dem ersten Lebensjahr ist der Ersatz von Milch durch Sojaprodukte sinnvoll.

Auch bei **Hühnereiallergikern** überwiegen Patienten, die stark erhitztes Hühnerei z. B. in Backwaren vertragen (ca. 70%). Es gelten daher ähnliche Empfehlungen wie für stark erhitzte Kuhmilch. Kreuzreaktionen zu Geflügelfleisch kommen in ca. 10% der Fälle vor.

Besteht eine **Allergie gegen Weizen**, ist diese oft, aber nicht ausschließlich durch Gluten vermittelt. Zunächst kann auf Gluten-freie Getreidesorten wie Reis, Mais, Hirse, Buchweizen oder Quinoa zurückgegriffen werden. Glutenfreie Produkte sind, da sie von Patienten mit Zöliakie häufig gekauft werden, im Einzelhandel in ausreichender Zahl erhältlich. Inwiefern eine Allergie gegen andere Getreidesorten besteht, muss im Einzelfall durch eine Nahrungsmittelprovokation überprüft werden. Nicht geeignet als Ersatz sind Urformen des Weizens wie Dinkel oder Grünkern, da sie eine extrem hohe Kreuzreaktivität zu den Weizenallergenen aufweisen.

Bei einer **Fischallergie** ist bei der Mehrzahl der Patienten davon auszugehen, dass eine Sensibilisierung gegen verschiedene Fischarten vorliegt, während isolierte Allergien gegen nur eine Fischsorte seltener sind. Daher sollte zunächst eine Meidung aller Fischarten erfolgen. Grundlage der Kreuzreaktionen ist eine Allergie gegen Parvalbumin – ein Protein, das besonders konzentriert im weißen Muskelfleisch der Fische zu finden ist. Bei einer Fischallergie auf der Basis einer Parvalbumin-Sensibilisierung ist es den Patienten häufig möglich, »dunkle« Fischsorten wie Thunfisch komplikationslos zu verzehren (▶ Abschn. 3.2).

Eine Meidung anderer Meeresfrüchte wie Schalen- oder Weichtiere ist a priori nicht erforderlich.

In die Gruppe der Saaten, die umgangssprachlich als »Nüsse« bezeichnet werden, fallen verschiedene Spezies, die nur eine begrenzte klinische, aber serologisch oft vorhandene Kreuzreaktivität aufweisen, und zwar **Schalenfrüchte, Nüsse, Erdnuss/ Hülsenfrüchte**. Da Erdnüsse zu den Hülsenfrüchten und nicht zu den Nüssen zählen, ist eine Reaktion auf Schalenfrüchte bei Erdnussallergikern nur in 20 bis maximal 50% der Fälle zu erwarten. Eine vorsorgliche Meidung ist, insbesondere wenn schon eine Exposition stattgefunden hat, daher nicht sinnvoll. Ähnlich ist es bei den anderen Hülsenfrüchten. So sind bei Erdnussallergikern serologische Kreuzreaktionen gegen Soja und andere Hülsenfrüchte die Regel, wohingegen eine klinisch relevante Allergie nur selten auftritt.

Die Gruppe der Schalenfrüchte schließt eng verwandte Allergene ein, z. B. Pekan- und Walnuss (Nüsse) sowie Pistazie und Cashew (Steinfrüchte). Hier ist eine Kreuzallergie gegen das jeweils andere Allergen zu erwarten. Die Wahrscheinlichkeit einer Allergie gegen mehrere Vertreter dieser Allergengruppe steigt bis zum Jugendlichenalter an, in dem bis zu 50% der Patienten von einer Kreuzallergie betroffen sind. Zur Überprüfung der klinischen Relevanz einer Polysensibilisierung sollte daher bei älteren Kindern und Jugendlichen jede Schalenfrucht einzeln getestet werden.

Eine konsequente Meidung von Erdnuss, Schalenfrüchten oder Soja ist ernährungsphysiologisch kein Problem. Durch eine ausgewogene Mischkost lässt sich eine konsequente Elimination problemlos ausgleichen.

Bei **voll gestillten Kindern** sollte die Relevanz einer nachgewiesenen Sensibilisierung durch eine diagnostische Diät und anschließende Re-Exposition der Mutter überprüft werden. Alle auf diese Art und Weise in ihrer Relevanz bestätigten Nahrungsmittelallergene sollten von der Mutter konsequent gemieden werden. Da eine ausreichende Kalziumzufuhr für die stillende Mutter essenziell ist, sollte die Mutter eine Ernährungsberatung erhalten. Alternative Kalziumquellen für die Mutter können stark kalziumhaltige Mineralwässer oder Sojamilch sein. Bei Säuglingen mit multiplen Nahrungsmittelsensibilisierungen und ausgeprägtem atopischem Ekzem ist es meist einfacher, die Kinder abzustillen und mit einer balancierten Aminosäureformula oder einem extensiven Molken- oder Kasein-Hydrolysat zu ernähren. Eine »geordnete«, schrittweise Einführung der Beikost, die bei vorbekannter Sensibilisierung in Form einer oralen Provokationstestung erfolgen sollte, erleichtert die Beurteilung der Verträglichkeit neuer Nahrungsmittel.

Nicht ganz eindeutig sind die Empfehlungen zur konsequenten Meidung bei der Muttermilch-assoziierten allergischen Proktokolitis des Säuglings. Ein Teil der Kinder zeigt außer einer geringfügigen Blutbeimengung im Stuhlgang keine weiteren Symptome. Sind die Kinder in gutem Allgemeinzustand und entwickeln keine assoziierten Symptome (z. B. Koliken, Durchfälle, Anämie), kann mit den Eltern auch eine abwartende Haltung vereinbart werden.

> **Eine Mangelernährung ist bei konsequenter Meidung von Ei, Meeresfrüchten, Schalenfrüchten oder Hülsenfrüchten nicht zu erwarten. Da es sich um potente Allergene handelt, die in der modernen Nahrungsmittelindustrie vielfach Anwendung finden, ist eine Ernährungsberatung für die Patienten notwendig.**

▪▪ Orale Immuntherapie bei Nahrungsmittelallergien

Bei der oralen Immuntherapie wird dem Patienten das auslösende Nahrungsmittelallergen in aufsteigender Menge oral verabreicht. Diese Aufdosierung kann sowohl langsam als auch während der ersten Schritte als »Rush-Therapie« innerhalb eines Tages oder weniger Tage in der Klinik erfolgen. Die Steigerungsphase bis zur angestrebten Zieldosis nimmt oft mehrere Monate in Anspruch. Trotzdem wird die Zieldosis bei einem Teil der Patienten nicht erreicht. Auch existieren bislang keine standardisierten Therapieprotokolle zu routinemäßigen Anwendungen. Des Weiteren kann durch erneute Meidung des Nahrungsmittels über einen längeren Zeitraum ein erneuter Verlust der zunächst erreichten Toleranz eintreten. Als grundsätzliches Problem muss zurzeit ebenfalls die Rate an Nebenwirkungen gelten, d. h. an allergischen Reaktionen auf das täglich verabreichte Nahrungsmittelallergen. Diese liegt je nach Studie und Allergen zwischen 4 und 93% der Einzelgaben. Auch lebensbedrohliche Reaktionen wurden beschrieben. Der Einfluss externer Triggerfaktoren auf die Verträglichkeit der Therapie und die möglicherweise eingeschränkte Compliance der Patienten außerhalb kontrollierter Studien sind weitere limitierende Faktoren. Die orale Immuntherapie kann somit aktuell nicht als Therapiealternative bei Nahrungsmittelallergie empfohlen werden.

> **Eine orale Immuntherapie bei Nahrungsmittelallergie sollte aufgrund des noch immer hohen Nebenwirkungsrisikos bei nicht adäquater Erfolgsrate weiterhin ausschließlich im Rahmen kontrollierter Studien erfolgen.**

Bei der Gabe von stark erhitzter Milch oder stark erhitztem Hühnerei bei kuhmilch- oder hühnereiallergischen Kindern handelt es sich nicht um eine Toleranzinduktion im eigentlichen Sinne. Dennoch haben sich klare Hinweise darauf ergeben, dass durch den regelmäßigen Konsum dieser stark erhitzten Produkte eine Toleranzentwicklung gegenüber Kuhmilch bzw. Hühnerei beschleunigt wird. Zusätzlich lässt sich die Lebensqualität der Patienten verbessern, während die Angst vor einer akzidentellen Reaktion deutlich gesenkt werden kann.

▪▪ Medikamentöse Therapien

Außerhalb von Akutsituationen existieren keine sinnvollen medikamentösen Therapien IgE-vermittelter Nahrungsmittelallergien. Mehrere Studien wurden mit Anti-IgE-Antikörpern durchgeführt. Hier konnte zwar bei dem größeren Teil der Patienten durch monatliche Antikörper-Gaben eine Anhebung der Reaktionsschwelle erreicht werden. Ein Teil der Patienten sprach aber nicht ausreichend auf die genannte Therapie an. Zusätzlich sprechen die hohen Kosten und die fehlende Zulassung des einzigen zurzeit erhältlichen Antikörpers (Omalizumab) gegen den Einsatz dieser Behandlungsmethode. Auch weitere Therapieversuche wie z. B. die orale Gabe des Mastzellstabilisators DNCG haben sich nicht als wirksam erwiesen.

> **Eine effektive, evidenzbasierte Pharmakotherapie der Nahrungsmittelallergie konnte bisher nicht etabliert werden.**

Bei der eosinophilen Ösophagitis werden verschiedene medikamentöse Therapien empfohlen. Wesentliche Grundlage bildet die anti-inflammatorische Lokaltherapie mit topischen Glukokortikoiden, z. B. Fluticason oder Budesonid. Hierfür werden aktuell noch Glukokortikoid-Dosieraerosole eingesetzt. Der jeweilige Wirkstoff wird zunächst in den Mund gesprüht, um dann verschluckt zu werden. Eine mögliche Initialdosis liegt bei 250 µg Fluticason 2-mal täglich. Hier ist eine hohe Remissionsrate zu erwarten. Es werden aber zukünftig Präparationen mit diesen Wirkstoffen in viskösen Lösungen erwartet, die möglicherweise eine effektivere Therapie bei kleineren Dosierungen ermöglichen. Einen weiteren therapeutischen Ansatz stellt die Gabe des Leukotrienantagonisten Montelukast additiv zu den Glukokortikoiden dar.

- **Prognose**

Die Prognose einer Nahrungsmittelallergie hängt sowohl vom auslösenden Allergen als auch vom vorherrschenden Pathomechanismus ab.

Nicht-IgE-vermittelte Allergien des Säuglings- und Kleinkindalters haben eine sehr gute Prognose. So ist bei der allergischen Proktokolitis des Säuglings meist nach 1–2 Jahren eine spontane Toleranzentwicklung zu erwarten. Auch für das FPIES wird beschrieben, dass sich in mehr als 50% der Fälle bis zum 3. Lebensjahr eine Symptomfreiheit einstellt. Allerdings hängt dies größtenteils vom primär

auslösenden Allergen ab. Die Prognose scheint bei einer Allergie gegen Kuhmilch oder Hafer besser zu sein als z. B. bei Soja oder Geflügelfleisch. Allerdings sollten diese Daten vorsichtig interpretiert werden, da sie auf Studien mit geringen Fallzahlen basieren. Bei der eosinophilen Ösophagitis ist die Langzeitprognose unklar. Es wird aber davon ausgegangen, dass betroffene Patienten einen chronischen Krankheitsverlauf zeigen.

Bei den IgE-vermittelten Allergien hängt die Prognose v. a. vom auslösenden Nahrungsmittel ab. Die vorliegenden Daten sind jedoch selbst bei Betrachtung des gleichen Allergens nicht immer übereinstimmend, was in erster Linie auf die unterschiedlichen Patientenkollektive und Diagnosemethoden der einzelnen Studien zurückzuführen sein dürfte.

Die Gesamtprognose der IgE-vermittelten Kuhmilchallergie ist gut, da die Mehrheit der Patienten bis zum Erreichen des Schulalters eine Toleranz entwickelt. Ähnlich gut ist die Prognose der Weizen- und, etwas schlechter, der Hühnereiallergie. Hingegen ist bei Allergien gegen Erdnuss, Schalenfrüchte und Fisch mit einer Persistenz der Allergie zu rechnen. Nur ein kleiner Teil der Patienten wird im Laufe der Zeit tolerant.

Generell ist für die Abschätzung der Prognose die Höhe des spezifischen IgE-Wertes relevant. Je höher der jemals gemessene Wert war, desto länger persistiert die Allergie. Ein weiterer Anhaltspunkt zur Vorhersage einer eingetretenen Toleranz ist der Verlauf der IgE-Diagnostik. Sowohl eine Abnahme der Reaktivität im Pricktest als auch des spezifischen IgE können als Hinweis auf eine mögliche Toleranzentwicklung gewertet werden. Leider ist eine klare Vorhersage der vollständigen Toleranz durch diese IgE-Diagnostik aber nicht möglich. Auch bei einer vollständigen Normalisierung der spezifischen IgE-Serumspiegel sollte, bei zuvor klar bestehender Allergie gegen ein potentes Nahrungsmittel, eine Toleranz mithilfe einer offenen Provokationstestung nachgewiesen werden.

> **Die Prognose einer Nahrungsmittelallergie hängt vom zugrunde liegenden Pathomechanismus und vom jeweiligen Nahrungsmittelallergen ab.**

Fazit für die Praxis

- Nahrungsmittelallergien werden von Patienten und deren Eltern sehr häufig als Auslöser verschiedenster Beschwerden vermutet.
- Nach ausführlicher und gründlicher Diagnostik lässt sich im größten Teil der Fälle eine Allergie jedoch ausschließen.
- Es werden nicht-IgE-vermittelte Allergien von IgE-vermittelten Allergien unterschieden. Das Symptomspektrum ist groß und reicht von allergischen Sofortreaktionen über Ekzemauslösung und -verstärkung bis hin zu verschiedenen gastrointestinalen Beschwerden.
- Man unterscheidet primäre von sekundären Nahrungsmittelallergien. Primäre entstehen fast ausschließlich in den ersten Lebensjahren als Folge einer Sensibilisierung gegen ein Nahrungsmittel. Sekundäre sind die Folge einer Kreuzreaktion gegen ein Nahrungsmittel bei vorbestehender Sensibilisierung gegen Aeroallergene.
- Die Diagnostik besteht aus der Anamnese und dem Nachweis einer Sensibilisierung mittels Pricktest oder Bestimmung spezifischer IgE-Antikörper. Zur endgültigen Klärung der Relevanz einer Sensibilisierung ist oft eine Nahrungsmittelprovokation notwendig.
- Die einzige zurzeit empfehlenswerte Therapie stellt die konsequente Allergenkarenz dar.

Hilfreiche Websites

- ► www.gpau.de – Gesellschaft für Pädiatrische Allergologie und Umweltmedizin (GPAU): Sonderheft Nahrungsmittelallergie im Kindesalter (D); Diverse Leitlinien zur Diagnostik der Nahrungsmittelallergie
- ► www.awmf.org – Arbeitsgemeinschaft der wissenschaftl. med. Fachgesellschaften: Verschiedene Leitlinien zur Diagnostik und Therapie bei V.a. Nahrungsmittelallergie

(D): als Download verfügbar

Literatur

Beyer K (2012) A European perspective on immunotherapy for food allergies. J Allergy Clin Immunol 129: 1179–84

Henzgen M, Ballmer-Weber B, Erdmann S, Fuchs T, Kleine-Tebbe J, Lepp U et al. (2008) Hauttestungen mit Nahrungsmittelallergenen. Allergo J 17: 401–6

Lange L, Beyer K, Kleine-Tebbe J (2012) Molekulare Diagnostik bei Allergie gegen Schalenfrüchte. Allergo J 7: 398–42

Niggemann B, Rolinck-Werninghaus C, Mehl A, Binder C, Ziegert M, Beyer K (2005) Controlled oral food challenges in children – when indicated, when superfluous? Allergy 60: 865–870

Niggemann B, Lange L, Finger A, Ziegert M, Müller V, Beyer K (2012) Accurate oral food challenge requires a cumulative dose on a subsequent day. J Allergy Clin Immunol 130: 261–3

Weitere Literatur finden Sie unter ► http://extras.springer.com.

Anaphylaxie

L. Lange

Die Anaphylaxie ist die schwerste Form einer allergischen Soforttypreaktion. Obwohl eine klare und allgemeingültige Definition bisher nicht etabliert werden konnte, wird sie weltweit am häufigsten beschrieben als eine ernst zu nehmende allergische Reaktion, die rasch beginnt und zum Tode führen kann. Um die Erkennung von Anaphylaxien im Praxisalltag zu erleichtern, wurden klinische Kriterien etabliert, die eine anaphylaktische Reaktion näher charakterisieren (◘ Tab. 13.1).

Zusätzlich wurden unterschiedliche Schweregradeinteilungen mit dem Ziel veröffentlicht, eine einheitliche Dokumentation, Diagnosestellung und Therapie anaphylaktischer Reaktionen zu ermöglichen. Die insbesondere im deutschsprachigen Raum gängigste Einteilung nach Ring und Messmer (► www.awmf.org) umfasst vier Schweregrade, die von rein kutanen Reaktionen (Grad 1) bis zum Atem- und Kreislaufstillstand (Grad 4) reichen (◘ Tab. 13.2). Allerdings ist zu berücksichtigen, dass nach der eingangs zitierten Definition isolierte kutane Reaktionen noch nicht als Anaphylaxie zu werten sind.

In diesem Zusammenhang ist es sinnvoll, eine Klassifikation zu verwenden, die nur drei Schweregrade systemischer Reaktionen unterscheidet und isolierte Hautreaktionen ausschließt (◘ Tab. 13.3). Dies ist im Kindesalter vorteilhaft, da in dieser Altersgruppe häufiger rein kutane Reaktionen beobachtet werden, v. a. in der Perioralregion, oder eine isolierte Kontakturtikaria, die oft nicht in extrakutane Symptome übergehen.

> **Von einer anaphylaktischen Reaktion spricht man, wenn mehr als ein Organsystem von einer schweren, rasch verlaufenden allergischen Reaktion betroffen ist.**

■ **Epidemiologie**

Genaue Zahlen zur Häufigkeit anaphylaktischer Reaktionen aus populationsbasierten Studien liegen nur sehr begrenzt vor. Ein Hauptproblem sind hierbei das Fehlen einer einheitlichen Krankheitsdefinition und eine vermutlich hohe Dunkelziffer durch solche Fälle, die nicht als Anaphylaxie erkannt und/oder dokumentiert wurden.

Im Großraum Berlin konnte jedoch für die Jahre 2008–2010 eine jährliche Inzidenz von 1,6–4,5

Fällen/100.000 Einwohner auf der Basis von Notarzt-Einsätzen kalkuliert werden. Fast 9% dieser Patienten waren jünger als 18 Jahre, bei Kindern und Jugendlichen waren Jungen häufiger betroffen als Mädchen (73% vs. 27%).

Interessanterweise häufen sich Hinweise darauf, dass die Inzidenz der Anaphylaxie im Kindesalter zunimmt. So konnte beispielsweise in einer australischen Untersuchung gezeigt werden, dass die jährliche Anzahl stationärer Aufnahmen aufgrund einer Nahrungsmittel-Anaphylaxie in den Jahren 2004/2005 ca. 6/100.000 Einwohner betrug. Dies entsprach einer Zunahme um 350% in einem Zeitraum von nur elf Jahren. Ähnliche Zahlen wurden aus Großbritannien und den USA berichtet. Trotz dieses Anstiegs bleiben Anaphylaxie-bedingte Todesfälle im Kindes- und Jugendalter glücklicherweise sehr seltene Ereignisse, während bei Erwachsenen eine jährliche Inzidenz von 1–3 Todesfällen pro eine Millionen Einwohner angenommen wird.

> **Anaphylaxien mit Todesfolge sind besonders bei Kindern und Jugendlichen sehr seltene Ereignisse.**

Anders als bei Erwachsenen stellen Nahrungsmittel die häufigsten Auslöser einer anaphylaktischen Reaktion bei Kindern dar, gefolgt von Insektenstichen und Arzneimitteln (◘ Abb. 13.1). Bei den Nahrungsmitteln werden anaphylaktische Reaktionen am häufigsten durch Erdnuss und Nüsse ausgelöst (◘ Abb. 13.2). Erst in zweiter Linie folgen mit Kuhmilch und Hühnerei die klassischen primären Nahrungsmittelallergene des Kindesalters. Mit zunehmendem Alter werden dann sekundäre Nahrungsmittelallergene wie Früchte, Gewürze und Meeresfrüchte als Auslöser von Anaphylaxien relevant.

Besonders wenn man die Anaphylaxie-bedingten Todesfälle bei Kindern und Jugendlichen betrachtet, fällt auf, dass diese in Europa und Nordamerika ganz überwiegend auf Reaktionen gegen Erdnuss zurückzuführen sind. Ursächliche Allergenkomponenten scheinen deren Speicherproteine zu sein. Was genau dazu führt, dass gerade diese Allergenfamilien so gefährliche Reaktionen auslösen, ist nicht endgültig geklärt. Ein wesentlicher

◻ Tab. 13.1 Klinische Kriterien einer Anaphylaxie. (Mod. nach Sampson et al. 2006)

Eine Anaphylaxie ist hochwahrscheinlich, wenn eines der drei folgenden Kriterien erfüllt ist:

1. Plötzlicher Beginn einer Erkrankung (binnen Minuten oder wenigen Stunden) **mit Beteiligung der Haut und/oder Schleimhäute** und mindestens einem der folgenden Symptome:

Plötzliche Atembeschwerden (z. B. Luftnot, Husten, Stridor, Giemen)	Plötzlicher Blutdruckabfall oder Zeichen einer Endorgandysfunktion (z. B. Kollaps)

2. Zwei oder mehr der folgenden Symptomkomplexe, die plötzlich (binnen Minuten bis wenige Stunden) nach Exposition gegenüber **einem für diesen Patienten wahrscheinlichen Allergen** aufgetreten sind:

Plötzliche Haut- oder Schleimhautsymptome (z. B. generalisierte Urtikaria, Juckreiz mit Flush, Lippenschwellung)	Plötzliche Atembeschwerden (z. B. Luftnot, Husten, Stridor, Giemen)	Plötzlicher Blutdruckabfall oder Zeichen einer Endorgandysfunktion (z. B. Kollaps)	Plötzliche gastrointestinale Symptome (z. B. krampfartiger Bauchschmerz, Erbrechen)

3. Blutdruckabfall nach Kontakt mit **einem bekannten Allergen** für diesen Patienten (binnen Minuten bis wenige Stunden)

Säuglinge und Kleinkinder: Altersspezifisch erniedrigter Blutdruck oder Abfall des systolischen Druckes um mehr als 30%	Jugendliche und Erwachsene: Systolischer Blutdruck unter 90 mmHg oder Abfall um mehr als 30% vom Ausgangswert

◻ Tab. 13.2 Schweregradeinteilung der Anaphylaxie nach Ring und Messmer (▶ www.awmf.org)

Grad*	Haut	Gastrointestinaltrakt	Respirationstrakt	Herz-Kreislauf-System
1	Juckreiz, Flush, Urtikaria, Angioödem	-	-	-
2	s. o.	Übelkeit, Bauchkrämpfe,	Rhinorrhoe, Heiserkeit, Dyspnoe	Tachykardie (Anstieg ≥ 20/min) Hypotonie (Abfall ≥ 20 mm Hg systolisch)
3	s. o.	Erbrechen, Defäkation	Larynxödem, Bronchospasmus, Zyanose	Schock
4	s. o.	s. o.	Atemstillstand	Kreislaufstillstand

* Klassifizierung nach den schwersten, aufgetretenen Symptomen, kein Symptom ist obligat

Faktor dürfte deren Stabilität gegen Erhitzen und Verdauung sein (▶ Abschn. 3.1).

> **Bei Kindern und Jugendlichen stellen Nahrungsmittel den häufigsten Auslöser einer Anaphylaxie dar. Relevant sind vor allem Erdnuss, Schalenfrüchte und Milch sowie Hühnerei, Fisch und Meeresfrüchte.**

■ **Ätiologie und Pathogenese**

Der Anaphylaxie liegt eine schwere allergische Soforttypreaktion zugrunde. Diese findet fast ausschließlich IgE-vermittelt statt, nur vereinzelt scheinen auch andere Immunglobulinklassen oder weitere Mechanismen in der Lage zu sein, das Bild einer anaphylaktischen Reaktion hervorzurufen.

Bekanntermaßen können IgE-Antikörper nach Allergenbindung und Quervernetzung zu

◘ Tab. 13.3 Schweregradeinteilung der Anaphylaxie im Kindesalter nach Muraro et al. (2007). Klassifizierung basiert auf dem am stärksten betroffenen Organsystem

Grad	Haut	Gastrointesti-naltrakt	Respirations-trakt	Herz-Kreislauf-System	ZNS
1 mild	Plötzliches Augen- und Nasenjucken, generalisierter Pruritus, Flush, Urtikaria, An-gioödem	Orales Aller-giesyndrom, Lippenschwel-lung, Übelkeit, Erbrechen, milder Bauch-schmerz	Nasale Sym-ptome, Hals-/Gaumenjucken, pharyngeales Engegefühl, mildes Giemen	Tachykardie (Anstieg > 15 bpm)	Änderung des Aktivitäts-niveaus und Ängstlichkeit
2 moderat	s.o.	s. o. + Bauch-krämpfe, Diarrhoe, rezidivierendes Erbrechen	s. o. + Heiser-keit, bellen-der Husten, Schluckbe-schwerden, Stridor, Dys-pnoe, mäßiges Giemen	s. o.	Benommen-heit, Gefühl drohenden Unheils
3 schwer	s.o.	s. o. + Verlust der Stuhlkon-trolle	s. o. + Zyanose, SaO_2-Abfall (< 92%), Atem-stillstand	Hypotensi-on, Kollaps, Arrhythmie, schwere Bradykardie, Herzstillstand	Verwirrung, Bewusstseins-verlust

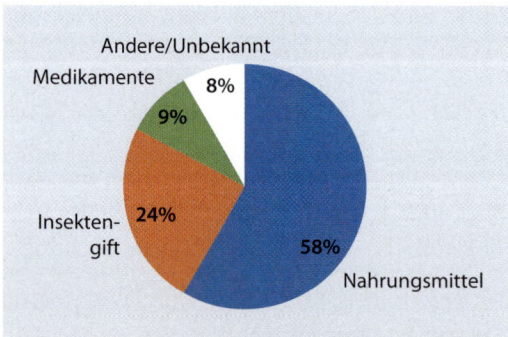

◘ Abb. 13.1 Auslöser einer Anaphylaxie bei Kindern und Jugendlichen. (Mod. nach Hompes et al. 2011)

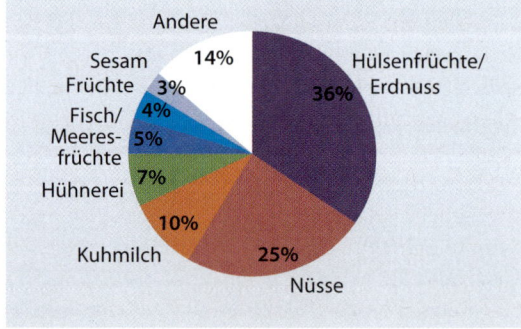

◘ Abb. 13.2 Nahrungsmittel als Auslöser einer Anaphylaxie bei Kindern und Jugendlichen. (Mod. nach Hompes et al. 2011)

einer Aktivierung von Mastzellen und Basophilen Granulozyten mit der Folge einer Ausschüttung zahlreicher anaphylaktogener Mediatoren führen (▶ Abschn. 1.2). Hierbei induziert Histamin als eines der herausragenden biogenen Amine u. a. eine massive periphere Vasodilatation und eine stark erhöhte Gefäßpermeabilität. In der Folge kann bei einer schweren Anaphylaxie binnen Minuten eine Hypovolämie entstehen, die zu einer lebensbedrohlichen Beeinträchtigung der Kreislauffunktion führen kann. Weitere Mediatorwirkungen sind Kontraktionen der glatten Muskulatur mit der Folge einer bronchialen Obstruktion sowie krampfartiger Schmerzen im Bereich des Gastrointestinaltraktes und des Uterus. Verschiedene weitere Mediatoren wie diverse Zytokine können im Verlauf eine asthmatische Spätreaktion induzieren.

Durch eine unspezifische Histamin-Liberation kann eine anaphylaktische Reaktion imitiert werden. Dieses wird v. a. bei verschiedenen Medikamenten und nach dem Verzehr Pseudoallergenreicher Nahrungsmittel beobachtet.

▪ Klinik

Klinik und Verlauf der Anaphylaxie sind vielgestaltig (vgl. ◻ Tab. 13.1). So besteht eine Schwierigkeit darin, dass die anaphylaktische Reaktion zwar bei einigen Patienten spontan zum Stillstand kommen kann, in anderen Fällen kann sie jedoch einen rasch progredienten, potenziell lebensbedrohlichen Verlauf nehmen. Zuverlässige Prädiktoren schwerer Reaktionen wurden bisher nicht etabliert, so dass eine gute klinische Überwachung und ein frühzeitiges therapeutisches Eingreifen gerechtfertigt sind.

In aller Regel treten erste Symptome innerhalb von 5–30 Minuten nach Allergenkontakt auf. Bestimmte Allergene wie Galactose-α-1,3-Galactose bei Fleischallergie können jedoch zu verzögerten Reaktionen führen (▶ Abschn. 3.2). Auch bei verzögerter Magenentleerung oder stabiler Einbindung des Allergens in eine Matrix (z. B. fettreiche Basis oder gebackene Lebensmittel) kann es deutlich später zu Beschwerden kommen. Bei parenteraler Allergenzufuhr tritt die Anaphylaxie hingegen schnell ein.

Zusätzlich kann sich nach einer initialen Beschwerdebesserung in seltenen Fällen ein zweiter Symptomgipfel nach 6–24 Stunden zeigen, dessen Ursachen z. B. in einer nachlassenden Wirkung der eingesetzten Notfallmedikamente bei persistierender Allergenexposition oder in einer zusätzlichen allergischen Spätreaktion liegen. Es ist daher eine ausreichend lange Überwachung nach eingetretener Reaktion notwendig. In der klinischen Routine hat sich eine stationäre Überwachung bis zum Folgetag bewährt.

> ❯ **Verlauf und Schweregrad einer Anaphylaxie sind variabel, so dass betroffene Patienten engmaschig und ausreichend lange überwacht werden müssen.**

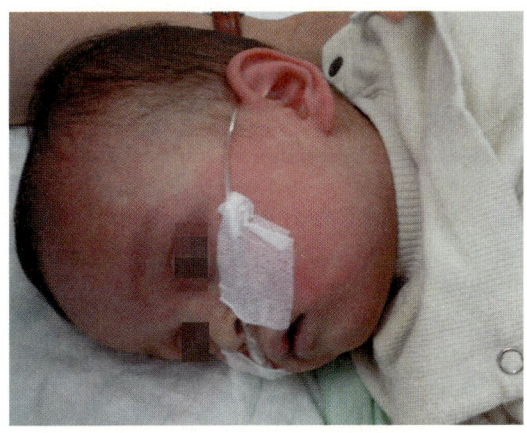

◻ **Abb. 13.3**   Schwere anaphylaktische Reaktion bei einem Säugling mit Bewusstseinstrübung, pulmonaler Obstruktion, generalisierter Urtikaria und Angioödemen

Anaphylaktische Reaktionen manifestieren sich definitionsgemäß an mehreren Organsystemen. Als Haupt-Manifestationsorgane sind bei anaphylaktischen Kindern Haut und Schleimhäute betroffen, gefolgt von den Atemwegen, dem Gastrointestinaltrakt, dem Zentralnervensystem und dem Herz-Kreislauf-System.

An der **Haut** entwickeln sich häufig urtikarielle Effloreszenzen, die zunächst fazial auftreten und sich auf das gesamte Integument ausbreiten können. Zusätzlich können sich v. a. im Gesichtsbereich Angioödeme manifestieren. Häufig kommt es zu begleitenden Erythemen (Flush; ◻ Abb. 13.3) und Pruritus. Als spezifisches Zeichen einer beginnenden Anaphylaxie wird bei Jugendlichen und Erwachsenen ein Juckreiz an Handinnenflächen und Fußsohlen sowie im Genitalbereich beschrieben. Dies ist bei jüngeren Kindern jedoch nur selten zu beobachten. Meist zeigen sich die geschilderten kutanen Symptome als erste Anzeichen einer anaphylaktischen Reaktion. Sie treten jedoch nicht obligat auf, so dass es auch ohne oder mit nur minimaler Hautbeteiligung zu schweren Anaphylaxien kommen kann.

> ❯ **Auch wenn die Haut das am häufigsten betroffene Manifestationsorgan darstellt, können sich schwere Anaphylaxien ohne Symptome an Haut oder Schleimhäuten manifestieren.**

Die Atemwegsbeteiligung äußert sich sowohl im oberen als auch im unteren **Respirationstrakt**. Erstes klinisches Zeichen der Allergenaufnahme sind oft pharyngeale Dysästhesien, die vom Patienten als Kribbeln, Brennen oder Kratzen an Zunge, Gaumen oder Uvula beschrieben werden. Im Verlauf entwickelt sich eventuell ein Zungen- und Larynxödem mit nachfolgender oberer Atemwegsobstruktion, die mit Heiserkeit, Dysphagie und einem Globusgefühl einhergehen kann. Bei sehr ausgeprägten Schwellungen ist zusätzlich ein inspiratorischer Stridor zu hören. Die Patienten können zudem eine plötzliche nasale Obstruktion oder eine Rhinorrhoe mit Niesattacken entwickeln. Zusätzlich bestehen häufig konjunktivale Symptome (Augentränen, konjunktivale Injektion).

Eine Beteiligung der tiefen Atemwege zeigt sich initial oft durch Husten. Als Folge einer bronchialen Obstruktion ist exspiratorisches Giemen auskultierbar, das mit einer Tachydyspnoe und einem verlängerten Exspirium einhergehen kann. Besonders ältere Kinder mit vorbekanntem Asthma bronchiale und anaphylaktischer Reaktion im Bereich der unteren Atemwege entwickeln häufiger eine respiratorische Insuffizienz. Typisch für das Kleinkindalter sind sternale, juguläre oder intercostale Einziehungen mit verstärkter Bauchatmung.

> ❯ Anaphylaxien bei Schulkindern und Jugendlichen mit Asthma bronchiale sind mit einem stark erhöhten Risiko einer respiratorischen Insuffizienz assoziiert.

Entwickeln sich **gastrointestinale Symptome**, äußern sich die zunächst mit Übelkeit und Erbrechen. Betroffene Kinder klagen zusätzlich über Bauchkrämpfe und können sowohl in der Akutphase als auch im Verlauf einiger Stunden Durchfälle entwickeln.

Unter anderem durch die Histaminwirkung kommt es zu Vasodilatation und erhöhter Gefäßpermeabilität mit Flüssigkeitsverlust in den dritten Raum. Binnen weniger Minuten kann ein ausgeprägter Volumenmangel mit Reduktion des zirkulierenden Blutvolumens um bis zu 35% entstehen. Es zeigen sich klinisch eine Tachykardie und eine arterielle Hypotension. Arrhythmien sind im Kindesalter allerdings nur selten und besonders bei kardial vorerkrankten Patienten zu befürchten.

Zentralnervöse Beschwerden bei Anaphylaxie manifestieren sich altersabhängig unterschiedlich. Jugendliche und Erwachsene verspüren häufig ein »Gefühl drohenden Unheils« und können dies auch benennen. Im Gegensatz hierzu zeigen betroffene Säuglinge und Kleinkinder oft eine verstärkte Unruhe oder aber Phasen anhaltender Ruhezustände. Bei fortgeschrittener Reaktion können plötzlich ein tiefer Schlaf oder eine Bewusstseinseinschränkung bis hin zur Bewusstlosigkeit auftreten. Auch plötzliche, stärkste Kopfschmerzen wurden beschrieben.

> ❯ Neben Haut und Atemwegen sind im Kindesalter v. a. der Gastrointestinaltrakt und das Herz-Kreislauf-System von einer Anaphylaxie betroffen.

■ ■   **Augmentationsfaktoren und Begleiterkrankungen**

Verschiedene Faktoren können dazu beitragen, dass eine allergische Reaktion in ihrer Ausprägung verstärkt wird. Zu diesen sog. Augmentationsfaktoren der Anaphylaxie im Kindesalter zählen typischerweise körperliche Anstrengung, Infekte, Aeroallergenexposition, psychischer Stress oder Medikamente wie z. B. nicht-steroidale Antiphlogistika. Sie sollten bei der Anamnese ebenfalls erfragt und in die Beratung einbezogen werden.

Ein Teil der anaphylaktischen Reaktionen wird erst dadurch ausgelöst, dass zwei oder mehrere Faktoren zeitgleich eintreten. Man spricht in diesem Fall von Summations-Anaphylaxien. Klassisch gilt dies für die nahrungsmittelabhängige, anstrengungsinduzierte Anaphylaxie. Hierbei tritt eine Reaktion nur dann auf, wenn ein Nahrungsmittel in engem zeitlichen Zusammenhang mit körperlicher Belastung konsumiert wird. Zeitlich voneinander unabhängig werden sowohl die körperliche Anstrengung als auch der Nahrungsmittelkonsum problemlos vertragen. Meist wird dies im späten Jugend- und Erwachsenenalter bei der weizenabhängigen, anstrengungsinduzierten Anaphylaxie beobachtet. Hier spielen Allergenkomponenten des Weizenmehls (z. B. Omega-5-Gliadin) offenbar eine besondere Rolle, auch wenn der zugrunde liegende Pathomechanismus weiterhin unklar ist (▶ Abschn. 3.1 und ▶ Kap. 12).

Auch die Art der Allergenzufuhr hat maßgeblichen Einfluss auf die Schwere und den zeitlichen Ablauf einer anaphylaktischen Reaktion. So treten schwerwiegende Anaphylaxien fast ausnahmslos nach systemischer Allergenexposition auf. Besonders die parenterale Applikation von Arzneimitteln führt zu sehr raschen und schweren Reaktionen. Rein kutane oder inhalative Expositionen gegenüber Nahrungsmittelallergenen können zwar ebenfalls systemische Symptome induzieren, diese sind aber nur in Einzelfällen schwer ausgeprägt.

> **Augmentationsfaktoren, die die Ausprägung einer anaphylaktischen Reaktion modulieren, sollten anamnestisch gezielt erfragt und in die Beratung einbezogen werden.**

Unterschiedliche Begleiterkrankungen können den Schweregrad einer anaphylaktischen Reaktion modulieren. Dies gilt insbesondere für allergische Erkrankungen wie das Asthma bronchiale oder die allergische Rhinokonjunktivitis. So besteht eine klare Assoziation zwischen der Schwere der anaphylaktischen Reaktion und dem Schweregrad bzw. der therapeutischen Kontrolle eines vorbekannten Asthma bronchiale. Es ist daher besonders bei nahrungsmittelallergischen Asthmatikern darauf zu achten, dass eine gute Symptomkontrolle gewährleistet ist. Eine Verstärkung allergischer Symptome und eine Veränderung der Reaktionsschwelle v. a. gegenüber pollenassoziierten Nahrungsmittelallergenen werden bei Patienten mit saisonaler Rhinokonjunktivitis während der Pollensaison beobachtet.

Auch kardiologische Vorerkrankungen beeinflussen den Verlauf der Reaktion. Eventuell notwendige Begleitmedikationen (z. B. Betablocker, ACE-Hemmer) können die anaphylaktische Reaktion verstärken und gleichzeitig die Wirksamkeit der antiallergischen Medikation vermindern. Allerdings besitzen die genannten Pharmaka im Kindesalter eine geringe klinische Relevanz.

Eine weitere, zur Anaphylaxie prädisponierende Erkrankung ist die systemische Mastozytose, insbesondere bei Patienten mit einem erhöhten Serum-Tryptasespiegel (► Kap. 17).

Auch psychosoziale Faktoren können das Anaphylaxie-Risiko erhöhen. So sind z. B. Säuglinge und Kleinkinder dadurch gefährdet, dass sie noch nicht in der Lage sind, Beschwerden zu artikulieren und Meidungsempfehlungen zu folgen. Jugendliche hingegen zeichnen sich durch ein verstärktes Risikoverhalten aus. Auch ein niedriger Bildungsgrad der Eltern scheint mit einer erhöhten Rate anaphylaktischer Reaktionen assoziiert zu sein. Hier spielt die Möglichkeit zur Umsetzung der Meidungsempfehlungen eine große Rolle. Auch psychiatrische Erkrankungen wie Depressionen oder Suchtverhalten schränken die Fähigkeit zur adäquaten Beurteilung einer bedrohlichen Reaktion nach Allergenexposition ein.

> **Typische Grunderkrankungen, die das Risiko schwerer Anaphylaxien erhöhen, sind Asthma bronchiale, allergische Rhinokonjunktivitis, Herz-Kreislauf-Erkrankungen, systemische Mastozytose und psychiatrische Erkrankungen.**

■ **Diagnostik**

Nach jeder anaphylaktischen Reaktion ist eine sorgfältige diagnostische Aufarbeitung erforderlich. Für die Prävention weiterer Reaktionen ist es essenziell, den Hergang der Reaktion mit Auslösern und Verstärkungsfaktoren lückenlos zu rekonstruieren. Nur so ist es möglich, klare Empfehlungen zu einer effektiven Allergenkarenz und dem Vorgehen in künftigen Notfallsituationen zu geben. Hierfür müssen sämtliche diagnostischen Möglichkeiten ausgeschöpft werden, ggf. bis hin zu einer Provokationstestung.

Unklare Meidungsempfehlungen führen nicht nur zu einem erhöhten Risiko weiterer Anaphylaxie-Episoden, sondern v. a. zu einer massiven Einschränkung der Lebensqualität der Patienten und ihrer Familien.

■■ **Anamnese**

Die Anamnese muss den genauen Ablauf der Exposition gegenüber potenziellen Allergenen und begleitenden Triggerfaktoren erfassen. Relevant ist ein Zeitraum von bis zu zwei Stunden vor Symptombeginn, nur in Ausnahmefällen (Reaktionen über Nacht, Reaktionen auf Fleisch) sind längere Zeiträume zu erfassen.

Die genaue klinische Symptomatik und ggf. eingesetzte Medikamente sollten dokumentiert werden. Der Patient sollte ebenfalls nach vorherigen allergischen Reaktionen und Hinweisen auf Nahrungs- oder Arzneimittelallergien befragt werden. Die Frage nach allergischen Begleiterkrankungen wie saisonaler Rhinokonjunktivitis hilft, sekundären Allergien auf die Spur zu kommen. Typische Risikofaktoren für die Schwere der Anaphylaxie wie ein Asthma bronchiale oder Herz-Kreislauf-Erkrankungen müssen ebenfalls dokumentiert sein, da ihr Auftreten Einfluss auf die Wahl der Notfallmedikation hat.

■■ Labordiagnostik

Nach Anaphylaxie-bedingter Mastzellaktivierung werden zahlreiche Mediatoren freigesetzt, zu denen auch die β-Tryptase gehört (▶ Abschn. 4.2). Innerhalb von 30–120 Minuten nach Beginn einer anaphylaktischen Reaktion kann der Serum-Tryptasespiegel stark erhöht sein. Vor allem in klinisch nicht eindeutigen Fällen steht er somit als Marker einer Mastzell-assoziierten Reaktion zur Verfügung. Allerdings muss zum Vergleich nach 24 Stunden der Tryptase-Basiswert bestimmt werden, um eine Mastozytose mit permanent erhöhten Tryptase-Spiegeln auszuschließen (▶ Kap. 17). Zusätzlich findet sich eine signifikante Erhöhung der Serum-Tryptase in der Regel nur bei Patienten mit schwerer Anaphylaxie inkl. arterieller Hypotension. Bei nahrungsmittelinduzierter Anaphylaxie ist der Wert hingegen zumeist unauffällig, so dass der Tryptase-Bestimmung in diesem Rahmen nur eine untergeordnete Rolle zukommt. Histamin hat aufgrund seiner extrem raschen Metabolisierung im Blut eine so kurze Halbwertszeit, dass es als Biomarker einer Anaphylaxie nicht geeignet ist.

Sofern das verantwortliche Allergen nicht bereits bekannt ist, wird die Suche nach dem auslösenden Agens in der Regel die Bestimmung spezifischer IgE-Antikörper einschließen. Hierzu kann bereits unmittelbar nach der anaphylaktischen Reaktion eine IgE-Bestimmung veranlasst werden. Im Fall unklarer oder negativer Ergebnisse ist jedoch die Wiederholung der Diagnostik nach 4–6 Wochen notwendig (▶ Abschn. 4.2).

■■ Hauttestungen

Aufgrund der Gefahr einer systemischen allergischen Reaktion wird die Anaphylaxie in den deutschen Leitlinien als Kontraindikation für die Durchführung allergologischer Hauttestungen aufgeführt. Daher sollte den In-vitro-Verfahren zunächst der Vorzug gegeben werden.

Wenn Anamnese und serologische Vordiagnostik jedoch keine eindeutige Aussage erlauben und die Identifikation des Auslösers hohe Relevanz besitzt, ist es unter adäquater klinischer Überwachung möglich, einen standardisierten Hautpricktest durchzuführen. Nicht ausreichend standardisierte Testungen wie Scratch- oder Reibetests sollten aber unterbleiben, da die Menge des in die Haut aufgenommenen Allergens sehr variabel und das Risiko einer systemischen Reaktion erhöht ist. Auch die Intrakutantestung ist aufgrund der großen, als interdermales Depot applizierten Allergenmenge mit einem erhöhten Reaktionsrisiko assoziiert (▶ Abschn. 4.3.1).

❯ Die Basisdiagnostik anaphylaktischer Reaktionen beruht auf Anamnese und spezifischem IgE-Nachweis. Aufgrund eines erhöhten Reaktionsrisikos sollten Hauttestungen jedoch nur in Ausnahmefällen durchgeführt werden.

■■ Provokationstestungen

Lassen sich bei Patienten mit einer charakteristischen Anamnese zusätzlich spezifische IgE-Antikörper gegen das inkriminierte Allergen nachweisen, ist eine weiterführende Diagnostik nicht erforderlich.

Insbesondere bei der Nahrungsmittelallergie können sich jedoch Unklarheiten ergeben. So kommt es im klinischen Alltag nicht selten vor, dass eine Mahlzeit mit mehreren potenziellen Allergenen verzehrt wurde, gegen die der Patient bekanntermaßen auch eine Sensibilisierung zeigt. In diesem Fall sollte die Relevanz der jeweiligen Sensibilisierung durch eine standardisierte orale Provokationstestung objektiviert werden.

Auch bei großem zeitlichen Abstand zwischen Indexreaktion und allergologischer Diagnostik sollte durch eine orale Provokationstestung überprüft werden, ob zwischenzeitlich eine Toleranz

■ **Tab. 13.4** Dosierungen der bei Anaphylaxie häufig eingesetzten Arzneimittel

Wirkstoff	Applikationsweg	< 15 kg KG	15–30 kg KG	> 30–60 kg KG	> 60 kg KG
Adrenalin	Intramuskulär	0,01 ml/kg KG (1 mg/1 ml)	Autoinjektor 150 µg oder 0,01 ml/kg KG (1 mg/1 ml)	Autoinjektor 300 µg oder 0,01 ml/kg KG (1 mg/1 ml)	Autoinjektor 300 µg oder 0,01 ml/kg KG (1 mg/1 ml)
Adrenalin	Intravenös (fraktionierte Gabe)	0,1 ml/kg KG (1 mg/10 ml)	0,1 ml/kg KG (1 mg/10 ml)	0,05–0,1 ml/kg KG (1 mg/10 ml)	0,05–0,1 ml/kg KG (1 mg/10 ml)
Adrenalin	Dauerinfusion	0,05–1,0 µg/kg/min	0,05–1,0 µg/kg/min	0,05–1,0 µg/kg/min	0,05–1,0 µg/kg/min
Adrenalin	Inhalativ Vernebler	2 ml	2 ml	2 ml	2 ml
Dimetinden	Intravenös	1 mg	2–3 mg	4 mg	1 mg/10 kgKG
Prednisolon	Intravenös	50 mg	100 mg	250 mg	500-1000 mg
Salbutamol	Inhalativ	2 Hübe DA per Spacer	2 Hübe DA per Spacer	2–4 Hübe DA per Spacer	2–4 Hübe DA per Spacer
Volumen (Kristalloide)	Bolus	20 ml/kg KG	20 ml/kg KG	10–20 ml/kg KG	10–20 ml/kg KG
Sauerstoff	Inhalativ	2–10 l/min	5–12 l/min	5–12 l/min	5–12 l/min

eingetreten ist. Eltern und Patienten sollte in diesem Fall ausführlich erläutert werden, dass die titrierte, unter adäquatem Monitoring durchgeführte Provokationstestung von Kindern mit nahrungsmittelassoziierter Anaphylaxie eine sichere Untersuchung darstellt.

> **Zur eindeutigen Identifikation des Auslösers müssen bei Patienten mit Anaphylaxie alle verfügbaren Mittel ausgeschöpft werden, um eine adäquate Allergenkarenz zu garantieren und damit die Lebensqualität der Betroffenen signifikant zu verbessern.**

■ Therapie

■■ Akutbehandlung

Randomisierte, kontrollierte Untersuchungen zur medikamentösen Behandlung der Anaphylaxie konnten bislang – nicht zuletzt aus ethischen Gründen – nicht in ausreichendem Umfang durchgeführt werden. Die folgenden Handlungsempfehlungen basieren daher auf national und international konsentierten Leitlinien, die durch Expertengremien erarbeitet wurden.

Das Akutmanagement einer anaphylaktischen Reaktion ist in ■ Abb. 13.4 zusammengefasst. ■ Tab. 13.4 gibt die Dosierungen der einzusetzenden Pharmaka wieder.

Evaluation des Patienten Da es sich um eine Notfallsituation handelt, müssen die Patienten schnell und zielgerichtet untersucht werden, um eine symptomgerechte und schweregradadaptierte Therapie einzuleiten. Es ist zunächst eine kurze Anamnese hinsichtlich der Allergenaufnahme und der Begleiterkrankungen (z. B. Asthma bronchiale, kardiale Erkrankungen) zu erfragen. Anschließend müssen orientierend die Vitalparameter und ein klinischer Basisbefund erhoben werden:

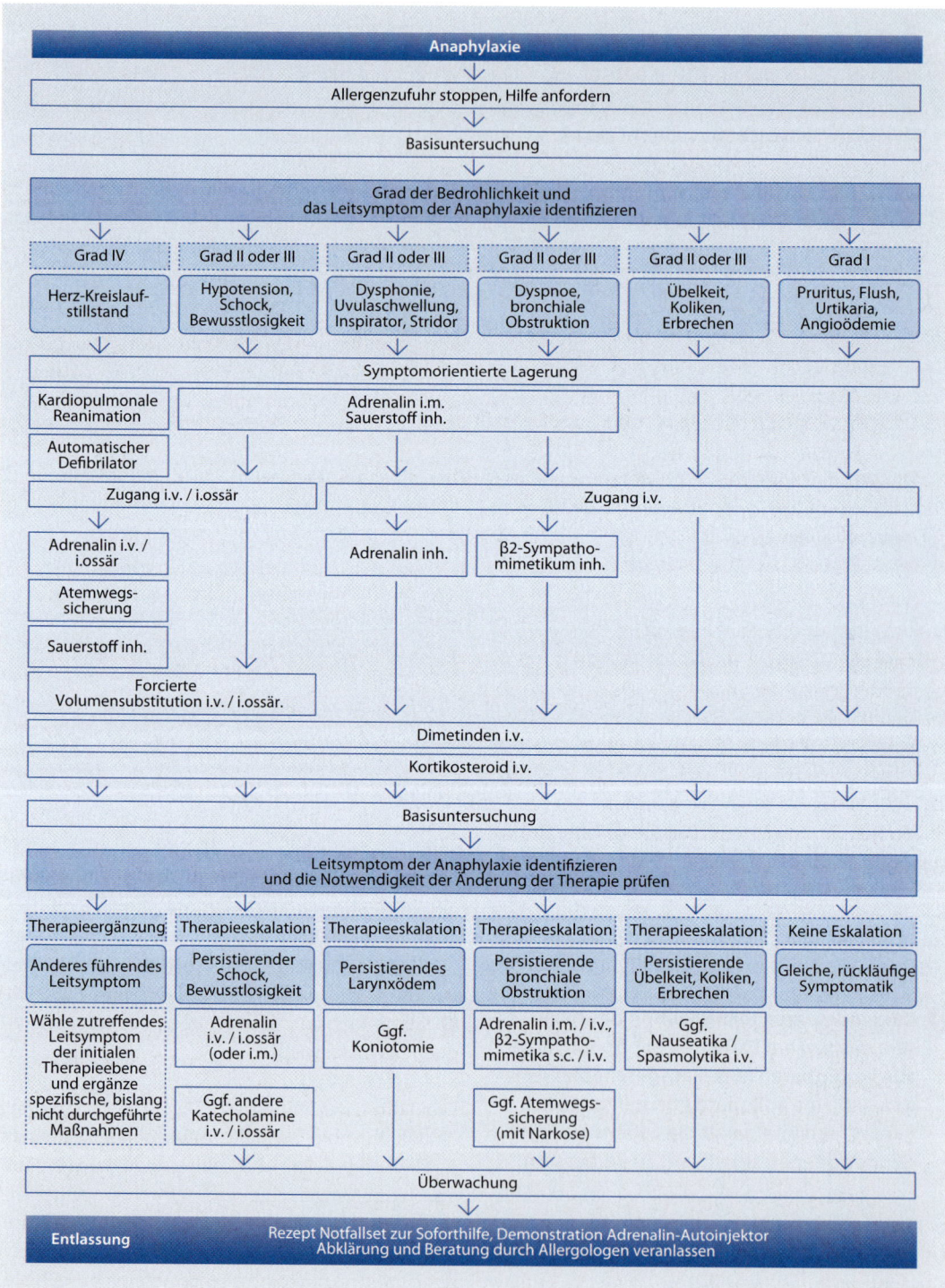

☐ Abb. 13.4 Flussdiagramm zur Therapie der Anaphylaxie. (Mod. nach AWMF-Leitlinie Anaphylaxie 2014; ► www.awmf. org)

Basismaßnahmen Die wichtigste Maßnahme bei einer akuten Anaphylaxie besteht zunächst darin, die Allergenzufuhr zu stoppen. De facto ist dies aber nur bei intravenös verabreichten Medikamenten praktikabel. Das Abbinden einer Extremität nach Insektenstich oder nach subkutaner Hyposensibilisierung wird nicht mehr empfohlen.

Die Patienten sollten entsprechend ihrer Symptomatik gelagert werden:

Besondere Vorsicht ist geboten, wenn der Patient unter kardiozirkulatorischen Symptomen leidet. Hier kann es durch rasche Lageänderung aus der horizontalen in eine aufrechte Lage zu einem plötzlichen Herzversagen kommen, das durch die periphere Vasodilatation mit nachfolgender kardialer Hypovolämie eintreten kann. Es ist daher in diesem Fall eine gute Kreislaufüberwachung und nur vorsichtige Umlagerung des Patienten anzuraten.

Pharmakologische Therapie Prinzipiell stehen als Therapeutika H_1-Antihistaminika, systemische Glukokortikoide, Adrenalin und kurz wirksame Betamimetika sowie Volumen- und Sauerstoffgaben zur Verfügung. Nur in Einzelfällen sind andere Substanzen wie H_2-Antihistaminika oder Noradrenalin erforderlich. Die Wahl der Therapie richtet sich nach der vorherrschenden Symptomatik.

Generell ist der Wirkeintritt der zur Verfügung stehenden Substanzen zu bedenken.

> **»Adrenaline first!«:** Adrenalin stellt aufgrund seines raschen Wirkeintritts das Therapeutikum der ersten Wahl in der Behandlung von Anaphylaxien dar.

Adrenalin entfaltet zahlreiche pharmakologische Wirkungen und führt u. a. zu Bronchodilatation, zu einer Steigerung der kardialen Kontraktilität, einer peripheren Vasodilatation sowie einer Reduktion der Gefäßpermeabilität. Somit wirkt es allen wesentlichen Folgen einer Anaphylaxie entgegen und wird daher sowohl in nationalen als auch internationalen Leitlinien als Therapiestandard definiert.

Als bevorzugte Applikationsform wird die intramuskuläre Injektion an der Außenseite des mittleren Drittels eines Oberschenkels empfohlen. Die intramuskuläre Adrenalin-Injektion erfolgt als erste Maßnahme, sobald Symptome auftreten, die für eine relevante Beeinträchtigung der Atmung, der Kreislaufsituation oder des Bewusstseins sprechen.

Die entsprechende Adrenalin-Dosis beträgt 0,01 mg pro kg KG. Man verwendet unverdünntes Adrenalin (1 mg/ml), aufgezogen in einer Spritze mit i.m.-Kanüle oder einen Autoinjektor in gewichtsadaptierter Dosierung. Bei fehlender oder nachlassender Wirkung wird die Injektion in gleicher Dosierung nach 10 Minuten wiederholt. Die Empfehlung zur klaren Bevorzugung der intramuskulären Gabe gegenüber der intravenösen Applikation resultiert daraus, dass das Risiko kardialer Nebenwirkungen durch die intravenöse Applikation unverhältnismäßig ansteigt. Zusätzlich kann die Anlage eines peripher-venösen Zugangs im Akutstadium aufgrund der arteriellen Hypotension erschwert sein. Eine systemische Wirkung inhalativer Adrenalingaben wird vereinzelt postuliert, ist aber sicherlich v. a. von der Inhalationstechnik abhängig und konnte bislang im klinischen Setting nicht belegt werden.

Die weitere Therapie erfolgt symptomorientiert. Bestehen Beschwerden im Bereich der oberen Atemwege, sollten zusätzlich zur intramuskulären Gabe auch Adrenalin-Inhalationen erfolgen. Sind hingegen Zeichen einer tiefen Atemwegsobstruktion vorhanden, sollte ein kurz wirksames Betamimetikum inhalativ zur Anwendung kommen.

> **Adrenalin sollte bei anaphylaktischen Reaktionen ohne Herz-Kreislauf-Stillstand bevorzugt intramuskulär in einer Dosis von 0,01 mg pro kg KG injiziert werden.**

Die intravenöse Adrenalin-Therapie wird für den Fall empfohlen, dass ein Herz-Kreislauf-Stillstand eingetreten ist. In diesem Fall wird Adrenalin in einer 1:10-Verdünnung (1 mg Adrenalin in 10 ml NaCl 0,9%) in Einzelgaben von jeweils 0,5–1 ml injiziert, bis eine Kreislaufstabilisierung eingetreten ist. Bei schwersten Reaktionen kann Adrenalin als Dauerinfusion in einer Dosierung von 0,05–1μg/kg/Minute verabreicht werden. Bei einer subkutanen Injektion ist eine zuverlässige Wirkung in die-

ser Situation nicht zu erwarten, zumal die periphere Zirkulation sehr häufig beeinträchtigt ist.

Hierbei ist eine ausreichende Volumensubstitution obligat, die als Bolus von 10–20 ml pro kg KG binnen weniger Minuten verabreicht werden sollte, im Zweifel als Druckinfusion. Empfohlen werden Kristalloide wie NaCl 0,9% oder Ringer-Lösung. Hierfür ist notfalls auch die Anlage mehrerer großlumiger peripherer Venenzugänge notwendig. Bei Verzögerungen ist besonders für Kinder ein intraossärer Zugang zu erwägen.

Bei leichten Beschwerden und rein kutaner Symptomatik kann zunächst eine abwartende Haltung gerechtfertigt sein, in der lediglich ein H_1-Antihistaminikum und ein systemisches Glukokortikoid verabreicht werden. Aufgrund des erheblich schnelleren Wirkungseintritts durch die intravenöse Gabe sollte das Antihistaminikum bei Vorhandensein eines intravenösen Zuganges vorzugsweise intravenös appliziert werden. Glukokortikoide sollten aufgrund ihres stark verzögerten Wirkungseintritts erst in zweiter Linie Anwendung finden. Ihre Gabe kann der allergischen und v. a. der asthmatischen Spätreaktion vorbeugen.

■■ Überwachung

Nach einer anaphylaktischen Reaktion sollte der Patient ausreichend lange überwacht werden. Sind nur leichte Beschwerden aufgetreten, ist eine Überwachung bis zum weitgehenden Sistieren der Symptomatik ausreichend. Bei jeder höhergradigen Anaphylaxie sollte der Patient jedoch stationär für 12–24 Stunden beobachtet werden. Hintergrund ist das Risiko eines biphasischen Verlaufes aufgrund asthmatischer Spätreaktionen oder der nachlassenden Arzneimittelwirkung bei noch bestehender Allergenexposition (z. B. Nahrungsmittel im Gastrointestinaltrakt, Lösungen einer spezifischen Immuntherapie im subkutanen Depot).

■■ Entlassmanagement

Vor der Entlassung eines Anaphylaxie-Patienten sollte geklärt werden, aus welchen Medikamenten das zur Selbstmedikation vorgesehene Notfallset bestehen sollte. Die Notfallmedikation muss Patienten mit erhöhtem Risiko erneuter akzidenteller

◘ Tab. 13.5 Altersadaptierte Zusammensetzung des Medikamenten-Notfallsets für pädiatrische Patienten mit Anaphylaxie

Wirkstoff	Applika-tionsweg	Kinder < 1 J. oder < 10 kg KG	Kinder 1–6 J. oder 13–30 kg KG	Kinder 7–16 J. oder 31–60 kg KG	Erwachsene oder > 60 kg KG
Adrenalin	Autoinjek-tor i.m.	Nur bei dringender Indikation 150 µg	150 µg	300 µg	300–500 µg
Antihistami-nikum (z. B. Cetirizin)	Oral	5 mg als Tropfen	10 mg als Tropfen	10–20 mg Tablette	10–20 mg Tab-letten
Glukokorti-koid (Prednison-äquivalent)	Rektal Oral	100 mg Entfällt	100 mg 50 mg	Entfällt 100 mg	Entfällt 200 mg
Salbutamol	Inhalativ	2 Hübe DA per Spacer	2 Hübe DA per Spacer	2–4 Hübe DA	2–4 Hübe DA

Allergenexpositionen zeitnah verordnet werden. Zusätzlich sollte ggf. eine weiterführende Diagnostik terminiert werden, wenn diese nicht bereits während des stationären Aufenthaltes erfolgt ist. Handelt es sich um eine Insektenstichreaktion, sollte bei entsprechender Indikation die Empfehlung zur Einleitung einer spezifischen Immuntherapie ausgesprochen werden (▶ Kap. 15).

> ❯ **Vor der Entlassung eines Anaphylaxie-Patienten ist sicherzustellen, dass die weitere Diagnostik terminiert und das Kind mit einer individuell angepassten Notfallmedikation ausgestattet ist.**

■■ **Notfallset**

Das Medikamentenset zur Selbstmedikation im Falle erneuter Anaphylaxien besteht in der Regel aus einem Antihistaminikum und einem systemischen Glukokortikoid. Gegebenenfalls sind auch ein Adrenalin-Autoinjektor sowie ein kurz wirksames Betamimetikum mit passender Inhalationshilfe zu rezeptieren (◘ Tab. 13.5).

Für die Indikation zur Verordnung eines Adrenalin-Autoinjektors sind klare Empfehlungen formuliert worden. Autoinjektoren stehen zur

zeit in den Dosen 150 µg und 300 µg zur Verfügung. Dabei existiert eine Zulassung für die Dosis von 150 µg zur Anwendung bei Kindern ab 15 kg Körpergewicht (KG) sowie für die Dosis von 300 µg zur Anwendung bei Kindern, Jugendlichen und Erwachsenen ab 30 kg KG. Kinder unter 15 kg KG müssen bei gegebener Indikation jedoch ebenfalls mit Adrenalin versorgt werden. Eine Möglichkeit besteht in der Verordnung von Adrenalin-Lösung in einer Ampulle in Kombination mit einer Spritze und Injektionskanülen. Die Anwendung dieser Art der Selbstmedikation ist aber äußerst schwierig und bedarf einer ausreichenden Routine, um im Notfall die richtige Dosis in kurzer Zeit aufziehen und applizieren zu können. Bei der inhalativen Gabe von Adrenalin ist keine sichere systemische Wirkung zu erwarten, so dass sie ebenfalls keine Alternative darstellt. Da intramuskulär appliziertes Adrenalin eine große therapeutische Breite besitzt, ist es eventuell sinnvoll, auch Kindern ab 10 kg KG einen Autoinjektor mit 150 µg Adrenalin zu verordnen. Die Eltern müssen in diesem Fall über den Off-label-Use aufgeklärt werden.

Indikationen für die Verordnung eines Adrenalin-Autoinjektors

- Vorgeschichte früherer anaphylaktischer Reaktionen gegen nicht vermeidbare Allergene
- Progrediente Schwere der allergischen Symptomatik
- Patienten mit systemischer Reaktion und Asthma bronchiale
- Systemische Reaktion auf potente Allergene wie z. B. Erdnüsse, Baumnüsse, Sesam
- Patienten, die bereits auf kleinste Mengen des Allergens reagieren
- Anaphylaxie-Patienten mit Mastozytose
- Erschwerter Zugang zu medizinischer Hilfe

Die Anzahl der zu verordnenden Autoinjektoren sollte individuell festgelegt werden. Prinzipiell sollten Patient und Eltern darauf hingewiesen werden, dass das Medikamenten-Set immer mitgeführt werden muss. Obwohl in einigen Regionen Deutschlands nur ein Autoinjektor zu Lasten der gesetzlichen Krankenkassen verordnet werden kann, ist es nicht selten sinnvoll, einen zweiten Autoinjektor z. B. in einer Betreuungseinrichtung zu hinterlegen. Auch bei schwierigem Zugang zu medizinischer Hilfe kann ein zweiter Injektor indiziert sein, um bei verzögertem Eintreffen der Rettungskräfte einen zweiten Injektor zur Verfügung zu haben. Zusätzlich ist bei hohem Körpergewicht (z. B. über 60 kg) die verfügbare Höchstdosis von 300 µg sehr niedrig, so dass auch hier erwogen werden kann, zwei Injektoren zu verordnen.

Gewichtsadaptierte Dosierung des Adrenalin-Autoinjektors

- > 10 < 15 kg KG: 150 µg (off-label)
- ≥ 15 < 30 kg KG: 150 µg
- ≥ 30 kg KG: 300 µg
- ≥ 60 kg KG: ggf. 2 × 300µg

Ist bei dem Patienten ein Asthma bronchiale bekannt oder war eine vorangegangene Reaktion mit einer bronchialen Obstruktion vergesellschaftet, ist die zusätzliche Verordnung eines inhalativen Beta-mimetikums indiziert. Eine wirksame Applikation ist nur bei gleichzeitiger Anwendung einer altersgerechten Inhalationshilfe gegeben:

- Kleinkinder bis 3./4. Lebensjahr: Spacer und Inhalationsmaske
- Patienten ab 4. Lebensjahr: Spacer mit Mundstück
- Patienten ab ca. 6. Lebensjahr: Dosieraerosol mit Atemzugtriggerung

Galenik und Applikationsform des H_1-Antihistaminikums und des Glukokortikoids sollten anamnese- und altersadaptiert gewählt werden. Im Säuglingsalter ist die rektale Glukokortikoid-Gabe in hoher Dosis praktikabel. Aufgrund der hohen Dosis der verfügbaren Präparate (100 mg Prednisolon-Äquivalent) ist die stark variable Bioverfügbarkeit aus dem Enddarm zwischen 30 und 80% weniger bedeutsam. Sobald aber eine ausreichende Kooperation des Kindes zu erwarten ist, sollte aufgrund der sichereren Wirkung die orale Applikation bevorzugt werden. Antihistaminika stehen nicht für die rektale Gabe zur Verfügung. Bei der Wahl ihrer galenischen Zubereitung ist zu bedenken, dass die flüssige Applikationsform im Bedarfsfall v. a. bei oberer Atemwegsobstruktion besser zu schlucken, aber für den Transport des Notfallsets aufgrund der Größe der Verpackung unpraktischer ist.

Damit es den Patienten möglich ist, das Set zeitgerecht anzuwenden, müssen klare Empfehlungen für den Einsatz ausgesprochen werden. Es wurde mehrfach gezeigt, dass diejenigen Patienten den Autoinjektor trotz gegebener Indikation nicht einsetzten, bei denen zuvor Unsicherheiten hinsichtlich des richtigen Anwendungszeitpunktes bestanden hatten. Daher sollte stets ein Anaphylaxie-Pass ausgestellt werden, der als standardisiertes Dokument über die allergologischen Fachgesellschaften sowie den Deutschen Allergie- und Asthmabund zu beziehen ist.

> **Das Set zur Selbstmedikation sollte aus einem Anaphylaxie-Pass, einem Antihistaminikum, einem Glukokortikoid und, bei gegebener Indikation, einem Adrenalin-Autoinjektor sowie einem inhalativen Betamimetikum mit passender Inhalationshilfe bestehen.**

◻ Tab. 13.6 Pragmatische Einteilung der Anaphylaxie-Symptomatik als Entscheidungshilfe für Patienten und Eltern vor Einsatz der Notfallmedikation

Leichte Symptome (zunächst nur Antihistaminikum und Glukokortikoid)	Schwere Symptome (sofortiger Adrenalin-Einsatz)
Kratzen im Hals Unbestimmtes Angstgefühl Jucken im Genitalbereich, an Handflächen oder Fußsohlen Hautrötung Übelkeit, Erbrechen Quaddeln (Nesselausschlag) Schwellung der Lippen, des Gesichtes	Heiserkeit Pfeifende Atmung, Atemnot Schwere Bauchkrämpfe Schwindel, Bewusstseinstrübung, Bewusstlosigkeit Gleichzeitiges Auftreten von zwei oder mehr Symptomen an verschiedenen Organen (z. B. Erbrechen und Quaddeln) Sichere Aufnahme eines gefährlichen Allergens und beginnende Symptome

Die Patienten sollten angeleitet werden, bei leichten Symptomen (◻ Tab. 13.6) und unklarer Allergenaufnahme zunächst das Antihistaminikum und das Glukokortikoid einzunehmen. Treten Symptome einer schweren Reaktion auf oder ist eine beginnende Reaktion nach sicherer Aufnahme eines potenten Allergens (z. B. Erdnuss, Fisch) zu beobachten, sollten die Patienten zunächst den Autoinjektor anwenden und dann einen Notarzt alarmieren. Der Patient sollte gemäß der Beschwerdesymptomatik gelagert werden. Erst danach sollten das H_1-Antihistaminikum und das systemische Glukokortikoid verabreicht werden.

Es ist darauf zu achten, dass auch alle weiteren Betreuungspersonen in der Anwendung der Notfallmedikation unterrichtet werden. Die derzeit geltende Rechtslage setzt für diesen Personenkreis ausreichende Kenntnisse in Maßnahmen der Ersten Hilfe voraus. Dies beinhaltet allerdings nicht zwangsläufig die Medikamentengabe. Eine Anwendung der Medikation nach Einweisung in deren Gebrauch und auf der Basis einer ärztlichen Verordnung ist aber ausdrücklich durch die gesetzliche Unfallversicherung abgedeckt. Zusätzliche rechtliche Sicherheit kann durch Haftungsausschlüsse zwischen Eltern und Betreuern erreicht werden. Ein entsprechendes Formular steht online zur Verfügung (► Hilfreiche Websites).

❯ **Um zu gewährleisten, dass im Fall einer Reaktion eine schnelle Hilfe durch die Notfallmedikation gegeben ist, müssen der Patient und sein gesamtes Umfeld klare schriftliche Anweisungen über Indikation und Dosierung der verordneten Notfallmedikation erhalten.**

■■ Patienten- und Elterninformation

Von ganz zentraler Bedeutung ist die Beratung der Patienten und ihrer Familien zum weiteren Verhalten in Notfallsituationen, zur Allergenkarenz und insbesondere zur Einschätzung der individuellen Gefährdungssituation. Es ist vielfach gezeigt worden, dass die Lebensqualität bei Patienten mit Anaphylaxie-Risiko deutlich reduziert ist. Hierbei spielt die Angst vor einer unkontrollierten, lebensbedrohlichen Reaktion die herausragende Rolle. Im Fokus der Beratung sollte die Vermeidung weiterer schwerer Reaktionen stehen. Hierbei ist darauf zu achten, dass der Patient eine realistische Einschätzung der Meidungsmöglichkeiten und Risiken einer akzidentellen Exposition erhält. Es sollte explizit auf die sehr zuverlässige Wirkung der zur Selbstmedikation verordneten Medikamente und auf die außerordentliche Seltenheit letaler Krankheitsverläufe im Kindesalter hingewiesen werden.

Es stehen verschiedene Quellen zur Patienten- und Elterninformation zur Verfügung, beispielsweise die ständig aktualisierten Elternratgeber der Gesellschaft für pädiatrische Allergologie und Umweltmedizin oder die Informationsbroschüren des Deutschen Allergie- und Asthmabundes (► Hilfreiche Websites).

Zusätzlich sollte allen Patienten mit der Verordnung eines Autoinjektors eine standardisierte Anaphylaxie-Schulung angeboten werden

(▶ Abschn. 5.3). Nach Möglichkeit sollten auch betroffene Kinder ab dem 6./7. Lebensjahr geschult werden und die Anwendung der Notfallmedikation unter Aufsicht einüben.

❯ Um eine Einschränkung der Lebensqualität bei pädiatrischen Patienten mit Anaphylaxie zu vermeiden, ist eine intensive Eltern- und ggf. auch Patientenschulung unverzichtbar.

▪▪ Allergenkarenz

Bei Kindern mit arzneimittelinduzierter Anaphylaxie ist nach entsprechender Diagnostik ein Allergiepass auszustellen. Dieser sollte optimalerweise nicht nur Meidungsempfehlungen, sondern auch therapeutische Alternativen enthalten. Ist der Patient ausreichend informiert und sind die Anweisungen im Pass klar formuliert, gelingt die Karenz in aller Regel problemlos.

Insektengiftallergiker sollten zusätzlich über Verhaltensregeln bei Aufenthalten im Freien aufgeklärt werden, wie z. B. Vermeidung von Barfußlaufen auf Blumenwiesen oder von Trinken aus unbedeckten Getränkedosen (▶ Kap. 15).

Bei Patienten mit anaphylaktischer Reaktion aufgrund einer Nahrungsmittelallergie ist die Situation komplizierter. Es konnte wiederholt gezeigt werden, dass es trotz adäquater Patientenaufklärung im Verlauf eines Jahres nach einer ersten Anaphylaxie bei bis zu 15% der Patienten zu einer akzidentellen Allergenzufuhr kommt. Daher ist es sinnvoll, dass betroffene Kinder und ihre Eltern eine qualifizierte Ernährungsberatung durch eine allergologisch versierte Ernährungsfachkraft erhalten. Hierbei werden u. a. zentrale Aspekte der Allergenmeidung im Alltag angesprochen: Deklarationsrichtlinien bei verpackter und loser Ware, typisches Vorkommen der Allergene, Notwendigkeit der Supplementation von Nährstoffen v. a. bei Meidung von Grundnahrungsmitteln wie Milch oder Weizen (▶ Kap. 12).

❯ Patienten mit nahrungsmittelinduzierter Anaphylaxie sollten eine allergologisch qualifizierte Ernährungsberatung erhalten.

Fazit für die Praxis
- Die Anaphylaxie repräsentiert die schwerste Form allergischer Soforttypreaktionen. Sie ist durch einen raschen Beginn gekennzeichnet. In der Regel sind mehrere Organsysteme betroffen.
- Ein tödlicher Verlauf ist im Kindes- und Jugendalter selten. Das höchste Risiko für fatale Verläufe besteht bei persistierendem, unkontrolliertem Asthma bronchiale und bei einer Allergie gegen Erdnuss.
- Die Therapie der Wahl ist die intramuskuläre Gabe von Adrenalin mithilfe eines Autoinjektors.
- Nach einer Reaktion ist eine genaue Identifikation des auslösenden Allergens erforderlich, um zum einen eine konsequente Karenz zu ermöglichen und zum anderen die Einschränkung der Lebensqualität betroffener Patienten zu minimieren.
- Jeder Patient mit einem erhöhten Anaphylaxie-Risiko muss mit einem Medikamentenset zur Selbstmedikation ausgestattet werden. Dieses sollte einen Anaphylaxie-Pass, ein Antihistaminikum und ein Glukokortikoid enthalten.
- Häufig ist zusätzlich die Versorgung mit einem Adrenalin-Autoinjektor sowie mit einem inhalativen Betamimetikum erforderlich.
- Alle Patienten, die einen Adrenalin-Autoinjektor mit sich führen müssen, sollten einer standardisierten Anaphylaxie-Schulung zugeführt werden.

Literatur

Beyer K, Eckermann O, Hompes S, Grabenhenrich L, Worm M (2012) Anaphylaxis in an emergency setting – elicitors, therapy and incidence of severe allergic reactions. Allergy 67(11): 1451–6

Fleischer DM, Perry TT, Atkins D, Wood RA, Burks AW, Jones SM et al. (2012) Allergic reactions to foods in preschool-aged children in a prospective observational food allergy study. Pediatrics 130(1): e25–32

Hompes S, Köhli A, Nemat K, Scherer K, Lange L, Rueff F, Rietschel E et al. (2011) Provoking allergens and treatment of anaphylaxis in children and adolescents–data from the anaphylaxis registry of German-speaking countries. Pediatr Allergy Immunol 22(6): 568–74

Muraro A, Roberts G, Clark A, Eigenmann PA, Halken S,
Lack G et al. (2007) The management of anaphylaxis in
childhood: position paper of the European Academy of
Allergology and Clinical Immunology. Allergy 62: 857–71

Sampson HA, Munoz-Furlong A, Campbell RL, Adkinson NF
Jr, Bock SA, Branum A et al. (2006) Second symposium
on the definition and management of anaphylaxis:
summary report: Second National Institute of Allergy
and Infectious Disease/Food Allergy and Anaphylaxis
Network Symposium. J Allergy Clin Immunol 117: 391–7

Weitere Literatur finden Sie unter ►http://extras.springer.
com.

Hilfreiche Websites

► www.kinderklinik-luebeck.de/pina/index.php?id = 384 –
Präventions- und Informationsnetzwerk Allergie und
Asthma e.V: Umfangreiche Patienteninformationen,
Anaphylaxie-Pass (D), Anaphylaxie-Notfallplan (D)

► www.awmf.org – Arbeitsgemeinschaft der wissenschaftl.
med. Fachgesellschaften: Anaphylaxie-Leitlinie (D)

► www.anaphylaxieschulung.de – Arbeitsgemeinschaft
Anaphylaxie: Training und Edukation e. V.; Haftungsaus-
schlusserklärung (D)

► www.gpau.de – Gesellschaft für Pädiatrische Allergologie
und Umweltmedizin (GPAU): Elternratgeber »Anaphylaxie« (D)

► www.anaphylaxie.net – Network for online registration of
anaphylaxis (NORA): Online-Register zur Erfassung von
Anaphylaxien

(D): als Download verfügbar

Arzneimittelallergie und -intoleranz

H. Ott

Eine unerwünschte Arzneimittelwirkung (UAW) entspricht gemäß Definition der Weltgesundheitsorganisation einer Reaktion auf Arzneimittel, »die schädlich und unbeabsichtigt ist und bei Dosierungen auftritt, wie sie beim Menschen zur Prophylaxe, Diagnose oder Therapie« verwendet werden (WHO 1972).

Die überwiegende Mehrzahl dieser UAW kann nach Rawlins und Thompson zunächst einem Typ A (»augmented«) oder einem Typ B (»bizarre«) zugeordnet werden. Typ-A-Reaktionen treten häufig auf, sind vorhersehbar und können durch die pharmakologische Wirkung des Arzneimittels erklärt werden. Im Gegensatz hierzu beruhen Typ-B-Reaktionen auf einer nicht vorhersehbaren Arzneimittel-Überempfindlichkeit (»drug hypersensitivity«), die in einigen Fällen auf der pharmakogenomischen Prädisposition des Patienten (Idiosynkrasie) basieren kann.

Die pädiatrische Allergologie befasst sich in erster Linie mit den Überempfindlichkeitsreaktionen, die aufgrund ihrer pathophysiologischen und morphologischen Vielfalt eine diagnostische Herausforderung darstellen. Es ist daher unverzichtbar, sowohl im klinischen Alltag als auch im Rahmen wissenschaftlicher Untersuchungen eine einheitliche Nomenklatur einzuhalten. Laut Definition der World Allergy Organization (WAO) sollten ausschließlich die immunologisch vermittelten Überempfindlichkeitsreaktionen als Arzneimittelallergien bezeichnet werden, die von der heterogenen Gruppe nicht-allergischer Arzneimittelintoleranzen und sog. Pseudoallergien abzugrenzen sind (◘ Abb. 14.1).

❯ **Ausschließlich die immunologisch vermittelten, unerwünschten Arzneimittelreaktionen werden als Arzneimittelallergien bezeichnet.**

▪ **Epidemiologie**
UAW treten als bedeutende klinische und gesundheitsökonomische Problematik auch im Kindes- und Jugendalter häufig auf. Generell sind ambulant therapierte Patienten seltener betroffen als stationäre Patienten, die oft mehr als ein Arzneimittel erhalten und/oder an prädisponierenden Grunderkrankungen leiden (z. B. Zystische Fibrose,

HIV-Infektion, Neoplasien). Entsprechend beträgt die Gesamtinzidenz aller UAW bei ambulant behandelten Kindern unter Berücksichtigung starker geographischer Schwankungen nur ca. 1,5%, während sie sich bei stationär therapierten Patienten auf durchschnittlich 11% pro Therapiezyklus beläuft. Zusätzlich sind UAW in unterschiedlichen Regionen für 0,6% (Nigeria) bis zu fast 6% (Norwegen) aller stationären Aufnahmen pädiatrischer Patienten verantwortlich. Auch wenn exakte Daten für das Kindesalter bisher fehlen, können erfahrungsgemäß maximal 15% aller UAW als Überempfindlichkeitsreaktionen eingestuft werden.

Dennoch wird die Häufigkeit von Arzneimittelallergien insbesondere in der pädiatrischen Altersgruppe regelhaft überschätzt. So belegen Untersuchungen ambulant therapierter Kinder zwar übereinstimmend, dass zwischen 2,5 und 10% befragter Eltern eine Arzneimittelallergie ihres Kindes vermuten. Diese lässt sich allerdings in nur ca. 10% der vermeintlich allergischen Kinder bestätigen. Daraus folgt, dass ohne adäquate Diagnostik 90% der initialen Verdachtsfälle in den folgenden Lebensjahren und -jahrzehnten zu Unrecht als arzneimittelallergisch stigmatisiert werden.

❯ **Nur ca. 10% der vermuteten Arzneimittelallergien bei Kindern und Jugendlichen lassen sich mittels allergologischer Untersuchungen bestätigen.**

Die am häufigsten angeschuldigten Arzneimittel umfassen in der Pädiatrie regelmäßig verordnete Antibiotika (Betalaktame, Makrolide, Sulfonamide), Antikonvulsiva und die Gruppe der nichtsteroidalen Antirheumatika (NSAR). Aber auch seltenere und in typischen klinischen Situationen eingesetzte Substanzen können potenziell schwerwiegende UAW induzieren, die eine allergologische Evaluation erfordern (z. B. Narkotika, Muskelrelaxanzien, Chemotherapeutika, Röntgenkontrastmittel).

▪ **Ätiologie und Pathogenese**
▪▪ **Arzneimittelallergie**
Damit ein Arzneimittel überhaupt eine allergische Sensibilisierung induzieren kann, muss es von Antigen-präsentierenden Zellen aufgenommen und in regionären Lymphknoten naiven T-Zellen

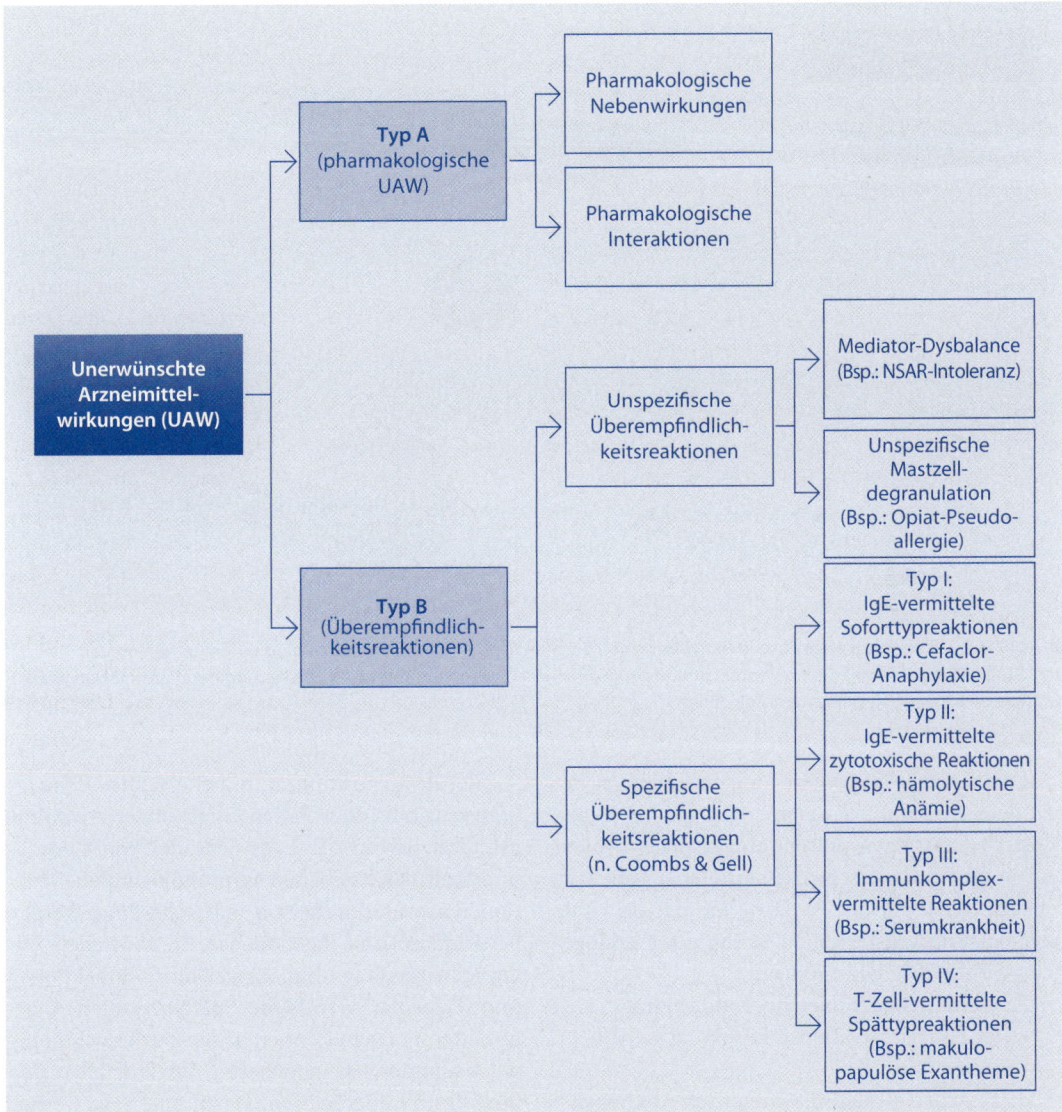

Abb. 14.1 Klinische Klassifikation unerwünschter Arzneimittelwirkungen (NSAR = nicht-steroidale Antirheumatika)

präsentiert werden. Allerdings handelt es sich bei den meisten Arzneimitteln um kleinmolekulare Substanzen, die zunächst eine Bindung mit körpereigenen Proteinen eingehen müssen, um immunogen zu wirken. Dabei werden Arzneimittelmoleküle, die eine direkte Proteinbindung eingehen, als Haptene bezeichnet (Prototyp: Penicillin). Andere Arzneimittel müssen als sog. Prohaptene vor ihrer Proteinbindung zunächst zu reaktiven Metaboliten umgewandelt werden (Prototyp: Sulfamethoxazol).

Im Zentrum dieses Metabolismus stehen Cytochrom-P-450-Enzyme, die vor allem in der Leber, aber auch in anderen extrahepatischen Organen, einschließlich der Haut, nachweisbar sind. Neben diesen Hapten- bzw. Prohaptenmodellen haben aktuelle Untersuchungen Hinweise dafür ergeben, dass sich kleinmolekulare Substanzen direkt mit T-Zell-Rezeptoren verbinden und aktivierend wirken können (sog. p-i-Modell, Prototyp: Carbamazepin) (Abb. 14.2).

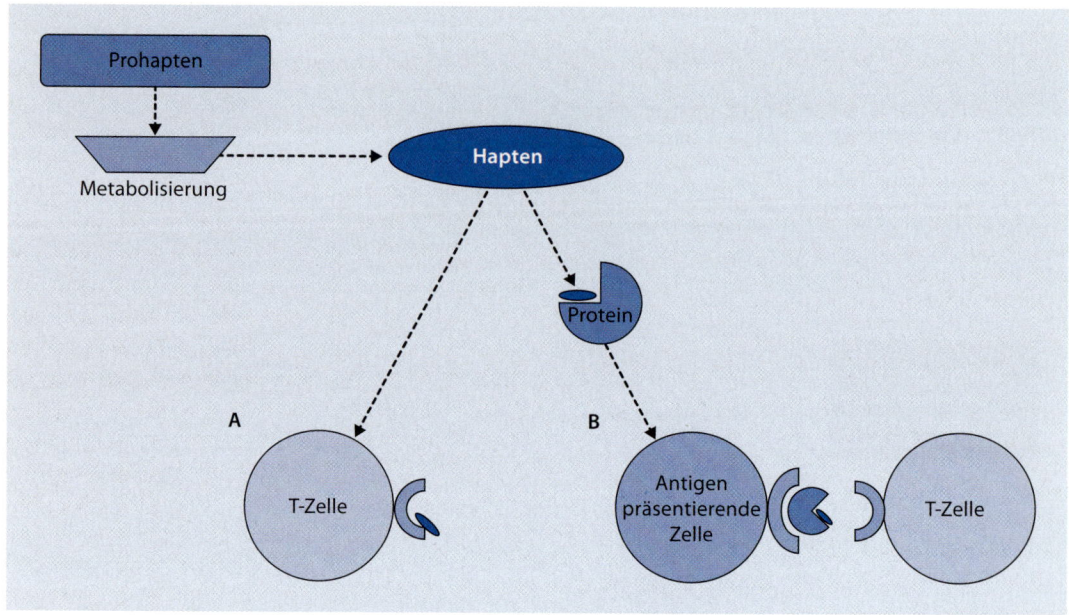

◘ Abb. 14.2   Arzneimittel-spezifische Aktivierung von T-Zellen nach A) direkter pharmakologischer Interaktion von Arzneimittel-Hapten und T-Zell-Rezeptor (p-i-Konzept) oder nach B) Proteinbindung, Prozessierung und Präsentation des Haptens durch Antigen-präsentierende Zellen

Der »Danger-Hypothese« folgend, können neben dem Arzneimittel weitere Faktoren co-stimulatorisch auf Antigen-präsentierende Zellen wirken und so die Reaktionsschwelle betroffener Patienten senken. Gerade in der Pädiatrie induzieren virale oder bakterielle Infektionen häufig diese endogenen »Gefahrensignale«, so dass

– Arzneimittelreaktionen bei Kindern mit gleichzeitiger Infektionserkrankung gehäuft auftreten und
– diese Arzneimittelreaktionen nach Abklingen der akuten Infektion, z. B. im Rahmen oraler Provokationstestungen, oft nicht reproduzierbar sind.

Zusätzlich wird das Risiko arzneimittelassoziierter Überempfindlichkeitsreaktionen durch die genetische Disposition des Patienten (Idiosynkrasie) beeinflusst. Insbesondere Polymorphismen in Genen, die für Oberflächenmoleküle Antigen-präsentierender Zellen kodieren (human leucocyte antigen, HLA), wurden als Biomarker eines erhöhten Risikos für potenziell schwere Arzneimittelreaktionen in unterschiedlichen Populationen identifiziert (◘ Tab. 14.1).

Bei Re-Exposition, d. h. bei erneuter Behandlung sensibilisierter Patienten, ist ein Arzneimittel grundsätzlich in der Lage, jede der von Coombs und Gell beschriebenen immunologischen Reaktionen auszulösen (◘ Abb. 14.1). Allerdings werden bei Kindern und Jugendlichen im klinischen Alltag vorwiegend IgE-abhängige Soforttypreaktionen und T-zellulär vermittelte Spättypreaktionen beobachtet. Letztere können unter Berücksichtigung der hauptsächlich involvierten Effektorzellen und ihrer Immunmediatoren weiter unterteilt werden (◘ Tab. 14.2).

▪▪   Arzneimittelintoleranz
Als nicht-immunologische Überempfindlichkeitsreaktion beruht die Arzneimittelintoleranz in erster Linie auf einer Dysbalance von Entzündungsmediatoren. Bei der im pädiatrischen Praxisalltag relevantesten Intoleranzreaktion gegenüber nicht-steroidalen Antirheumatika (NSAR) kommt der Cyclooxygenase (COX) die pathogenetische Schlüsselrolle zu. Dieses Enzym existiert in zwei Isoformen: COX1 katalysiert als konstitutives Enzym die Synthese antientzündlicher Prostaglandine, wäh-

Tab. 14.1 Auswahl HLA-assoziierter Arzneimittelreaktionen. (Mod. nach Pavlos et al. 2012)

Reaktion und Auslöser	HLA-Allele	Population
SJS/TEN		
Allopurinol	B*5801	Han-Chinesen, Europäer
Carbamazepin	B*1502 A*3101	Han-Chinesen, Inder Japaner, Nordeuropäer
Oxcarbazepin	B*1502, B*1518	Han-Chinesen
Lamotrigin	B*1502 B*38	Han-Chinesen Europäer
Sulfonamide	A*29, B*12, DR7	Europäer
DRESS		
Abacavir	B*5701	Europäer, Afrikaner
Allopurinol	B*5801	Han-Chinesen, Europäer
Nevirapin	CW*8 CW*4, DRB1*15 B*3505	Italiener, Japaner Han-Chinesen Asiaten
Carbamazepin	A*3101	Nordeuropäer, Japaner
Arzneimittelexantheme		
Efavirenz	DRB1*01	Franzosen
Nevirapin	DRB1*01 CW*04	Franzosen Afrikaner, Asiaten, Europäer

rend COX2 im Rahmen akuter oder chronischer Entzündungsreaktionen proinflammatorische Zytokine induziert. Ibuprofen, Acetylsalicylsäure und andere nicht-steroidale Antirheumatika (NSAR) hemmen unselektiv auch den COX1-Signalweg, so dass vermindert endogene Leukotrienantagonisten (v. a. PGE2) und vermehrt proinflammatorische Cysteinyl-Leukotriene (v. a. Cys-LTA4, Cys-LTC4) entstehen (**Abb. 14.3**). Nach Rezeptorbindung können diese Mediatoren zu akuten Symptomen innerhalb weniger Minuten bis Stunden, aber auch zu einer protrahierten Symptomatik mit Symptombeginn nach bis zu 24 Stunden führen.

Pseudoallergie
Bei Pseudoallergien handelt es sich um IgE-vermittelte Soforttypreaktionen, denen eine unspezifische Degranulation von Mastzellen zugrunde liegt. Nach Applikation typischer Auslöser (u. a. Opiate, Röntgenkontrastmittel, Lokalanästhetika, Vancomycin) kommt es nach Rezeptorbindung, aber auch durch andere, bisher nicht exakt charakterisierte Mechanismen zu einer Mastzellaktivierung. In der Folge werden präformierte und neu synthetisierte Mediatoren freigesetzt, die innerhalb von Sekunden bis Minuten eine Akutsymptomatik hervorrufen können (z. B. Flushing, Urticaria, Angioödem, anaphylaktoide Reaktion).

Klinik
Entsprechend ihrer pathophysiologischen Vielfalt können Arzneimittelallergien und -intoleranzen als »klinisches Chamäleon« mit einem weiten Symptomspektrum assoziiert sein (**Tab. 14.3**). Eine umfassende Darstellung aller arzneimittelbedingten Überempfindlichkeitsreaktionen ist im Rahmen dieses Kapitels nicht möglich. Daher werden schwerpunktmäßig häufige und auf das Hautorgan beschränkte Arzneimittelreaktionen sowie seltene, aber potenziell schwerwiegende Verlaufsformen mit extrakutaner Symptomatik dargestellt.

Kutane Arzneimittelreaktionen
Urtikaria und Angioödeme Trotz des bedauerlichen Mangels an exakten epidemiologischen Daten gilt die akute Urtikaria mit einem Anteil von 15–20% als zweithäufigste Manifestationsform einer kutanen Arzneimittelreaktion. Im Kindesalter stellen Betalaktam-Antibiotika (Penicilline, Aminopenicilline, Cephalosporine) und Sulfonamide, aber auch seltener eingesetzte Substanzgruppen (z. B. Muskelrelaxanzien, Chemotherapeutika) typische Auslöser dar.

Aus pathophysiologischer Sicht handelt es sich bei der arzneimittelinduzierten Urtikaria am häufigsten um eine allergische Soforttypreaktion. Entsprechend treten innerhalb von Minuten bis zu zwei Stunden nach oraler Einnahme und innerhalb von Sekunden nach intravenöser Gabe pruriginöse,

◘ Tab. 14.2   Pathophysiologische Klassifikation arzneimittelallergischer Spättypreaktionen (Typ IV n. Coombs und Gell). (Mod. nach Pichler et al. 2012)

	Typ IVa	Typ IVb	Typ IVc	Typ IVd
Effektorzellen	Th1-Zellen, aktivierte Makrophagen	Th2-Zellen, eosinophile Granulozyten	CD4-/CD8-positive T-Zellen	T-Zellen, neutrophile Granulozyten
Zytokine, Chemokine	IFNγ, TNFα	IL-5, IL-4, IL-13	Perforin, Granzym B	CXCL-8, IL-17, GM-CSF
Beispiele klinischer Reaktionen	Kontaktdermatitis, Tuberkulin-Reaktion	Makulopapulöses Exanthem mit Eosinophilie	Makulopapulöses und bullöses Exanthem, Hepatitis	Akute generalisierte, exanthematische Pustulose

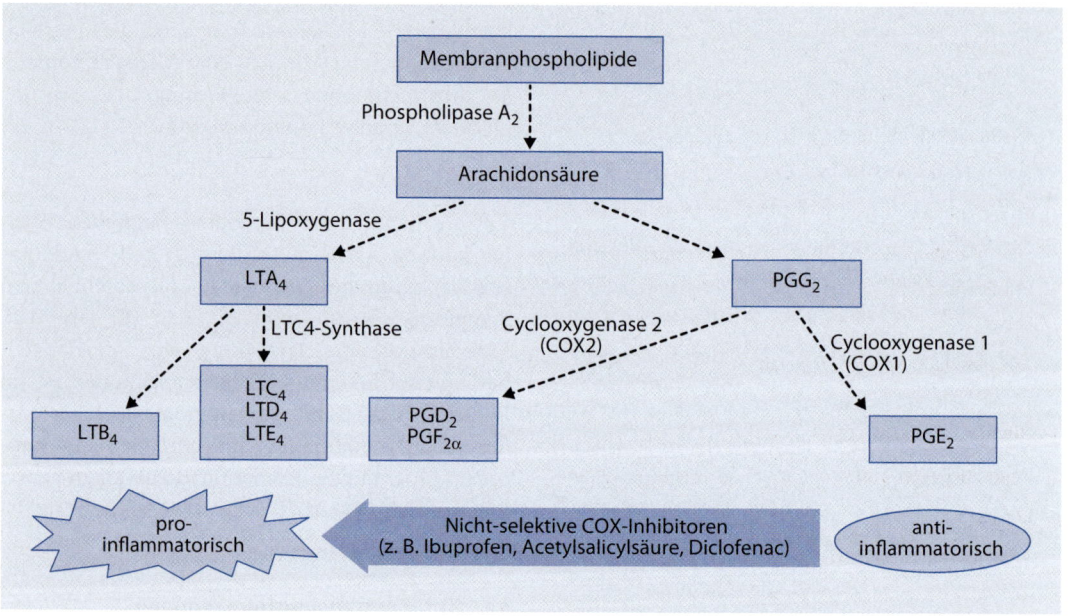

◘ Abb. 14.3   Vereinfachte Darstellung der Wirkung nicht-selektiver Cyclooxygenase-Inhibitoren auf den Arachidonsäure-Metabolismus (LT = Leukotrien, PG = Prostaglandin)

14

meist von einem Erythem umgebene Papeln und Urticae auf, die zu linearen, polyzyklischen oder serpiginösen Plaques konfluieren können. Diese Effloreszenzen entstehen gewöhnlich in wechselnder Lokalisation, einzelne Urticae persistieren maximal 24 Stunden in loco und können von Angioödemen begleitet sein (▶ Kap. 11).

Interessanterweise kann die arzneimittelassoziierte Urtikaria ebenfalls Ausdruck einer nicht-immunologischen Pseudoallergie oder von Intoleranzreaktionen sein. Letztere werden im Kindesalter vorwiegend durch nicht-steroidale Antirheu-

matika (NSAR) wie z. B. Ibuprofen oder Naproxen hervorgerufen. Die akute Urtikaria als Ausdruck einer NSAR-Intoleranz tritt bei 0,5% ansonsten gesunder und bei bis zu 5% asthmatischer Kinder innerhalb weniger Sekunden bis Minuten, aber auch verzögert nach bis zu 24 Stunden auf.

❯ **Die arzneimittelinduzierte Urtikaria kann sowohl Ausdruck einer allergischen Soforttypreaktion als auch einer Intoleranzreaktion sein.**

◻ **Tab. 14.3** Auswahl kutaner und extrakutaner Überempfindlichkeitsreaktionen gegen Arzneimittel

Manifestationsorgan und Reaktion	Typische Auslöser
Haut (isoliert)	
Urtikaria und Angioödeme	Antibiotika, NSAR, Muskelrelaxanzien
Serumkrankheit-ähnliche Reaktionen	Cefaclor, andere Betalaktam-Antibiotika
Makulopapulöse Arzneimittelexantheme	Aminopenicilline, Antikonvulsiva
Fixe Arzneimittelreaktionen	Carbamazepin, NSAR, Tetrazyklinie
Photoallergische Reaktionen	Sulfonamid-Antibiotika, Chloroquin
Allergische Kontaktekzeme	Glukokortikoide, Antibiotika (Gentamycin)
Haut (potenziell schwere extrakutane Beteiligung)	
Anaphylaxie, anaphylaktoide Reaktionen	Antibiotika, NSAR, Muskelrelaxanzien
Drug rash with eosinophilia and systemic symptoms (DRESS)	Carbamazepin, Phenytoin, Abacavir
Akute generalisierte exanthematische Pustulose (AGEP)	Betalaktam-Antibiotika, Clindamycin
Stevens-Johnson-Syndrom, Tox. epidermale Nekrolyse (SJS/TEN)	Antikonvulsiva, Sulfonamide
Knochenmark	
Thrombozytopenie, hämolytische/aplastische Anämie, Granulozytopenie	Antibiotika, NSAR, Antikonvulsiva
Leber	
Arzneimittelinduzierte Leberschädigung (drug-induced liver injury: DILI)	NSAR, Isoniazid, Sulfamethoxazol
Niere	
Interstitielle Nephritis (drug-induced interstitial nephritis: DIN)	Antibiotika, NSAR, Antikonvulsiva
Lunge	
Arzneimittelinduzierte Pneumonitis, Lungenfibrose	Methotrexat, Azathioprin, Sirolimus

Serumkrankheit-ähnliche Reaktionen Serumkrankheit-ähnliche Reaktionen (»serum sickness-like reactions«, SSLR) können sich bereits im Rahmen der erstmaligen Einnahme eines Arzneimittels und zumeist innerhalb von zehn Tagen bis drei Wochen nach Therapiebeginn entwickeln. Epidemiologische Untersuchungen deuten darauf hin, dass SSLR unter Behandlung mit dem Betalaktam-Antibiotikum Cefaclor signifikant häufiger auftreten als unter Therapie mit jeglichen anderen Arzneimitteln (0,02–2% pro Therapiezyklus). Die Gruppe weiterer möglicher Auslöser umfasst

- Biologika (u. a. Omalizumab, Infliximab),
- Antibiotika (u. a. Cefuroxim, Cefazolin, Meropenem, Ciprofloxacin, Rifampicin),
- Antimykotika (u. a. Griseofulvin, Itraconazol) und
- andere Substanzen wie Clopidogrel oder N-Acetylcystein.

Bei weiterhin ungeklärter Ätiologie der SSLR lassen sich die für eine genuine Typ-III-Serumkrankheit charakteristischen In-vitro-Parameter nicht nachweisen, also z. B. Immunkomplexe oder eine Hypokomplementämie. Auch eine Vaskulitis oder eine Nierenbeteiligung treten bei der SSLR anders als bei der Serumkrankheit nicht auf. Klinisch imponieren jedoch charakteristische, aber nicht pathognomonische Symptome wie Fieber, Arthralgien/Arthritis

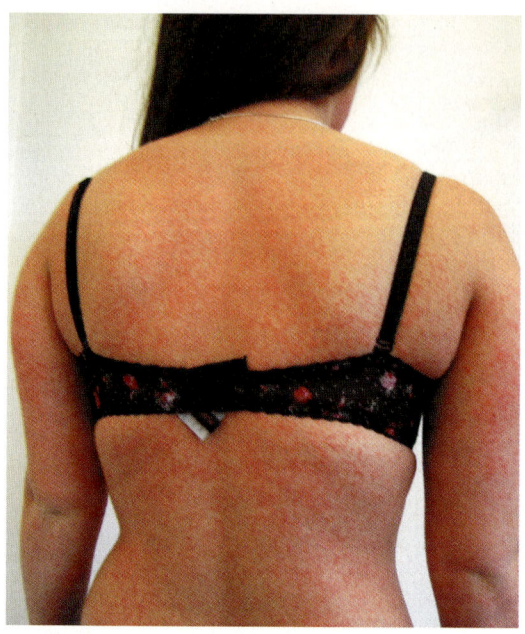

Abb. 14.4   Makulopapulöses Arzneimittelexanthem nach Einnahme von Amoxicillin

sowie ein zumeist urtikarielles Exanthem mit geringem Pruritus und selbstlimitierendem Verlauf.

> Die Serumkrankheit-ähnliche Arzneimittelreaktion wird am häufigsten durch Cefaclor verursacht und geht nicht mit charakteristischen Laborveränderungen einher.

Makulopapulöse Exantheme   Makulopapulöse Exantheme (MPE) repräsentieren die häufigsten Arzneimittelreaktionen, da sie in Abhängigkeit von der untersuchten Population 35–90% aller kutanen UAW ausmachen. Buchstäblich jede therapeutisch eingesetzte, kleinmolekulare Substanz kann MPE verursachen. Die Mehrzahl der verschreibungspflichtigen Arzneimittel induziert exanthematische Hautveränderungen in mindestens 1% der behandelten Patienten.

MPE manifestieren sich typischerweise im Verlauf der zweiten Therapiewoche, können jedoch auch bis zu zwei Tage nach Absetzen der medikamentösen Behandlung erstmalig auftreten (»eruption of the ninth day«). Im Gegensatz hierzu werden hochgradig sensibilisierte Patienten im Rahmen einer Re-Exposition nicht selten bereits am ersten Behandlungstag symptomatisch. Charakteristische Effloreszenzen bestehen aus erythematösen, manchmal lachsfarbenen Maculae und Papeln, die zur Konfluenz neigen und häufig morbilliform, seltener scarlatini- oder rubelliform imponieren (■ Abb. 14.4). Allerdings zeigen Arzneimittelexantheme eine erstaunliche klinische Heterogenität, so dass bei betroffenen Kindern auch anuläre, urtikarielle, purpuriforme oder serpiginöse Exantheme zu beobachten sind.

Daher muss ein breites Spektrum möglicher Differenzialdiagnosen berücksichtigt werden, das u. a. virale Infektionen (EBV, Parvovirus B 19, HHV 6, Adenovirus etc.), bakterielle Infektionen (Streptococcus pyogenes, Treponema pallidum etc.), die systemische juvenile Arthritis (M. Still), das Kawasaki-Syndrom, eine Graft-versus-Host-disease (GvHD) und das Erythema exsudativum multiforme einschließt.

Charakteristischerweise bleiben die Palmoplantarregion sowie die oralen und anogenitalen Schleimhäute ausgespart. Betroffene Patienten klagen meist über nur leicht- bis mäßiggradigen Pruritus und weisen kein hohes Fieber oder eine deutliche Verschlechterung des Allgemeinzustandes auf. Unkomplizierte MPE zeigen innerhalb weniger Tage nach Absetzen des verursachenden Medikaments eine vollständige Spontanregression. Bei ungewöhnlichem klinischem Verlauf mit protrahierter, stark ausgeprägter Hautsymptomatik oder Allgemeinsymptomen sollten regelmäßige klinische Verlaufskontrollen erfolgen, um schwere Arzneimittelreaktionen auszuschließen.

> Makulopapulöse Arzneimittelexantheme stellen die häufigsten kutanen Arzneimittelreaktionen dar und zeigen in der überwiegenden Mehrzahl einen unkomplizierten Verlauf mit vollständiger Spontanregression (»benign rashes«).

■■   **Schwere Arzneimittelreaktionen mit extrakutaner Beteiligung**

Anaphylaxie   Arzneimittel sind für 8–21% aller Anaphylaxien im Kindes- und Jugendalter verantwortlich. Neben Betalaktam-Antibiotika führen nicht-steroidale Antirheumatika am häufigsten zu anaphylaktischen bzw. anaphylaktoiden Reaktionen bei ambulant behandelten Kindern. Im stationären Setting sind zusätzlich Kontrastmittel- und Chemotherapie-assoziierte sowie perioperative Anaphylaxien klinisch relevant. Letztere werden bei Kindern und Jugendlichen am häufigsten durch Muskelrelaxanzien (insbesondere Rocuronium) und perioperativ applizierte Antibiotika hervorgerufen.

In ihrer klinischen Symptomatik unterscheiden sich arzneimittelinduzierte Anaphylaxien nicht wesentlich von anaphylaktischen Reaktionen gegen großmolekulare Allergene (▶ Kap. 13). Allerdings ist zu berücksichtigen, dass in Abhängigkeit von der Darreichungsform mit extrem raschen (intravenöse Applikation), aber auch protrahierten oder biphasischen Verläufen (Depotpräparate) zu rechnen ist. Während Arzneimittel im Erwachsenenalter die häufigsten Auslöser tödlicher Anaphylaxien darstellen, wurden letale anaphylaktische Arzneimittelreaktionen für das Kindesalter bisher nur kasuistisch beschrieben.

DRESS-Syndrom: drug rash with eosinophilia and systemic symptoms

Das insbesondere in der angloamerikanischen Literatur auch als arzneimittelinduziertes oder Antikonvulsiva-Hypersensitivitätssyndrom bezeichnete DRESS-Syndrom ist eine seltene, aber potenziell lebensbedrohliche Arzneimittelreaktion vom Typ IVb (vgl. ▣ Tab. 14.2). Es wird bei Kindern und Jugendlichen am häufigsten durch die aromatischen Antikonvulsiva (Phenytoin, Carbamazepin, Phenobarbital, Oxcarbazepin) und Lamotrigin, aber auch durch eine Vielzahl seltenerer Auslöser (z. B. Vancomycin, Sulfasalazin, Nevirapin) induziert. Bemerkenswerterweise kann sich die Manifestation eines DRESS nach Ersteinnahme des inkriminierten Arzneimittels um mehr als drei Wochen verzögern.

Erste unspezifische Prodromi (u. a. Fieber, Abgeschlagenheit) gehen den kutanen und viszeralen Symptomen häufig um einige Tage voraus. Kutane Läsionen imponieren häufig polymorph als unspezifische makulopapulöse Exantheme. Im Kindesalter wurde eine Progression dieser Hautmanifestationen in eine Erythrodermie, vesikulobullöse Effloreszenzen, Kokarden oder sogar epidermolytische Läsionen beobachtet. Während Schleimhautaffektionen

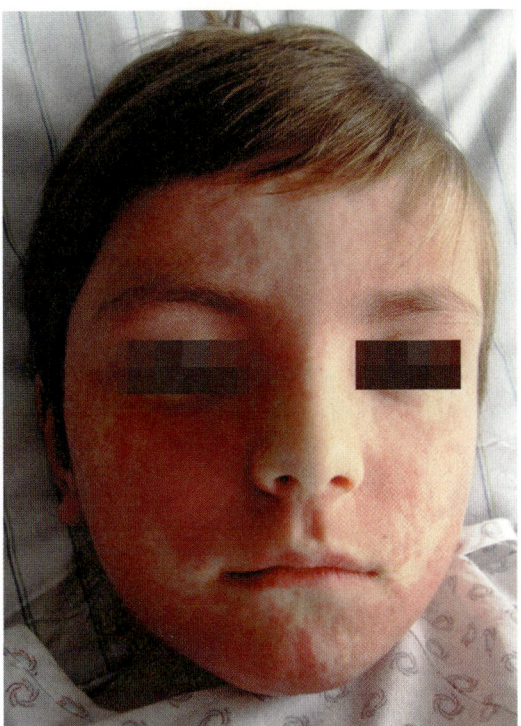

▣ **Abb. 14.5** DRESS-Syndrom unter Behandlung mit Piperacillin: reduzierter Allgemeinzustand, makulopapulöses Exanthem, leichtes Gesichtsödem

nur leicht ausgeprägt sind und selten auftreten, weisen 70% erkrankter Kinder ein faziales Ödem auf (▣ Abb. 14.5). Charakteristischerweise lässt sich im Krankheitsverlauf bei einer Vielzahl betroffener Patienten eine Reaktivierung von Viren der Herpesgruppe nachweisen (HHV6/7, EBV, CMV, VZV).

Nahezu 90% der Patienten entwickeln eine multifokale Lymphadenopathie mit deutlich vergrößerten Lymphknoten (> 2 cm), insbesondere in der Zervikalregion. Andere extrakutane Organmanifestationen unterschiedlicher Ausprägung treten zumeist erst 1–4 Wochen nach Beginn der Hautsymptomatik auf. Die am häufigsten beobachtete hepatische Beteiligung kann sich in einer isolierten Erhöhung der Serum-Leberenzyme, einer akuten Hepatitis sowie einer terminalen Leberinsuffizienz mit einem Mortalitätsrisiko von 10% äußern.

Gemäß aktueller Definition liegt ein DRESS-Syndrom vor, wenn 7 (sicheres DRESS) bzw. 5 (atypisches DRESS) der folgenden Diagnosekriterien erfüllt sind:

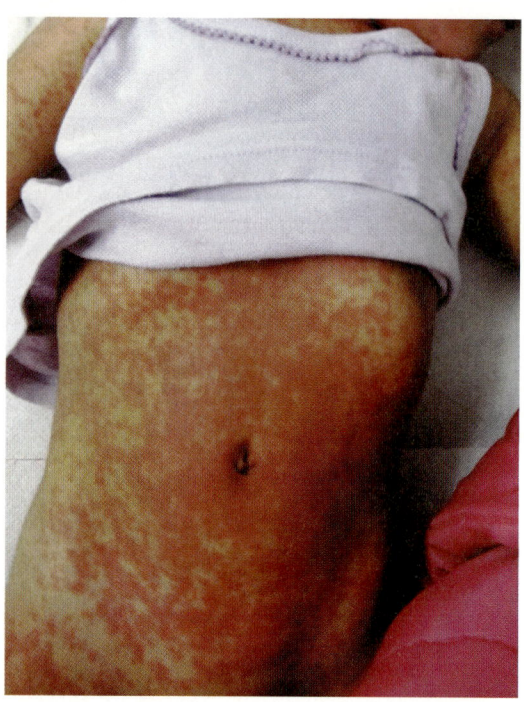

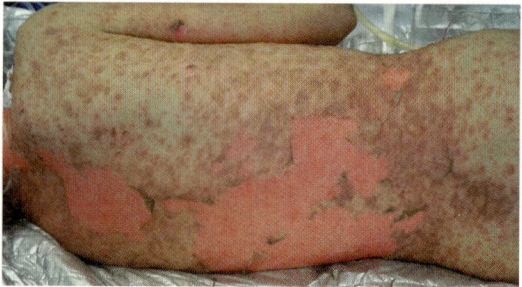

Abb. 14.7 Toxische epidermale Nekrolyse mit groß-flächiger Exfoliation, multiplen Bullae und atypischen, nicht-trizonalen Kokarden

Abb. 14.6 Initialstadium einer toxischen epidermalen Nekrolyse mit großflächig konfluierenden, makulopapu-lösen und vesikulären Läsionen

- makulopapulöses Exanthem > 3 Wochen nach Therapiebeginn,
- Symptompersistenz nach Absetzen des Aus-lösers,
- Fieber (> 38°C),
- Hepatitis (ALT > 100 U/l),
- Leukozytose (> 11×10^9/l) und/oder Eosino-philie (> $1,5 \times 10^9$/l) und/oder atypische Lym-phozyten (> 5%),
- Lymphadenopathie,
- HHV6-Reaktivierung.

Stevens-Johnson-Syndrom und toxische epider-male Nekrolyse Stevens-Johnson-Syndrom (SJS) und toxische epidermale Nekrolyse (TEN) stellen Varianten der gleichen, seltenen und schweren Arzneimittelreaktion dar. Sie werden entsprechend des Prozentsatzes der befallenen Körperoberfläche (KOF) differenziert. Definitionsgemäß betreffen epidermolytische Hautläsionen beim SJS weniger als 10% und bei der TEN mehr als 30% KOF, wäh-rend Erkrankungsverläufe mit einer Beteiligung von 10–30% KOF als »SJS/TEN-Overlap« bezeich-net werden. Diese Klassifikation ist entscheidend, da sie direkt mit der Prognose betroffener Patienten korreliert.

Bei Kindern und Jugendlichen wurden retro-spektiv antimikrobielle Sulfonamide, aromati-sche Antikonvulsiva und Lamotrigin, aber auch Paracetamol und die gesamte Gruppe der NSAR als mögliche Auslöser eines SJS/TEN identifiziert. Im Gegensatz zum Erwachsenenalter treten epi-dermolytische Reaktionen in der pädiatrischen Altersgruppe nicht selten auch ohne Arzneimit-teleinnahme in Zusammenhang mit Infektionser-krankungen auf, insbesondere Mycoplasma- und Herpes-simplex-Infektionen wurden wiederholt als Auslöser beschrieben.

Betroffene Kinder entwickeln nach einer un-spezifischen Prodromalphase von ca. 48–72 Stun-den im Bereich des Stammes und der Extremitä-ten ein symmetrisches Exanthem aus dunkelroten, druckschmerzhaften Maculae, die sich innerhalb weniger Stunden zu atypischen, nicht-trizonalen Kokarden mit zentraler Blasenbildung umwandeln können (☐ Abb. 14.6). In diesem Krankheitssta-dium lassen sich durch tangentialen Druck in ery-thematösen Hautarealen Blasen induzieren, was als positives Nikolski-Phänomen bezeichnet wird. Im weiteren Krankheitsverlauf kann sich das Vollbild einer TEN mit fulminanter, exfoliativer Dermatitis (☐ Abb. 14.7) und den daraus folgenden Symptomen eines vollständigen Verlustes der epidermalen Bar-rierefunktion entwickeln (Hypothermie, hypertone Dehydratation, Infektion etc.).

14

Über 90% der Patienten mit SJS/TEN weisen eine Schleimhautbeteiligung auf. Von besonderer klinischer Bedeutung ist das Auftreten einer bakteriellen Sepsis, die oft durch Staphylococcus aureus oder Pseudomonas aeruginosa verursacht wird und hauptsächlich die Mortalität von ca. 1–5% bei SJS/TEN im Kindesalter bedingt. Als Langzeitfolgen treten v. a. ophthalmologische (Uveitis, Keratitis etc.) und kutane Beschwerden (Hypopipgmentierung, Narbenbildung) auf.

> **Nahezu 20% betroffener Patienten erleiden innerhalb von sieben Jahren ein SJS-Rezidiv, so dass eine umgehende Wiedervorstellung bei erneutem Auftreten erster Symptome vereinbart werden muss.**

■ Diagnostik

Bei jedem Patienten mit Verdacht auf Arzneimittelallergie ist eine sorgfältige allergologische Evaluation erforderlich, nicht nur, um potenziell schwerwiegende Reaktionen zu verhindern, sondern auch um einer zukünftigen Einschränkung therapeutischer Optionen und höheren Therapiekosten entgegenzuwirken. Dieser Abschnitt fasst zunächst Grundprinzipien der allergologischen In-vivo- und In-vitro-Diagnostik bei Verdacht auf Arzneimittelallergie zusammen. Anschließend werden anhand charakteristischer klinischer Situationen die erforderlichen diagnostischen Schritte bei vermuteter Überempfindlichkeit gegenüber Arzneimitteln mit besonders hoher klinischer Relevanz erläutert.

■ ■ Anamnese

Unabhängig vom vermuteten Reaktionstyp stellt eine ausführliche Anamnese die Basis jeder weiterführenden Diagnostik dar und sollte mithilfe eines standardisierten Anamnesebogens erhoben werden. Hierzu steht z. B. die deutschsprachige Version eines ausführlichen, aber dennoch praxistauglichen Fragebogens des European Network for Drug Allergy (ENDA) zur Verfügung, der entscheidende anamnestische Parameter strukturiert erfasst (► Hilfreiche Websites):

- Applikationsweg, Dosierung, Behandlungsdauer, Begleitmedikation,
- ärztliche Vordokumentation (z. B. Anästhesie-/Notfallprotokolle, Allergiepass),
- kutane Reaktionen (z. B. Urtikaria, makulöses Exanthem),
- extrakutane Reaktionen (z. B. Dyspnoe, Kreislaufdysregulation),
- Zeitpunkt des ersten Auftretens (z. B. erster Behandlungstag),
- Intervall nach Medikamenteneinnahme (z. B. nach 30 Minuten),
- Reaktionsverlauf (z. B. Persistenz nach Umstellung auf Alternativpräparat),
- Co-Faktoren (z. B. Infektion, Anstrengung, Autoimmunerkrankung),
- bisherige Diagnostik (z. B. Hauttestungen, spezifisches IgE, Provokationstestungen),
- allergische Reaktion oder Toleranz nach erneuter Einnahme.

Bereits mit diesen Vorinformationen lässt sich die Wahrscheinlichkeit einer Arzneimittelallergie häufig so präzise abschätzen, dass unnötige, z. T. schmerzhafte Untersuchungen vermieden und die am besten geeigneten diagnostischen Instrumente eingesetzt werden können.

■ ■ Hauttestungen

Ergibt die strukturierte Anamnese deutliche Hinweise auf eine Arzneimittelreaktion vom Soforttyp, sind zur weiterführenden Abklärung Haut-Pricktestungen indiziert. Hierbei werden das mutmaßlich auslösende Medikament sowie potenziell kreuzallergene Wirkstoffe in löslicher Form eingesetzt.

Optimalerweise erfolgt die Pricktestung mit dem nativen, zuvor tatsächlich eingesetzten Arzneimittel (inkl. Zusatzstoffen) sowie mit dem angeschuldigten Wirkstoff in Reinsubstanz. Bei Testsubstanzen mit histaminliberierender Wirkung (z. B. Opiate, Muskelrelaxanzien, Narkotika) sowie bei anamnestisch schwerer Arzneimittel-Anaphylaxie ist eine sequenzielle Testung in abnehmender Verdünnung (z. B. 1:1000, 1:100, 1:10) zu empfehlen. Bei negativem Pricktest kann zur Steigerung der diagnostischen Sensitivität nach individueller Abwägung eine Intrakutantestung erfolgen. Hierzu werden durch Injektion von 0,02–0,03 ml der Testlösung und einer Negativkontrolle (NaCl 0,9%) zunächst intradermale Quaddeln mit einem Durchmesser von jeweils 3 mm erzeugt. Bei Ab-

■ **Tab. 14.4** Auswahl nicht-irritativer, aber immunogener Arzneimittelkonzentrationen zur Durchführung allergologischer Hauttestungen bei Verdacht auf Überempfindlichkeit gegen Betalaktam-Antibiotika und andere Arzneimittel

Testsubstanz	Haut-Pricktest	Intrakutantest	Epikutantest
Betalaktam-Antibiotika			
Penicilloyl-Polylysin	5×10^{-5} mM	5×10^{-5} mM	–
Minor-Determinanten	2×10^{-2} mM	2×10^{-2} mM	–
Benzylpenicillin	10.000 UI	10.000 UI	5%
Amoxicillin	20 mg/ml	20 mg/ml	5%
Ampicillin	20 mg/ml	20 mg/ml	5%
Cephalosporine	2 mg/ml	2 mg/ml	5%
Sonstige Arzneimittel			
Antikonvulsiva	–	–	10%
Carboplatin	10 mg/ml	1 mg/ml	–
Chlorhexidin-Digluconat	5 mg/ml	0,002 mg/ml	1%
Heparin	nativ, unverdünnt	1/10 verdünnt	unverdünnt
Iodierte Kontrastmittel	nativ, unverdünnt	1/10 verdünnt	unverdünnt
Lokalanästhetika	nativ, unverdünnt	1/10 verdünnt	unverdünnt
NSAR	nativ, unverdünnt	0,1 mg/ml	10%
Protonenpumpeninhib.	nativ, unverdünnt	40 mg/ml	10%
Midazolam	5 mg/ml	0,5 mg/ml	–
Propofol	10 mg/ml	1 mg/ml	–
Rocuronium	10 mg/ml	0,05 mg/ml	–
Suxamethonium	50 mg/ml	10 mg/ml	–

lesung nach 15 Minuten wird dann von einer positiven Reaktion ausgegangen, wenn die resultierende Quaddel mindestens 3 mm größer ist als diejenige der Negativkontrolle und eine erythematöse Umgebungsreaktion zu beobachten ist. Zur Vermeidung falsch-positiver Resultate sind nicht-irritative, aber immunogene Testkonzentrationen zu wählen, die bisher nur für Betalaktam-Antibiotika und wenige andere, in der pädiatrischen Allergologie relevante Substanzen beschrieben wurden (■ Tab. 14.4; vollständige Übersicht in Brockow et al. 2013).

Bei Verdacht auf Arzneimittelallergie vom Spättyp stellt die weitgehend risikofreie und schmerzlose Epikutantestung trotz methodischer Einschrän-

kungen die bevorzugte In-vivo-Diagnostik dar. Hingegen finden Intrakutantestungen mit »verspäteter« Ablesung nach 48 und 72 Stunden aufgrund ihrer Schmerzhaftigkeit und des höheren Risikos irritativer Reaktionen eine geringere Akzeptanz und werden häufig erst bei älteren Schulkindern und Adoleszenten eingesetzt.

Die Epikutantestung mit Arzneimitteln entspricht hinsichtlich Testareal, -dauer und -ablesung den seit Jahrzehnten etablierten Epikutantests mit Kontaktallergenen (► Abschn. 4.3). Als Testvehikel wird vorwiegend Petrolatum (weiße Vaseline) verwendet, während andere Wirkstoffe in Aqua dest. (z. B. Heparin) oder Ethanol (z. B. Betamethason) gelöst werden. Um eine ausreichende dermale Penetration auch relativ hochmolekularer Substanzen wie z. B. Teicoplanin zu gewährleisten, kann eine erhöhte Permeabiliät der epidermalen Hautbarriere durch Tesafilm®-Abriss erreicht werden.

> ❯ **Zur allergologischen Abklärung allergischer Arzneimittelreaktionen stehen standardisierte Hauttestungen zur Verfügung.**

∎ ∎ **Labordiagnostik**

Um die Sensitivität der allergologischen Diagnostik bei Verdacht auf Soforttypallergie zu erhöhen, werden zum Nachweis arzneimittelspezifischer IgE-Antikörper zusätzlich Serumproben betroffener Patienten mit gängigen Fluoreszenzimmunoassays (FEIA) untersucht (▶ Abschn. 4.2). Diese Labordiagnostik wird in der Regel gleichzeitig mit den Hauttestungen durchgeführt. Nur bei Kindern im Zustand nach schwerer Anaphylaxie sollten primär alle Möglichkeiten der In-vitro-Diagnostik ausgeschöpft werden, bevor In-vivo-Untersuchungen mit potenziellen Auslösern erfolgen.

In den vergangenen Jahren wurden zusätzlich zelluläre Testverfahren zum Nachweis einer medikamentenspezifischen Soforttypsensibilisierung entwickelt. Insbesondere der Basophilenaktivierungstest (BAT), der auf der durchflusszytometrischen Erfassung der Oberflächenmarker CD63 bzw. CD203 beruht, erreichte in ersten klinischen Untersuchungen eine sehr gute diagnostische Spezifität (91–100%) (▶ Abschn. 4.2). Bei stark variierender Sensitivität (36–92%) ließ sich jedoch keine Korrelation der Basophilenaktivierung mit dem klinischen Schweregrad der Arzneimittelreaktion etablieren. Bereits heute wird diese Untersuchungsmethode in einigen Zentren zur Abklärung perioperativer Anaphylaxien (Muskelrelaxanzien, Narkotika, Opiate) sowie bei nicht-konklusiver Routinediagnostik auch im Falle anderer Arzneimittelreaktionen verwendet. Dennoch sollte der BAT derzeit nicht isoliert, sondern ausschließlich komplementär zu etablierten Testverfahren im Kontext klinischer Studien eingesetzt werden.

> ❯ **Der Basophilenaktivierungstest kann v. a. zur Abklärung perioperativer Anaphylaxien eingesetzt werden.**

Bei Verdacht auf verzögerte Arzneimittelreaktionen stehen zur weiteren Abklärung keine ausreichend standardisierten Labormethoden zur Verfügung. Einzig der Lymphozytentransformationstest (LTT) hat in der Vergangenheit in Einzelfällen helfen können, T-Zellantworten gegen verschiedene Medikamente wie z. B. Betalaktam-Antibiotika, Antikonvulsiva oder Sulfonamide zu objektivieren. In diesem Testsystem wird nach Inkubation peripherer Lymphozyten mit dem entsprechenden Arzneimittel die spezifische T-Zellproliferation nach 5–7 Tagen durch den Einbau radioaktiv markierter Nukleotide (^{3}H-Thymidin) gemessen (▶ Abschn. 4.2). Allerdings ist die arzneimittelinduzierte T-Zellproliferation aufgrund der geringen Frequenz allergenspezifischer T-Lymphozyten im peripheren Blut meist nicht sehr ausgeprägt, wodurch die Unterscheidung zwischen signifikant positiven und negativen Ergebnissen erschwert wird. Zudem stellt der LTT eine noch unzureichend validierte und in nur wenigen Zentren verfügbare Testmethode dar. Somit bleibt er speziellen Fragestellungen vorbehalten und wird in der allergologischen Praxis vorwiegend bei Patienten im Zustand nach schwerer Arzneimittelreaktion eingesetzt, bei denen Haut- und Provokationstestungen kontraindiziert sind.

> ❯ **Unauffällige Laboruntersuchungen schließen eine Arzneimittelallergie aufgrund ihrer geringen Sensitivität nicht aus.**

∎ ∎ **Provokationstestungen**

Als Referenzmethode dienen orale Provokationstestungen im Kindes- und Jugendalter in erster Linie dem Ausschluss einer Arzneimittelallergie und besitzen einen negativen Vorhersagewert von ≥ 95%. Das inkriminierte Arzneimittel oder ein potenziell kreuzreaktives Präparat wird hierbei unter kontinuierlichem, zumeist (teil-)stationärem Monitoring in aufsteigender Dosierung und Intervallen von jeweils 30 Minuten appliziert (z. B. 1:100, 1:10, volle Einmaldosis) (▶ Abschn. 4.3).

Weist die Anamnese auf eine schwere Anaphylaxie hin oder ist eine intravenöse Provokationstestung geplant, wird die Anfangsdosis niedriger gewählt (z. B. 1:10.000). Diese Testungen sind bei entsprechender Anamnese (kein Hinweis auf schwere Arzneimittelreaktion) und nach sorgfältiger Vordiagnostik (negative Hauttestungen, negative IgE-Serologie) sicher durchführbar. Kinder im Zustand nach schwerer Anaphylaxie, DRESS oder SJS/TEN sollten jedoch keiner Provokationstestung unterzogen werden.

- **Häufige klinische Fragestellungen**
- **Penicillin- und Cephalosporinallergie**

Anhand einer detaillierten allergologischen Anamnese muss zunächst eruiert werden, ob eine allergische Soforttreaktion (< 1h) oder Spättypreaktion (> 1h) vorgelegen hat. Insbesondere bei den Spättypreaktionen ist es zusätzlich von großer Bedeutung, Morphologie und Dynamik des beobachteten Exanthems exakt zu erfragen bzw. diese bei Betreuung des Patienten in der Akutphase genau zu dokumentieren.

Bei Verdacht auf eine allergische Soforttypreaktion gegen Penicilline sind Hautpricktestungen und, bei negativen Pricktest-Befunden, ggf. zusätzlich Intrakutantests indiziert. Hierzu werden die Protein-gebundene Hauptdeterminanten des Penicillins (Penicilloyl-Polylysin [PPL]) und eine Mischung aus weiteren Penicillin-Spaltprodukten, den sog. Nebendeterminanten (»minor determinant mixture« [MDM]), benutzt. Zusätzlich sollten diese Hauttestungen mit dem verdächtigten Nativpräparat, einem Aminopenicillin sowie mit potenziell kreuzreaktiven Cephalosporinen und Clavulansäure durchgeführt werden. Klinisch evaluierte MDM- und PPL-Testlösungen können aktuell nur über einen kommerziellen Hersteller bezogen werden (▶ www.diater.com). Nicht-irritative und immunogene Konzentrationen dieser Testsubstanzen sind in ◻ Tab. 14.4 dargestellt. Intrakutantestungen dürfen selbstverständlich ausschließlich mit sterilen Lösungen erfolgen.

Die Ergebnisse der bisher publizierten klinischen Studien weisen auf eine eingeschränkte Sensitivität des Haut-Pricktests mit Betalaktamen (ca. 40–75%) bei guter Spezifität (80–100%) und einem sehr hohen negativen Vorhersagewert (ca. 90%) hin. So wurden schwere Anaphylaxien nach oraler Penicillin-Provokation bei zuvor negativer Pricktestung bisher nicht beschrieben. Bei positiver Pricktestung sollten die Patienten jedoch nicht mit dem inkriminierten Arzneimittel provoziert werden.

> ❯ **Orale Provokationstestungen mit Arzneimitteln sollten nicht erfolgen, wenn zuvor eine IgE-vermittelte Sensibilisierung gegen die inkriminierte Testsubstanz nachgewiesen wurde.**

Labordiagnostisch kann ein kommerzieller FEIA zur Bestimmung des spezifischen Serum-IgE eingesetzt werden. Allerdings steht hierfür nur ein begrenztes Hapten-Panel zur Verfügung (Cefaclor, Penicilloyl, Amoxicillin), das u. a. für die niedrige diagnostische Sensitivität dieser Testmethode (ca. 45%) verantwortlich sein dürfte. Zusammenfassend schließt ein negativer FEIA eine Allergie somit nicht sicher aus, während Patienten mit positivem In-vitro-Befund nicht provoziert werden sollten.

Bei vermuteter Spättypallergie gegen Penicilline erfolgen neben Intrakutantests mit Spätablesung in erster Linie Epikutantestungen jeweils mit dem puren Wirkstoff in einer Konzentration von 5–10% in Petrolatum. Fertigpräparate (z. B. pulverisierte Tabletten) können in 30%-iger Konzentration getestet werden. Der klinische Nutzen dieser Epikutantestungen bei Kindern und Jugendlichen mit Verdacht auf Penicillinallergie ist zum jetzigen Zeitpunkt aufgrund eines Mangels kontrollierter Studien schwer zu beurteilen.

So wiesen erste Untersuchungen pädiatrischer Kollektive auf eine ausgesprochen niedrige Testsensitivität von 10% bis maximal 40% hin. Die Testspezifität wurde nicht ermittelt. Auch der bisher als hoch eingeschätzte negative Vorhersagewert wird durch aktuelle Publikationen infrage gestellt. Laboruntersuchungen zur Detektion arzneimittelspezifischer T-Zellen (z. B. Lymphozytentransformationstest, ELISPOT-Assay) erfordern ein vergleichsweise großes Probenvolumen und sind bisher für pädiatrische Patienten mit Verdacht auf Arzneimittelallergie nicht ausreichend untersucht.

Bei nachgewiesener Allergie gegen ein Betalaktam-Antibiotikum stellt sich häufig die Frage nach sicheren Alternativpräparaten aus der gleichen Substanzgruppe. Es gilt abzuwägen, ob eine Kreuzallergie gegen den gemeinsamen Betalaktam-Ring oder Molekül-spezifische Seitenketten vorliegen kann. Hierzu lassen sich folgende, im Einzelfall selbstverständlich kritisch zu prüfende Faustregeln formulieren:

14

> ### Diagnostik bei Verdacht auf Kreuzallergie gegen Betalaktam-Antibiotika
> **Penicillinallergie**
> - Orale Provokationstestung mit Cephalosporinen nach negativer Pricktestung sicher durchführbar. Ausnahme: erhöhtes Kreuzreaktionsrisiko gegen gleiche R1-Seitenkette (z. B. Amoxicillin/Cefadroxil, Ampicillin/Cefaclor)
> - Orale Provokationstestung mit Carbapenemen (z. B. Imipenem, Meropenem) nach negativer Pricktestung sicher möglich
>
> **Cephalosporinallergie**
> - Orale Provokationstestung mit anderem Cephalosporin nach negativer Pricktestung sicher durchführbar. Ausnahme: erhöhtes Kreuzreaktionsrisiko gegen gleiche R2-Seitenkette (z. B. Cephadroxil/Cefalexin, Cefuroxim/Cefoxitin)
>
> **Penicillin- und Cephalosporinallergie**
> - Orale Provokationstestung mit Monobactam (z. B. Aztreonam) nach negativer Pricktestung sicher durchführbar. Ausnahme: erhöhtes Kreuzreaktionsrisiko gegen gleiche R1-Seitenkette (Ceftazidim)

■ ■ **Allergie gegen Nicht-Betalaktam-Antibiotika**

Vor allem Makrolide (z. B. Erythromycin, Klarithromycin) und Sulfonamide (z. B. Sulfamethoxazol) werden im klinischen Alltag als Auslöser einer Allergie gegen Nicht-Betalaktam-Antibiotika vermutet. Allergische Soforttypreaktionen sind nach Einnahme dieser Substanzen eher selten, jedoch können insbesondere makulopapulöse Exantheme und im Falle der Sulfonamide sogar schwere Arzneimittelreaktionen (SJS, TEN) auftreten.

Wichtige Testgütekriterien wie z. B. die Sensitivität oder der negative Vorhersagewert wurden für Hauttestungen mit den genannten Wirkstoffen bisher nicht in umfangreichen Untersuchungen definiert. Auch zuverlässige Labormethoden zum routinemäßigen Nachweis einer allergischen Sofort- oder Spättypsensibilisierung gegen Makrolide stehen aktuell nicht zur Verfügung. Daher ist zum Ausschluss einer Makrolid-Allergie regelhaft eine orale Provokationstestung erforderlich, die nur nach negativer Pricktestung erfolgen sollte.

Da Sulfamethoxazol als potenzieller Auslöser schwerer Arzneimittelreaktionen bekannt ist und häufig therapeutische Alternativen bestehen, werden In-vivo-Untersuchungen mit diesem Antibiotikum nur noch selten durchgeführt. Zuverlässige Labormethoden zum Ausschluss allergischer Spättypsensibilisierungen stehen ebenfalls nicht zur Verfügung. Interessanterweise deuten Untersuchungen der letzten Jahre darauf hin, dass nichtantibiotische Sulfonamide (z. B. Furosemid, Celecoxib) aufgrund ihrer differenten Molekülstruktur auch von Patienten mit Sulfamethoxazol-Allergie ohne unerwünschte Arzneimittelreaktionen eingenommen werden können.

> ❯ **Zum Nachweis einer Allergie gegen Makrolid-Antibiotika ist sehr häufig eine orale Provokationstestung erforderlich.**

■ ■ **NSAR-Intoleranz**

Nicht-steroidale Antirheumatika (NSAR) können bei prädisponierten Patienten klinisch heterogene Überempfindlichkeitsreaktionen hervorrufen (z. B. chronische Rhinosinusitis, akute/chronische Urtikaria, intrinsisches Asthma bronchiale). Am häufigsten tritt bei ansonsten gesunden Kindern innerhalb von Minuten bis zu 24 Stunden nach Einnahme starker COX1-Inhibitoren (z. B. Ibuprofen, Naproxen, Diclofenac, Indomethacin) eine akute Urtikaria auf. Die gleichzeitige Manifestation kutaner Angioödeme ist hingegen altersabhängig: Weniger als 5% betroffener Säuglinge und Kleinkinder, aber bis zu 20% der Adoleszenten und jungen Erwachsenen mit NSAR-assoziierter Urtikaria entwickeln zusätzlich faziale Ödeme.

Bei 60–100% betroffener Patienten kommt es nach Einnahme weiterer Substanzen dieser Wirkstoffgruppe zu erneuten Symptomen. Als Ausnahme führt Paracetamol bei Dosierungen bis maximal 500 mg wesentlich seltener zu Kreuzreaktionen (0 bis ca. 8%).

> ❯ **Paracetamol wird von über 90% der Kinder und Jugendlichen mit NSAR-Intoleranz komplikationslos toleriert.**

Nur bei nicht eindeutiger Anamnese ist eine weiterführende Diagnostik indiziert. Validierte Hauttestungen zur Abklärung der NSAR-Intoleranz existieren allerdings nicht. Auch In-vitro-Assays wie der BAT oder neuerdings der sog. Aspirin Sensitive Patient Identification Test (ASPITest®) können für den Einsatz in der Routinediagnostik noch nicht empfohlen werden. Daher ist zur definitiven Abklärung eine orale Provokationstestung regelhaft erforderlich. Diese wird im Zweifelsfall mit dem inkriminierten NSAR, bei eindeutiger Anamnese einer wiederholten Intoleranz gegenüber starken COX1-Inhibitoren mit Paracetamol durchgeführt. Anders als bei vermuteter allergischer Soforttypreaktion sollten Dosissteigerungen in 1,5- bis 2-stündigen Abständen erfolgen.

- ■ **Therapie**
- ■■ **Symptomatische Therapie**

Unabhängig vom Reaktionstyp ist die sofortige Unterbrechung der Allergenzufuhr, d. h. das Absetzen aller inkriminierten Arzneimittel, Grundvoraussetzung einer erfolgreichen Behandlung. Arzneimittelinduzierte Urtikaria, Angioödeme und Anaphylaxien werden wie allergische Soforttypreaktionen anderer Ursache ebenfalls Schweregradadaptiert mit einem nicht-sedierenden Antihistaminikum und einem systemischen Glukokortikoid behandelt. Bei Auftreten extrakutaner Symptome sind ggf. frühzeitig Inhalationen mit einem Beta-Sympathomimetikum, die parenterale Behandlung mit Adrenalin, Volumensubstitution und weitere Maßnahmen erforderlich (▶ Kap. 13).

Makulopapulöse Arzneimittelexantheme und andere auf das Hautorgan beschränkte Spättypreaktionen bedürfen aufgrund ihres zumeist selbstlimitierenden Verlaufes in der Regel keiner spezifischen Behandlung. Bei ausgeprägtem Befund und/oder Auftreten eines störenden Pruritus kann jedoch lokal mit Emollentien (z. B. Unguentum emulsificans aquosum) und kurzzeitig mit einem topischen Glukokortikoid mittlerer Wirkstärke (z. B. Prednicarbat, Methylprednisolonaceponat) therapiert werden. Bei Beschwerdepersistenz ist in Einzelfällen die rasch ausschleichende, orale Behandlung mit einem systemischen Glukokortikoid sinnvoll (z. B. Methylprednisolonaceponat 1 mg/kg KG).

Es kann mittlerweile als gesichert gelten, dass bei Patienten mit SJS und TEN die interdisziplinäre, am besten auf einer verbrennungsmedizinischen Intensivstation durchgeführte Supportivtherapie (Rehydratation, Analgesie, Sedierung etc.) einen positiven Einfluss auf den Krankheitsverlauf hat. Auch eine regelmäßige ophthalmologische Betreuung und ein intensiviertes Wundmanagement sind unverzichtbar. Im Gegensatz hierzu ist eine antibiotische Therapie nicht prophylaktisch, wohl aber bei ersten klinischen und/oder laborchemischen Symptomen einer Infektion indiziert.

Der positive Effekt einer hochdosierten, frühzeitig eingeleiteten systemischen Glukokortikoidtherapie, die von einigen Arbeitsgruppen bei Erwachsenen mit SJS/TEN propagiert wird, wurde bei betroffenen Kindern bisher nicht ausreichend belegt. Auch der Nutzen einer intravenösen Immunglobulin-Substitution (IVIG) in der Akutphase der Erkrankung wird weiterhin kontrovers diskutiert. Allerdings deuten retrospektive, nicht-kontrollierte Untersuchungen auf einen potenziellen Nutzen von IVIG hin, so dass unter Berücksichtigung des günstigen Nebenwirkungsprofils nach Auffassung einiger Arbeitsgruppen eine Behandlung mit IVIG 1 mg/kg KG an drei aufeinanderfolgenden Tagen möglich ist.

- ■■ **Desensibilisierung**

Bei Patienten mit vorbekannter, IgE-vermittelter oder nicht-immunologischer Soforttypreaktion, die das inkriminierte Arzneimittel aufgrund fehlender therapeutischer Alternativen weiterhin dringend benötigen, kann eine Desensibilisierung in Betracht gezogen werden. Bei dieser Prozedur wird dem betroffenen Patienten das Arzneimittel titriert appliziert, und zwar ausgehend von einer sehr niedrigen Startdosis (1×10^{-6} bis 1×10^{-3} der üblichen Einmaldosis) in bis zu zwölf Einzelschritten, bis die gewichtsadaptierte, übliche Einmaldosis ohne schwerwiegende Symptome vertragen wird.

Während der genaue Wirkmechanismus der Desensibilisierung weiterhin unbekannt ist, findet hierbei im Gegensatz zur Spezifischen Immuntherapie mit Allergenextrakten keine anhaltende Toleranzinduktion statt. Vielmehr erreicht der Patient mit ihrer Hilfe eine temporäre Anergie gegenüber dem medikamentösen Auslöser, die jedoch nur unter kontinuierlicher Gabe der therapeutischen Dosis erhalten bleibt. Nach einer Behandlungsunterbrechung muss daher jeder weitere Therapiezyklus mit einer erneuten Dosis-Titration beginnen.

Im Kindes- und Jugendalter werden Desensibilisierungen in erster Linie mit Antibiotika durchgeführt, die in klassischen klinischen Situationen vital indiziert sind, wie z. B. Ceftazidim zur Behandlung eines multiresistenten P. aeruginosa bei Patienten mit Zystischer Fibrose. Für weitere, häufig unverzichtbare Arzneimittel (z. B. platinbasierte Chemotherapeutika, L-Asparaginase) wurden kasuistisch oder in Fallserien ebenfalls erfolgreiche Desensibilisierungsprotokolle beschrieben.

Bei bisher zumeist in adulten Populationen ermittelten Erfolgsquoten zwischen ca. 50 und 100% wurde das Auftreten milder Nebenwirkungen unter Desensibilisierung mit einer Häufigkeit von bis zu 27% angegeben, während höhergradige Symptome bei weniger als 10% der Patienten beobachtet wurden. Dennoch muss darauf hingewiesen werden, dass Desensibilisierungen arzneimittelallergischer Patienten mit einem reellen Risiko schwerer Anaphylaxien assoziiert sind und daher ausschließlich unter stationärem Monitoring und intensivmedizinischem Standby in Zentren mit erfahrenen Mitarbeitern und Mitarbeiterinnen durchgeführt werden sollten.

> **Arzneimittel-Desensibilisierungen sollten auch im Kindes- und Jugendalter nur bei dringender Indikation und unter stationärem Monitoring durchgeführt werden.**

Fazit für die Praxis
- Bei Kindern und Jugendlichen ergibt sich häufig der Verdacht auf eine Arzneimittelallergie, die sich aber nur in ca. 10% der Fälle bestätigen lässt.
- Makulopapulöse Exantheme stellen die häufigste Manifestation einer Arzneimittelallergie dar und bedürfen in der Regel keiner spezifischen Therapie.
- Arzneimittel sind in Deutschland für ca. 8% der Anaphylaxien bei Kindern und Jugendlichen verantwortlich.
- Zu den häufigsten Auslösern arzneimittelallergischer Soforttypreaktionen gehören die Betalaktame.

- Antikonvulsiva, Sulfonamide und andere Antibiotika rufen am häufigsten arzneimittelallergische Spättypreaktoinen hervor.
- Bei protrahiertem oder schwerem Verlauf eines MPE sollte differenzialdiagnostisch an schwere kutane Arzneimittelreaktionen gedacht werden.
- Jedes Kind mit Verdacht auf Arzneimittelallergie sollte kinderallergologisch evaluiert werden (Anamnese, ggf. Hauttestungen, Labordiagnostik, Provokationstestung).
- In Ausnahmefällen ist bei dringender Indikation eine Desensibilisierung möglich.

Literatur

Brockow K, Garvey LH, Aberer W et al. (2013) Skin test concentrations for systemically administered drugs – an ENDA/EAACI Drug Allergy Interest Group position paper. Allergy 68(6): 702–12

Pavlos R, Mallal S, Phillips E (2012) HLA and pharmacogenetics of drug hypersensitivity. Pharmacogenomics 13(11): 1285–306

Pichler WJ, Adam J, Daubner B et al. (2010) Drug hypersensitivity reactions: pathomechanism and clinical symptoms. Med Clin North Am 94: 645–64, xv

Rubio M, Bousquet PJ, Gomes E, Romano A, Demoly P (2012) Results of drug hypersensitivity evaluations in a large group of children and adults. Clin Exp Allergy 42(1): 123–30

WHO (1972) International drug monitoring: the role of national centres. Report of a WHO meeting, World Health Organ Tech Rep Ser 498: 1–25

Weitere Literatur finden Sie unter ▶ http://extras.springer.com.

Hilfreiche Websites

▶ www.eaaci.org/attachments/669_German-ENDA-Questionnaire.pdf – European Network for Drug Allergies (ENDA): Fragebogen »Medikamentenüberempfindlichkeit« (D)
▶ www.gpau.de/fileadmin/user_upload/GPA/dateien_indiziert/Elternratgeber/ER_2008_3-08.pdf – Gesellschaft für Pädiatrische Allergologie und Umweltmedizin (GPAU): Elternratgeber »Arzneimittelallergie« (D)
▶ http://nebenwirkung.bfarm.de/apex/f?p=100:10:0::NO:10:: – Bundesamt für Arzneimittel und Medizinprodukte: UAW-Datenbank mit Suchfunktion
▶ www.tellmed.ch/include_php/previewdoc.php?file_id =4378 – Schweizerisches Zentrum für Allergie, Haut und Asthma: Umfangreiche Informationsbroschüre für Patienten (D)

(D): als Download verfügbar

Bienen- und Wespengiftallergie

M. V. Kopp

Allergische Reaktionen nach einem Bienen- oder Wespenstich verlaufen häufig als Lokalreaktion mit Schwellung und Rötung an der Einstichstelle. Viel seltener sind Allgemeinreaktionen mit den Symptomen einer Soforttypallergie zu beobachten.

Bei allen pädiatrischen Patienten, die auf einen Bienen- oder Wespenstich mit respiratorischen und/oder kardiovaskulären Symptomen reagiert haben, ist eine Spezifische Immuntherapie obligat. In der klinischen Praxis geht es also darum, Lokalreaktionen und leichte Allgemeinreaktionen von mittelschweren und schweren Allgemeinreaktionen sicher abzugrenzen, um die Patienten entsprechend beraten und ggf. therapieren zu können.

Von den allergischen Stichreaktionen sind die selten vorkommenden toxischen Reaktionen abzugrenzen, die nach multiplen Insektenstichen auftreten können. Dabei entfalten einige Insektengift-Komponenten zytotoxische Effekte, die u. a. mit Hämolyse und Organversagen einhergehen können. Im Gegensatz zu Erwachsenen können Kinder bereits nach 50–100 Stichen potenziell schwerwiegende Symptome entwickeln.

In sehr seltenen Fällen kommt es nach einem Insektenstich zu sog. ungewöhnlichen Reaktionen, die weder IgE-vermittelt noch toxisch sind. Ihre Entstehung ist weitgehend ungeklärt. Klinisch können diese Reaktionen u. a. als Serumkrankheit, leukozytoklastische Vaskulitis oder thrombozytopenische Purpura imponieren.

■ **Epidemiologie**

Etwa 5–25% der Allgemeinbevölkerung reagieren auf einen Insektenstich mit einer verstärkten Lokalreaktion, während in Abhängigkeit von der untersuchten Population nur ca. 1 bis maximal 7% eine systemische Reaktion zeigen.

Sehr viel häufiger als verstärkt ausgeprägte Lokal- oder Allgemeinreaktionen finden sich allergische Sensibilisierungen. Bis zu 25% der Allgemeinbevölkerung und bis zu 50% der untersuchten Kinder weisen spezifische IgE-Antikörper gegen Bienen- und/oder Wespengift auf. Schon an dieser Stelle muss daher darauf hingewiesen werden, dass eine Diagnostik nur dann durchgeführt werden

soll, wenn anamnestisch die Indikation zu einer Spezifischen Immuntherapie (SIT) gegeben ist.

In Deutschland kommt es zu etwa 20 Todesfällen pro Jahr nach Insektenstichen mit anaphylaktischer Reaktion, in der Regel sind davon (v. a. männliche) Erwachsene betroffen. Im Kindesalter stellt Insektengift mit einem Anteil von ca. 25% den zweithäufigsten Auslöser anaphylaktischer Reaktionen dar (▶ Kap. 13).

> **Bis zu 50% der Kinder und Jugendlichen weisen eine Sensibilisierung gegen Insektengiftallergene auf, während nur bei einem Bruchteil dieser Patienten systemische Stichreaktionen zu erwarten sind.**

■ **Pathogenese**

Die Insektengiftallergie mit systemischen Symptomen entspricht einer IgE-vermittelten Typ-1-Reaktion nach Coombs und Gell. Im Rahmen des ersten Stichereignisses kommt es zu einer IgE-vermittelten Sensibilisierung. Nach erneutem Stichereignis führen Insektengiftallergene zu einer Überbrückung von mindestens zwei benachbarten, membranständigen allergenspezifischen IgE-Molekülen auf Mastzellen und basophilen Granulozyten. Dadurch wird die soforttypallergische Reaktionskaskade in Gang gesetzt, die mit einer Freisetzung von u. a. Histamin sowie Metaboliten der Arachidonsäure wie z. B. Leukotrienen oder Prostaglandinen einhergeht (▶ Kap. 1).

Während nach einem Bienenstich ca. 50–150 μg Gift freigesetzt werden, beträgt das Giftvolumen nach Wespenstichen nur ca. 5 μg. Bienen- und Wespengift setzen sich aus biogenen Aminen (z. B. Histamin), allergenen Peptiden und teils speziesspezifischen Proteinen zusammen. Zusätzlich tragen Peptide beider Insektengifte nicht-spezifische Kohlenhydratseitenketten, die in der allergologischen Diagnostik zu Kreuzreaktionen führen können (»cross-reactive carbohydrate determinants«, CCD; ▶ Abschn. 3.1). Bislang konnten sechs Wespengift- und zwölf Bienengiftallergene charakterisiert werden. Im klinischen Alltag sind v. a. die Allergene relevant, die bei > 50% der Patienten zu einer Sensibilisierung führen und daher als Majorallergene bezeichnet werden (◻ Tab. 15.1).

▢ Tab. 15.1 Majorallergene des Bienen- und Wespengifts. (Mod. nach Helbling u. Müller 2013)

Insektenart	Allergen	IUIS-Bezeichnung	Molekulargewicht [kDa]	CCD
Biene	Phospholipase A 2	Api m 1	16	+
	Hyaluronidase	Api m 2	45	+
	Icarapin	Api m 10	55	+
Wespe	Phospholipase A 1	Ves v 1	34	–
	Antigen 5	Ves v 5	23	–

IUIS = International Union of Immunological Societies; CCD = Cross-reactive carbohydrate determinants (kreuzreaktive Kohlenhydratseitenketten)

▪ Diagnostik

Zunächst wird eine ausführliche Anamnese erhoben, um die Umstände des Stichereignisses und der danach eingeleiteten Maßnahmen zu erfragen. Eine weiterführende allergologische Diagnostik (Haut-Pricktest, IgE-Serologie) erfolgt nur, wenn sich hieraus eine therapeutische Konsequenz, d. h. die Indikation zu einer Spezifischen Immuntherapie, ergeben könnte. Die sorgfältige Hautinspektion erfolgt, um ggf. kutane Manifestationen einer Mastozytose zu erkennen.

▪▪ Anamnese

Neben allgemeinen Aspekten der allergologischen Anamnese (▶ Abschn. 4.1) ist die Dokumentation folgender Informationen für das weitere Vorgehen bedeutsam:

> **Wichtige Informationen, die bei einem Insektenstich erhoben werden müssen**
> – Datum und Uhrzeit des Stichs
> – (Vermutliche) Spezies des stechenden Insekts
> – Ist der Stachel verblieben?
> – Lokalisation des Stichs
> – Art und Ausprägung der Stichreaktion
> – Zeitintervall zwischen Stich und Reaktion
> – Therapie der Stichreaktion (Was? Wann? In welcher Dosis? Mit welchem Erfolg?)
> – Frühere Stiche und anschließende Reaktion
> – Allgemeine Risikofaktoren: erhöhtes Expositionsrisiko (z. B. familienangehöriger Imker bzw. Wohnort in unmittelbarer Nähe eines Imkers, häufiger Aufenthalt im Freien)
> – Individuelle Risikofaktoren: Zustand nach Insektenstich-Anaphylaxie, bekanntes Asthma bronchiale, kardiovaskuläre Erkrankung, Mastozytose, Behandlung mit Betablockern oder ACE-Hemmern

Diese Daten sollten am besten mithilfe eines standardisierten Fragebogens erhoben werden. Bei der Identifizierung des verursachenden Insekts bieten die in ▢ Tab. 15.2 aufgeführten Kriterien zusätzliche Anhaltspunkte.

▪▪ Hauttestungen

Bei gegebener Indikation erfolgt – unabhängig vom vermuteten Auslöser – ein titrierter Haut-Pricktest mit lyophilisiertem Bienen- und Wespengift in Konzentrationen von jeweils 1, 10 und 100 µg Gift/ml. Die Leitlinie empfiehlt, bei einem negativen Haut-Pricktest zusätzlich einen sensitiveren Intrakutantest mit 0,1 µg/ml Insektengift durchzuführen. Dieser kommt aufgrund seiner Schmerzhaftigkeit im Kindesalter jedoch nur selten in der Praxis zum Einsatz.

Hauttestungen sollten frühestens ca. vier Wochen nach dem Stichereignis durchgeführt werden.

▪▪ Serologische Bestimmung spezifischer IgE-Antikörper

Die Bestimmung der spezifischen IgE-Konzentration im Serum betroffener Kinder dient dem Nachweis einer allergischen Soforttypsensibilisierung gegen das angeschuldigte Insektengift. Auch diese Diagnostik ist nur dann sinnvoll, wenn eine Indikation

◨ Tab. 15.2 Anamnestische Anhaltspunkte zur Identifizierung des verursachenden Insekts	
Hinweise auf Bienen- oder Wespenstiche	
Wespe	**Biene**
Stachel bleibt in der Regel nicht in der Haut zurück	Stachel bleibt in der Regel in der Haut zurück
Stichereignis in der Nähe von Speisen, Abfallbehältern	Stichereignis in der Nähe von Bienenstöcken, Klee, Blüten
Flugzeit: Sommer bis Spätherbst	Flugzeit: Frühjahr bis Spätsommer, z. T. auch an warmen Wintertagen
Eher »aggressiv«	Eher friedlich

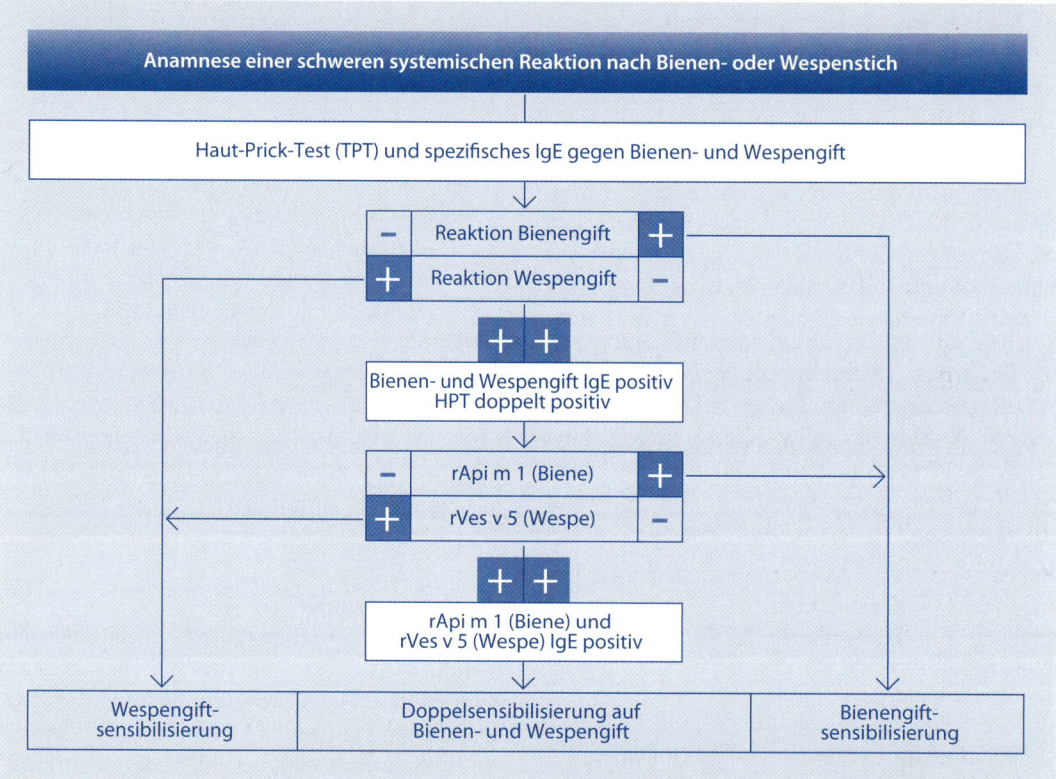

◨ **Abb. 15.1**   Algorithmus zur serologischen Abklärung einer Insektengiftallergie nach systemischer Insektenstichreaktion

zur Hyposensibilisierung gegeben ist. Die Höhe der spezifischen IgE-Antikörper sagt nichts über das Reaktionsrisiko aus. Unmittelbar nach einem Stichereignis kann das spezifische IgE noch negativ sein, obwohl eine allergische Sensibilisierung vorliegt. Daher muss die Diagnostik im Falle negativer Befunde nach 4–6 Wochen wiederholt werden.

Angefordert wird zunächst das spezifische IgE gegen Bienen- und Wespengift, das bei bis zu 50% der Patienten eine Doppelsensibilisierung gegen beide Allergenextrakte anzeigt. Drei Viertel dieser Doppelsensibilisierungen sind auf spezifische IgE-Antikörper gegen homologe Allergene (z. B. Hyaluronidase des Bienengifts und des Wespengifts) oder gegen kreuzreagierende Kohlenhydratseitenketten (CCD) zurückzuführen. Dies bedeutet im Umkehrschluss, dass nur etwa ein Viertel der »doppelt positiven« Patienten eine echte, nicht-kreuzaktive Doppelsensibilisierung aufweist. Hier ist die Bestimmung von IgE-Antikörpern gegen spezies-spezifische Majorallergene der Biene (Api m 1) und der Wespe (Ves v 1, Ves v 5) zur Diskriminierung hilfreich (vgl. ◧ Tab. 15.2). Ein entsprechender Diagnose-Algorithmus ist in ◧ Abb. 15.1 dargestellt.

> ❯ Bis zu 50% insektengiftallergischer Patienten weisen eine Doppelsensibilisierung gegen Bienen- und Wespengift auf, die mittels spezieesspezifischer Majorallergene weiter differenziert werden sollte.

▪▪ Andere diagnostische Verfahren

Im Basophilen-Aktivierungstest (BAT) wird die Expression von Oberflächenmarkern (CD 63, CD 203) auf basophilen Granulozyten nach Allergenstimulation durchflusszytometrisch gemessen (▶ Abschn. 4.2). Dieser Test kann bei nicht eindeutiger Vordiagnostik in Einzelfällen die Haut-Pricktestung und die IgE-Bestimmung ergänzen und sollte dann an einem Zentrum erfolgen, das über eine ausreichende Erfahrung mit der Durchführung des BAT und der Befundinterpretation verfügt.

Es herrscht kinderallergologischer Konsens darüber, dass eine Bestimmung der Serum-Tryptase nur nach schweren Allgemeinreaktionen (Grad III/IV) im Vorfeld einer SIT und im Falle schwerer SIT-Reaktionen indiziert ist. Bei erhöhtem Serum-Tryptasespiegel sollte das Vorliegen einer Mastozytose ausgeschlossen werden (▶ Kap. 17).

Die Bestimmung spezifischer IgG-Antikörper oder ein Lymphozytentransformationstest haben keinen Stellenwert in der klinischen Diagnostik der Insektengiftallergie.

▪ Klinik und Therapie

Die Betreuung bienen- und wespengiftallergischer Patienten wird maßgeblich durch das Ausmaß der Insektenstichreaktion bestimmt. Im Folgenden werden daher die klinischen Reaktionen unterschiedlicher Schweregrade dargestellt und die entsprechenden Therapieoptionen aufgezeigt.

Unabhängig vom Schweregrad sollten den Patienten allgemeine Empfehlungen zur Vermeidung erneuter Insektenstiche – idealerweise in Form eines Merkblattes – an die Hand gegeben werden.

▪▪ Lokalreaktionen

Eine durchschnittliche Lokalreaktion nach Bienen- oder Wespenstich führt an der Stichstelle zu einer Rötung und Schwellung von weniger als 10 cm Durchmesser, die in der Regel innerhalb von 24 Stunden abklingen. Von einer gesteigerten örtlichen Reaktion spricht man bei einer Rötung und Schwellung von mehr als 10 cm und einer anhaltenden Schwellung über länger als 24 Stunden. In Einzelfällen können zusätzlich eine Blasenbildung sowie eine nicht-infektiöse Lymphangitis oder Fieber und Übelkeit beobachtet werden.

> ❯ Normale Lokalreaktion: Durchmesser < 10 cm, Dauer < 24 h. Schwere Lokalreaktion: Durchmesser > 10 cm, Dauer > 24 h.

Akuttherapie Vorsichtige Entfernung des Stachels (sofern verblieben). Dabei sollte der Stachel vorsichtig von der Seite ausgekratzt werden, ohne den Giftsack auszudrücken. Kühlung der Einstichstelle, Therapieversuch mit topischen Glukokortikoiden möglich (z. B. Prednicarbat-Creme 2-mal täglich über 3–5 Tage). Bei ausgeprägter Schwellung ggf. kurzzeitig systemische Glukokortikoide (z. B. Prednisolon 1–2 mg/kg KG über 1–3 Tage).

Case Management Wichtig ist die allgemeine Beratung über Maßnahmen zur Vermeidung von Bienen- und Wespenstichen. Sonst sind keine weiteren Maßnahmen notwendig. Insbesondere ist eine Spezifische Immuntherapie nicht indiziert. Eine Notfallapotheke muss nicht mitgeführt werden. Es besteht im Vergleich zur Allgemeinbevölkerung kein erhöhtes Risiko, dass das Kind nach einem erneuten Sticheereignis eine schwere anaphylaktische Reaktion zeigen wird. In diesem Zusammenhang sollten die Eltern darauf hingewiesen werden, dass das anschließende Anaphylaxierisiko zwar nicht »null«, aber im Vergleich zu Patienten ohne vorherige Lokalreaktion auch nicht signifikant erhöht ist.

Allgemeine Empfehlungen zur Vermeidung von Insektenstichen

1. Ruhe bewahren! Bei Annäherung von Insekten oder in Nestnähe sind hastige oder schlagende Bewegungen zu vermeiden, langsam zurückziehen!
2. Insekten nicht von Futterquellen verscheuchen, v. a. nicht mit hektischen Bewegungen.

3. Im Freien Verzehr von Speisen oder Getränken, Obst- oder Blumenpflücken, Aufenthalt in der Nähe von Abfallkörben, Mülleimern, Tiergehegen oder Fallobst vermeiden.
4. Nicht aus Flaschen oder Getränkedosen trinken, die man nicht einsehen kann! Trinkgläser abdecken, Trinkhalme verwenden.
5. Nach dem Essen Hände waschen und Mund abwischen.
6. Die Haut durch Kleidung weitgehend bedeckt halten. Ungünstig sind lose sitzende, leichte Bekleidungsstücke und dunkle Farben, zu bevorzugen sind helle Farben.
7. Geschlossenes Schuhwerk im Freien tragen. Nicht barfuß laufen!
8. Auf versteckte Insekten (besonders im Bett oder in Schuhen) achten.
9. Repellentien (chemische Insektenabwehrmittel) bieten keinen ausreichenden Schutz.
10. An Tagen mit schwül-heißer Witterung besonders vorsichtig sein, da die Insekten bei solcher Witterung aggressiv sind.
11. Bienenstöcke oder Wespennester und deren Einzugsbereich sind zu meiden. Nester in der Nähe eines ständigen Aufenthaltsortes müssen entfernt werden (durch Imker bzw. Feuerwehr).
12. Im Fall eines Stichs die Stichstelle mit der Hand bedecken. Gegebenenfalls stecken gebliebenen Stachel möglichst rasch entfernen. Achtung: Um ein Ausdrücken des Giftsacks zu vermeiden, den Stachelapparat nicht mit den Fingern zusammenpressen, sondern z. B. mit einem Fingernagel wegkratzen.

▪▪ Anaphylaktische Reaktion Grad I

Hierzu zählen Symptome an der Haut, die nicht mit dem lokalen Stichereignis in Beziehung stehen. Darunter fallen in erster Linie eine Urtikaria, ein generalisierter Pruritus, eine Flush-Symptomatik und das Angioödem.

Akuttherapie   Neben den oben aufgeführten Maßnahmen kann ein nicht-sedierendes H_1-Antihistaminikum (z. B. Cetirizin) in altersentsprechender Dosierung eingesetzt werden.

Case Management   Eine allgemeine Beratung über Maßnahmen zur Vermeidung von Bienen- und Wespenstichen ist wichtig (s. Übersicht). Eine Notfallapotheke muss nicht mitgeführt werden. Nach einem weiteren Stichereignis können orale Antihistaminika und ggf. auch ein systemisches Glukokortikoid eingesetzt werden.

Im Kindesalter stellt die anaphylaktische Reaktion vom Grad I in der Regel keine Indikation für eine Spezifische Immuntherapie dar. Dies ist dadurch begründet, dass es bei Kindern nach dieser ausschließlich kutanen Reaktion im Falle eines erneuten Stichereignisses in weniger als 10–15% zu erneuten systemischen Reaktionen kommt. Umgekehrt zeigen die Daten aus klinischen Studien während einer mittleren Nachbeobachtungszeit von 18 Jahren, dass Kinder nach einer SIT in keinem Fall systemische Reaktionen auf erneute Stiche zeigten. Daher sollte das Vorgehen individuell, v. a. unter Berücksichtigung der Zuverlässigkeit der Anamnese, der Lebensqualität und möglicher Gefährdungen durch kindliches Verhalten mit den Sorgeberechtigten besprochen werden.

> **Eine Hyposensibilisierung ist in der Regel bei Kindern mit anaphylaktischer Insektenstichreaktion Grad I nicht indiziert.**

▪▪ Anaphylaktische Reaktionen Grad II–IV

Anaphylaktische Reaktionen mit extrakutaner Beteiligung entsprechen Anaphylaxien im engeren Sinne und können unterschiedliche Organsysteme betreffen. Sie werden nach Messmer und Ring in die Schweregrade II bis IV unterteilt und gehen mit Symptomen einher, die einzeln oder in Kombination auftreten können (► Kap. 13). Hierzu zählen:

Klinische Charakteristika einer anaphylaktischen Reaktion (Grad II–IV)

− Atemwegssymptomatik mit Rhinorrhoe, Heiserkeit, Dyspnoe (Schweregrad II); Larynxödem, Bronchospasmus, Zyanose (Grad III); Atemstillstand (Grad IV)

- Kreislaufsymptome: Tachykardie mit HF-Zunahme > 20/min oder Hypotonie mit Abfall des Blutdrucks um > 20 mmHg; Arrythmie (Schwererad II); Schock (Grad III); Kreislaufstillstand (Grad IV)
- Leichte Abdominalsymptome: z. B. Übelkeit, Bauchschmerzen, Bauchkrämpfe (Schweregrad II); Erbrechen, Defäkation (Schweregrad III)

Zusätzlich können die oben beschriebenen kutanen Symptome bestehen.

Akuttherapie Neben den oben aufgeführten Maßnahmen sollte der Patient stationär therapiert und überwacht werden. Dort steht die Therapie der Anaphylaxie im Vordergrund, die sich nach dem Schweregrad richtet und hier nur stichwortartig aufgeführt wird (▶ Kap. 13):
- Überprüfung der Vitalparameter,
- Anlage eines intravenösen Zugangs (falls nicht möglich: intraossärer Zugang),
- Volumenzufuhr,
- Einsatz systemischer Glukokortikoide und Antihistaminika
- frühzeitiger Einsatz von Adrenalin,
- ggf. Intubation und Beatmung.

Case Management Auch hier sollte eine allgemeine Beratung über Maßnahmen zur Vermeidung von Bienen- und Wespenstichen stattfinden (s. Übersicht). Eine Notfallapotheke muss mitgeführt werden, bis die maximale Erhaltungsdosis der Spezifischen Immuntherapie erreicht und die Therapie ohne Nebenwirkungen vertragen wurde. Hierfür ist eine individuelle Betreuung durch einen Kinderallergologen notwendig. Die Notfallapotheke besteht wie auch im Falle anderer Anaphylaxien aus einem oralen, nicht-sedierenden H_1-Antihistaminikum, einem oralen Glukokortikoid, ggf. einem inhalativen Betamimetikum und einem Adrenalin-Autoinjektor (▶ Kap. 13).

Eine Spezifische Immuntherapie ist bei Reaktionen dieses Schweregrades regelhaft indiziert. Um das verantwortliche Insekt zweifelsfrei zu ermitteln, ist eine allergologische Diagnostik unverzichtbar

(Haut-Pricktest, IgE-Serologie). Sollte diese Diagnostik initial unauffällig sein, so muss sie 4–6 Wochen nach dem Stichereignis wiederholt werden.

Spezifische Immuntherapie (Hyposensibilisierung)
Die Spezifische Immuntherapie (SIT) ist im Kindesalter nach einer IgE-vermittelten, anaphylaktischen Insektenstichreaktion ≥ Grad II indiziert, wenn der Nachweis einer Soforttypsensibilisierung gegen das reaktionsauslösende Insekt erbracht ist.

Die Kontraindikationen einer SIT bei Insektengiftallergie entsprechen den Gegenanzeigen bei Hyposensibilisierungsbehandlung anderer Erkrankungen (▶ Abschn. 5.2).

In Ausnahmefällen kann auch bei Kindern mit Allgemeinreaktionen vom Schweregrad I eine Spezifische Immuntherapie sinnvoll sein, wenn Risikofaktoren bestehen oder eine erhebliche Einschränkung der Lebensqualität durch die Insektengiftallergie gegeben ist. Dies kann z. B. der Fall sein, wenn in der Familie ein Imker lebt und der Patient somit einem erhöhten Expositionsrisiko ausgesetzt ist oder wenn der Patient aufgrund einer körperlichen oder geistigen Behinderung nicht in der Lage ist, eine Bedarfsmedikation anzuwenden.

Die Spezifische Immuntherapie wird von Kindern – anders als von Erwachsenen – in der Regel sehr gut vertragen. Sie ist sehr effizient, so dass nach Wespengift-SIT ca. 95% und nach Bienengift-SIT ca. 80% keine systemischen Reaktionen nach erneuten Stichereignissen mehr zeigen.

Die Aufdosierungsphase erfolgt entweder ambulant über ca. 3–4 Monate in wöchentlichen Intervallen oder stationär als »Ultra-Rush-« bzw. »Rush-Hyposensibilisierung« innerhalb von 2 (◘ Tab. 15.3) bzw. 5 Tagen. Die beiden letztgenannten Therapieeinleitungen sind innerhalb der Insektenflugsaison zu bevorzugen. Ziel ist es, dass während der SIT mit Hymenopterengift eine Standarderhaltungsdosis von 100 µg Insektengift erreicht und vertragen wird. Die Erhaltungsdosis wird dann in monatlichen Abständen über mindestens drei Jahre durchgeführt. Unter komplikationsloser Erhaltungstherapie sowie nach erfolgreich abgeschlossener SIT ist ein Mitführen des Notfallsets in der Regel nicht mehr erforderlich.

Während der SIT können v. a. in der Steigerungsphase lokale oder systemische Nebenwir-

◘ Tab. 15.3 Aufdosierungsschema für eine stationäre Ultra-Rush-Hyposensibilisierung gegen Bienen- oder Wespengift

Tag	Zeitpunkt	Dosis
1	30 min	0,01 µg
	60 min	0,1 µg
	90 min	1 µg
	120 min	10 µg
2	0 min	20 µg
	30 min	40 µg
	60 min	80 µg
3	0	100 µg

Während bei rezidivierenden SIT-Reaktionen eine Begleitmedikation mit einem nicht-sedierenden H$_1$-Antihistaminikum häufig empfohlen wird, bleibt die Co-Medikation mit dem monoklonalen Anti-IgE-Antikörper Omalizumab Einzelfällen vorbehalten. Bei betroffenen Patienten sollten zudem Augmentationsfaktoren systemischer Reaktionen ausgeschlossen werden (z. B. Betablockertherapie, Infektionserkrankung, Mastozytose).

> Die Spezifische Immuntherapie mit Insektengift wird üblicherweise in Form einer Schnellhyposensibilisierung eingeleitet und über mindestens drei Jahre fortgeführt. Sie geht im Kindesalter nur selten mit extrakutanen Nebenwirkungen einher.

kungen auftreten, die wie Insektenstichreaktionen behandelt werden. Sie treten bei Behandlung mit Bienengift bis zu achtmal häufiger auf als bei Therapie mit Wespengift.

Je nach Ausmaß der Lokal- oder Allgemeinreaktionen muss die Dosis der SIT bei der nachfolgenden Gabe modifiziert werden. Diese Dosisanpassung liegt in der Verantwortung des behandelnden Kinderallergologen. Als Anhaltspunkte können die im Folgenden angegebenen Punkte dienen:

Anhaltspunkte für eine Dosisanpassung und therapeutisches Vorgehen
Ausgeprägte Lokalreaktion (Rötung und Schwellung > 10 cm)
- Reduktion der nachfolgenden Dosis um 20%
- Lokale Kühlung
- Ggf. nicht-sedierendes H$_1$-Antihistaminikum

Allgemeinreaktionen
- Reduktion der nachfolgenden Dosis um zwei Titrationsstufen
- Notfalltherapie, inkl. Adrenalin (bei extrakutanen Symptomen)
- Fortführung der SIT in einer Klinik mit der Möglichkeit einer intensivmedizinischen Überwachung und Therapie
- Bestimmung der basalen Serum-Tryptase-Konzentration

▪▪ Häufige klinische Fragestellungen
Wie ist nach Stichereignissen mit Hummeln oder Hornissen zu verfahren? Anaphylaxien nach Hummelstichen sind sehr selten, meistens beruhen sie auf einer primären Sensibilisierung gegen Bienengift. Bei schwerer Allgemeinreaktion wird daher eine SIT mit dem teilweise kreuzreagierenden Gift der Biene durchgeführt. Bei Allergie gegen Hornissengift, die meist auf einer primären Sensibilisierung gegen Wespengift beruht, erfolgt die SIT mit Wespengift. Aktuell stehen in Europa weder Hummelgift noch Hornissengift zur Hyposensibilisierung zur Verfügung.

Wann ist eine Stichprovokation sinnvoll oder notwendig? Die Leitlinie empfiehlt, dass eine Stichprovokationstestung zur Therapiekontrolle »etwa 6(–18) Monate nach Erreichen der Erhaltungsdosis, bei besonderer Gefährdung des Patienten auch vorher, erfolgen sollte«. Für die klinische Praxis bedeutet diese Empfehlung, dass die Gefährdung des Patienten individuell beurteilt werden muss. Diese ist im Kindesalter im Allgemeinen sehr gering und führt dazu, dass bei Kindern in der Regel keine Stichprovokation zur Therapiekontrolle durchgeführt wird.

Bei nicht-hyposensibilisierten Patienten mit Insektengiftallergie dürfen Stichprovokationstests mit einem lebenden Insekt zur Diagnostik nicht vorgenommen werden, da das Risiko einer schwer beherrschbaren, manchmal lebensbedrohlichen Reaktion besteht.

Wie lange sollte eine Insektengift-Hyposensibilisierung durchgeführt werden? In der Regel wird eine Hyposensibilisierung gegen Insektengifte über mindestens drei Jahre durchgeführt und dann – unabhängig von einer ggf. persistierenden Restsensibilisierung – beendet. Wichtig ist dabei zu klären, ob unter der Behandlung Stichereignisse eingetreten sind und welche Stichreaktionen beobachtet wurden. Laut Leitlinie ist eine über die übliche Behandlungsdauer hinaus fortgeführte Hyposensibilisierung in folgenden Fällen indiziert:

- besondere Insektenexposition: SIT bis zum Ende des intensiven Kontakts bzw. mindestens über sechs Monate nach dem letzten Stich;
- erhöhtes Risiko für eine schwere Anaphylaxie bei Zustand nach Insektengift-Anaphylaxie Grad III und IV: lebenslange Hyposensibilisierung indiziert;
- systemische Mastozytose: lebenslange Hyposensibilisierung indiziert.

Fazit für die Praxis
- Etwa 5–25% der Allgemeinbevölkerung reagieren auf einen Insektenstich mit einer ausgeprägten Lokalreaktion unterschiedlichen Schweregrades. Sehr viel seltener (1 bis maximal 7%) werden systemische Allgemeinreaktionen beobachtet.
- Bis zu 50% der Kinder und Jugendlichen weisen bei der Allergietestung eine Sensibilisierung gegen Insektengiftallergene auf, während nur bei einem Bruchteil dieser Patienten systemische Stichreaktionen zu erwarten sind.
- Eine allergologische Testung sollte daher nur durchgeführt werden, wenn eine Indikation zur Durchführung einer Spezifischen Immuntherapie besteht.
- Die Spezifische Immuntherapie (SIT) ist im Kindesalter nach einer IgE-vermittelten, anaphylaktischen Insektenstichreaktion ≥ Grad II indiziert, wenn der Nachweis einer Soforttypsensibilisierung gegen das reaktionsauslösende Insekt erbracht ist.
- In der Regel wird eine Hyposensibilisierung gegen Insektengifte über mindestens drei Jahre durchgeführt.

Literatur

Boyle RJ, Elremeli M, Hockenhull J, Cherry MG, Bulsara MK, Daniels M, Oude Elberink JN (2012) Venom immunotherapy for preventing allergic reactions to insect stings. Cochrane Database Syst Rev 10: CD008838

Helbling A, Müller UR (2013) Update zur Hymenopterengiftallergie mit besonderen Aspekten der Diagnostik und Therapie. Allergo J 4: 265–75

Mosbech H, Müller U (2000) Side-effects of insect venom immunotherapy: results from an EAACI multicenter study. Allergy 55: 1005–10

Schäfer T (2009) Epidemiologie der Insektengiftallergie. Allergo J 18: 353–8

Schäfer T, Przybilla B (1996) IgE antibodies to Hymenoptera venoms in the serum are common in the general population and are related to indications of atopy. Allergy 51: 372–7

Weitere Literatur finden Sie unter ► http://extras.springer.com.

Hilfreiche Websites
- ► www.awmf.org – Arbeitsgemeinschaft der wissenschaftl. med. Fachgesellschaften: S3-Leitlinie Insektengiftallergie (D)
- ► www.daab.de – Deutscher Allergie- und Asthmabund: Patienteninformation Insektengiftallergie
- ► www.gpau.de – Gesellschaft für Pädiatrische Allergologie und Umweltmedizin (GPAU): Elternratgeber Insektengiftallergie (D)
- ► www.kinderklinik-luebeck.de/pina/buch/index.php – Präventions- und Informationsnetzwerk Allergie und Asthma e.V.: Umfangreiche Patienteninformationen (D)

(D): als Download verfügbar

Exogen allergische Alveolitis (EAA) und allergische bronchopulmonale Aspergillose (ABPA)

L. Lange, M. V. Kopp

■ **Exogen allergische Alveolitis (EAA)**

Die exogen allergische Alveolitis (EAA) (»hypersensitivity pneumonitis«) ist eine akut oder chronisch verlaufende allergische Erkrankung der Lunge. Sie stellt das klinische Korrelat einer verzögerten allergischen Reaktion auf eingeatmete Fremdantigene dar. Sehr selten kann eine EAA auch durch Medikamente verursacht werden.

Die EAA ist eine seltene Erkrankung, deren Prävalenz auf 3–4 Fälle/100.000 Einwohner und die Inzidenz auf 0,6 Fälle/100.000 Einwohner und Jahr geschätzt werden. Da v. a. berufliche Expositionen zur Erkrankung führen, tritt die EAA im Erwachsenenalter häufiger auf als im Kindesalter. Für Kinder wurde in Deutschland eine Prävalenz von ca. 0,05% errechnet. Allerdings wird eine hohe Dunkelziffer angenommen.

Die häufigsten Auslöser der EAA im Kindesalter sind Vogelantigene bei Vogelhaltern sowie Bakterien und Schimmelpilzantigene aus kontaminierten Innenräumen und Luftbefeuchtern (► Übersicht). In letzterem Fall kommen Zimmerspringbrunnen, Klimaanlagen oder Verdunster sowie Whirlpools und Schwimmbäder als Quelle der Keimbelastung in Betracht.

Die Pathogenese der EAA ist nicht endgültig geklärt. Durch alveolargängige Teilchen (Größe < 5 μm) wird eine verzögerte T-Zell-Reaktion ausgelöst, in deren Verlauf auch spezifische IgG-Antikörper gegen das auslösende Agens gebildet werden. Bei der akuten Verlaufsform ist eine Komplementaktivierung nachweisbar. Der Kontakt mit den auslösenden Antigenen führt dabei zu einer Entzündungsreaktion im Interstitium, an den terminalen Bronchioli und den Alveolen.

❯ **Die EAA stellt eine verzögerte allergische Reaktion auf inhalierbare Antigene dar. Häufige Auslöser im Kindesalter sind Vogelantigene, Bakterien und Schimmelpilze in kontaminierten Wohnungen.**

■■ **Klinik**

Man unterscheidet eine akute und eine subakute/chronische Verlaufsform. Bei der akuten Verlaufsform tritt 4–8 Stunden nach Antigenexposition ein grippeähnliches Krankheitsbild auf, das mit Fieber, Schüttelfrost, Krankheitsgefühl und Muskelschmerzen einhergeht. Es ist auch eine akute Bronchialobstruktion mit Giemen und Brummen möglich. Die Symptome bilden sich innerhalb weniger Tage bis zu zwei Wochen zurück und treten bei erneuter Antigenexposition wieder auf.

Kommt es zu einer persistierenden Antigenexposition, verläuft die Erkrankung subakut oder chronisch. Hier sind die eingeschränkte körperliche Belastbarkeit, eine zunehmende Belastungsdyspnoe, selten auch eine Zyanose, Abgeschlagenheit, Gewichtsverlust und teils produktiver Husten die führenden Symptome. Differenzialdiagnostisch muss eine Myokarditis sicher ausgeschlossen werden. Da die Symptome schleichend auftreten, liegen zwischen Krankheitsbeginn und Diagnosestellung oft Wochen bis Monate.

Im Untersuchungsbefund dominieren feinblasige Rasselgeräusche über der Lungenbasis. Der Auskultationsbefund kann aber auch vollständig unauffällig sein. Des Weiteren finden sich Fieber und bei chronischem Verlauf Zeichen der chronischen respiratorischen Insuffizienz mit Zyanose. Die häufigsten Symptome sind in der folgenden Übersicht dargestellt.

Symptome einer exogen allergischen Alveolitis (nach Sennekamp et al. 2007)
- Grippesymptome: 91%
- Dyspnoe: 85%
- Husten: 82%
- Knisterrasseln: 73%
- Fieber: 67%
- Auswurf: 51%
- Thoraxengegefühl: 42%
- Gewichtsverlust: 31%
- Hämoptysen: 8%

Es wird eine akute von einer chronischen Verlaufsform der EAA unterschieden. Bei der akuten Form stehen grippeähnliche Beschwerden im Vordergrund, bei der chronischen Belastungsdyspnoe, Abgeschlagenheit und Gewichtsverlust.

16

▪▪ Auslöser

Bei Vogelhaltern sind Stäube von Federn und Vogelkot der jeweiligen Rasse der Auslöser der Beschwerden. Hier besteht teilweise eine ausgeprägte Kreuzreaktivität zwischen den Vogelrassen, so dass z. B. auch Bettfedern eine bereits etablierte EAA triggern können.

Bei Patienten mit EAA aufgrund einer Kontamination von Luftbefeuchtern und Schimmel in Innenräumen kommen sowohl Bakterien als auch Schimmelpilze infrage.

Auslöser der EAA bei Kontamination von Innenräumen, z. B. durch Schimmelbefall oder Luftbefeuchter

— Saccharopolyspora rectivirgula
— Thermoactinomyces vulgaris
— Aureobasidium pullulans
— Aspergilli
— Penicillia
— Cephalosporium acremonium
— Cladosporium
— Alternaria alternata
— Trichoderma viride

▪▪ Diagnostik

Zunächst ist anamnestisch zu erfragen, ob eine Exposition gegenüber einem typischen Allergen stattgefunden hat. Hierbei sollte man nicht nur die häusliche Umgebung, sondern auch Freizeitaktivitäten und Hobbys evaluieren. Bei persistierender Exposition im Wohnraum ist der Zusammenhang meist nicht offensichtlich. Hilfreich ist dann der anamnestische Hinweis, dass unter Allergenkarenz, beispielsweise im Urlaub, eine Symptomfreiheit erreicht werden konnte.

Laboruntersuchungen zeigen in akuten Phasen eine Leukozytose mit Neutrophilie, eine erhöhte LDH, ein erhöhtes CrP, eine beschleunigte Blutsenkung und erhöhte IgG-Serumspiegel. Des Weiteren können das ACE und der lösliche IL-2-Rezeptor im Serum erhöht sein. Ein Anstieg der letzten beiden Parameter ist jedoch nicht spezifisch für die EAA.

Eine wesentliche Säule der Diagnostik bildet der Nachweis spezifischer IgG-Antikörper gegen das auslösende Allergen mittels ELISA. Diese sind jedoch allein noch kein Beweis einer Erkrankung, sondern belegen zunächst lediglich eine Allergenexposition. So entwickeln viele Vogelhalter spezifische IgG-Antikörper ohne zu erkranken. Je höher der Antikörpertiter, desto größer ist die Wahrscheinlichkeit einer klinischen Relevanz des serologischen Befundes.

In der Lungenfunktion findet sich typischerweise eine rein restriktive oder eine kombinierte restriktiv-obstruktive Ventilationsstörung. Ein sensitiver Parameter ist die Messung der CO-Diffusionskapazität. Steht diese Methode nicht zur Verfügung, so kann die transkutane Sättigung unter körperlicher Belastung gemessen werden, die charakteristischerweise deutlich erniedrigt ist.

Die radiologischen Veränderungen können im Röntgen-Thorax im akuten Stadium milchglasartige Trübungen umfassen, im weiteren Verlauf kommen retikulonoduläre Veränderungen hinzu. Häufig ist der radiologische Befund jedoch unauffällig. Bei chronischen Veränderungen kann sich das Bild einer retikulären Zeichnungsvermehrung mit radiologischen Zeichen der Lungenfibrose ergeben.

Sensitiver ist das CT der Lunge. Auch hier sind milchglasartige Trübungen und noduläre Infiltrate nachweisbar. Im Fall der Mitbeteiligung der Bronchiolen entsteht ein Mosaikmuster mit regionalen Verdichtungen und Überblähungen (◨ Abb. 16.1). Die Veränderungen sind typischerweise gleichmäßig über allen Lungenabschnitten verteilt.

In der Bronchioalveolären Lavage (BAL) ist regelhaft eine Zellzahlerhöhung mit einer Lymphozytose nachweisbar. Hierbei ist die Anzahl der CD-8-positiven Zellen erhöht, so dass sich eine erniedrigte CD4/CD8-Ratio ergibt. Zusätzlich können schaumige Makrophagen (Schaumzellen) nachweisbar sein.

Eine Lungenbiopsie ist in der Regel nicht notwendig, um die Diagnose zu sichern. Bleiben Zweifel an der Diagnose oder stehen andere pulmonale Differenzialdiagnosen im Raum, kann ggf. eine thorakoskopisch durchgeführte, offene Lungenbiopsie hilfreich sein. Die transbronchiale Biopsie wird im Kindesalter wegen der niedrigen Sensitivität in der Regel nicht durchgeführt.

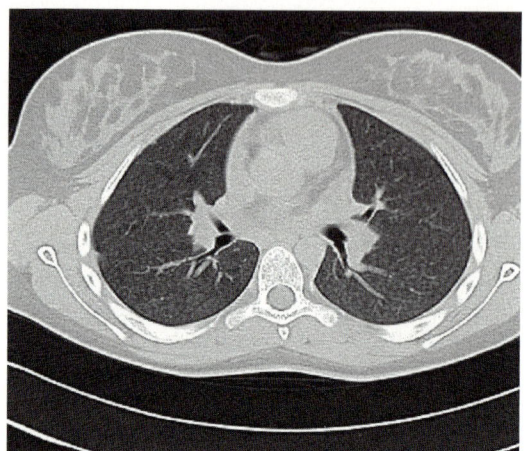

Fehlt eines der Kriterien, kann alternativ
eines der folgenden herangezogen werden:
— Lymphozytose in der BAL
— Typischer Histologiebefund
— Positiver Karenztest
— Positive Expositions- oder Provokations-
testung.

Zusammenfassend fußt die Diagnose der EAA auf
verschiedenen klinischen Parametern und appa-
rativen Untersuchungen. Zu ihnen gehören neben
Expositionsanamnese und klinischer Untersuchung die Lungenfunktion, Labordiagnostik mit
Bestimmung spezifischer IgG-Antikörper gegen
auslösende Allergene, radiologische Untersuchungen, bronchioalveoläre Lavage und in Zweifelsfällen Lungenbiopsie und inhalative Provokation.

In Zweifelsfällen wird eine inhalative Provokation mit dem auslösenden Agens gefordert. Da keine standardisierten Provokationslösungen existieren, muss auf natürliche Allergene zurückgegriffen
werden. Dies ist bei den typischen Auslösern im
Kindesalter, bei denen es sich in der Regel um kon-
taminierte Wohnräume handelt, oft schwierig zu
realisieren. Da die ausgelösten Beschwerden sehr
ausgeprägt sein können, erfolgt diese Diagnostik
nur in Einzelfällen und ist spezialisierten Zentren
überlassen.

Um die Diagnose einer EAA zu stellen, hat die
»Arbeitsgemeinschaft exogen allergische Alveolitis« einen Kriterienkatalog aufgestellt:

Diagnosekriterien der EAA
— Antigenexposition
— Zeitabhängige oder expositionsabhängige
Symptome
— Knisterrasseln
— Spezifische IgG-Antikörper im Serum
— Typische radiologische Veränderungen
einer EAA
— pO_2 in Ruhe oder bei Belastung einge-
schränkt und/oder CO-Diffusion erniedrigt

Sind alle 6 Kriterien erfüllt, liegt eine EAA vor.

■ **Therapie**
Der wichtigste Bestandteil der Therapie ist die
Allergenkarenz. Zur Therapie der akuten Symptomatik werden systemische Glukokortikoide eingesetzt. Sie werden über ca. vier Wochen in einer Dosis von 1–2 mg/kg gegeben, bis die Allergenkarenz
konsequent erreicht wurde. Im Anschluss sollte die
Steroiddosis über einige Monate langsam reduziert
werden. Inhalative Steroide sind nicht wirksam.

> Die Therapie besteht aus konsequenter
> Allergenkarenz und systemischen Gluko-
> kortikoiden.

■ **Allergische bronchopulmonale Aspergillose
(ABPA)**
Die ABPA stellt eine seltene Komplikation bei Patienten mit Zystischer Fibrose oder mit schwerem
Asthma bronchiale dar. Sie ist Ausdruck einer
komplexen immunologischen Reaktion gegen
Antigene des Schimmelpilzes Aspergillus fumigatus. In ganz seltenen Einzelfällen können auch
andere Pilze die ABPA auslösen, man spricht in
diesen Fällen von der allergischen bronchopulmo-
nalen Mykose.

Als Grundlage der Erkrankung wird eine Kolonisation der Atemwege mit Aspergillus fumigatus
angesehen. Ursache und Folge der Kolonisation ist

eine gestörte mukoziliäre Clearance. Es entwickelt sich eine ausgeprägte zelluläre und humorale Immunantwort mit Vermehrung der eosinophilen und neutrophilen Granulozyten. Es kommt zu einer massiven Erhöhung des Serum-IgE-Spiegels. Die Folge der Inflammationsreaktion ist die Destruktion des Bronchialgewebes, die mit der Ausbildung von Bronchiektasen und einer raschen Verschlechterung der zugrunde liegenden obstruktiven Atemstörung einhergehen kann.

> Die ABPA ist eine seltene Komplikation bei Patienten mit schwerem Asthma und CF. Sie ist Folge einer massiven Inflammationsreaktion, ausgelöst durch eine Kolonisation der Atemwege mit Aspergillus fumigatus.

■■ Klinik
Die klinische Symptomatik besteht v. a. in einer ausgeprägten und lange andauernden Zunahme der respiratorischen Beschwerden. Es kommt zu Giemen, Husten und Expektoration von zähen, bräunlichen Sputumpröpfen, teils auch Hämoptysen. Zusätzlich können Allgemeinsymptome wie Fieber, Abgeschlagenheit und Thoraxschmerzen beobachtet werden.

■■ Diagnostik
Bei Patienten mit CF oder Asthma bronchiale, die eine akute oder subakute Verschlechterung ihrer pulmonalen Symptome zeigen, muss an das Vorliegen einer ABPA gedacht werden. Die Diagnose der ABPA wird mithilfe der in der folgenden Übersicht aufgeführten Kriterien gestellt, die klinische, serologische und radiologische Parameter beinhalten.

Diagnosekriterien der ABPA nach Rosenberg und Patterson
Majorkriterien
- Asthma bronchiale oder Zystische Fibrose als Grunderkrankung
- Flüchtige Infiltrate im Röntgen-Thorax
- Zentrale Bronchiektasen
- Eosinophilie > 5%

- Nachweis von präzipitierenden IgG-Antikörpern im Serum
- Positiver Pricktest für Aspergillus fumigatus
- Serum-IgE > 1000 U/ml
- Nachweis von spezifischen IgG- und IgE-Antikörpern gegen Aspergillus fumigatus im Serum

Minorkriterien
- Nachweis von Aspergillus im Sputum
- Expektoration von braunen Schleimpfröpfen
- Verspätete Hauttest-Reaktion auf Aspergillus fumigtus

6 Hauptkriterien oder 5 Hauptkriterien + 1 Nebenkriterium sichern die Diagnose

Die Hauttestung mit Aspergillus fumigatus hat einen hohen negativen Vorhersagewert. Bei negativem Pricktest-Befund ist die Diagnose einer ABPA somit unwahrscheinlich. Es wird nicht nur die Pricktest-Sofortreaktion, sondern auch die Spätreaktion beurteilt.

In der Labordiagnostik ist die Bestimmung des Gesamt-IgE und der spezifischen IgG- und IgE-Antikörper gegen Aspergillus fumigatus wegweisend. Zusätzlich werden präzipitierende Antikörper gegen Aspergillus gefunden. Die Ergebnisse einiger Untersuchungen deuten auf einen zusätzlichen diagnostischen Nutzen der Analyse von spezifischen IgE-Antikörpern gegen Aspergillus-Allergenkomponenten (rAsp f2, rAsp f4 und rAsp f6).

Die typischen radiologischen Veränderungen der ABPA bestehen aus flüchtigen und persistierenden, zentralen Infiltraten in den Mittel- und Oberfeldern. Im fortgeschrittenen Stadium finden sich zentral betonte Bronchiektasen, Atelektasen, Mucoid Impactions und milchglasartige Trübungen. Das sensitivste Nachweisverfahren für diese radiologischen Veränderungen ist das CT.

In der Lungenfunktion zeigt sich eine zunehmende obstruktive Ventilationsstörung (Abfall der FEV 1 und der peripheren Flusswerte) mit variabler Reversibilität und im Verlauf auch restriktiven Veränderungen.

> **Für die Diagnostik werden neben klinischen v. a. radiologische und serologische Kriterien herangezogen.**

∎∎ Therapie

Die Therapie stützt sich auf zwei Säulen:
- die anti-inflammatorische Behandlung mit systemischen Glukokortikoiden und
- die antimykotische Therapie zur Reduktion der Aspergillus-Last.

Betroffene Patienten werden initial mit systemischen Glukokortikoiden behandelt, um die massive Entzündungsreaktion zu supprimieren. Die Dosis wird nach frühestens zwei Wochen langsam reduziert. Das Ziel ist es, die Glukokortikoid-Dosis so zu steuern, dass systemische Nebenwirkungen ausbleiben. Zusätzlich können, besonders bei Asthma bronchiale, inhalative Glukokortikoide verwendet werden. Sie sind jedoch kein ausreichender Ersatz für die Therapie mit oralen Glukokortikoiden, sondern sollten bei einer Reduktion der Steroid-Dosis unter 10 mg additiv zur Symptomkontrolle genutzt werden.

Die zweite Therapiesäule ist der Einsatz von Ketoconazol oder Itraconazol. Da es zahlreiche Wechselwirkungen mit anderen Medikamenten gibt, die bei Patienten mit CF oder Asthma häufig eingesetzt werden (z. B. Makrolid-Antibiotika), sollte die antimykotische Therapie unter engmaschigen Verlaufskontrollen durchgeführt werden.

Die ABPA zeigt häufig einen chronischen Verlauf, Rezidive können bei unzureichender oder zu kurzer Therapiedauer rasch auftreten. Es werden auch Spätrezidive nach 5–10 Jahren beobachtet.

> **Die wesentliche Säule der Therapie einer ABPA bilden orale Glukokortikoide. Zusätzlich ist eine antimykotische Therapie mit Itraconazol oder Ketoconazol häufig sinnvoll.**

∎ Fazit für die Praxis
- Die exogen allergische Alveolitis (EAA) und die allergische bronchopulmonale Aspergillose (ABPA) sind seltene immunologische Lungenerkrankungen.
- Wegweisende Befunde der EAA sind Dyspnoe und Belastungsintoleranz.
- Die ABPA ist eine Folgeerkrankung bei Patienten mit Mukoviszidose oder schwerem Asthma.
- Beide Erkrankungen gehen mit massiven Inflammationsreaktionen einher und müssen mit systemischen Steroiden behandelt werden.
- Bei verzögerter Diagnosestellung drohen irreversible Schädigungen der Lunge.

Literatur

Agarwal R (2009) Allergic bronchopulmonary aspergillosis. Chest 135: 805–26

Sennekamp J (2013) Exogen allergische Alveolitis. Allergo J 22: 177–88

Sennekamp J, Müller-Wening D, Amthor M, Baur X, Bergmann K-C, Costabeln U, Kirsten D et al. (2007) Empfehlungen zur Diagnostik der exogen-allergischen Alveolitis. Pneumologie 61: 52–6

Weitere Literatur finden Sie unter ▶ http://extras.springer.com.

16

Mastozytose

H. Ott

Bei der Mastozytose handelt es sich um »eine heterogene Erkrankung, die durch eine Akkumulation von Mastzellen in einem oder mehreren Organen charakterisiert ist« (Valent et al. 2007). In der Klassifikation der Weltgesundheitsorganisation (WHO) wird zunächst die auf das Hautorgan beschränkte, kutane Mastozytose von vier systemischen und zwei lokalisierten, extrakutanen Verlaufsformen abgegrenzt.

> **Klassifikation der Mastozytose (nach Valent et al. 2007)**
> **Kutane Mastozytosen**
> - Solitäres Mastozytom
> - Makulopapulöse Mastozytose
> - Diffuse kutane Mastozytose
>
> **Systemische Mastozytosen (SM)**
> - Indolente SM
> - SM mit assoziierter, klonaler, hämatologischer, Non-Mastzelllinien-Erkrankung
> - Aggressive SM
> - Mastzell-Leukämie
>
> **Lokalisierte, extrakutane Mastozytosen**
> - Mastzell-Sarkom
> - Extrakutanes Mastozytom

Während die letztgenannten Manifestationen (Mastzell-Sarkom, extrakutanes Mastozytom) in allen Altersstufen eine Rarität darstellen, treten einige der systemischen Mastozytosen bei Erwachsenen häufiger, bei pädiatrischen Patienten aber nur in Ausnahmefällen auf.

Kinder und Jugendliche erkranken nahezu ausschließlich an kutanen Mastozytosen und werden aufgrund Mastzellmediator-assoziierter Symptome nicht selten zur kinderallergologischen Evaluation vorgestellt.

Daher bilden die drei von der WHO als eigenständige Erkrankungen anerkannten, rein kutanen Verlaufsformen (solitäres Mastozytom, makulopapulöse Mastozytose, diffuse kutane Mastozytose) den Schwerpunkt dieses Kapitels.

Epidemiologie

Obwohl exakte epidemiologische Daten nicht zur Verfügung stehen, kann die Mastozytose als seltene Erkrankung gelten. So wird die Inzidenz jährlicher Neuerkrankungen in der Gesamtbevölkerung mit ca. 5–10 pro einer Million Einwohner angegeben. Bemerkenswerterweise manifestieren sich bis zu 65 % aller Mastozytosen im Kindesalter, ca. 15 % treten bereits kongenital und bis zu 50 % vor Ablauf des zweiten Lebensjahres auf. In der Folge findet jede 200.–500. Erstvorstellung in pädiatrisch-dermatologischen Ambulanzen aufgrund einer Mastozytose statt.

Pathogenese

Mastzellen (MZ) entstehen aus pluripotenten, CD34-positiven, hämatopoetischen Stammzellen, die erst im Zielgewebe unter dem Einfluss verschiedener Mediatoren zu MZ heranreifen. Im Zentrum dieses Prozesses steht SCF (stem cell factor, KIT-Ligand), der als Mastzellwachstumsfaktor nach Bindung an die Rezeptor-Tyrosinkinase KIT (CD117) auf der Zelloberfläche zu MZ-Proliferation und -differenzierung führt.

In der Mehrzahl betroffener Patienten lassen sich aktivierende Mutationen in dem für den KIT-Rezeptor kodierenden Protoonkogen (c-KIT) nachweisen, die mit einer klonalen MZ-Expansion assoziiert sind.

Während Erwachsene zu über 90 % eine Punktmutation in Exon 17 ($D^{816}V$) aufweisen, ist die Mastozytose im Kindesalter neben $D^{816}V$-Mutationen (36 % der Fälle) auch auf Mutationen in anderen Genabschnitten (Exon 8, 9) zurückzuführen (44 %). Allerdings ist weiterhin nicht abschließend geklärt, warum bei einigen Mastozytose-Patienten keine aktivierenden Mutationen nachgewiesen werden können und warum zahlreiche pädiatrische Patienten trotz nachgewiesener aktivierender c-KIT-Mutation im weiteren Krankheitsverlauf eine Spontanregression zeigen.

> **Auch im Kindesalter ist die Mastozytose in erster Linie eine klonale Erkrankung, die auf aktivierende Mutationen im Mastzellwachstumsfaktor-Rezeptorgen (c-KIT) zurückzuführen ist.**

Klinik

Die interindividuell sehr unterschiedlich ausgeprägten Symptome sind das klinische Korrelat einer

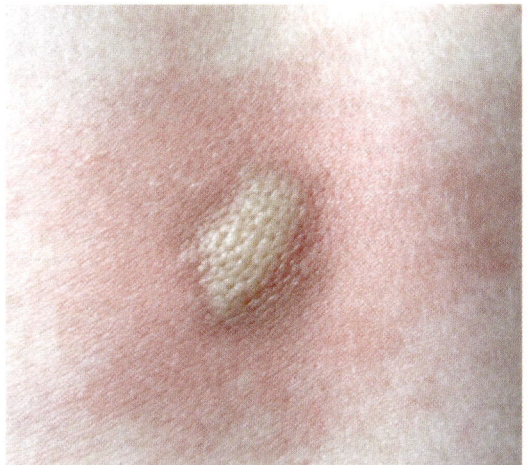

🔲 **Abb. 17.1**   Positives Darier-Zeichen: Ausbildung eines urtikariellen Ödems mit Umgebungserythem nach mechanischer Irritation eines solitären Mastozytoms

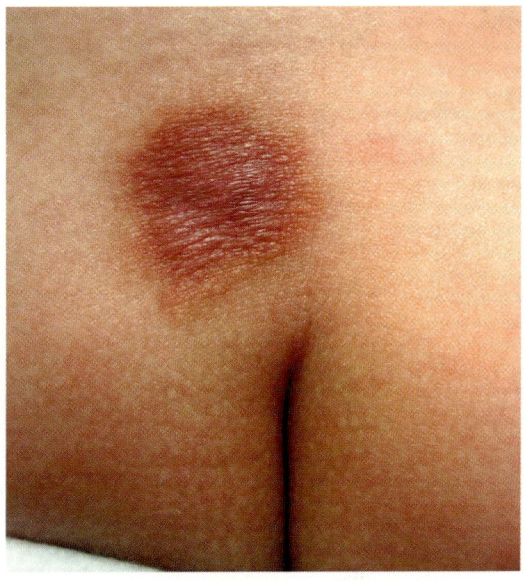

🔲 **Abb. 17.2**   Solitäres Mastozytom: rot-braune Plaque im Sakralbereich eines Säuglings

Infiltration des Zielorgans mit Mastzellen und deren Degranulation. So führt die mechanische Irritation kutaner Läsionen sehr häufig zu einem urtikariellen Ödem mit Umgebungserythem (positives Darier-Zeichen), das für alle Formen der kutanen Mastozytose charakteristisch ist (🔲 Abb. 17.1).

Zahlreiche weitere Triggerfaktoren können ebenfalls eine Mastzellaktivierung induzieren, mit der Folge einer Freisetzung unterschiedlicher Mediatoren. Betroffene Kinder und Jugendliche weisen neben Hautveränderungen häufig keine weiteren Symptome auf. Dennoch entwickeln einige Patienten dieser Altersgruppe zusätzliche Beschwerden, die auf eine systemische Wirkung von MZ-Mediatoren zurückzuführen sind (🔲 Tab. 17.1).

▪▪ Kutane Mastozytose
Solitäres Mastozytom   Solitäre Mastozytome machen ca. 20–50 % aller kindlichen Mastozytosen aus und entwickeln sich bei der Mehrzahl der Patienten in den ersten 6–12 Lebensmonaten. Sie entsprechen unterschiedlich stark hyperpigmentierten, braunen bzw. bräunlich-roten Maculae, Papeln, Knoten oder Plaques (🔲 Abb. 17.2). Definitionsgemäß liegen maximal fünf Läsionen vor, die einen Durchmesser von 0,5–5 cm erreichen und insbesondere im Säuglingsalter eine Blasenbildung aufweisen können. Generalisierte kuta-

ne oder extrakutane Symptome (z. B. Flushing, Diarrhoe) treten selten auf. Allerdings wurden anaphylaktoide Reaktionen bei Säuglingen nach mechanischer Irritation großer solitärer Mastozytome berichtet.

> ❯ **Solitäre Mastozytome verursachen sehr selten systemische Symptome und zeigen regelhaft eine Spontanregredienz im Kindesalter.**

Makulopapulöse kutane Mastozytose (Urticaria pigmentosa)   Makulopapulöse kutane Mastozytosen, die traditionell als Urticaria pigmentosa (UP) bezeichnet werden, umfassen eine heterogene Gruppe multipler (>5), kutaner MZ-Läsionen. Sie stellen mit einem Anteil von 50–80 % die häufigste Verlaufsform dar und manifestieren sich typischerweise im 1. Lebensjahr. Unter klinischen Gesichtspunkten können im Kindesalter eine Plaque-Form und eine makulopapulöse Variante unterschieden werden.

Plaque-förmige Läsionen (🔲 Abb. 17.3) gehen in bis zu 50 % mit Flush-Reaktionen, Pruritus und extrakutanen Symptomen einher (z. B. Diarrhoe, Irritabilität). Sie zeigen in der Regel eine

▣ **Tab. 17.1**   Auswahl kutaner und systemischer Symptome sowie potenziell assoziierter Mastzell-Mediatoren. (Mod. nach Valent et al. 2011)

Organsystem	Symptome	Assoziierte Mastzell-Mediatoren
Herz-Kreislauf-System	Arterielle Hypotension	Histamin, PGD_2, LT, PAF
	Erhöhte vaskuläre Permeabilität	Histamin, VEGF
Haut	Pruritus, Flush-Reaktion	Histamin
	Urtikaria	Histamin, LT
	Ödeme	Histamin, LT, VEGF
Lunge	Bronchialobstruktion	Histamin, PGD_2, LT, PAF, Endothelin
Gastrointestinaltrakt	Bauchschmerzen	Histamin, LT, PAF
	Diarrhoe	Histamin
Skelettsystem	Osteoporose	Heparin, Proteasen
Sonstige	Gewebsfibrose	TGF-β, OSM, FGF
	Eosinophilie	Interleukine (IL-3, IL-5)
	Hämorrhagische Diathese	Heparin, tPA, β-Tryptase

PGD_2 = Prostaglandin D_2; LT = Leukotriene; PAF = platelet-activating factor; VEGF = vascular endothelial growth factor; TGF = transforming growth factor; OSM = Oncostatin M; FGF = fibroblast growth factor; tPA = tissue-type plasminogen activator

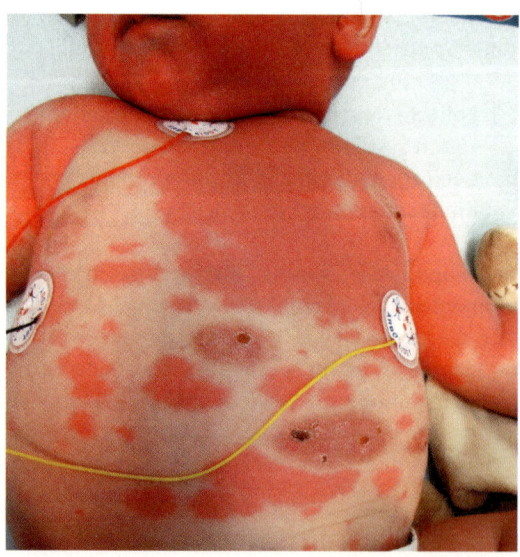

▣ **Abb. 17.3**   Urticaria pigmentosa (Plaque-Typ): ausgeprägte Flush-Reaktion bei einem Säugling nach mechanischer Irritation einer pektoralen Läsion

Spontanregredienz bis zur Pubertät. Im Gegensatz hierzu entwickeln Patienten mit der makulopapulösen Variante (▣ Abb. 17.4) zunächst seltener extrakutane Beschwerden, können aber bis ins Jugend- und Erwachsenenalter persistierende Symptome aufweisen. Zusätzlich ist bei Patienten, die erst im 5. Lebensjahr oder später makulopapulöse MZ-Läsionen entwickeln, das Risiko einer systemischen Mastozytose deutlich erhöht (ca. 10 %).

❯ Die Urticaria pigmentosa ist nicht selten mit systemischen Symptomen einer Mastzellaktivierung assoziiert und hat ebenfalls eine gute Prognose, kann aber bei einigen Patienten bis ins Erwachsenenalter persistieren.

Diffuse kutane Mastozytose   Die diffuse kutane Mastozytose (DKM) macht als schwerste Verlaufsform nur ca. 1% aller kutanen Mastozytosen aus und manifestiert sich bereits kongenital oder in den ersten Lebenswochen. Das gesamte Integument

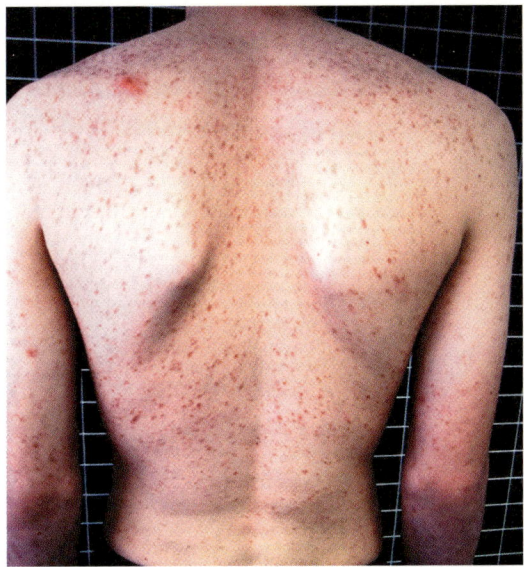

Abb. 17.4 Urticaria pigmentosa (makulopapulöser Typ): multiple, generalisierte, kleinflächige, braune Maculae und Papeln bei einem Adoleszenten

erkrankter Neugeborener ist von Mastzellen infiltriert, so dass die Haut im weiteren Verlauf einen lederartigen Aspekt annehmen kann. Häufig zeigt sich eine Erythrodermie, die von teils hämorrhagischen Bullae, multiplen Urticae und einem quälenden Pruritus begleitet wird.

Aufgrund der extrem hohen Mastzelllast leiden Neugeborene und Säuglinge an ausgeprägten systemischen Beschwerden, die neben der Haut (Flushing, Pruritus, Blasenbildung) auch den Gastrointestinaltrakt (Nausea, Diarrhoe, Bauchschmerzen), das Bronchialsystem (Dyspnoe) und das Herz-Kreislauf-System (Schwindel, arterielle Hypotension) betreffen können. Zwar sind bei extensivem Hautbefall sowie bei schwerer, systemischer Beteiligung letale Verläufe beschrieben worden, die Mehrzahl betroffener Patienten entwickelt jedoch eine weitgehende Spontanregredienz bis zur Pubertät, auch wenn Übergänge in eine systemische Mastozytose möglich sind.

■ ■ **Systemische Mastozytose**

Eine systemische Mastozytose (SM) liegt vor, wenn extrakutane MZ-Infiltrate in mindestens einem weiteren Organ (zumeist Knochenmark) nachge-

wiesen werden (Majorkriterium) und/oder histologische bzw. laborchemische Minorkriterien erfüllt sind (s. Übersicht).

Kriterien einer systemischen Mastozytose im Erwachsenenalter (nach Valent et al. 2011)

Majorkriterium
— Multifokale, kompakte, Tryptase-positive MZ-Infiltrate (> 15 MZ/Cluster) in histologischen Präparaten von Knochenmark und/oder anderen extrakutanen Organen

Minorkriterien
— > 25 % spindel-förmige MZ in histologischen Präparaten von Knochenmark und/oder anderen extrakutanen Organen
— Aktivierende KIT-Punktmutationen im Blut bzw. in histologischen Präparaten von Knochenmark und/oder anderen extrakutanen
— Atypischer MZ-Immunophänotyp mit Co-Expression von CD25 und/oder CD2
— Serum-Tryptasespiegel persistierend > 20 ng/ml (nicht gültig bei SM mit assoziierter, klonaler, hämatologischer, Non-Mastzelllinien-Erkrankung)

Major- und ein Minorkriterium bzw. 3 Minorkriterien = Diagnose SM

Systemische Mastozytosen stellen eine heterogene Erkrankungsgruppe dar, in der gemäß WHO-Klassifikation vier Manifestationen unterschieden werden. Kinder und Jugendliche sind nur sehr selten von einer systemischen Mastozytose betroffen, assoziierte hämatologische Erkrankungen wurden bisher nur kasuistisch beschrieben. Dennoch sollten systemische Verlaufsformen auch im Kindesalter bei kutaner Mastozytose und Auftreten folgender Beschwerden ausgeschlossen werden:
— Dystrophie,
— gastrointestinale Symptome (Malabsorption, chronische Diarrhoe, Ulcus ventriculi),
— anaphylaktoide Reaktionen (schwere Dyspnoe, Tachykardie, arterielle Hypotension),

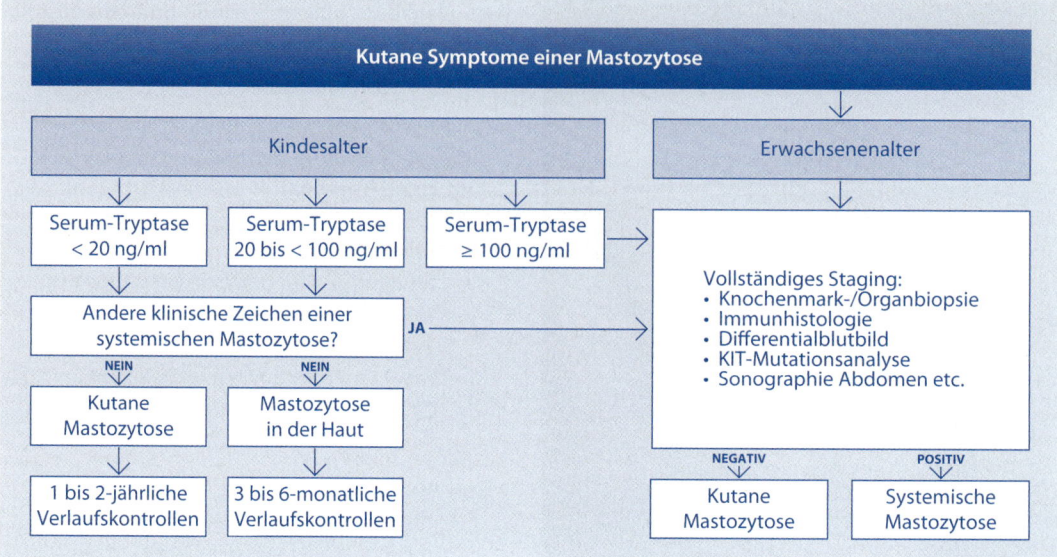

Abb. 17.5 Vorschlag eines diagnostischen Algorithmus zur Anwendung bei Kindern und Jugendlichen mit kutanen Symptomen einer Mastozytose

- Knochenschmerzen, Osteopenie, pathologische Frakturen,
- neuropsychiatrische Auffälligkeiten (psychomotorische Entwicklungsverzögerung, persistierende Irritabilität),
- hämorrhagische Diathese (gastrointestinale und kutane Blutungen).

Diagnostik

Anders als bei Erwachsenen sind bei pädiatrischen Patienten mit Mastozytose neben Anamnese und klinischer Untersuchung oft keine weiterführenden Untersuchungen erforderlich. In Abhängigkeit vom klinischen Schweregrad und von assoziierten Symptomen kann eine gezielte Stufendiagnostik trotzdem sinnvoll sein (Abb. 17.5).

Anamnese

Die ausführliche Anamnese wird mit dem Ziel erhoben, kutane und systemische Symptome zu erfassen, Triggerfaktoren zu identifizieren sowie das weitere diagnostische und therapeutische Prozedere festzulegen. Insbesondere sollten die folgenden Aspekte gezielt erfragt werden:
- Familienanamnese (Verwandte ersten Grades mit Mastozytose),
- Eigenanamnese (vorbekannte allergische Soforttypreaktionen),
- Alter bei Symptombeginn,
- Krankheitsverlauf (persistierende, häufig rezidivierende, abklingende Symptome),
- Mastzellmediator-assoziierte Symptome (Schweregrad und Häufigkeit),
- Auslöser akuter Beschwerdezunahmen (»Mastzell-Aktivatoren«, Tab. 17.2),
- Vordiagnostik (Tryptase, Hautbiopsie), bisherige Therapie (Dauermedikation), Notfallset,
- vorherige Operationen in Lokal-/Allgemeinanästhesie (Komplikationen, Arzneimittelreaktionen),
- psychosoziale Belastung des Patienten und seiner Familie (Stigmatisierung, starker Pruritus, Angst vor schweren Reaktionen).

Klinische Untersuchung

Die körperliche Untersuchung besteht zunächst aus einer eingehenden Inspektion des gesamten Integuments. Die betroffene Körperoberfläche wird prozentual quantifiziert, zusätzlich sollten Blasenbildung, Pigmentierung und Infiltration im Bereich kutaner MZ-Läsionen dokumentiert werden. Unter zusätzlicher Berücksichtigung subjektiver

17

◨ **Tab. 17.2** Auswahl klinisch relevanter Mastzell-Degranulatoren*: potenzielle Triggerfaktoren Mediator-assozi-ierter Symptome bei Kindern mit Mastozytose

Auslöser	Bemerkung
Physikalische Stimuli	
Starke Temperaturschwankungen	Sprung in kaltes Wasser, Einstieg in stark erwärmtes Auto etc.
Mechanische Irritation	Reiben, Kratzen, Abtrocknen, irritative Kleidung etc.
Sonstige	Körperliche Anstrengung, UV-Exposition, Vibrationen etc.
Arzneimittel	
Codein	Enthalten in verschiedenen Hustensäften
Andere Narkotika	Morphin, Pethidin (Beispiele)
Muskelrelaxantien	Pancuronium, Dexamethonium (Beispiele)
Lokalanästhetika	Lidocain, Procain (Beispiele)
Amphotericin B	Häufig unspezifische MZ-Degranulation bei zu schneller Infusion
Nicht-steroidale Antiphlogistika	Paracetamol wird in der Regel komplikationslos toleriert
Sonstige	Dextran, jodhaltige Röntgenkontrastmittel, Polymyxin B etc.
Nahrungsmittel	
Stark gewürzte und/oder heiße Speisen	Cave: Restaurantbesuch, Klassenfahrten etc.
Alkohol	Insbesondere Rotwein, Sekt, Weißbier
Nahrungsmittelzusatzstoffe	Konservierungsmittel, synthetische Farbstoffe etc.
Allergene/Toxine	
Bienen-/Wespengift	Nach systemischer Reaktion ggf. Spezifische Immuntherapie einleiten
Bakterientoxine	Frühzeitige antibiotische Therapie bei bakteriellen Infektionen

* Meidung nicht bei allen Patienten, sondern nur im Einzelfall bei eindeutiger Anamnese bzw. nach positiver Provoka-tionstestung

Faktoren lässt sich aus den so erhobenen Befunden ein Schweregrad-Score errechnen, der zur klinischen Verlaufsbeurteilung herangezogen werden kann (Scoring Mastocytosis Index: SCORMA; ◨ Abb. 17.6).

Das für alle Formen der kutanen Mastozytose charakteristische Darier-Zeichen lässt sich bei einer diagnostischen Sensitivität von bis zu 90 % in der Mehrzahl betroffener Patienten induzieren. Hierzu wird über ca. 5–10 Sekunden läsional mit einem Holzspatel gerieben, worauf sich in loco innerhalb von 1–5 min ein urtikarielles Ödem mit Umgebungserythem ausbildet.

Abschließend sollten palpatorisch eine Hepatosplenomegalie sowie eine Lymphadenopathie aus-geschlossen werden. Bei unklaren oder pathologischen Befunden ist zusätzlich eine sonographische Untersuchung (Abdomen, regionäre Lymphknoten) sinnvoll.

❯ **Bei typischen Hautläsionen und positivem Darier-Zeichen kann im Kindesalter die Diagnose einer Mastozytose in der Haut mit ausreichender Sicherheit gestellt werden.**

▪▪ **Labordiagnostik**

Bei Patienten mit Urticaria pigmentosa, diffuser kutaner Mastozytose und/oder extrakutanen Symptomen ist eine Blutentnahme zur Bestimmung

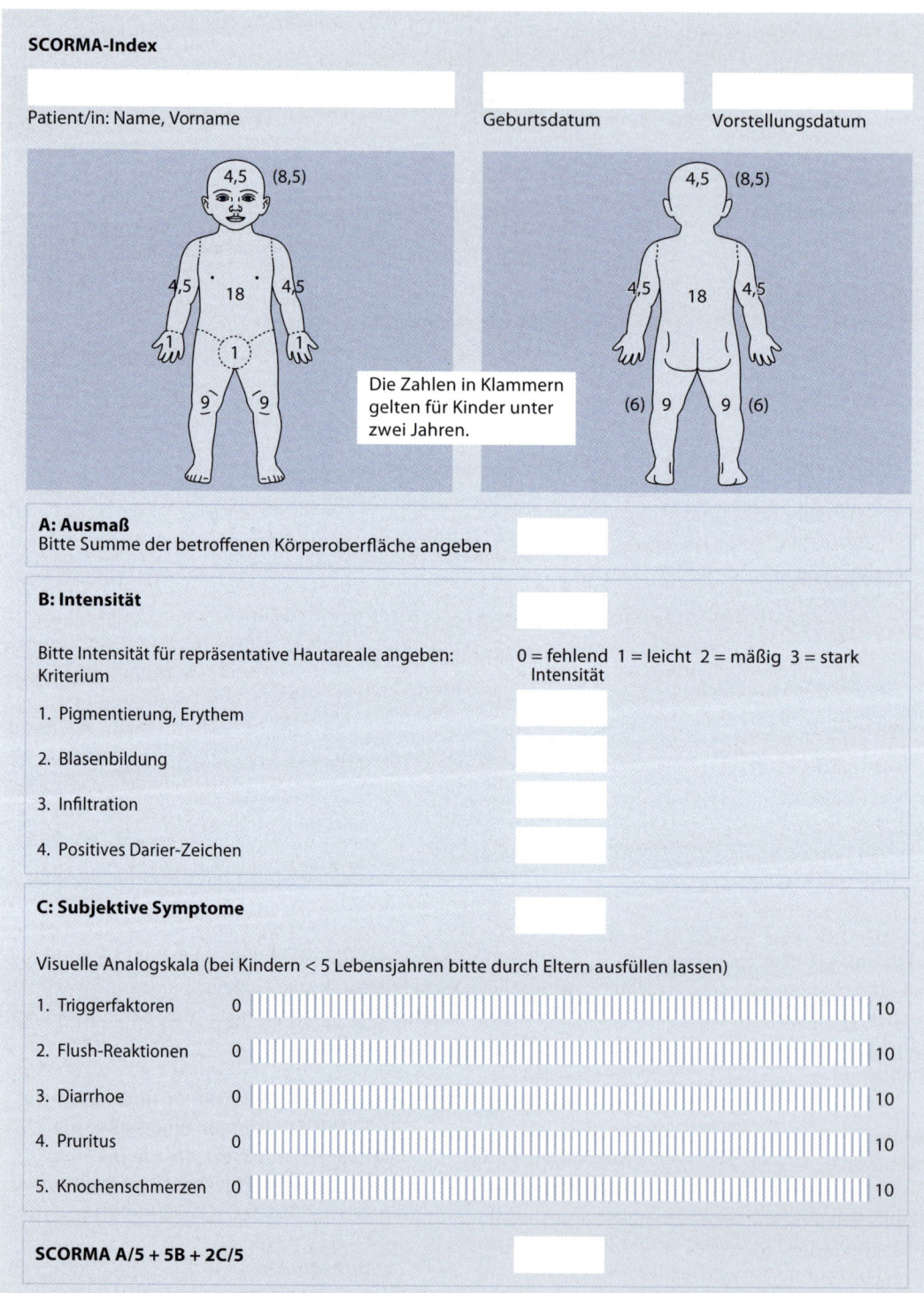

SCORMA-Index

Patient/in: Name, Vorname   Geburtsdatum   Vorstellungsdatum

4,5   (8,5)

4,5   18   4,5

1

1

1

9   9

4,5   (8,5)

4,5   18   4,5

(6) 9   9 (6)

Die Zahlen in Klammern
gelten für Kinder unter
zwei Jahren.

A: Ausmaß
Bitte Summe der betroffenen Körperoberfläche angeben

B: Intensität

Bitte Intensität für repräsentative Hautareale angeben:
Kriterium

0 = fehlend 1 = leicht 2 = mäßig 3 = stark
Intensität

1. Pigmentierung, Erythem

2. Blasenbildung

3. Infiltration

4. Positives Darier-Zeichen

C: Subjektive Symptome

Visuelle Analogskala (bei Kindern < 5 Lebensjahren bitte durch Eltern ausfüllen lassen)

1. Triggerfaktoren   0 ||||||||||||||||||||||||||||||||||||||||||||||||||| 10

2. Flush-Reaktionen   0 ||||||||||||||||||||||||||||||||||||||||||||||||||| 10

3. Diarrhoe   0 ||||||||||||||||||||||||||||||||||||||||||||||||||| 10

4. Pruritus   0 ||||||||||||||||||||||||||||||||||||||||||||||||||| 10

5. Knochenschmerzen   0 ||||||||||||||||||||||||||||||||||||||||||||||||||| 10

SCORMA A/5 + 5B + 2C/5

Abb. 17.6 SCORMA-Index zur klinischen Verlaufsbeurteilung des Schweregrades kutaner Mastozytosen im Kindes-
und Jugendalter

der Serum-Tryptase sinnvoll. Die Analyse weiterer Laborparameter (z. B. Differenzialblutbild, Leberenzyme, Methylhistamin i. U.) ist nicht routinemäßig erforderlich, kann aber in Einzelfällen sinnvoll sein.

Auch wenn ausreichend umfangreiche Untersuchungen bisher fehlen und der Serum-Tryptasespiegel altersabhängigen Schwankungen unterliegt, kann eine Gesamt-Tryptasekonzentration > 10 ng/ml als Hinweis auf eine erhöhte Mastzelllast des Patienten gelten. Zusätzlich deutet das Überschreiten eines willkürlich festgelegten Grenzwertes von > 20 ng/ml bei adulten Patienten auf eine systemische Mastozytose hin.

Anders als bei Erwachsenen erfordern Serum-Tryptasespiegel > 20 ng/ml und < 100 ng/ml bei Kindern zunächst keine Knochenmarkbiopsie zum Ausschluss einer systemischen Mastozytose. Vielmehr sollten bei diesen Patienten die vorläufige Diagnose einer »Mastozytose in der Haut« gestellt und engmaschigere Verlaufskontrollen empfohlen werden (vgl. ◘ Abb. 17.6).

▪▪ Histologie

Hautbiopsie Nur bei fraglich positivem Darier-Zeichen und/oder atypischer Morphologie der kutanen Läsionen ist bei pädiatrischen Patienten eine Hautbiopsie erforderlich. Das Biopsat wird zunächst immunhistologisch untersucht (Tryptase-, KIT-Antikörper). Die Diagnose einer Mastozytose der Haut ist dann sehr wahrscheinlich, wenn monomorphe Aggregate Tryptase-positiver MZ sichtbar sind (> 15 MZ/Cluster) oder sich verstreute MZ in einer Dichte von 20 Zellen pro Sichtfeld (40 ×) finden. Bei weiterhin unklarem Befund kann in läsionaler Haut molekulargenetisch nach KIT-Mutationen gefahndet werden.

Knochenmarkbiopsie Bei Auftreten der bereits genannten, potenziell mit einer systemischen Mastozytose assoziierten Symptome und/oder bei einer Gesamt-Tryptasekonzentration > 100 ng/ml i. S. ist eine Knochenmark-Untersuchung indiziert. Diese wird immunhistologisch mit Antikörpern gegen Tryptase, KIT (CD117) und andere MZ-Oberflächenmarker (CD2, CD25) auf das Vorliegen der in der Übersicht auf ▶ Seite 307 aufgeführten Major- und Minorkriterien untersucht.

▪ Therapie

Eine kausale Therapie der Mastozytosen ist nicht möglich. Die Betreuung betroffener Patienten konzentriert sich daher zum einen auf eine symptomatische, pharmakologische Behandlung Mastzellmediator-assoziierter Symptome. Zum anderen zielt sie auf die Meidung von Triggerfaktoren und eine adäquate psychosoziale Betreuung schwer betroffener Kinder und ihrer Familien. Es sollte frühzeitig auf die Möglichkeit einer Kontaktaufnahme mit dem Mastozytose-Selbsthilfeverein (▶ www.mastozytose.de) hingewiesen werden.

▪▪ Meidung von Triggerfaktoren

Eine Vielzahl sehr unterschiedlicher Triggerfaktoren kann zur MZ-Degranulation führen. Im Kindesalter werden die zumeist leichten bis mäßigen, Mediator-assoziierten Symptome v. a. durch physikalische Stimuli induziert (z. B. Kälte, Wärme, mechanische Irritation). Andere Auslöser sind Arzneimittel-, Nahrungsmittel- und Insektengiftallergene, die im Kindesalter jedoch von geringer klinischer Relevanz sind. Eine entsprechende »MZ-Aktivatorenliste« sollte den Eltern ausführlich erläutert und in Kopie mitgegeben werden (◘ Tab. 17.2).

Mastozytose-Patienten leiden nicht überdurchschnittlich häufig an Allergien, so dass prophetische Testungen, z. B. mit Insektengiftallergenen, nicht indiziert sind. Allerdings können allergische Kinder mit Mastozytose besonders schwere Reaktionen entwickeln, so dass bei anamnestischem Verdacht eine kinderallergologische Diagnostik und ggf. eine strikte Allergenkarenz erfolgen sollte.

▪▪ Symptomatische Therapie

Lokaltherapie Eine topisch-antipruriginöse Bedarfsmedikation kann z. B. mit Lotio alba aquosa oder hydrophiler Polidocanol-Creme 5 % (NRF 11.118) versucht werden. Bei Blasenbildung und Erosionen folgt die Lokaltherapie allgemeinen Prinzipien der Wundversorgung von Patienten mit fragiler Haut:

- topisch-antiseptische Behandlung, z. B. mit Eosin 0,5 % wässriger Lösung (NRF 11.95) oder hydrophilem Polihexanid-Gel 0,04 % (NRF 11.131);
- primäre Wundauflage (z. B. Urgotül®, Mepitel®);

— sekundäre Wundauflage (z. B. Allevyn® gentle border, Mepitel® border lite).

Solitäre Mastozytome, die rezidivierend zu Komplikationen führen, können zunächst mit einem topischen Glukokortikoid unter Okklusion (Schlauchverband, Folie) behandelt werden. Bei Beschwerdepersistenz ist die Exzision in toto zu erwägen.

Die bei UP im Erwachsenenalter häufig eingesetzte UVA-Lichttherapie, ggf. in Kombination mit Photosensibilisatoren (PUVA), sollte aufgrund ihrer potenziellen Photokarzinogenität bei Kindern nicht durchgeführt werden.

Systemische Therapie Nicht-sedierende H_1-Antihistaminika (H_1-AH) der zweiten Generation mit günstigem Nebenwirkungsspektrum können zur Behandlung Mediator-assoziierter Symptome bei Patienten mit komplizierten solitären Mastozytomen, Urticaria pigmentosa oder diffuser kutaner Mastozytose frühzeitig eingesetzt werden. Um eine ausreichende Symptomkontrolle zu gewährleisten, ist nicht selten eine intensivierte Behandlung erforderlich. Dies kann wie bei Patienten mit chronischer Urtikaria eine Dosissteigerung bis zum 4-Fachen der üblichen Einmaldosis bedeuten (► Kap. 11).

Ketotifen, ein H_1-AH, das auch als Mastzellstabilisator wirkt, kann bei Patienten mit schwerer Urticaria pigmentosa oder diffuser kutaner Mastozytose zusätzlich angewendet werden. Es ist im Gegensatz zu o. g. H_1-AH bereits im Säuglingsalter (>6. Lebensmonat) zugelassen, weist aber ein ungünstigeres Nebenwirkungsprofil auf. Neben Müdigkeit, anticholinergen Symptomen (Mundtrockenheit, Übelkeit) oder zentralnervösen Nebenwirkungen (Unruhe, Schlafstörungen) können charakteristischerweise eine Appetitsteigerung und eine Gewichtszunahme auftreten. Hierauf sollten die Eltern vor Therapiebeginn hingewiesen werden (► Abschn. 5.1).

Bei ausgeprägten gastrointestinalen Beschwerden ist der zusätzliche Einsatz von Cromoglicinsäure sinnvoll, deren Verordnung ab dem 2. Lebensmonat zugelassen ist und in einer Dosierung von 20–40 mg/kg Körpergewicht vor den Mahlzeiten appliziert werden kann.

Montelukast kann bei Kindern mit persistierenden Symptomen außerhalb der Zulassung, aber ebenfalls ohne Risiko relevanter Nebenwirkungen gegeben werden. Im Gegensatz hierzu kommen systemische Glukokortikoide in dieser Altersgruppe nur selten zum Einsatz, z. B. bei Malabsorption und Dystrophie. Andere Arzneimittel mit potenziell schwerwiegenden Nebenwirkungen wie Interferon alpha 2b oder Tyrosinkinaseinhibitoren (z. B. Imatinib) sind in der Regel nicht indiziert.

■■ **Notfallset**
Ein Notfallset wird Kindern mit kutaner Mastozytose lediglich dann rezeptiert, wenn diese eine hohe Mastzelllast aufweisen und/oder anamnestisch von einem erhöhten Risiko anaphylaktoider Reaktionen ausgegangen werden muss.

Neben einem nicht-sedierenden Antihistaminikum (z. B. Cetirizin, Loratadin, Levocetirizin, Desloratadin) und einem systemischen Glukokortikoid (z. B. Prednisolon, Betamethason) ist ein Adrenalin-Autoinjektor nur dann indiziert, wenn zuvor auch extrakutane Symptome aufgetreten sind (► Kap. 13).

Patienten mit UP und DKM profitieren zusätzlich von einem Mastozytose-Pass, der außer Angaben zur Mastozytose-Form und möglichen Triggerfaktoren auch den aktuellen Serum-Tryptasespiegel und Dosierungen ggf. erforderlicher Notfallmedikamente enthalten sollte. Entsprechende Vordrucke können z. B. vom Mastozytose-Selbsthilfeverein oder dem Kompetenznetzwerk Mastozytose bezogen werden.

■■ **Perioperative Prophylaxe**
Im Gegensatz zu Erwachsenen bedürfen Kinder mit kutaner Mastozytose vor chirurgischen Eingriffen in Lokal- oder Allgemeinanästhesie nicht generell einer Glukokortikoid-Prämedikation. Allerdings sollten perioperativ insbesondere bei DKM und UP mit erhöhter Serum-Tryptase sowie bei vorbekannten systemischen Reaktionen folgende Maßnahmen ergriffen werden:
— ausführliche Aufklärung aller Beteiligten (Anästhesie, OP-Pflegepersonal, Operateure),
— ausreichende präoperative Anxiolyse mit z. B. Midazolam,

- Prämedikation mit einem intravenösen H_1-AH (z. B. Clemastin, Dimetinden),
- »minimal handling« und konstante Temperaturen im Operationssaal zur Vermeidung einer physikalischen MZ-Aktivierung,
- »Adrenalin-Standby« mit der Möglichkeit sofortiger Notfallmaßnahmen inkl. Reanimation im Falle anaphylaktoider Reaktionen.

Der klinische Nutzen einer vorbeugenden Applikation von H_2-AH (z. B. Ranitidin) und/oder systemischer Glukokortikoide (z. B. Prednisolon 1–2 mg/kg KG) ist nicht bekannt. Ihr Einsatz ist daher nicht generell empfehlenswert, kann jedoch bei schwer betroffenen Patienten, insbesondere bei Kindern mit Z. n. systemischen Reaktionen und/oder deutlich erhöhter Serum-Tryptase, nach individueller Abwägung erfolgen.

Fazit für die Praxis

- Mastozytosen sind bei Kindern und Jugendlichen in der Regel auf die Haut beschränkt und haben eine gute Prognose.
- Sie können mit Mediator-assoziierten Symptomen einhergehen (z. B. Flush-Reaktion, Urtikaria), so dass betroffene Patienten auch kinderallergologisch betreut werden.
- Bei Kindern und Jugendlichen manifestiert sich die Mastozytose am häufigsten als solitäres Mastozytom oder als makulopapulöse Mastozytose.
- Beide Verlaufsformen zeigen sehr häufig eine Spontanregredienz im Verlauf des Kindesalters.
- Eine umfangreiche Diagnostik ist bei komplikationslosem Verlauf nicht erforderlich.
- Bei makulopapulöser und diffuser kutaner Mastozytose sowie bei Auftreten von Mediator-assoziierten Symptomen ist eine Tryptase-Bestimmung i. S. sinnvoll.
- Eine kurative Therapie steht nicht zur Verfügung. Bei Bedarf kann eine symptomatische Therapie erfolgen, u. a. mit H_1-Antihistaminika, Cromoglicinsäure oder Montelukast.

Literatur

Alvarez-Twose I, Vañó-Galván S, Sánchez-Muñoz L, Morgado JM et al. (2012) Increased serum baseline tryptase levels and extensive skin involvement are predictors for the severity of mast cell activation episodes in children with mastocytosis. Allergy 67(6): 813–21

Bodemer C, Hermine O, Palmérini F et al. (2010) Pediatric mastocytosis is a clonal disease associated with D816V and other activating c-KIT mutations. J Invest Dermatol 130(3): 804–15

Heide R, van Doorn K, Mulder PG et al. (2009) Serum tryptase and SCORMA (SCORing MAstocytosis) Index as disease severity parameters in childhood and adult cutaneous mastocytosis. Clin Exp Dermatol 34(4): 462–8

Valent P, Akin C, Escribano L et al. (2007) Standards and standardization in mastocytosis: consensus statements on diagnostics, treatment recommendations and response criteria. Eur J Clin Invest 37(6): 435–53

Valent P, Horny HP, Triggiani M et al. (2011) Clinical and laboratory parameters of mast cell activation as basis for the formulation of diagnostic criteria. Int Arch Allergy Immunol 156(2): 119–27

Weitere Literatur finden Sie unter ► http://extras.springer.com.

Dosierungstabellen

Zur schnellen **Orientierung** im klinischen Alltag enthält dieses Kapitel tabellarische Übersichten der wichtigsten in der Kinderallergologie eingesetzten Präparate sowie deren gewichts- bzw. altersadaptierten Dosierungen und Applikationsformen. Eine ausführliche Darstellung pharmakologischer Aspekte, unerwünschter Nebenwirkungen und weiterer kinderallergologischer Indikationen der hier dargestellten Substanzklassen findet sich in ► Kap. 5.

Alle Angaben basieren auf den korrespondierenden Kapiteln der Roten Liste® 2013. Trotz größter Sorgfalt kann für diese Informationen zu Dosierungsanweisungen und Applikationsformen keine Gewähr übernommen werden. Derartige Angaben müssen vom jeweiligen Anwender im Einzelfall auf ihre Richtigkeit überprüft werden.

Es muss ebenfalls betont werden, dass die aufgeführten Anwendungsgebiete den entsprechenden Fachinformationen entnommen sind. Selbstverständlich existieren für zahlreiche Arzneimittel weitere sinnvolle Indikationen, die in den krankheitsspezifischen Kapiteln detailliert besprochen werden.

In den Tabellen geht es konkret um Dosierungen von

- H_1-Antihistaminika zur systemischen Applikation (▫ Tab. 18.1),
- H_1-Antihistaminika zur topischen Applikation (▫ Tab. 18.2),
- Mastzellstabilisatoren (▫ Tab. 18.3),
- systemischen Glukokortikoiden (▫ Tab. 18.4),
- topischen Glukokortikoiden zur nasalen, konjunktivalen und kutanen Applikation (▫ Tab. 18.5),
- topischen Glukokortikoiden zur inhalativen Applikation (▫ Tab. 18.6),
- Calcineurin-Inhibitoren zur topischen und systemischen Applikation (▫ Tab. 18.7),
- Adrenalin zur inhalativen und systemischen Applikation (▫ Tab. 18.8),
- inhalativen Betamimetika und Anticholinergika (▫ Tab. 18.9),
- sonstigen Antiallergika (▫ Tab. 18.10).

▫ **Tab. 18.1** H_1-Antihistaminika zur systemischen Applikation

Wirkstoff	Applikationsform	Zulassungsalter	Konzentration	Tagesdosis	Anwendungsgebiete (gemäß Fachinformation)	Handelsnamen (Auswahl)
Systemische H_1-Antihistaminika – oral						
Azelastin	Filmtablette	≥ 6 J.	2 mg/Tbl.	2 × 1 Tbl.	Saisonale und perenniale allergische Rhinitis	Allergodil
Cetirizin	Saft	≥ 2 J.	1 mg/ml	2–6 J.: 2 × 2,5 ml 6–12 J.: 2 × 5 ml ≥ 12 J.: 10 ml	1. Saisonale und perenniale allergische Rhinitis 2. Chronische idiopathische Urtikaria	Cetirizin beta, Cetiderm, Cetirizin-ratiopharm, Reactine, Zyrtec
	Tropfen	≥ 2 J.	10 mg/ml	2–6 J.: 2 × 5 gtt 6–12 J.: 2 × 10 gtt ≥ 12 J.: 10 gtt		
	Filmtablette	≥ 6 J.	10 mg/Tbl.	6–12 J.: 2 × eine halbe Tbl. ≥ 12 J.: 1 Tbl.		

◘ **Tab. 18.1**   Fortsetzung

Wirk-stoff	Applika-tionsform	Zulas-sungs-alter	Konzentra-tion	Tagesdosis	Anwendungs-gebiete (gemäß Fachinforma-tion)	Handels-namen (Auswahl)
Clemas-tin**	Sirup	≥ 2 J.	0,05 mg/ml	2–4 J.: 2 × 5 ml 5–6 J.: 2 × 10 ml ≥ 6 J.: 2 × 15 ml	1. Chronische idiopathische Urtikaria 2. Saisonale und perenniale aller-gische Rhinitis	Tavegil
	Tablette	≥ 12 J.	1 mg/Tbl.	2 × 1 Tbl.		
Deslora-tadin	Lösung	≥ 1 J.	0,5 mg/ml	1–6 J.: 2,5 ml 6–11 J.: 5 ml ≥ 12 J.: 10 ml	1. Allergische Rhinitis 2. Urtikaria	Aerius, Dasselta, Deslora-derm, Des-loratadine ratiopharm
	Filmtab-lette	≥ 12 J.	5 mg/Tbl.	1 Tbl.		
	Schmelz-tablette	≥ 6 J.	2,5 mg/Tbl.	6–12 J.: 1 Tbl. ≥ 12 J.: 2 × 1 Tbl.		
Dimetin-den**	Filmtab-lette	≥ 3 J.	1 mg/Tbl.	≥ 3 J.: 3 × 1 Tbl. ≥ 18 J.: 3 × 1-2 Tbl.	1. Juckreiz 2. Allergischer Schnupfen 3. Nahrungsmit-telallergie 4. Arzneimittel-allergien 5. Urtikaria 6. Neurodermitis	Fenistil
	Tropfen	≥ 1 J.	1 mg/ml	1–8 J.: 3 × 10–15 gtt 9–18 J.: 3 × 20 gtt ≥ 18 J.: 3 × 20 gtt		
Ebastin	Filmtab-lette	≥ 12 J.	10 mg/Tbl.	1–2 Tbl.	1. Saisonale und perenniale aller-gische Rhinitis 2. Chronische idiopathische Urtikaria	Ebastel
Fexofe-nadin	Filmtab-lette	≥ 6 J.	30 mg/Tbl. 120 mg/Tbl. 180 mg/Tbl.	6–12 J.: 1 Tbl. ≥ 12 J.: 1 Tbl. (Rhinitis) ≥ 12 J.: 1 Tbl. (Urtikaria)	1. Saisonale aller-gische Rhinitis 2. Chronische idiopathische Urtikaria	Fexofe-naderm, Telfast
Ketoti-fen**	Sirup	≥ 6 Mo.	0,2 mg/ml	6 Mo.–3 J.: 2 × 2,5 ml ≥ 3 J.: 2 × 5 ml ≥ 10 J.: 2 × 10 ml	1. Allergischer Schnupfen 2. Allergische Hauterkrankun-gen 3. Prophylaxe asthmatischer Beschwerden	Zaditen

□ Tab. 18.1 Fortsetzung

Wirk-stoff	Applika-tionsform	Zulas-sungs-alter	Konzentra-tion	Tagesdosis	Anwendungs-gebiete (gemäß Fachinforma-tion)	Handels-namen (Auswahl)
Levoceti-rizin	Saft	≥ 2 J.	0,5 mg/ml	2–6 J.: 2 × 2,5 ml ≥ 6 J.: 10 ml	1. Allergische Rhinitis 2. Urtikaria	Levocetirizin-ratiopharm, Levocetirizin TAD, Xusal
	Tropfen	≥ 2 J.	5 mg/ml	2–6 J.: 2 × 5 gtt ≥ 6 J.: 20 gtt		
	Filmtab-lette	≥ 6 J.	5 mg/Tbl.	≥ 6 J.: 1 Tbl.		
Lorata-din	Tablette	≥ 6 J. (≥ 30 kg*)	10 mg/Tbl.	1 Tbl.	1. Allergische Rhinitis 2. Chronische idiopathische Urtikaria	Loraderm, Loratadin-ratiopharm
Mizolas-tin	Tablette	≥ 12 J.	10 mg/Tbl.	1 Tbl.	1. Saisonale und perenniale aller-gische Rhinitis 2. Urtikaria	Zolim
Rupata-din	Tablette	≥ 12 J.	10 mg/Tbl.	1 Tbl.	1. Allergische Rhinitis 2. Urtikaria	Urtimed
	Lösung	≥ 6 J. (≥ 25 kg*)	1 mg/ml	5 ml		

Systemische H₁-Antihistaminika – intravenös

Wirk-stoff	Applika-tionsform	Zulas-sungs-alter	Konzentra-tion	Tagesdosis	Anwendungs-gebiete	Handels-namen
Clemas-tin	Injektions-lösung	≥ 1 J.	2 mg/ml	≥ 1 J.: ca. 0,015 ml/kg KG (entspre-chend 0,03 mg/kg KG) ≥ 18 J.: 5 ml	1. Akutbehand-lung schwerer allergischer Erkrankungen 2. Prämedikation vor Kontrastmit-telgabe	Tavegil
Dimetin-den	Injektions-lösung	≥ 1 J.	1 mg/ml	≥ 1 J.: 0,1 ml/kg KG	1. Akutbehand-lung allergischer Erkrankungen 2. Quincke-Ödem 3. Anaphylaktoi-de / anaphylakti-sche Reaktion 4. Prämedikation vor Narkosen, Gabe von Kontrastmitteln oder Plasmasub-stituten	Fenistil

J. = Jahre; Mo. = Monate; * Körpergewicht-Untergrenze für die entsprechenden Altersstufe; ** sedierende Antihista-minika der ersten Generation: nicht zur Dauertherapie geeignet!

◘ **Tab. 18.2** H$_1$-Antihistaminika zur topischen Applikation

Wirkstoff	Applika-tionsform	Zulassungs-alter (Jahre)	Konzentra-tion	Tagesdosis	Anwen-dungsgebie-te (gemäß Fachinfor-mation)	Handels-namen (Auswahl)
Topische H$_1$-Antihistaminika – nasal						
Azelastin	Nasenspray	≥ 6	0,14 mg/ Sprühstoß	2 × 1 Sprüh-stoß in jede Nasenöff-nung	Allergische Rhinitis	Allergodil, Vividrin akut Azelastin
Levocabas-tin	Nasenspray	≥ 1	0,05 mg/ Sprühstoß	2 × 2 Sprüh-stöße in jede Nasenöff-nung	Allergische Rhinitis	Livocab
Topische H$_1$-Antihistaminika – konjunktival						
Azelastin	Augentrop-fen	≥ 4 (saisona-le Konjunkti-vitis) ≥ 12 (peren-niale Kon-junktivitis)	0,5 mg/ml	2 × 1 gtt in jedes Auge	Saisona-le und perenniale allergische Konjunkti-vitis	Allergodil, Vividrin akut Azelastin
Emedastin	Augentrop-fen	≥ 3	0,5 mg/ml	2 × 1 gtt in jedes Auge	Saisonale allergische Konjunkti-vitis	Emadine
Ketotifen*	Augentrop-fen	≥ 3	0,25 mg/ml	2 × 1 gtt in jedes Auge	Saisonale allergische Konjunkti-vitis	Zaditen ophtha
Levocabas-tin	Augentrop-fen	≥ 1	0,5 mg/ml	2 × 1 gtt in jedes Auge	Allergische Konjunk-tivitis incl. Konjunktivi-tis vernalis	Livocab
Olopata-din*	Augentrop-fen	≥ 3	1 mg/ml	2 × 1 gtt in jedes Auge	Saisonale allergische Konjunkti-vitis	Opatanol Au-gentropfen

* Ketotifen und Olopatadin besitzen auch Mastzell-stabilisierende Eigenschaften.

◘ **Tab. 18.3**   Mastzellstabilisatoren

Wirkstoff	Applika-tionsform	Zulassungs-alter	Konzent-ration	Tagesdosis	Anwen-dungsgebie-te (gemäß Fachinfor-mation)	Handelsnamen (Auswahl)
Systemische Mastzellstabilisatoren – oral						
Cromogli-cinsäure	Granulat zur oralen Einnahme	≥ 15 J.	200 mg/Beutel	4 × 1–3 Beutel	Nahrungs-mittelallergie	Allergoval, Pentatop
	Kapsel zur oralen Ein-nahme		100 mg/Kapsel	3 Mo.–2 J.: 4 × 20–40 mg/kg 2–14 J.: 4 × 1 Kapsel ≥ 15 J.: 4 × 2 Kapseln		
Topische Mastzellstabilisatoren – inhalativ						
Cromogli-cinsäure	Inhalations-lösung	≥ 2 J.	10 mg/ml	4 × 2 ml	Vorbeu-gende Behandlung bei leichten persistieren-den asth-matischen Beschwerden	Cromo-ratio-pharm, DNCG iso, Intal
Topische Mastzellstabilisatoren – nasal						
Cromogli-cinsäure	Nasenspray	Keine Be-schränkung	20 mg/ml	4–6 × 1 Sprühstoß in jede Nasen-öffnung	Saisona-le und perenniale allergische Rhinitis	Allergocrom, Cromo-ratio-pharm, Vividrin Nasenspray gegen Heu-schnupfen
Topische Mastzellstabilisatoren – konjunktival						
Cromogli-cinsäure	Augentrop-fen	Keine Be-schränkung	20 mg/ml	4–8 × 1 Trop-fen in jedes Auge	Allergisch bedingte akute und chronische Konjunkti-vitis	Allergo-COMOD, Crom-Ophtha, Cromo-ra-tiopharm, Cromo-Stulln, Dispacromil, Vividrin anti-allergische Augentropfen
Lodoxamid	Augentrop-fen	≥ 4 J.	1 mg/ml	4 × 1 Tropfen in jedes Auge	Allergische bedingte Augener-krankungen	Alomide

18

◼ **Tab. 18.3** Fortsetzung

Wirkstoff	Applika-tionsform	Zulassungs-alter	Konzent-ration	Tagesdosis	Anwen-dungsgebie-te (gemäß Fachinfor-mation)	Handelsnamen (Auswahl)
Nedocro-mil-Dinat-rium	Augentrop-fen	≥ 5 J.	20 mg/ml	2 × 1 Tropfen in jedes Auge, Erhöhung bis 4 × 1 Tropfen möglich	Saisona-le und perenniale allergische Konjunkti-vitis, Kon-junktivitis vernalis	Irtan

J. = Jahre; Mo. = Monate

◼ **Tab. 18.4** Systemische Glukokortikoide

Wirkstoff	Applika-tionsform	Zulassungs-alter	Konzentration	Anwendungsge-biete (gemäß Fach-information)	Handelsnamen (Auswahl)
Systemische Glukokortikoide – oral					
Betamethason	Lösung	Keine Be-grenzung	0,5 mg/ml	1. Schwerer akuter Asthmaanfall 2. Anfangsbe-handlung akuter, schwerer Ekzeme (Erythrodermie) 3. Akutbehandlung nach Bienen- bzw. Wespenstichen bei Insektengiftallergie	Celestamine N 0,5 liquidum
Dexametha-son	Saft	≥ 1 Mo.	0,4 mg/ml	1. Schwerer akuter Asthmaanfall 2. Anfangsbe-handlung akuter, schwerer Ekzeme (Erythrodermie)	InfectoDexa-Krupp
Methylpredni-solon	Tablette	Keine Be-grenzung	4;8;16;32 mg/Tbl.	1. Asthma bronchiale 2. Schwere allergi-sche Rhinitis 3. Akute Urtikaria 4. Anaphylaktoide Reaktion 5. Arzneimittelexan-theme 6. Schwere Hauter-krankungen	Methyprednisolo-lon Jenapharm, Metypred, Me-thylprednisolon acis, Metysolon, Urbason

◘ **Tab. 18.4**   Fortsetzung

Wirkstoff	Applika-tionsform	Zulassungs-alter	Konzentration	Anwendungsge-biete (gemäß Fach-information)	Handelsnamen (Auswahl)
Prednisolon	Tablette	Keine Be-grenzung	1;5;10;20;50 mg/Tbl.	1. Asthma bronchiale 2. Schwere allergi-sche Rhinitis 3. Schwere Ekzem-erkrankungen 4. Akute Urtikaria 5. Arzneimittelexan-theme	Decortin H, Dermosolon, Prednisolon Jenapharm, Prednisolon Ga-len, Prednisolon acis, Predniso-lon ratiopharm
Prednison	Tablette	Keine Be-grenzung	1;5;10;20;50 mg/Tbl.	1. Asthma bronchiale 2. Schwere allergi-sche Rhinitis 3. Anaphylaktoide Reaktionen 4. Akute Urtikaria 5. Arzneimittelexan-theme	Decortin, Pred-nison Galen, Prednison acis, Prednison-ratiopharm
Systemische Glukokortikoide – rektal					
Prednison	Zäpfchen	Keine Be-grenzung	100 mg/Zäpfchen	»Spastische« Bron-chitis	Rectodelt
Prednisolon	Zäpfchen	Keine Be-grenzung	100 mg/Zäpfchen	1. Obstruktive Bron-chitis 2. Allergische Sofort-typreaktion	Infectorcorti-krupp
Systemische Glukokortikoide – intravenös					
Dexametha-son-dihydro-genphosphat	Injektions-lösung	Keine Be-grenzung	4;8;40;100 mg/Ampulle	1. Anaphylaktischer Schock 2. Schwerer akuter Asthmaanfall 3. Akute schwere Dermatosen	Dexa Jena-pharm, Dexabe-ne, dexa-clinit, Dexagalen injekt
Methylpredni-solon-21-hy-drogensuccinat	Injektions-lösung	Keine Be-grenzung	125;250;1000 mg/Durchstechflasche	1. Anaphylaktischer Schock 2. Schwerer akuter Asthmaanfall	Methylpredni-solut, Metypred, Urbason solubi-le forte
Prednisolon-21-hydrogen-succinat	Injektions-lösung	Keine Be-grenzung	10;25;50;100;250;500;1000 mg/Durchstechflasche	1. Anaphylaktischer Schock 2. Schwerer akuter Asthmaanfall 3. Akute schwere Dermatosen	Prednisolut, Solu-Decortin H

J. = Jahre; Mo. = Monate

18

▣ **Tab. 18.5**	Topische Glukokortikoide zur nasalen, konjunktivalen und kutanen Applikation						
Wirkstoff	**Applika-tionsform**	**Zulas-sungsalter**	**Konzentra-tion**	**Tagesdosis/ Applikations-frequenz**	**Anwendungs-gebiete (gemäß Fach-information)**	**Handels-namen (Auswahl)**	
Topische Glukokortikoide – nasal							
Mometa-sonfuroat	Nasenspray	≥ 6 J.	0,05 mg/ Sprühstoß	6–11 J.: 1 Sprühstoß in jede Nasen-öffnung ≥ 12 J.: 2 Sprühstöße in jede Nasen-öffnung	Saisonale und perenniale allergische Rhinitis	Nasonex
Fluticason-propionat	Nasenspray	≥ 4 J.	0,05 mg/ Sprühstoß	6–11 J.: 1 Sprühstoß in jede Nasen-öffnung ≥ 12 J.: 2 Sprühstöße in jede Nasen-öffnung	Saisonale und perenniale allergische Rhinitis	Flutide nasal
Budesonid	Nasenspray	≥ 6 J.	Budapp: 0,05 mg/ Sprühstoß Pulmicort topinasal: 0,064 mg/ Sprühstoß	1–2 Sprüh-stöße in jede Nasenöffnung	Saisonale und perenniale allergische Rhinitis	Pulmicort topinasal, Budapp
Beclomet-hason	Nasenspray	≥ 6 J.	0,05 mg/ Sprühstoß	0,05 mg: 2 × 2 Sprühstöße in jedes Nasen-loch, max. TD 8 Sprühstöße	Saisonale und perenniale allergische Rhinitis	Beclomet, Rhinivict, Beclorhinol, RatioAllerg
Fluticason-furoat	Nasenspray	≥ 6 J.	0,027 mg/ Sprühstoß	6–11 J.: 1 Sprühstoß in jede Nasen-öffnung ≥ 12 J.: 2 Sprühstöße in jede Nasen-öffnung	Saisonale und perenniale allergische Rhinitis	Avamys
Flunisolid	Nasenspray	≥ 5 J.	0,025 mg/ Sprühstoß	3 × 1 Sprüh-stoß in jedes Nasenloch	Saisonale und perenniale allergische Rhinitis	Syntaris

▫ Tab. 18.5   Fortsetzung

Wirkstoff	Applika-tionsform	Zulas-sungsalter	Konzentra-tion	Tagesdosis/ Applikations-frequenz	Anwendungs-gebiete (gemäß Fach-information)	Handels-namen (Auswahl)
Topische Glukokortikoide – konjunktival						
Dexame-thason	Augen-tropfen	Keine Be-grenzung	1 mg/ml	2–6 × 1–2 Tropfen n jedes Auge, bei schweren Fälle in den ersten Tagen stündlich	Schwere allergische erkrankungen des vorderen Augenab-schnittes	Dexa-EDO, Dexo-Opht-hal sine, Dexapos, Dexa-sine, Monodex, Spersadex
Dexame-thason	Augen-salbe	Keine Be-grenzung	1 mg/g	1–3 × 1 cm Salbe in den Bindehautsack einstreichen		Dexametha-son Augen-salbe
Hydrocorti-sonacetat	Augen-salbe	Keine Be-grenzung	5 mg/g	2–3 × 1 cm Salbe in den Bindehautsack einstreichen	Allergische Veränderun-gen an Lidern oder Binde-haut	Ficortril Augensalbe
Prednisolon-acetat	Augen-tropfen	Keine Be-grenzung	5 bzw. 10 mg/ml	1–4 × 1–2 Trop-fen in jedes Auge, in den ersten 24–48 h stündlich	Schwere allergische Konjunktivitis, Konjunktivitis vernalis	Inflanef-ran forte, Predni-POS 0.5%/1%, Ultracorte-nol
Topische Glukokortikoide – kutan						
Hydrocorti-sonacetat	Lösung, Emulsion, Creme, Salbe	Keine Be-grenzung	2,5;5;10 mg/g	1 × tgl.	Entzündliche und allergische Hauterkran-kungen mit geringer Aus-prägung	Ebenol, Hy-drocortison ratiopharm, Hydrocutan, Hydrogalen, Linola akut, Soventol
Hydrocor-tison-bute-prat	Creme	Keine Be-grenzung	1 mg/g	1 × tgl.	1. Ekzeme 2. Insekten-stiche	Neuroderm akut
Hydrocorti-son-17-bu-tyrat	Lösung, Emulsion, Creme, Salbe	Keine Be-grenzung	1 mg/g	1 × tgl.	1. Atopisches Ekzem 2. Kontakt-ekzem 3. Seborrhoi-sches Ekzem	Alfason, Laticort

18

◙ **Tab. 18.5** Fortsetzung

Wirkstoff	Applika-tionsform	Zulas-sungsalter	Konzentra-tion	Tagesdosis/ Applikations-frequenz	Anwendungs-gebiete (gemäß Fach-information)	Handels-namen (Auswahl)
Methyl-predniso-lon-acepo-nat	Lösung, Emulsion (Milch), Creme, Salbe, Fett-salbe	≥ 4 Mo. (Milch) ≥ 3 J. (Cre-me, Salbe, Fettsalbe) ≥ 18 J. (Lösung)	1 mg/g	1 × tgl.	1. Atopisches Ekzem 2. Kontakt-ekzem 3. Seborrhoi-sches Ekzem	Advantan
Mometa-sonfuroat	Lösung, Emulsion Creme, Fettcreme, Salbe	≥ 2 J. (Fett-creme) ≥ 6 J. (Sal-be, Lösung, Emulsion)	1 mg/g	1 × tgl.	1. Atopisches Ekzem 2. Kontakt-ekzem	Ecural, Mo-megalen, Monovo
Prednicar-bat	Lösung, Creme, Salbe, Fett-salbe	Keine Be-grenzung	2,5 mg/g	1 × tgl.	Entzündliche Hauterkran-kungen	Dermatop, Prednicar-bat acis, Prednicar-bat galen, Prednitop

J. = Jahre; Mo. = Monate

◙ **Tab. 18.6** Topische Glukokortikoide zur inhalativen Applikation

Wirkstoff	Applika-tionsform	Zulas-sungs-alter	Konzentration	Tagesdosis	Anwen-dungsgebie-te (gemäß Fachinfor-mation)	Handels-namen (Auswahl)
Inhalative Glukokortikoide – Monotherapie						
Beclometa-son	Dosieraero-sol; Pulver; Inhalations-lösung	≥ 5J.	DA: 50;100;200; 250 µg Pulver: 100;200;400 µg Inhalationslösung: 400 µg	Für Pulver und DA: niedrig = 100–200 µg; mittel = 200–400 µg; hoch ≥ 400 µg; Dosis Inhala-tionslösung: Start 2 × tgl. 1 ml mit 400 µg, Dosisanpas-sung nach Ansprechen	Bronchial-asthma aller Schweregra-de. Nicht zur Akutbehand-lung eines Asthmaanfal-les geeignet	Beclome-tason-ratiopharm, Junik, Sanasthmax, Ventolair

■ **Tab. 18.6**   Fortsetzung

Wirkstoff	Applika-tionsform	Zulas-sungs-alter	Konzentration	Tagesdosis	Anwen-dungsgebie-te (gemäß Fachinfor-mation)	Handels-namen (Auswahl)
Budesonid	Dosieraero-sol; Pulver; Inhalations-lösung	≥ 0,5 J.	DA und Pulver: 100; 200; 400; 800 µg; Inhalationslösung 500;1000 µg/2 ml	Für Pulver und DA: niedrig = 100–200 µg; mittel = 200–400 µg; hoch ≥ 400 µg; Dosis Inhalations-lösung: Start 2 × tgl 2 ml mit 500 µg; Erhalt 2 × tgl 1 ml mit 250 µg	Bronchial-asthma aller Schweregrade. Nicht zur Akutbehand-lung eines Asthmaanfal-les geeignet	Budesonid, Budiair, Miflonide, Pulmicort
Ciclesonid	Dosiererae-rosol	≥ 12 J.	80 µg; 160 µg	Niedrig = 80 µg; mittel = 160 µg	Bronchial-asthma aller Schweregra-de. Nicht zur Akutbehand-lung eines Asthmaanfal-les geeignet	Alvesco
Fluticason	Dosieraero-sol; Pulver	≥ 4 J.	DA:50;125;250 µg Pulver: 50;100;250;500 µg	Niedrig < 200 µg; mittel = 200–250 µg; hoch ≥ 250 µg	Bronchial-asthma aller Schweregra-de. Nicht zur Akutbehand-lung eines Asthmaanfal-les geeignet	Flutide, atmadisc
Mometa-son	Pulver	≥ 12 J.	200 µg; 400 µg	Niedrig = 200 µg; mittel = 200–400 µg; hoch = 400–800 µg	Bronchial-asthma aller Schweregra-de. Nicht zur Akutbehand-lung eines Asthmaanfal-les geeignet	Asmanex

18

◘ **Tab. 18.6**   Fortsetzung

Wirkstoff	Applika-tionsform	Zulas-sungs-alter	Konzentration	Tagesdosis	Anwen-dungsgebie-te (gemäß Fachinfor-mation)	Handels-namen (Auswahl)
Inhalative Glukokortikoide – Kombination mit lange wirksamem Betamimetikum						
Beclome-tason + Formoterol	Dosieraero-sol; Pulver	≥ 18J.	100 µg Beclome-tason 6 µg Formoterol	2 × tgl. 1–2 Hübe	Regelmäßige Therapie des (mittel-)schweren Asthmas, wenn ICS und LABA benötigt werden	Foster 100/6 DA; Foster-NEXThaler
Budesonid + Formo-terol	Turbohaler	≥ 6J.	80 µg Budeso-nid + 4,5 µg Formo-terol; 160 µg Budeso-nid + 4,5 µg Formo-terol; 320 µg Bude-sonid + 9 µg Formoterol	6 Jahre: 2 × 1 Dreh 80/4,5 µg; 12 Jahre 160/4,5 µg 2 × 1 Dreh	Regelmäßige Therapie des (mittel-)schweren Asthmas, wenn ICS und LABA benötigt werden	Symbicort
Fluticason + Salmete-rol	Dosieraero-sol; Pulver	≥ 4J.	DA: 25 µg Sal-meterol + 50 µg Fluticason (mite); 125 µg Fluticason; 250 µg Fluticason (forte) Diskus: 50 µg Sal-meterol + 100 µg Fluticason (mite); 250 µg Fluticason; 500 µg Fluticason (forte)	4 Jahre: 2 × 1 Hub Viani mite DA; ab 12 J. Viani DA oder Diskus 2 × tgl 1 Hub	Regelmäßige Therapie des (mittel-)schweren Asthmas, wenn ICS und LABA benötigt werden	Viani

J. = Jahre; Mo. = Monate; DA = Dosieraerosol

▣ Tab. 18.7   Calcineurin-Inhibitoren zur topischen und systemischen Applikation

Wirk-stoff	Applika-tionsform	Zulas-sungsalter	Konzent-ration	Tagesdosis/ Applikations-frequenz	Anwendungsgebiete (gemäß Fachinforma-tion)	Handels-namen (Auswahl)
Topische Calcineurin-Inhibitoren						
Pime-crolimus	Creme	≥ 2 J.	10 mg/g	2 × tgl.	Leichtes bis mittel-schweres atopisches Ekzem, sofern topische Glukokortikoide nicht indiziert/möglich sind	Elidel
Tacroli-mus	Salbe	≥ 2 J. ≥ 16 J.	0,3 mg/g 1 mg/g	2 × tgl.	Mittelschweres bis schweres atopisches Ekzem, das nicht auf herkömmliche Thera-pien angesprochen hat	Protopic
Systemische Calcineurin-Inhibitoren						
Ciclo-sporin A (CsA)	Weichkap-seln	≥ 18 J.	25;50; 100 mg/ Kapsel	Startdosis: 2,5 mg/kg Kör-pergewicht in 2 Einzelgaben	Schwere, therapiere-sistente Formen eines länger bestehenden atopischen Ekzems, das mit konventioneller Therapie nicht ausrei-chend behandelbar ist	Immuno-sporin

J. = Jahre; CsA wurde in klinischen Studien zur Therapie des atopischen Ekzems bei Kindern ≥ 2 J. erfolgreich einge-setzt. Im klinischen Alltag wird CsA bei Kindern mit atopischem Ekzem in der Regel erst ab dem Schulalter verschrie-ben.

▣ Tab. 18.8   Adrenalin zur inhalativen und systemischen Applikation

Wirkstoff	Applika-tionsform	Zulassungs-alter	Konzentra-tion	Einmaldosis	Anwendungs-gebiete (gemäß Fach-information)	Handels-namen (Auswahl)
Adrenalin	Lösung zur intramus-kulären Injektion (Autoinjek-tor)	Keine An-gabe (≥ 15 kgKG*)	Fastjekt junior: 1 mg/2 ml; Jext: 1 mg/ml	150 µg	Notfallbe-handlung einer akuten allergischen Reaktion durch den Patienten selbst	Fastjekt junior, Jext 150 µg
		Keine An-gabe (≥ 30 kgKG*)	1 mg/ml	300 µg		Fastjekt, Jext 300 µg
	Lösung zur intra-venösen Injektion	Keine An-gabe	1 mg/ml	Dosierungs-empfehlun-gen ▶ Kap. 13 Anaphylaxie	Schwere ana-phylaktische Reaktion	Adrenalin 1:1000 Infec-topharm, Suprarenin

18

◼ **Tab. 18.8** Fortsetzung

Wirkstoff	Applika-tionsform	Zulassungs-alter	Konzentra-tion	Einmaldosis	Anwendungs-gebiete (gemäß Fach-information)	Handels-namen (Auswahl)
	Lösung zur Inhalation via Ver-nebler	≥ 0,5 J.	4 mg/ml	7–14 Hub, (entspre-chend 4–8 mg)	Zusatzthera-pie der akuten Atemnot, wenn alleinige Gabe von Kor-tikoiden nicht ausreichend ist. Dazu gehö-ren allergische Reaktionen.	Infecto-Krupp Inhal

J. = Jahre; * Körpergewicht-Untergrenze gemäß Fachinformation

◼ **Tab. 18.9** Inhalative Betamimetika und Anticholinergika

Wirkstoff	Applika-tionsform	Zulassungs-alter	Konzentra-tion	Tagesdosis/ Applika-tionsfre-quenz	Anwen-dungsgebie-te (gemäß Fachinfor-mation)	Handels-namen (Auswahl)
Inhalatives Anticholinergikum						
Ipratropi-umbromid	Dosierae-rosol (DA), Fertiginhalat, Inhalations-lösung	≥ 6 J. < 6 J.: nur unter re-gelmäßiger ärztlicher Kontrolle	DA: 20 µg Fertigin-halat: 250/500 µg/ 2 ml Inhalations-lösung 25 µg/ Hub	DA: 3 × 1–2 Inh. à 20 µg Fertiginhalat: 3 × 1 Ampulle à 250 µg/2 ml Inhalati-onslösung: 3 × 5–10 Hübe à 25 µg	Verhütung und Behand-lung von Atemnot bei leichtem bis mittelschwe-rem Asthma bronchiale als Ergän-zung zu β-2-Mimetika im akuten Asthma	Atrovent

◘ Tab. 18.9   Fortsetzung

Wirkstoff	Applika-tionsform	Zulassungs-alter	Konzentra-tion	Tagesdosis/ Applika-tionsfre-quenz	Anwen-dungsgebie-te (gemäß Fachinfor-mation)	Handels-namen (Auswahl)
Inhalativ rasch wirkende β-2-Sympathomimetika (RABA) in Kombination mit inhalativen Anticholinergika						
Fenoterol & Ipratropi-umbromid	DA, Inhalati-onslösung	≥ 6 J.	DA: Feno-terol 50 µg & Ipratrop-iumbromid 20 µg Inhalations-lösung: Fenoterol 500 µg & Ipratro-piumbromid 250 µg	Dosis richtet sich nach Art und Schwere der Erkran-kung, z. B.: DA: 1–2 Hübe 2 × tgl, bei Akutbe-handlung 2 Hübe initial, alle 10 min wiederholen	Sympto-matische Behandlung von akuten Asthmaan-fällen, vor-beugend bei belastungs-induziertem Asthma bronchiale; eine län-gerfristige Behandlung soll nur in Verbindung mit ICS erfolgen	Berodual
Inhalativ rasch wirkende β-2-Sympathomimetika (RABA)						
Fenoterol	DA	≥ 6 J.	DA 100 µg	Dosis richtet sich nach Art und Schwere der Erkran-kung, z. B.: DA: 1–2 Hübe 2 × tgl.	Sympto-matische Behandlung von akuten Asthmaan-fällen, vor-beugend bei belastungs-induziertem Asthma bronchiale; eine län-gerfristige Behandlung soll nur in Verbindung mit ICS erfolgen	Berotec

18

◩ **Tab. 18.9** Fortsetzung

Wirkstoff	Applika-tionsform	Zulassungs-alter	Konzentra-tion	Tagesdosis/ Applika-tionsfre-quenz	Anwen-dungsgebie-te (gemäß Fachinfor-mation)	Handels-namen (Auswahl)
Salbutamol	DA, Pulver, Inhala-tionslösung, Fertiginhalat	≥ 4 J.	DA: 100 µg/ Sprühstoß Inhalations-lösung: 6 mg/ml Fertigin-halat: 1,5 mg/2,5ml	Dosis richtet sich nach Art und Schwere der Erkran-kung, z. B. DA: 1–2 Hübe 2 × tgl; Akutbehand-lung: DA 2 Hübe initial, alle 10 min wiederholen; Fertiginhalat: 1,5 mg in 2,5 ml 2–4 × / Tag; Inhala-tionslösung: 1–2 Tr./ Lebensj. (entspr. 0,25–0,5 mg Salbutamol/ Lebensj.); Höchstdosis: 8 Tr. (entspr. 2 mg Salbu-tamol)	Obstruktive Atemweg-serkrankung, wie z. B. Asthma bronchiale; eine län-gerfristige Behandlung soll nur in Verbindung mit ICS erfolgen	Salbulair, Salbu-Novolizer, Salbutamol, Salbutamol-ratiopharm
Terbutalin	Pulver	≥ 5 J.	Turbohaler 500 µg/Hub	Dosis richtet sich nach Art und Schwere der Erkran-kung, z. B.: DA: 1–2 Hübe 2 × tgl.	Obstruktive Atemweg-serkrankung, wie z. B. Asthma bronchiale; eine län-gerfristige Behandlung soll nur in Verbindung mit ICS erfolgen	Aerodur

◼ **Tab. 18.9**   Fortsetzung

Wirkstoff	Applika-tionsform	Zulassungs-alter	Konzentra-tion	Tagesdosis/ Applika-tionsfre-quenz	Anwen-dungsgebie-te (gemäß Fachinfor-mation)	Handels-namen (Auswahl)
Formoterol	DA; Turboha-ler bzw. Hart-kapseln mit Pulver zur Inhalation	≥ 6 J.	6 µg; 12 µg	Dosis richtet sich nach Art und Schwere der Erkran-kung, Start z. B. morgens und abends je 1 Kapsel à 6 µg	Wirkt auch als kurz wirk-sames β-2-Sympatho-mimetikum	Foradil; For-matris; Oxis

Inhalativ lang wirkende β-2-Sympathomimetika (LABA) – Asthmatherapie

Wirkstoff	Applika-tionsform	Zulassungs-alter	Konzentra-tion	Tagesdosis/ Applika-tionsfre-quenz	Anwen-dungsgebie-te (gemäß Fachinfor-mation)	Handels-namen (Auswahl)
Formoterol	DA; Turboha-ler bzw. Hart-kapseln mit Pulver zur Inhalation	≥ 6 J.	6 µg; 12 µg	Dosis richtet sich nach Art und Schwere der Erkran-kung, Start z. B. morgens und abends je 1 Kapsel à 6 µg	Langzeit-therapie des persistieren-den (mittel-) schweren Asthma in Verbindung mit ICS	Foradil; For-matris; Oxis
Salmeterol	DA und Pulver	≥ 4 J.	DA 25 µg; Diskus 50 µg	Dosis richtet sich nach Art und Schwere der Erkran-kung, Start z. B. morgens und abends je 1 Hub DA bzw. Diskus	Langzeit-therapie des persistieren-den (mittel-) schweren Asthma in Verbindung mit ICS	Serevent

J. = Jahre; DA = Dosieraerosol

18

◘ **Tab. 18.10**   Sonstige Antiallergika

Wirkstoff	Applika-tionsform	Zulassungs-alter	Konzentra-tion	Tagesdosis/ Applika-tionsfre-quenz	Anwen-dungsgebie-te (gemäß Fachinfor-mation)	Handels-namen (Auswahl)
Leukotrienrezeptorantagonisten						
Montelu-kast	Granulat 4 mg Kau-tabletten 4;5 mg Tabletten 10 mg	0,5–5 J. 6–14 J. ≥ 15 J.	4 mg/Beutel 5 mg/ Kautbl. 10 mg/Tbl.	6 Mo.–5 J.: 4 mg 6–14 J.: 5 mg ≥ 15 J.: 10 mg	Bei leichtem bis mittel-gradigem Asthma, das mit ICS nicht ausreichend behandelt und durch β-Sympa-thomimetika nicht aus-reichend kontrolliert werden kann	Singulair, Montelu-bronch
Anti-IgE-Antikörper						
Omali-zumab	Lösung zur subkutanen Injektion	≥ 6 J.	75 mg/ 150 mg Injek-tionslösung	Dosis wird nach Körper-gewicht und freiem IgE-Spiegel ermittelt. Dosistabelle s. Fach-information. Applikation alle 14 Tage bzw. alle 4 Wochen je nach IgE-Spiegel	Schweres allergisches Asthma, das trotz maxi-maler The-rapie nicht ausreichend kontrolliert ist	Xolair

J. = Jahre

Stichwortverzeichnis

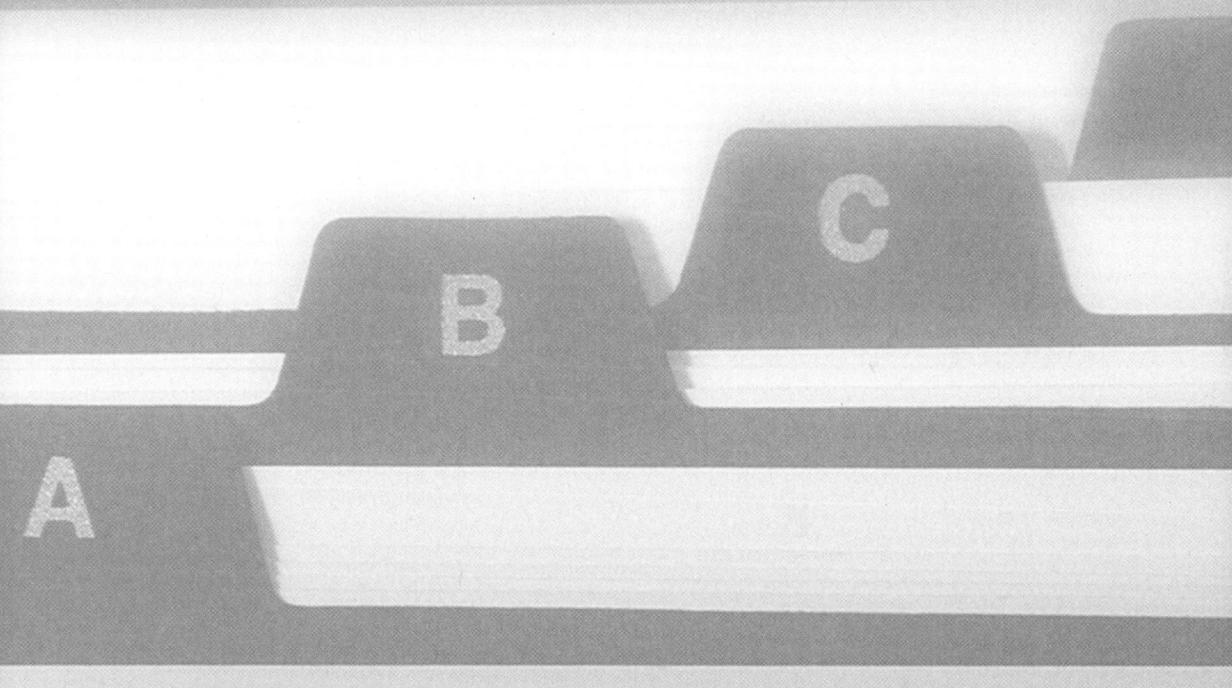

Printing and Binding: Stürtz GmbH, Würzburg